临床内科疾病
诊断思维与实践

LINCHUANG NEIKE JIBING
ZHENDUAN SIWEI YU SHIJIAN

主编　王玮玮　马红彦　孙中坤　宋玉军

　　　张　蕾　李沃根　司　垒

黑龙江科学技术出版社
HEILONGJIANG SCIENCE AND TECHNOLOGY PRESS

图书在版编目(CIP)数据

临床内科疾病诊断思维与实践 / 王玮玮等主编. --
哈尔滨：黑龙江科学技术出版社，2023.2
ISBN 978-7-5719-1771-5

Ⅰ．①临… Ⅱ．①王… Ⅲ．①内科－疾病－诊疗
Ⅳ．①R5

中国国家版本馆CIP数据核字（2023）第028991号

临床内科疾病诊断思维与实践

LINCHUANG NEIKE JIBING ZHENDUAN SIWEI YU SHIJIAN

主　　编　王玮玮　马红彦　孙中坤　宋玉军　张　蕾　李沃根　司　垒
责任编辑　陈兆红
封面设计　宗　宁
出　　版　黑龙江科学技术出版社
　　　　　地址：哈尔滨市南岗区公安街70-2号　邮编：150007
　　　　　电话：（0451）53642106　传真：（0451）53642143
　　　　　网址：www.lkcbs.cn
发　　行　全国新华书店
印　　刷　黑龙江龙江传媒有限责任公司
开　　本　787mm×1092mm　1/16
印　　张　26.5
字　　数　669千字
版　　次　2023年2月第1版
印　　次　2023年2月第1次印刷
书　　号　ISBN 978-7-5719-1771-5
定　　价　198.00元

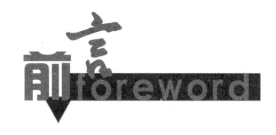

前言 foreword

　　内科学是对医学科学发展产生重要影响的临床医学学科之一，它涉及面广，整体性强，在研究人体各器官系统疾病的诊断和防治中，以诊疗措施不具创伤性或仅有轻微创伤性为特色。内科疾病一般病情较轻，疾病发展也比较缓慢。随着社会经济和医学科技的发展，临床内科疾病的诊疗与研究日渐活跃，新理论、新设备不断出现并应用于临床，取得了良好的治疗效果。同时，患者及其家属对医疗工作要求的不断提高，内科医师在临床工作中需要根据患者的病情和各种检查结果，及时做出正确的诊断并及时进行有针对性的治疗，这些都对内科医师的工作提出了新的要求。鉴于此，我们总结自身多年的临床工作经验，结合内科学的最新研究进展，共同编写了《临床内科疾病诊断思维与实践》一书。

　　本书的特色是实用，即"拿来即可用"，书中重点对呼吸内科、消化内科、心内科、肾内科等各科常见病与多发病的病因、发病机制、临床表现、诊断方法和防治手段做了具体介绍。本书编写定义准确、概念清楚、结构严谨、层次分明、重点突出、逻辑性强，既可作为内科医师案头的工具书，又可作为在校医学生学习和研究的参考用书，可读性和实用性兼备。

　　由于参编人数较多，文笔不尽一致，加上时间和篇幅有限，书中出现的谬误和不足之处，特别是现代医学发展迅速，本书阐述的某些观点、理论可能需要不断更新，望广大读者见谅并提出宝贵意见和建议，以便再版时修订。

《临床内科疾病诊断思维与实践》编委会
2022 年 11 月

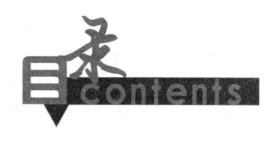

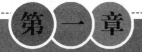

第一章 常见内科疾病的临床表现

第一节 腹 痛

一、急性腹痛

(一)病因

1.腹腔脏器疾病引起的急性腹痛

(1)炎症性:急性胃炎、急性胃肠炎、急性胆囊炎、急性胰腺炎、急性阑尾炎、急性出血坏死性肠炎、急性局限性肠炎、急性末端回肠憩室炎(Meckel 憩室炎)、急性结肠憩室炎、急性肠系膜淋巴结炎、急性原发性腹膜炎、急性继发性腹膜炎、急性盆腔炎、急性肾盂肾炎。

(2)穿孔性:胃或十二指肠急性穿孔、急性肠穿孔。

(3)梗阻(或扭转)性:胃黏膜脱垂症、急性胃扭转、急性肠梗阻、胆道蛔虫病、胆石症、急性胆囊扭转、肾与输尿管结石、大网膜扭转、急性脾扭转、卵巢囊肿扭转、妊娠子宫扭转。

(4)内出血性:肝癌破裂、脾破裂、肝破裂、腹主动脉瘤破裂、肝动脉瘤破裂、脾动脉瘤破裂、异位妊娠破裂、卵巢破裂(滤泡破裂或黄体破裂)。痛经为常见病因。

(5)缺血性:较少见,如由于心脏内血栓脱落,或动脉粥样硬化血栓形成所引起的肠系膜动脉急性闭塞、腹腔手术后或盆腔炎并发的肠系膜静脉血栓形成。

2.腹腔外疾病引起的急性腹痛

(1)胸部疾病:大叶性肺炎、急性心肌梗死、急性心包炎、急性右心衰竭、膈胸膜炎、肋间神经痛。

(2)神经源性疾病:神经根炎、带状疱疹、腹型癫痫。脊髓肿瘤、脊髓痨亦常有腹痛。

(3)中毒及代谢性疾病:铅中毒、急性铊中毒、糖尿病酮症酸中毒、尿毒症、血紫质病、低血糖状态、原发性高脂血症、低钙血症、低钠血症。细菌(破伤风)毒素可致剧烈腹痛。

(4)变态反应及结缔组织疾病:腹型过敏性紫癜、腹型荨麻疹、腹型风湿热、结节性多动脉炎、系统性红斑狼疮。

(5)急性溶血:可由药物、感染、食物(如蚕豆)或误输异型血引起。

（二）诊断

（1）首先区别急性腹痛起源于腹腔内疾病或腹腔外疾病，腹腔外病变造成的急性腹痛属于内科范畴，常在其他部位可发现阳性体征。不能误认为外科急性腹痛而盲目进行手术。

（2）如已肯定病变在腹腔脏器，应区别属外科（包括妇科）抑或内科疾患。

外科性急腹痛一般具有下列特点：①起病急骤，多无先驱症状。②如腹痛为主症，常先有腹痛，后出现发热等全身性中毒症状。③有腹膜激惹体征（压痛、反跳痛、腹肌抵抗）。

造成内科性急腹痛的腹部脏器病变主要是炎症，其特点：①急性腹痛常是各种临床表现中的一个症状，或在整个病程的某一阶段构成主症。②全身中毒症状常出现在腹痛之前。③腹部有压痛，偶有轻度腹肌抵抗，但无反跳痛。

（3）进一步确定腹部病变脏器的部位与病因。①详尽的病史和细致的体检仍然是最重要、最基本的诊断手段。一般应询问最初痛在何处及发展经过怎样，阵发性痛或是持续性痛，轻重程度如何，痛与排便有无关系，痛时有无呕吐，呕吐物性质如何，有无放射痛，痛与体位、呼吸的关系等。腹痛性质的分析，常与确定诊断有很大帮助。阵发性绞痛是空腔脏器发生梗阻或痉挛，如胆管绞痛，肾、输尿管绞痛，肠绞痛。阵发性钻顶样痛是胆道、胰管或阑尾蛔虫梗阻的特征。持续性腹痛多是腹内炎症性疾病，如急性阑尾炎、腹膜炎等。结肠与小肠急性炎症时也常发生绞痛，但常伴有腹泻。持续性疼痛伴阵发性加剧，多表明炎症同时伴有梗阻，如胆石症伴发感染。腹痛部位一般即病变部位，但也有例外，如急性阑尾炎初期疼痛在中上腹部或脐周。膈胸膜炎、急性心肌梗死等腹外病变也可能以腹痛为首发症状。中上腹痛伴右肩背部放射痛者，常为胆囊炎、胆石症。上腹痛伴腰背部放射痛者，常为胰腺炎。②体检重点在腹部，同时也必须注意全身检查，如面容表情、体位、心、肺有无过敏性皮疹及紫癜等。肛门、直肠指检应列为常规体检内容，检查时注意有无压痛、膨隆、波动及肿块等，并注意指套上有无血和黏液。一般根据病史和体检已能做出初步诊断。③辅助检查应视病情需要与许可，有目的地选用。检验：炎症性疾病白细胞计数常增加。急性胰腺炎患者血与尿淀粉酶增高。排除糖尿病酮中毒须查尿糖和尿酮体。X线检查：胸片可以明确或排除肺部和胸膜病变。腹部平片可观察有无气液面和游离气体，有助于肠梗阻和消化道穿孔的诊断。右上腹出现结石阴影提示胆结石或肾结石。下腹部出现结石阴影可能是输尿管结石。腹主动脉瘤的周围可有钙化壳。CT、MRI检查：较X线检查有更高的分辨力，所显示的影像更为清晰。超声波检查：有助于提示腹腔内积液，并可鉴别肿块为实质性或含有液体的囊性。腹腔穿刺和腹腔灌洗：在疑有腹膜炎及血腹时，可做腹腔穿刺。必要时可通过穿刺将透析用导管插入腹腔，用生理盐水灌洗，抽出液体检查可提高阳性率。穿刺液如为血性，说明腹内脏器有破裂出血。化脓性腹膜炎为混浊黄色脓液，含大量中性多核白细胞，有时可镜检和/或培养得细菌。急性胰腺炎为血清样或血性液体，淀粉酶含量早期升高，超过血清淀粉酶。胆囊穿孔时，可抽得感染性胆汁。急性腹痛的病因较复杂，病情大多危重，且时有变化，诊断时必须掌握全面的临床资料，细致分析。少数难以及时确定诊断的病例，应严密观察，同时采取相应的治疗措施，但忌用镇痛剂，以免掩盖病情，贻误正确的诊断与治疗。

二、慢性腹痛

（一）病因

慢性腹痛是指起病缓慢、病程较长或急性发作后时发时愈者，其病因常与急性腹痛相仿。

1.慢性上腹痛

(1)食管疾病:如反流性食管炎、食管裂孔疝、食管炎、食管溃疡、食管贲门失弛缓症、贲门部癌等。

(2)胃、十二指肠疾病:如胃或十二指肠溃疡、慢性胃炎、胃癌、胃黏膜脱垂、胃下垂、胃神经官能症、非溃疡性消化不良、十二指肠炎、十二指肠壅滞症、十二指肠憩室炎等。

(3)肝、胆疾病:如慢性病毒性肝炎、肝脓肿、肝癌、肝片形吸虫病、血吸虫病、华支睾吸虫病、慢性胆囊炎、胆囊结石、胆囊息肉、胆囊切除后综合征、胆道运动功能障碍、原发性胆囊癌、胆道贾第虫病等。

(4)其他:如慢性胰腺炎、胰腺癌、胰腺结核、肝(脾)曲综合征、脾周围炎、结肠癌等。

2.慢性中下腹痛

(1)肠道寄生虫病:如蛔虫、姜片虫、鞭虫、绦虫等以及其他较少见的肠道寄生虫病。

(2)回盲部疾病:如慢性阑尾炎、局限性回肠炎、肠阿米巴病、肠结核、盲肠癌等。

(3)小肠疾病:如肠结核、局限性肠炎、空肠回肠憩室炎、原发性小肠肿瘤等。

(4)结肠、直肠疾病:如慢性结肠炎、结肠癌、直肠癌、结肠憩室炎等。

(5)其他:如慢性盆腔炎、慢性前列腺炎、肾下垂、游离肾、肾盂肾炎、泌尿系统结石、前列腺炎、精囊炎、肠系膜淋巴结结核等。

3.慢性广泛性或不定位性腹痛

如结核性腹膜炎、腹腔内或腹膜后肿瘤、腹型肺吸虫病、血吸虫病、腹膜粘连、血紫质病、腹型过敏性紫癜、神经官能性腹痛等。

(二)诊断

应注意询问过去病史,并根据腹痛部位和特点,结合伴随症状、体征,以及有关的检验结果,综合分析,做出判断。

1.过去史

注意有无急性阑尾炎、急性胰腺炎、急性胆囊炎等急性腹痛病史,以及腹部手术史等。

2.腹痛的部位

常是病变脏器的所在位置,有助于及早明确诊断。

3.腹痛的性质

如消化性溃疡多为节律性上腹痛,呈周期性发作;肠道寄生虫病呈发作性隐痛或绞痛,可自行缓解;慢性结肠病变多为阵发性痉挛性胀痛,大便后常缓解;癌肿的疼痛常呈进行性加重。

4.腹痛与伴随症状、体征的关系

如伴有发热者,提示有炎症、脓肿或恶性肿瘤;伴有吞咽困难、反食者,多见于食管疾病;伴有呕吐者,见于胃、十二指肠梗阻性病变;伴有腹泻者,多见于慢性肠道疾病或胰腺疾病;伴有腹块者,应注意是肿大的脏器或炎性包块或肿瘤。

5.辅助检查

如胃液分析对胃癌和消化性溃疡的鉴别诊断有一定价值;十二指肠引流检查、胆囊及胆道造影可了解胆囊结石及胆道病变;疑有食管、胃、小肠疾病可做X线钡餐检查,结肠病变则须钡剂灌肠检查,消化道X线气钡双重造影可提高诊断率;各种内镜检查除可直接观察消化道内腔、腹腔和盆腔病变外,并可采取活组织检查;超声波检查可显示肝、脾、胆囊、胰等脏器及腹块的大小和轮廓等;CT、MRI具有较高的分辨力,并可自不同角度和不同方向对病变部位进行扫描,获得清晰影像,对鉴别诊断有很大帮助。

(文甜甜)

第二节 发　热

一、概述

正常人体的体温在体温调节中枢的控制下,人体的产热和散热处于动态平衡之中,维持人体的体温在相对恒定的范围之内,腋窝下所测的体温为 36～37 ℃;口腔中舌下所测的体温为 36.3～37.2 ℃;肛门内所测的体温为 36.5～37.7 ℃。在生理状态下,不同的个体、不同的时间和不同的环境,人体体温会有所不同。①不同个体间的体温有差异:儿童由于代谢率较高,体温可比成年人高;老年人代谢率低,体温比成年人低。②同一个体体温在不同时间有差异:正常情况下,人体体温在早晨较低,下午较高;妇女体温在排卵期和妊娠期较高,月经期较低。③不同环境下的体温亦有差异:运动、进餐、情绪激动和高温环境下工作时体温较高,低温环境下工作时体温较低。在病理状态下,人体产热增多,散热减少,体温超过正常时,就称为发热。发热持续时间在 2 周以内为急性发热,超过 2 周为慢性发热。

(一)病因

引起发热的病因很多,按有无病原体侵入人体分为感染性发热和非感染性发热两大类。

1.感染性发热

各种病原体侵入人体后引起的发热称为感染性发热。引起感染性发热的病原体有细菌、病毒、支原体、立克次体、真菌、螺旋体及寄生虫。病原体侵入机体后可引起相应的疾病,不论急性还是慢性、局限性还是全身性均可引起发热。病原体及其代谢产物或炎性渗出物等外源性致热原,在体内作用致热原细胞如中性粒细胞、单核细胞及巨噬细胞等,使其产生并释放白细胞介素-1、干扰素、肿瘤坏死因子和炎症蛋白-1 等而引起发热。感染性发热占发热病因的 50%～60%。

2.非感染性发热

由病原体以外的其他病因引起的发热称为非感染性发热。常见于以下原因。

(1)吸收热:由组织坏死,组织蛋白分解和坏死组织吸收引起的发热。①物理和机械因素损伤:大面积烧伤、内脏出血、创伤、大手术后,骨折和热射病等。②血液系统疾病:白血病、恶性淋巴瘤、恶性组织细胞病、骨髓增生异常综合征、多发性骨髓瘤、急性溶血和血型不合输血等。③肿瘤性疾病:各种恶性肿瘤。④血栓栓塞性疾病:静脉血栓形成,如静脉、股静脉和髓静脉血栓形成。动脉血栓形成,如心肌梗死、脑动脉栓塞、肠系膜动脉栓塞和四肢动脉栓塞等。微循环血栓形成,如溶血性尿毒综合征和血栓性血小板减少性紫癜。

(2)变态反应性发热:变态反应产生时形成外源性致热原抗原抗体复合物,激活了致热原细胞,使其产生并释放白细胞介素-1、干扰素、肿瘤坏死因子和炎症蛋白-1 等引起的发热。如风湿热、药物热、血清病和结缔组织病等。

(3)中枢性发热:有些致热因素不通过内源性致热原而直接损害体温调节中枢,使体温调定点上移后发出调节冲动,造成产热大于散热,体温升高,称为中枢性发热。①物理因素:如中暑等。②化学因素:如重度安眠药中毒等。③机械因素:如颅内出血和颅内肿瘤细胞浸润等。④功能性因素:如自主神经功能紊乱和感染后低热。

（4）其他：如甲状腺功能亢进，脱水等。

发热都是由于致热因素的作用使人体产生的热量超过散发的热量，引起体温升高超过正常范围。

（二）发生机制

1.外源性致热原的摄入

各种致病的微生物或它们的毒素、抗原抗体复合物、淋巴因子、某些致炎物质（如尿酸盐结晶和硅酸盐结晶）、某些类固醇、肽聚糖和多核苷酸等外源性致热原多数是大分子物质，侵入人体后不能通过血-脑屏障作用于体温调节中枢，但可通过激活血液中的致热原细胞产生白细胞介素-1等。白细胞介素-1等的产生：在各种外源性致热原侵入人体后，能激活血液中的中性粒细胞，单核-巨噬细胞和嗜酸性粒细胞等，产生白细胞介素-1，干扰素、肿瘤坏死因子和炎症蛋白-1。其中研究最多的是白细胞介素-1。

2.白细胞介素-1的作用部位

（1）脑组织：白细胞介素-1可能通过下丘脑终板血管器（此处血管为有孔毛细血管）的毛细血管进入脑组织。

（2）POAH神经元：白细胞介素-1亦有可能通过下丘脑终板血管器毛细血管到达血管外间隙（即血脑屏腌外侧）的POAH神经元。

3.发热的产生

白细胞介素-1作用于POAH神经元或在脑组织内再通过中枢介质引起体温调定点上移，体温调节中枢再对体温重新调节，发出调节命令，一方面可能通过垂体内分泌系统使代谢增加和域通过运动神经系统使骨骼肌阵缩（即寒战），引起产热增加；另一方面通过交感神经系统使皮肤血管和立毛肌收缩，排汗停止，散热减少。这几方面作用使人体产生的热量超过散发的热量，体温升高，引起发热，一直达到体温调定点的新的平衡点。

二、发热的诊断

（一）发热的程度诊断

（1）低热：人体的体温超过正常，但低于38 ℃。

（2）中度热：人体的体温为38.1～39.0 ℃。

（3）高热：人体的体温为39.1～41.0℃。

（4）过高热：人体的体温超过41 ℃。

（二）发热的分期诊断

1.体温上升期

此期为白细胞介素-1作用于POAH神经元或在脑组织内再通过中枢介质引起体温调定点上移，体温调节中枢对体温重新调节，发出调节命令，可通过代谢增加，骨骼肌阵缩（寒战），使产热增加；皮肤血管和立毛肌收缩，使散热减少。因此产热超过散热使体温升高。体温升高的方式有骤升和缓升两种。

（1）骤升型：人体的体温在数小时内达到高热或以上，常伴有寒战。

（2）缓升型：人体的体温逐渐上升在几天内达高峰。

2.高热期

此期为人体的体温达到高峰后的时期，体温调定点已达到新的平衡。

3.体温下降期

此期由于病因已被清除,体温调定点逐渐降到正常,散热超过产热,体温逐渐恢复正常。与体温升高的方式相对应的有两种体温降低的方式。

(1)骤降型:人体的体温在数小时内降到正常,常伴有大汗。

(2)缓降型:人体的体温在几天内逐渐下降到正常。

体温骤升和骤降的发热常见疟疾、大叶性肺炎、急性肾盂肾炎和输液反应。体温缓升和缓降的发热常见于伤寒和结核。

(三)发热的分类诊断

1.急性发热

发热的时间在2周以内为急性发热。

2.慢性发热

发热的时间超过2周为慢性发热。

(四)发热的热型诊断

把不同时间测得的体温数值分别记录在体温单上,将不同时间测得的体温数值按顺序连接起来,形成体温曲线,这些曲线的形态称热型。

1.稽留热

人体的体温维持在高热和以上水平达几天或几周。常见大叶性肺炎和伤寒高热期。

2.弛张热

人体的体温在一天内都在正常水平以上,但波动范围在2 ℃以上。常见化脓性感染,风湿热,败血症等。

3.间歇热

人体的体温骤升到高峰后维持几小时,再迅速降到正常,无热的间歇时间持续一到数天,反复出现。常见于疟疾和急性肾盂肾炎等。

4.波状热

人体的体温缓升到高热后持续几天后,再缓降到正常,持续几天后再缓升到高热,反复多次。常见于布鲁菌病。

5.回归热

人体的体温骤升到高热后持续几天后,再骤降到正常,持续几天后再骤升到高热,反复数次。常见恶性淋巴瘤和部分恶性组织细胞病等。

6.不规则热

人体的体温可高可低,无规律性。常见于结核病,风湿热等。

三、发热的诊断方法

(一)详细询问病史

1.现病史

(1)起病情况和患病时间:发热的急骤和缓慢,发热持续时间。急性发热常见细菌、病毒、肺炎支原体、立克次体、真菌、螺旋体及寄生虫感染。其他有结缔组织病、急性白血病、药物热等。长期发热的原因,除中枢性原因外,还可包括以下四大类:①感染是长期发热最常见的原因,常见于伤寒、副伤寒、亚急性感染性心内膜炎、败血症、结核病、阿米巴肝病、黑热病、急性血吸虫病等。

在各种感染中,结核病是主要原因之一,特别是某些肺外结核,如深部淋巴结结核、肝结核。②造血系统的新陈代谢率较高,有病理改变时易引起发热,如非白血性白血病、深部恶性淋巴瘤、恶性组织细胞病等。③结缔组织疾病如播散性红斑狼疮、结节性多动脉炎、风湿热等疾病,可成为长期发热的疾病。④恶性肿瘤增长迅速,当肿瘤组织崩溃或附加感染时则可引起长期发热,如肝癌、结肠癌等早期常易漏诊。

(2)病因和诱因:常见的有流行性感冒、其他病毒性上呼吸道感染、急性病毒性肝炎、流行性乙型脑炎、脊髓灰质炎、传染性单核细胞增多症、流行性出血热、森林脑炎、传染性淋巴细胞增多症、麻疹、风疹、流行性腮腺炎、水痘、肺炎支原体肺炎、肾盂肾炎、胸膜炎、心包炎、腹膜炎、血栓性静脉炎、丹毒、伤寒、副伤寒、亚急性感染性心内膜炎、败血症、结核病、阿米巴肝病、黑热病、急性血吸虫病、钩端螺旋体病、疟疾、急性血吸虫病、丝虫病、旋毛虫病、风湿热。药热、血清病、系统性红斑狼疮、皮肌炎、结节性多动脉炎、急性胰腺炎、急性溶血、急性心肌梗死、脏器梗死或血栓形成,体腔积血或血肿形成,大面积烧伤,白血病、恶性淋巴瘤、肉瘤、恶性组织细胞病、痛风发作、甲状腺危象、重度脱水、热射病、脑出血、白塞病、高温下工作等。

(3)伴随症状:有寒战、结膜充血、口唇疱疹、肝脾大、淋巴结肿大、出血、关节肿痛、皮疹和昏迷等。发热的伴随症状越多,越有利于诊断或鉴别诊断,所以应尽量询问和采集发热的全部伴随症状。寒战常见于大叶肺炎、败血症、急性胆囊炎、急性肾盂肾炎、流行性脑脊髓膜炎、疟疾、钩端螺旋体病、药物热、急性溶血或输血反应等。结膜充血多见于麻疹、咽结膜热、流行性出血热、斑疹伤寒、钩端螺旋体病等。口唇单纯疱疹多出现于急性发热性疾病,如大叶肺炎、流行性脑脊髓膜炎、间日疟、流行性感冒等。淋巴结肿大见于传染性单核细胞增多症、风疹、淋巴结结核、局灶性化脓性感染、丝虫病、白血病、淋巴瘤、转移癌等。

肝脾大常见于传染性单核细胞增多症、病毒性肝炎、肝及胆管感染、布鲁菌病、疟疾、结缔组织病、白血病、淋巴瘤及黑热病、急性血吸虫病等。出血可见于重症感染及某些急性传染病,如流行性出血热、病毒性肝炎、斑疹伤寒、败血症等。也可见于某些血液病,如急性白血病、重型再生障碍性贫血、恶性组织细胞病等。关节肿痛常见于败血症、猩红热、布鲁菌病、风湿热、结缔组织病、痛风等。皮疹常见于麻疹、猩红热、风疹、水痘、斑疹伤寒、风湿热、结缔组织病、药物热等。昏迷发生在发热之后者常见于流行性乙型脑炎、斑疹伤寒、流行性脑脊髓膜炎、中毒性菌痢、中暑等;昏迷发生在发热前者见于脑出血、巴比妥类中毒等。

2.既往史和个人史

如过去曾患的疾病、有无外伤、做过何种手术、预防接种史和过敏史等。个人经历:如居住地、职业、旅游史和接触感染史等。职业:如工种、劳动环境等。发病地区及季节,对传染病与寄生虫病特别重要。某些寄生虫病如血吸虫病、黑热病、丝虫病等有严格的地区性。斑疹伤寒、回归热、白喉、流行性脑脊髓膜炎等流行于冬春季节;伤寒、乙型脑炎、脊髓灰质炎则流行于夏秋;钩端螺旋体病的流行常见于夏收与秋收季节。麻疹、猩红热、伤寒等急性传染病病愈后常有较牢固的免疫力,第二次发病的可能性甚少。中毒型菌痢、食物中毒的患者发病前多有进食不洁饮食史;疟疾、病毒性肝炎可通过输血传染。阿米巴肝病可有慢性痢疾病史。

(二)仔细全面体检

(1)记录体温曲线:每天记录4次体温以此判断热型。

(2)细致、精确、规范、全面和有重点的体格检查。

(三)准确的实验室检查

1.常规检查

包括三大常规(即血常规、尿常规和大便常规)、血沉和肺部 X 线片。

2.细菌学检查

可根据病情取血、骨髓、尿、胆汁、大便和脓液进行培养。

(四)针对性的特殊检查

1.骨髓穿刺和骨髓活检

对血液系统的肿瘤和骨髓转移癌有诊断意义。

2.免疫学检查

免疫球蛋白电泳、类风湿因子、抗核抗体、抗双链 DNA 抗体等。

3.影像学检查

如超声波、计算机断层扫描(CT)和磁共振成像(MRI)下摄像仪检查。

4.淋巴结活检

对淋巴组织增生性疾病的确诊有诊断价值。

5.诊断性探查术

对经过以上检查仍不能诊断的腹腔内肿块可慎重采用。

四、鉴别诊断

(一)急性发热

急性发热指发热在 2 周以内者。病因主要是感染,其局部定位症状常出现在发热之后。准确的实验室检查和针对性的特殊检查对鉴别诊断有很大的价值。如果发热缺乏定位,白细胞计数不高或减低难以确定诊断的大多为病毒感染。

(二)慢性发热

1.长期发热

长期发热指中高度发热超过 2 周以上者。常见的病因有感染、结缔组织疾病、肿瘤和恶性血液病。其中以感染多见。

(1)感染:常见的原因有伤寒、副伤寒、结核、败血症、肝脓肿、慢性胆囊炎、感染性心内膜炎、急性血吸虫病、传染性单核细胞增多症、黑热病等。

感染所致发热的特点:①常伴畏寒和寒战。②白细胞数$>10\times10^9$/L、中性粒细胞$>80\%$、杆状核粒细胞$>5\%$,常为非结核感染。③病原学和血清学的检查可获得阳性结果。④抗生素治疗有效。

(2)结缔组织疾病:常见的原因有系统性红斑狼疮、风湿热、皮肌炎、贝赫切特综合征、结节性多动脉炎等。

结缔组织疾病所致发热的特点:①多发于生育期的妇女。②多器官受累、表现多样。③血清中有高滴度的自身抗体。④抗生素治疗无效且易过敏。⑤水杨酸或肾上腺皮质激素治疗有效。

(3)肿瘤:常见各种恶性肿瘤和转移性肿瘤。肿瘤所致发热的特点:无寒战、抗生素治疗无效、伴进行性消瘦和贫血。

(4)恶性血液病:常见于恶性淋巴瘤和恶性组织细胞病。恶性血液病所致发热的特点:常伴肝脾大、全血细胞计数减少和进行性衰竭,抗生素治疗无效。

2.慢性低热

慢性低热指低度发热超过 3 周以上者,常见的病因有器质性和功能性低热。

(1)器质性低热:①感染,常见的病因有结核、慢性泌尿系统感染、牙周脓肿、鼻旁窦炎、前列腺炎和盆腔炎等。注意进行有关的实验室检查和针对性的特殊检查对鉴别诊断有很大的价值。②非感染性发热,常见的病因有结缔组织疾病和甲亢,凭借自身抗体和毛、爪的检查有助于诊断。

(2)功能性低热:①感染后低热,急性传染病等引起高热在治愈后,由于体温调节中枢的功能未恢复正常,低热可持续数周,反复的体检和实验室检查未见异常。②自主神经功能紊乱,多见于年轻女性,一天内体温波动不超过 0.5 ℃,体力活动后体温不升反降,常伴颜面潮红、心悸、手颤、失眠等。并排除其他原因引起的低热后才能诊断。

(王玮玮)

第三节 发　绀

一、发绀的概念

发绀是指血液中脱氧血红蛋白增多,使皮肤、黏膜呈青紫色的表现。广义的发绀还包括由异常血红蛋白衍生物(高铁血红蛋白、硫化血红蛋白)所致皮肤黏膜青紫现象。

发绀在皮肤较薄、色素较少和毛细血管丰富的部位如口唇、鼻尖、颊部与甲床等处较为明显,易于观察。

二、发绀的病因、发生机制及临床表现

发绀的原因有血液中还原血红蛋白增多及血液中存在异常血红蛋白衍生物两大类。

(一)血液中还原血红蛋白增多

血液中还原血红蛋白增多引起的发绀,是发绀的主要原因。

血液中还原血红蛋白绝对含量增多。还原血红蛋白浓度可用血氧未饱和度表示,正常动脉血氧未饱和度为 5%,静脉内血氧未饱和度为 30%,毛细血管中血氧未饱和度约为前两者的平均数。每 1 g 血红蛋白约与 1.34 mL 氧结合。当毛细血管血液的还原血红蛋白量超过 50 g/L(5 g/dL)时,皮肤黏膜即可出现发绀。

1.中心性发绀

由于心、肺疾病导致动脉血氧饱和度(SaO_2)降低引起。发绀的特点是全身性的,除四肢与面颊外,亦见于黏膜(包括舌及口腔黏膜)与躯干的皮肤,但皮肤温暖。中心性发绀又可分为肺性发绀和心性混血性发绀两种。

(1)肺性发绀:①病因见于各种严重呼吸系统疾病,如呼吸道(喉、气管、支气管)阻塞、肺部疾病(肺炎、阻塞性肺气肿、弥漫性肺间质纤维化、肺淤血、肺水肿、急性呼吸窘迫综合征)和肺血管疾病(肺栓塞、原发性肺动脉高压、肺动静脉瘘)等。②发生机制是由于呼吸衰竭,通气或换气功能障碍,肺氧合作用不足,致使体循环血管中还原血红蛋白含量增多而出现发绀。

(2)心性混血性发绀:①病因见于发绀型先天性心脏病,如法洛(Fallot)四联症、艾生曼格

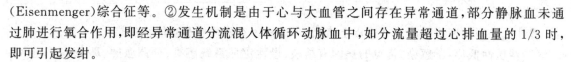

(Eisenmenger)综合征等。②发生机制是由于心与大血管之间存在异常通道,部分静脉血未通过肺进行氧合作用,即经异常通道分流混入体循环动脉血中,如分流量超过心排血量的1/3时,即可引起发绀。

2.周围性发绀

由周围循环血流障碍所致,发绀特点是常见于肢体末梢与下垂部位,如肢端、耳垂与鼻尖,这些部位的皮肤温度低、发凉,若按摩或加温耳垂与肢端,使其温暖,发绀即可消失。此点有助于与中心性发绀相互鉴别,后者即使按摩或加温,青紫也不消失。此型发绀又可分为淤血性周围性发绀、真性红细胞增多症和缺血性周围性发绀3种。

(1)淤血性周围性发绀:①病因如右心衰竭、渗出性心包炎、心包压塞、缩窄性心包炎、局部静脉病变(血栓性静脉炎、上腔静脉综合征、下肢静脉曲张)等。②发生机制是因体循环淤血、周围血流缓慢,氧在组织中被过多摄取所致。

(2)缺血性周围性发绀:①病因常见于重症休克。②发生机制是由于周围血管痉挛收缩,心排血量减少,循环血容量不足,血流缓慢,周围组织血流灌注不足、缺氧,致皮肤黏膜呈青紫、苍白。③局部血液循环障碍,如血栓闭塞性脉管炎、雷诺(Raynaud)病、肢端发绀症、冷球蛋白血症、网状青斑、严重受寒等,由于肢体动脉阻塞或末梢小动脉强烈痉挛、收缩,可引起局部冰冷、苍白与发绀。

(3)真性红细胞增多症:所致发绀亦属周围性,除肢端外,口唇亦可发绀。其发生机制是由于红细胞过多,血液黏稠,致血流缓慢,周围组织摄氧过多,还原血红蛋白含量增高所致。

3.混合性发绀

中心性发绀与周围性发绀并存,可见于心力衰竭(左心衰竭、右心衰竭和全心衰竭),因肺淤血或支气管-肺病变,致血液在肺内氧合不足以及周围血流缓慢,毛细血管内血液脱氧过多所致。

(二)异常血红蛋白衍生物

血液中存在着异常血红蛋白衍生物(高铁血红蛋白、硫化血红蛋白),较少见。

1.药物或化学物质中毒所致的高铁血红蛋白血症

(1)发生机制:由于血红蛋白分子的二价铁被三价铁所取代,致使失去与氧结合的能力,当血液中高铁血红蛋白含量达 30 g/L 时,即可出现发绀。此种情况通常由伯氨喹、亚硝酸盐、氯酸钾、碱式硝酸铋、磺胺类、苯丙砜、硝基苯、苯胺等中毒引起。

(2)临床表现:其发绀特点是急骤出现、暂时性,病情严重,经过氧疗青紫不减,抽出的静脉血呈深棕色,暴露于空气中也不能转变成鲜红色,若静脉注射亚甲蓝溶液、硫代硫酸钠或大剂量维生素C,均可使青紫消退。分光镜检查可证明血中高铁血红蛋白的存在。由于大量进食含有亚硝酸盐的变质蔬菜而引起的中毒性高铁血红蛋白血症,也可出现发绀,称"肠源性青紫症"。

2.先天性高铁血红蛋白血症

患者自幼即有发绀,有家族史,而无心肺疾病及引起异常血红蛋白的其他原因,身体一般健康状况较好。

3.硫化血红蛋白血症

(1)发生机制:硫化血红蛋白并不存在于正常红细胞中。凡能引起高铁血红蛋白血症的药物或化学物质也能引起硫化血红蛋白血症,但患者须同时有便秘或服用硫化物(主要为含硫的氨基酸),在肠内形成大量硫化氢为先决条件。所服用的含氮化合物或芳香族氨基酸则起触媒作用,使硫化氢作用于血红蛋白,而生成硫化血红蛋白,当血中含量达 5 g/L

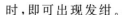

时,即可出现发绀。

(2)临床表现:发绀的特点是持续时间长,可达几个月或更长时间,因硫化血红蛋白一经形成,不论在体内或体外均不能恢复为血红蛋白,而红细胞寿命仍正常;患者血液呈蓝褐色,分光镜检查可确定硫化血红蛋白的存在。

三、发绀的伴随症状

(一)发绀伴呼吸困难

常见于重症心、肺疾病和急性呼吸道阻塞、气胸等;先天性高铁系血红蛋白血症和硫化血红蛋白血症虽有明显发绀,但一般无呼吸困难。

(二)发绀伴杵状指(趾)

病程较长后出现,主要见于发绀型先天性心脏病及某些慢性肺内部疾病。

(三)急性起病伴意识障碍和衰竭

见于某些药物或化学物质急性中毒、休克、急性肺部感染等。

(郑厚江)

第四节 心 悸

一、概述

心悸是人们主观感觉心跳或心慌,患者主诉心脏像擂鼓样,心脏停搏,心慌不稳等,常伴心前区不适,是由心率过快或过缓、心律不齐、心肌收缩力增加或神经敏感性增高等因素引起。一般健康人仅在剧烈运动、神经过度紧张或高度兴奋时才会有心悸的感觉,神经官能症或处于焦虑状态的患者即使没有心律失常或器质性心脏病,也常以心悸为主诉而就诊,而某些患器质性心脏病者或出现频发性期前收缩,甚至心房颤动而并不感觉心悸。

二、诊断

(一)临床表现

由心律失常引起的心悸,在检查患者的当时心律失常不一定存在,因此务必让患者详细陈述发病的缓急、病程的长短;发生心悸当时的主观症状,如有无心脏活动过强、过快、过慢、不规则的感觉;持续性或阵发性;是否伴有意识改变;周围循环状态如四肢发冷、面色苍白以及发作持续时间等;有无多食、怕热、易出汗、消瘦等;心悸发作的诱因与体位、体力活动、精神状态以及麻黄碱、胰岛素等药物的关系。体检重点检查有无心脏疾病的体征,如心脏杂音、心脏扩大及心律改变,有无血压增高、脉压增宽、动脉枪击音、水冲脉等高动力循环的表现,注意甲状腺是否肿大、有无突眼、有无震颤及杂音以及有无贫血的体征。

(二)辅助检查

为明确有无心律失常存在及其性质应做心电图检查,如常规心电图未发现异常.可根据患者情况予以适当运动如仰卧起坐、蹲踞活动或 24 小时动态心电图检查,怀疑冠心病、心肌炎者给予运动负荷试验,阳性检出率较高,如高度怀疑有恶性室性心律失常者,应做连续心电图监测。如怀疑有甲状腺功能亢进、低血糖或嗜铬细胞瘤时可进行相关的实验室检查。

三、鉴别诊断

心悸的鉴别需明确其为心脏原发性节律紊乱引起还是继发循环系统以外的疾病所致,进一步需确定其为功能性还是器质性疾病导致的心悸。

(一)心律失常

1.期前收缩

期前收缩为心悸最常见的病因。不少正常人可因期前收缩的发生而以心悸就诊,心突然"悬空""下沉"或"停顿"感是期前收缩的特征。此种感觉不但与代偿间歇的长短有关,且往往与期前收缩后的心搏出量有关。心脏病患者发生期前收缩的机会更多,心肌梗死患者如期前收缩发生在前一心搏的 T 波上,特别容易引起室性心动过速或心室颤动,应及时处理。听诊可发现心跳不规则,第一心音增强,第二心音减弱或消失,以后有一较长的代偿间歇,桡动脉搏动减弱,甚或消失,形成脉搏短细。

2.阵发性心动过速

阵发性心动过速是一种阵发性规则而快速的异位心律,具有突发突止的特点,发作时间长短不一,心率在160～220/min,大多数阵发性室上性心动过速是由折返机制引起,多无器质性心脏病,心动过速发作可由情绪激动、突然用力、疲劳或饱餐所致,亦可无明显诱因出现心悸、心前区不适、精神不安等,严重可出现血压下降、头晕、乏力甚至心绞痛。室性心动过速最常发生于冠心病,尤其是发生过心肌梗死有室壁瘤的患者及心功能较差者;也可见于其他心脏病甚至无心脏病的患者。阵发性室上性心动过速和室性心动过速心电图不难鉴别,但宽 QRS 波室上性心动过速有时与室速难以区分,必要时可做心脏电生理检查。

3.心房颤动

心房颤动亦为常见心悸原因之一,特别是初发又未经治疗而心率快速者。多发生在器质性心脏病基础上。由于心房活动不协调,失去有效收缩力,加以快而不规则心室节律使心室舒张期缩短,心室充盈不足,因而心排血量不足,常可诱发心力衰竭。体征主要是心律完全不规则,输出量甚少的心搏可引起脉搏短细,心率越快,脉搏短细越显著。心电图检查示窦性 P 波消失,出现细小而形态不一的心房颤动波,心室率绝对不齐则可明确诊断。

(二)心外因素性心悸

1.贫血

常见病因和诱因有钩虫病、溃疡病、痔、月经过多、产后出血、外伤出血等。心悸因心率代偿性增快所致,头晕、眼花、乏力、皮肤黏膜苍白,为贫血疾病的共性,贫血纠正,心悸好转。各种贫血有其特有的临床表现:可有皮肤黏膜出血,上腹部压痛,消瘦,产后出血等。血常规、血小板计数、网织红细胞计数、血细胞比容、外周血及骨髓涂片、粪检寄生虫卵等可资鉴别。

2.甲状腺功能亢进症

以 20～40 岁女性多见。甲状腺激素分泌过多,兴奋和刺激心脏,心悸因代谢亢进心率增快引起,稍活动,心悸明显加剧,伴手震颤、怕热、多汗、失眠、易激动、食欲亢进、消瘦;甲状腺弥漫性肿大;有细震颤和血管杂音;眼球突出,持续性心动过速。实验室检查甲状腺摄碘率升高,甲状腺抑制试验阴性,血总 T_3、T_4 升高,基础代谢率升高等。

3.休克

由于全身组织灌注不足,微循环血流减少,致使心率增快,出现心悸。典型临床症状为皮肤苍白,四肢皮肤湿冷,意识模糊,脉快而弱,血压明显下降,脉压小,尿量减少,二氧化碳结合力和血 pH 有不同程度的降低,收缩压下降至 10.7 kPa(80 mmHg)以下,脉压 < 2.7 kPa(20 mmHg),原有高血压者收缩压较原有水平下降30％以上。

4.高原病

多见于初入高原者,由于在海拔 3 000 m 以上,大气压和氧分压降低,引起人体缺氧,心率代偿性增快而出现心悸,伴头痛、头晕、眩晕、恶心、呕吐、失眠、疲倦、气喘、胸闷、胸痛、咳嗽、咯血色泡沫痰、呼吸困难等,严重者可出现高原性肺脑水肿。X 线检查:肺动脉段隆凸,右心室肥大,心电图见右心室肥厚及肺性 P 波等;血液检查:红细胞增多,如红细胞数 $> 6.5 \times 10^{12}$/L,血红蛋白 > 18.5 g/L 等。

5.发热性疾病

由病毒、细菌、支原体、立克次体、寄生虫等感染引起。心悸常与发热有明显关系,热退,则心悸缓解。根据原发病不同,有其不同临床体征,血、尿、粪常规检查及 X 线、超声检查等可明确诊断。药物作用所致的心悸:肾上腺素、阿托品、甲状腺素等药物使用后心率加快,出现心悸。停药后心悸逐渐消失。临床表现除原有疾病的症状外,尚有心前区不适、面色潮红、烦躁不安、心动过速等,详细询问用药史及停药后症状消失可资鉴别。

(三)妊娠期心动过速

由于胎儿生长需要,血流量增加,流速加快,心率加快而致心悸。多见于妊娠后期,有妊娠期的变化:如子宫增大、乳房增大、呼吸困难等症状,下肢水肿、心动过速、腹部随妊娠月龄的增加而膨大,可伴有高血压,尿妊娠试验、黄体酮试验、超声检查等鉴别不难。

(四)更年期综合征

主要与卵巢功能衰退,性激素分泌失调有关。多发生于 45～55 岁,激素分泌紊乱、自主神经功能异常而引起心悸。主要特征为月经紊乱,全身不适,面部皮肤阵阵发红,忽冷,忽热,出汗,情绪易激动,失眠、耳鸣、腰背酸痛,性功能减退等。血、尿中的雌激素及催乳素减少。尿促卵泡素(FSH)与黄体生成激素(LH)增高为诊断依据。

(五)心脏神经官能症

主要由于中枢神经功能失调,影响自主神经功能,造成心脏血管功能异常。患者群多为青壮年(20～40 岁)女性,心悸与精神状态、失眠有明显关系,主诉较多。如呼吸困难、心前区疼痛、易激动、易疲劳、失眠、多梦、头晕、头痛、记忆力差、注意力涣散、多汗、手足冷、腹胀、尿频等。X 线检查、心电图、超声心动图等检查正常。

(王玮玮)

第五节 呼 吸 困 难

正常人平静呼吸时,其呼吸运动无须费力,也不易察觉。呼吸困难尚无公认的明确定义,通常是指伴随呼吸运动所出现的主观不适感,如感到空气不足、呼吸费劲等。体格检查时可见患者用力呼吸,辅助呼吸肌参加呼吸运动,如张口抬肩,并可出现呼吸频率、深度和节律的改变。严重呼吸困难时,可出现鼻翼翕动、发绀,患者被迫采取端坐位。许多疾病可引起呼吸困难,如呼吸系统疾病、心血管疾病、神经肌肉疾病、肾脏疾病、内分泌疾病(包括妊娠)、血液系统疾病、类风湿疾病以及精神情绪改变等。正常人运动量大时也会出现呼吸困难。

一、呼吸困难的临床类型

(一)肺源性呼吸困难

肺源性呼吸困难的两个主要原因是肺或胸壁顺应性降低引起的限制性缺陷和气流阻力增加引起的阻塞性缺陷。限制性呼吸困难的患者(如肺纤维化或胸廓变形)在休息时可无呼吸困难,但当活动使肺通气接近其最大受限的呼吸能力时,就有明显的呼吸困难。阻塞性呼吸困难的患者(如阻塞性肺气肿或哮喘),即使在休息时,也可因努力增加通气而致呼吸困难.且呼吸费力而缓慢,尤其是在呼气时。尽管详细询问呼吸困难感觉的特性和类型有助于鉴别限制性和阻塞性呼吸困难,然而这些肺功能缺陷常是混合的,呼吸困难可显示出混合和过渡的特征。体格检查和肺功能测定可补充得之于病史的详细信息。体格检查有助于显示某些限制性呼吸困难的原因(如胸腔积液、气胸),肺气肿和哮喘的体征有助于确定其基础的阻塞性肺病的性质和严重程度。肺功能检查可提供限制性或气流阻塞存在的数据,可与正常值或同一患者不同时期的数据做比较。

(二)心源性呼吸困难

在心力衰竭早期,心排血量不能满足活动期间的代谢增加,因而组织和大脑酸中毒使呼吸运动大大增强,患者过度通气。各种反射因素包括肺内牵张感受器,也可促成过度通气,患者气短,常伴有乏力、窒息感或胸骨压迫感。其特征是"劳力性呼吸困难",即在体力运动时发生或加重,休息或安静状态时缓解或减轻。

在心力衰竭后期,肺充血水肿,僵硬的肺脏通气量降低,通气用力增加。反射因素特别是肺泡-毛细血管间隔内毛细血管旁感受器,有助于肺通气的过度增加。心力衰竭时,循环缓慢是主要原因,呼吸中枢酸中毒和低氧起重要作用。端坐呼吸是在患者卧位时发生的呼吸不舒畅,迫使患者取坐位。其原因是卧位时回流入左心的静脉血增加,而衰竭的左心不能承受这种增加的前负荷,其次是卧位时呼吸用力增加。端坐呼吸有时发生于其他心血管疾病,如心包积液。急性左心功能不全,患者常表现为阵发性呼吸困难。其特点是多在夜间熟睡时,因呼吸困难而突然憋醒,胸部有压迫感,被迫坐起,用力呼吸。轻者短时间后症状消失,称为夜间阵发性呼吸困难。病情严重者,除端坐呼吸外,尚可有冷汗、发绀、咳嗽、咳粉红色泡沫样痰,心率加快,两肺出现哮鸣音、湿性啰音,称为心源性哮喘。它是由于各种心脏病发生急性左心功能不全,导致急性肺水肿所致。

(三)中毒性呼吸困难

糖尿病酸中毒产生一种特殊的深大呼吸类型,然而,由于呼吸能力储存完好,故患者很少主诉呼吸困难。尿毒症患者由于酸中毒、心力衰竭、肺水肿和贫血联合作用造成严重气喘,患者可主诉呼吸困难。急性感染时呼吸加快,是由于体温增高及血中毒性代谢产物刺激呼吸中枢引起的。吗啡、巴比妥类药物急性中毒时,呼吸中枢受抑制,使呼吸缓慢,严重时出现潮式呼吸或间停呼吸。

(四)血源性呼吸困难

由于红细胞携氧量减少,血含氧量减低,引起呼吸加快,常伴有心率加快。发生于大出血时的急性呼吸困难是一个需立即输血的严重指征。呼吸困难也可发生于慢性贫血,除非极度贫血,否则呼吸困难仅发生于活动期间。

(五)中枢性呼吸困难

颅脑疾病或损伤时,呼吸中枢受到压迫或供血减少,功能降低,可出现呼吸频率和节律的改变。如病损位于间脑及中脑上部时出现潮式呼吸;中脑下部与脑桥上部受累时出现深快均匀的中枢型呼吸;脑桥下部与延髓上部病损时出现间停呼吸;累及延髓时出现缓慢不规则的延髓型呼吸,这是中枢呼吸功能不全的晚期表现;叹气样呼吸或抽泣样呼吸常为呼吸停止的先兆。

(六)精神性呼吸困难

癔症发作时,其呼吸困难主要特征为呼吸浅表频速,患者常因过度通气而发生胸痛、呼吸性碱中毒。易出现手足搐搦症。

二、呼吸困难的诊断思维

根据呼吸困难多种多样的临床表现可引导出对某些疾病的诊断思维。以下可供参考。

(一)呼吸频率

每分钟呼吸超过 24 次称为呼吸频率加快,见于呼吸系统疾病、心血管疾病、贫血、发热等。每分钟呼吸少于 10 次称为呼吸频率减慢,是呼吸中枢受抑制的表现,见于麻醉安眠药物中毒、颅内压增高、尿毒症、肝性脑病等。

(二)呼吸深度

呼吸加深见于糖尿病及尿毒症酸中毒;呼吸变浅见于肺气肿、呼吸肌麻痹及镇静剂过量。

(三)呼吸节律

潮式呼吸和间停呼吸见于中枢神经系统疾病和脑部血液循环障碍,如颅内压增高、脑炎、脑膜炎、颅脑损伤、尿毒症、糖尿病昏迷、心力衰竭、高山病等。

(四)年龄性别

儿童呼吸困难应多注意呼吸道异物、先天性疾病、急性感染等;青壮年则应想到胸膜疾病、风湿性心脏病、结核;老年人应多考虑冠心病、肺气肿、肿瘤等。癔症性呼吸困难较多见于年轻女性。

(五)呼吸时限

吸气性呼吸困难多见于上呼吸道不完全阻塞如异物、喉水肿、喉癌等,也见于肺顺应性降低的疾病如肺间质纤维化、广泛炎症、肺水肿等。呼气性呼吸困难多见于下呼吸道不完全阻塞,如慢性支气管炎、支气管哮喘、肺气肿等。大量胸腔积液、大量气胸、呼吸肌麻痹、胸廓限制性疾病则呼气、吸气均感困难。

(六)起病缓急

呼吸困难缓起者包括心肺慢性疾病,如肺结核、尘肺、肺气肿、肺肿瘤、肺纤维化、冠心病、先心病等。呼吸困难发生较急者有肺水肿、肺不张、呼吸系统急性感染、迅速增长的大量胸腔积液等。突然发生严重呼吸困难者有呼吸道异物、张力性气胸、大块肺梗死、成人呼吸窘迫综合征等。

(七)患者姿势

端坐呼吸见于充血性心力衰竭患者;一侧大量胸腔积液患者常喜卧向患侧;重度肺气肿患者

常静坐而缓缓吹气;心肌梗死患者常叩胸呈痛苦貌。

(八)劳力活动

劳力性呼吸困难是左心衰竭的早期症状,肺尘埃沉着症、肺气肿、肺间质纤维化、先天性心脏病往往也以劳力性呼吸困难为早期表现。

(九)职业环境

接触各类粉尘的职业是诊断尘肺的基础;饲鸽者、种蘑菇者发生呼吸困难时应考虑外源性过敏性肺泡炎。

(十)伴随症状

伴咳嗽、发热者考虑支气管-肺部感染;伴神经系统症状者注意脑及脑膜疾病或转移性肿瘤;伴何纳综合征者考虑肺尖瘤;伴上腔静脉综合征者考虑纵隔肿块;触及颈部皮下气肿时立即想到纵隔气肿。

(李沃根)

第六节　咳嗽与咳痰

咳嗽是一种保护性反射动作,借以将呼吸道的异物或分泌物排出。但长期、频繁、剧烈的咳嗽影响工作与休息,则失去其保护性意义,属于病理现象。咳痰是凭借咳嗽动作将呼吸道内病理性分泌物或渗出物排出口腔外的病态现象。

一、咳嗽常见病因

主要为呼吸道与胸膜疾病。

(一)呼吸道疾病

从鼻咽部到小支气管整个呼吸道黏膜受到刺激时均可引起咳嗽,而刺激效应以喉部杓状间腔和气管分叉部的黏膜最为敏感。呼吸道各部位受到刺激性气体、烟雾、粉尘、异物、炎症、出血、肿瘤等刺激时均可引起咳嗽。

(二)胸膜疾病

胸膜炎、胸膜间皮瘤、胸膜受到损伤或刺激(如自发性或外伤性气胸、血胸、胸膜腔穿刺)等均可引起咳嗽。

(三)心血管疾病

如二尖瓣狭窄或其他原因所致左心功能不全引起的肺淤血与肺水肿,或因右心或体循环静脉栓子脱落引起肺栓塞时,肺泡及支气管内有漏出物或渗出物,刺激肺泡壁及支气管黏膜,出现咳嗽。

(四)胃食管反流病

胃反流物对食管黏膜的刺激和损伤,少数患者以咳嗽与哮喘为首发或主要症状。

(五)神经精神因素

呼吸系统以外器官的刺激经迷走、舌咽和三叉神经与皮肤的感觉神经纤维传入,经喉下、膈神经与脊神经分别传到咽、声门、膈等,引起咳嗽;神经官能症,如习惯性咳嗽、癔症等。

二、咳痰的常见病因

主要见于呼吸系统疾病。如急慢性支气管炎、支气管哮喘、支气管肺癌、支气管扩张、肺部感染(包括肺炎、肺脓肿等)、肺结核、过敏性肺炎等。另外,心功能不全所致肺淤血、肺水肿以及白血病、风湿热等所致的肺浸润等。

三、咳嗽的临床表现

为判断其临床意义,应注意详细了解下述内容。

(一)咳嗽的性质

咳嗽无痰或痰量甚少,称为干性咳嗽,常见于急性咽喉炎、支气管炎的初期、胸膜炎、轻症肺结核等。咳嗽伴有痰液时,称为湿性咳嗽,常见于肺炎、慢性支气管炎、支气管扩张、肺脓肿及空洞型肺结核等疾病。

(二)咳嗽出现的时间与规律

突然出现的发作性咳嗽,常见于吸入刺激性气体所致急性咽喉炎与气管-支气管炎、气管与支气管异物、百日咳、支气管内膜结核、气管或气管分叉部受压迫刺激等。长期慢性咳嗽,多见于呼吸道慢性病,如慢性支气管炎、支气管扩张、肺脓肿和肺结核等。

周期性咳嗽可见于慢性支气管炎或支气管扩张,且往往于清晨起床或夜晚卧下时(即体位改变时)咳嗽加剧;卧位咳嗽比较明显的可见于慢性左心功能不全;肺结核患者常有夜间咳嗽。

(三)咳嗽的音色

音色指咳嗽声音的性质和特点。

(1)咳嗽声音嘶哑:多见于喉炎、喉结核、喉癌和喉返神经麻痹等。

(2)金属音调咳嗽:见于纵隔肿瘤、主动脉瘤或支气管癌、淋巴瘤、结节病压迫气管等。

(3)阵发性连续剧咳伴有高调吸气回声(犬吠样咳嗽):见于百日咳、会厌和喉部疾病,以及气管受压等。

(4)咳嗽无声或声音低微:可见于极度衰弱的患者或声带麻痹。

四、痰的性状及临床意义

痰的性质可分为黏液性、浆液性、脓性、黏液脓性、血性等。急性呼吸道炎症时痰量较少,多呈黏液性或黏液脓性;慢性阻塞性肺疾病时,多为黏液泡沫痰,当痰量增多且转为脓性,常提示急性加重;支气管扩张、肺脓肿、支气管胸膜瘘时痰量较多,清晨与晚睡前增多,且排痰与体位有关,痰量多时静置后出现分层现象:上层为泡沫、中层为浆液或浆液脓性、底层为坏死组织碎屑;肺炎链球菌肺炎可咳铁锈色痰;肺厌氧菌感染,脓痰有恶臭味;阿米巴性肺脓肿咳巧克力色痰;肺水肿为咳粉红色泡沫痰;肺结核、肺癌常咳血痰;黄绿色或翠绿色痰,提示铜绿假单胞菌(绿脓杆菌)感染;痰白黏稠、牵拉成丝难以咳出,提示有白色念珠菌感染。

五、咳嗽与咳痰的伴随症状

(1)咳嗽伴发热:见于呼吸道(上、下呼吸道)感染、胸膜炎、肺结核等。

(2)咳嗽伴胸痛:多见于肺炎、胸膜炎、自发性气胸、肺梗死和支气管肺癌。

(3)咳嗽伴呼吸困难:见于喉炎、喉水肿、喉肿瘤、支气管哮喘、重度慢性阻塞性肺疾病、重症肺炎和肺结核、大量胸腔积液、气胸、肺淤血、肺水肿、气管与支气管异物等。呼吸困难严重时引起动脉血氧分压降低(缺氧)出现发绀。

(4)咳嗽伴大量脓痰:见于支气管扩张症、肺脓肿、肺囊肿合并感染和支气管胸膜瘘等。

(5)咳嗽伴咯血:多见于肺结核、支气管扩张、支气管肺癌、二尖瓣狭窄、肺含铁血黄素沉着症、肺出血肾炎综合征等。

(6)慢性咳嗽伴杵状指(趾):主要见于支气管扩张、肺脓肿、支气管肺癌和脓胸等。

(7)咳嗽伴哮鸣音:见于支气管哮喘、慢性支气管炎喘息型、弥漫性支气管炎、心源性哮喘、气管与支气管异物、支气管肺癌引起气管与大气管不完全阻塞等。

(8)咳嗽伴剑突下烧灼感、反酸、饭后咳嗽明显:提示为胃-食管反流性咳嗽。

(李沃根)

第七节 共济失调

共济失调是指主动肌、协同肌与拮抗肌在随意运动时收缩不协调、不平衡,引起动作笨拙、不正确、不平稳、不灵活,但无瘫痪。根据受损结构与临床表现,一般分深感觉障碍性共济失调、前庭迷路性共济失调、小脑性共济失调和大脑性共济失调。

一、病因

(一)深感觉传导径路损害

1.脊髓痨

神经梅毒的一种。病变主要在脊髓后索及后根。

2.多发性神经炎

病毒感染(如急性和慢性感染性多发性神经根神经炎)、细菌感染(如白喉)、中毒(如酒精、铅、汞、砷等)、代谢紊乱(如糖尿病)都可引起所谓"假性脊髓痨性共济失调"。病变主要在后根和周围神经,脊髓后索及延髓楔核、薄核也可受累。

3.脊髓肿瘤

后索受到肿瘤或血管瘤直接压迫引起后索缺血时均可发生。

4.癌性神经病

肿瘤可引起脊髓后索脱髓鞘,出现类似脊髓痨的共济失调症状。

5.变性

营养不良、贫血、胃癌、酒精中毒、多发性硬化都可引起脊髓后索及侧索联合变性,产生共济失调。

6.脑血管病

侵犯内囊后肢、丘脑、顶叶的深感觉传导径路时,都可能出现共济失调。

7.遗传性疾病

少年脊髓型共济失调症(Friedreich 共济失调)、腓骨肌萎缩症(Charcot-Marie 病)、肥大性间质性神经炎(Dejerine-Sottas 病)和 Roussy-Levy 综合征都可伴有深感觉障碍性共济失调。

8.脊髓外伤

后索离断或半切损伤(Brown-Sequard 综合征)时均可引起共济失调。

(二)前庭神经传导径路及内耳前庭器官损伤

常见于急性迷路炎、内耳出血、梅尼埃病、前庭神经元炎、颈源性短暂缺血发作、脑干肿瘤、听神经瘤、药物(如链霉素、新霉素、卡那霉素、庆大霉素、蟾酥、避孕药物等)中毒或过敏、早期妊娠反应、晕车、晕船、晕机等病伤或中毒。

(三)小脑或其传出、传入径路损害

1.肿瘤

髓母细胞瘤、室管膜瘤、星形细胞瘤、转移瘤、结核瘤和脓肿都常侵犯小脑,引起共济失调。

2.血管病

椎-基底动脉的小脑各分支缺血时都可引起,以椎动脉缺血与小脑后下动脉血栓形成(延髓外侧综合征)最常见。

3.遗传性共济失调

遗传性共济失调是一组以脊髓小脑束慢性变性为主,以小脑性共济失调为特征的遗传性疾病,包括 Marie 型共济失调、Sanger-Brown 型共济失调、Louis-Bar 综合征等。

4.变性

包括原发性实质性小脑变性、橄榄桥小脑变性、橄榄桥小脑萎缩症、晚发小脑皮质萎缩症四种病,合称为进行性小脑变性。

5.先天畸形

延髓空洞症、颅底凹入症、Arnold-Chiari 畸形等,都可累及小脑或其出入径路。

6.感染

菌痢、斑疹伤寒、水痘、麻疹等传染病的重症患者可引起小脑共济失调。

7.中毒

多见于酒精、苯妥英钠中毒。

8.脱髓鞘疾病

多发性硬化最常见。

9.物理因素

中暑高热昏迷清醒后有时可见。

10.内分泌紊乱及代谢病

少数黏液性水肿及低血糖患者可以见到。

11.其他罕见疾病

Refsum 病、Marinesco-Sjogren-Garland 综合征、Leyden 型急性共济失调等也可有小脑共济失调。

12.癌性神经病

癌症偶可并发非转移性亚急性小脑变性。

(四)大脑损害

1.肿瘤

多见于额叶、颞叶及胼胝体肿瘤。

2.血管病

少数脑卒中及蛛网膜下腔出血后的正常颅压脑积水患者可有共济失调。

3.感染

急性病毒性脑炎、麻痹性痴呆等脑部急慢性感染都可有共济失调症状。

二、诊断

(一)是否为共济失调

尽管共济失调的概念很明确,但不典型的病例,仍有可能错诊。最易混淆的是以运动失常为主的官能性疾病及其他有运动系统损害的器质性疾病。

1.癔症

可有类似共济失调的运动症状;大多伴有其他癔症表现,而无任何器质性神经系统疾病的体征。患肢(或患部)常伴有感觉缺失,因而只在闭眼时出现共济失调。有时呈现戏剧性变化,即忽而正常,忽而复发,转变往往与接受暗示有关。注意发现其矛盾(与产生共济失调的机理不符)和多变(时好时坏,变幻莫测),不难识别。

2.不随意运动

锥体外系病变引起的舞蹈或手足徐动症可能被误认为是共济失调,区别点是:①不随意运动多在无指令时自发地出现。②随意运动过程中若不遭遇不随意运动,则运动可得到正常的贯彻。③可伴有姿势性震颤,见于静止状态,或在已完成随意运动后出现,而不像共济失调是在接近目的(如指鼻试验时在将要到达鼻尖前)时出现明显的意向性震颤,一旦达到目的,震颤即消失。

3.肌张力增高

锥体系或锥体外系疾病伴有肌张力增高时,妨碍运动进行,也可与共济失调相混淆。鉴别要点在于共济失调无瘫痪、锥体束征或不随意运动,也无肌张力增高;有的在静息状态下检查可发现肌张力减低。

4.肌阵挛

当其与小脑共济失调并存时(如 Ramsay-Hunt 综合征,又称肌阵挛性小脑协调障碍)可能先出现肌阵挛,以后再出现共济失调,两者伴随时应按基本症状的特点仔细鉴别;需要可借助脑电图、肌电图和诱发电位鉴别。

5.眼肌麻痹

因复视而错认物象使随意运动产生明显偏斜时,可与共济失调混淆,称为"假性共济失调"。患者闭目指鼻,能准确完成,即可分清。

(二)共济失调的定位诊断

1.深感觉障碍性共济失调

患者深感觉缺失,不能意识到肢体所处位置与运动方向,因而无法正确完成随意运动;常借视觉来纠正运动的正确性。临床特点是站立不稳、闭目难立、着地过重、跟膝胫试验阳性等。

2.前庭迷路性共济失调

患者平衡失调,难以维持正常体位,立时两足分开,头颈、身体倾斜,行走容易倾倒;伴有眩晕和眼球震颤。也常借助视觉维持平衡,但无深感觉障碍。

3.小脑性共济失调

患者无感觉缺失及前庭功能障碍,Romberg 征阴性。运动障碍广泛庞杂,特点是坐立不稳、

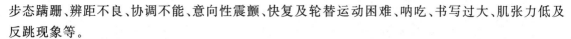

步态蹒跚、辨距不良、协调不能、意向性震颤、快复及轮替运动困难、呐吃、书写过大、肌张力低及反跳现象等。

4.大脑性共济失调

顶叶病变引起者实质上属于感觉性共济失调,额叶、颞叶病变引起的则和大脑-脑桥-小脑传导束受损有关,其表现类似小脑性共济失调,但兼有大脑的症候,如精神症状、欣快、淡漠、肌张力增高、腱反射亢进、病理反射等。一侧大脑半球病变,共济失调表现在病变的对侧。

(三)共济失调的病因诊断

根据病史和体征所的印象,选择必要的辅助检查,以查明病因。

(1)疑为感染、脱髓鞘疾病、出血或脊髓压迫症者,需查脑脊液常规和生化;必要时可查华氏和康氏反应、胶金试验、免疫球蛋白和寡克隆区带。

(2)疑为颅内占位、正常颅压脑积水和脑萎缩者须摄头颅平片和头颅 CT 或 MRI 扫描;脑血管病变可作颈动脉或椎动脉 DSA 造影。

(3)疑为转移瘤、癌性小脑变性或非转移性神经病者,需摄胸片,腹部 B 超,作前列腺按摩,查免疫功能,帮助发现原发病灶,了解机体免疫状态。

(4)疑为中毒者需查肝肾功能及致病毒物、药物的血清浓度;疑为内分泌代谢紊乱者,可查血糖尿糖、糖耐量试验、血 T_3 和 T_4、血 FT_3 和 FT_4、血 TSH;疑为染色体畸变或恶性肿瘤者可作染色体核型及 G 带分析。

(乔德聪)

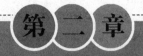

呼吸内科疾病的临床诊疗

第一节 急性上呼吸道感染

急性上呼吸道感染是指鼻腔、咽或喉部急性炎症的概称。患者不分年龄、性别、职业和地区。全年皆可发病，冬春季节多发，可通过含有病毒的飞沫或被污染的用具传播，多数为散发性，但常在气候突变时流行。由于病毒的类型较多，人体对各种病毒感染后产生的免疫力较弱且短暂，并且无交叉免疫，同时在健康人群中有病毒携带者，故一个人一年内可有多次发病。

急性上呼吸道感染 70%～80% 由病毒引起。主要有流感病毒（甲、乙、丙型）、副流感病毒、呼吸道合胞病毒、腺病毒、鼻病毒、埃可病毒、柯萨奇病毒、麻疹病毒、风疹病毒等。细菌感染可直接或继病毒感染之后发生，以溶血性链球菌为多见，其次为流感嗜血杆菌、肺炎链球菌和葡萄球菌等。偶见革兰阴性杆菌。其感染的主要表现为鼻炎、咽喉炎或扁桃体炎。

当有受凉、淋雨、过度疲劳等诱发因素，使全身或呼吸道局部防御功能降低时，原已存在于上呼吸道或从外界侵入的病毒或细菌可迅速繁殖，引起本病，尤其是老幼体弱或有慢性呼吸道疾病，如鼻旁窦炎、扁桃体炎、慢性阻塞性肺疾病患者更易罹患。

本病不仅具有较强的传染性，而且可引起严重并发症，应积极防治。

一、诊断标准

根据病史、流行情况、鼻咽部发生的症状和体征，结合周围血常规和胸部 X 线检查可做出临床诊断。进行细菌培养和病毒分离，或病毒血清学检查、免疫荧光法、酶联免疫吸附法、血凝抑制试验等，可能确定病因诊断。

（一）临床表现

根据病因不同，临床表现可有不同的类型。

1.普通感冒

普通感冒俗称"伤风"，又称急性鼻炎或上呼吸道卡他，以鼻咽部卡他症状为主要表现。成人多为鼻病毒引起，其次副流感病毒、呼吸道合胞病毒、埃可病毒、柯萨奇病毒等。起病较急，初期有咽干、咽痒或烧灼感，发病同时或数小时后，可有打喷嚏、鼻塞、流清水样鼻涕，2～3 天后变

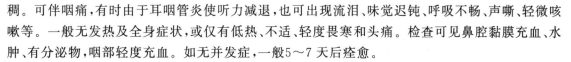

稠。可伴咽痛,有时由于耳咽管炎使听力减退,也可出现流泪、味觉迟钝、呼吸不畅、声嘶、轻微咳嗽等。一般无发热及全身症状,或仅有低热、不适、轻度畏寒和头痛。检查可见鼻腔黏膜充血、水肿、有分泌物,咽部轻度充血。如无并发症,一般5～7天后痊愈。

2.流行性感冒

流行性感冒简称"流感",是由流行性感冒病毒引起。潜伏期1～2天,最短数小时,最长3天。起病多急骤,症状变化很多,主要以全身中毒症状为主,呼吸道症状轻微或不明显。临床表现和轻重程度差异颇大。

(1)单纯型:最为常见,先有畏寒或寒战、发热,继之全身不适,腰背发酸、四肢疼痛,头昏、头痛。部分患者可出现食欲缺乏、恶心、便秘等消化道症状。发热可高达39～40℃,一般持续2～3天。大部分患者有轻重不同的打喷嚏、鼻塞、流涕、咽痛、干咳或伴有少量黏液痰,有时有胸骨后烧灼感、紧压感或疼痛。年老体弱的患者,症状消失后体力恢复慢,常感软弱无力、多汗,咳嗽可持续1～2周或更长。体格检查:患者可呈重病容,衰弱无力,面部潮红,皮肤上偶有类似麻疹、猩红热、荨麻疹样皮疹,软腭上有时有点状红斑,鼻咽部充血水肿。本型中轻者,全身和呼吸道症状均不显著,病程仅1～2天,颇似一般感冒,单从临床表现颇难确诊。

(2)肺炎型:本型常发生在2岁以下的小儿,或原有慢性基础疾病,如二尖瓣狭窄、肺源性心脏病、免疫力低下以及孕妇、年老体弱者。其特点是在发病后24小时内可出现高热、烦躁、呼吸困难、咯血痰和明显发绀。全肺可有呼吸音减低、湿啰音或哮鸣音,但无肺实变体征。X线检查可见双肺广泛小结节性浸润,近肺门较多,肺周围较少。上述症状可进行性加重,抗生素无效。病程1周至1个月余,大部分患者可逐渐恢复,也可因呼吸循环衰竭在5～10天死亡。

(3)中毒型:较少见。肺部体征不明显,具有全身血管系统和神经系统损害,有时可有脑炎或脑膜炎表现。临床表现为高热不退、神志昏迷,成人常有谵妄,儿童可发生抽搐。少数患者由于血管神经系统紊乱或肾上腺出血,导致血压下降或休克。

(4)胃肠型:主要表现为恶心、呕吐和严重腹泻,病程2～3天,恢复迅速。

3.以咽炎为主要表现的感染

(1)病毒性咽炎和喉炎:由鼻病毒、腺病毒、流感病毒、副流感病毒以及肠病毒、呼吸道合胞病毒等引起。临床特征为咽部发痒和灼热感,疼痛不持久,也不突出。当有吞咽疼痛时,常提示有链球菌感染,咳嗽少见。急性喉炎多为流感病毒、副流感病毒及腺病毒等引起,临床特征为声嘶、讲话困难、咳嗽时疼痛,常有发热、咽炎或咳嗽。体检可见喉部水肿、充血,局部淋巴结轻度肿大和触痛,可闻及喘鸣音。

(2)疱疹性咽峡炎:常由柯萨奇病毒A引起,表现为明显咽痛、发热,病程约为1周。检查可见咽充血,软腭、悬雍垂、咽及扁桃体表面有灰白色疱疹及浅表溃疡,周围有红晕。多于夏季发病,多见于儿童,偶见于成人。

(3)咽结膜热:主要由腺病毒、柯萨奇病毒等引起。临床表现有发热、咽痛、畏光、流泪、咽及结膜明显充血。病程4～6天,常发生于夏季,游泳中传播。儿童多见。

(4)细菌性咽-扁桃体炎:多由溶血性链球菌引起,次为流感嗜血杆菌、肺炎链球菌、葡萄球菌等引起。起病急,明显咽痛、畏寒、发热、体温可达39℃以上。检查可见咽部明显充血,扁桃体肿大、充血,表面有黄色点状渗出物,颌下淋巴结肿大、压痛,肺部无异常体征。

(二)实验室检查

1.血常规

病毒性感染,白细胞计数多为正常或偏低,淋巴细胞比例升高。细菌感染者白细胞计数和中性粒细胞增多以及核左移。

2.病毒和病毒抗原的测定

视需要可用免疫荧光法、酶联免疫吸附法、血清学诊断和病毒分离鉴定,以判断病毒的类型,区别病毒和细菌感染。细菌培养可判断细菌类型和进行药物敏感试验。

3.血清 PCT 测定

有条件的单位可检测血清 PCT,有助于鉴别病毒性和细菌性感染。

二、治疗原则

上呼吸道病毒感染目前尚无特殊抗病毒药物,通常以对症处理、休息、忌烟、多饮水、保持室内空气流通、防治继发细菌感染为主。

(一)对症治疗

可选用含有解热镇痛、减少鼻咽充血和分泌物、镇咳的抗感冒复合剂或中成药,如对乙酰氨基酚、双酚伪麻片、美扑伪麻片、银翘解毒片等。儿童忌用阿司匹林或含阿司匹林药物以及其他水杨酸制剂,因为此类药物与流感的肝脏和神经系统并发症(Reye 综合征)相关,偶可致死。

(二)支持治疗

休息、多饮水、注意营养,饮食要易于消化,特别在儿童和老年患者更应重视。密切观察和监测并发症,抗生素仅在明确或有充分证据提示继发细菌感染时有应用指征。

(三)抗流感病毒药物治疗

现有抗流感病毒药物有两类:离子通道 M_2 阻滞剂和神经氨酸酶抑制剂。其中 M_2 阻滞剂只对甲型流感病毒有效,治疗患者中约有 30% 可分离到耐药毒株,而神经氨酸酶抑制剂对甲、乙型流感病毒均有很好作用,耐药发生率低。

1.离子通道 M_2 阻滞剂

金刚烷胺和金刚乙胺。

(1)用法和剂量:见表 2-1。

表 2-1　金刚烷胺和金刚乙胺用法和剂量

药名	年龄(岁)			
	1～9	10～12	13～16	≥65
金刚烷胺	5 mg/(kg·d)(最高 150 mg/d),分 2 次	100 mg,每天 2 次	100 mg,每天 2 次	≤100 mg/d
金刚乙胺	不推荐使用	不推荐使用	100 mg,每天 2 次	100 mg 或 200 mg/d

(2)不良反应:金刚烷胺和金刚乙胺可引起中枢神经系统和胃肠不良反应。中枢神经系统不良反应有神经质、焦虑、注意力不集中和轻微头痛等,其中金刚烷胺较金刚乙胺的发生率高。胃肠道反应主要表现为恶心和呕吐,这些不良反应一般较轻,停药后大多可迅速消失。

(3)肾功能不全患者的剂量调整:金刚烷胺的剂量在肌酐清除率≤50 mL/min 时酌情减少,并密切观察其不良反应,必要时可停药,血透对金刚烷胺清除的影响不大。肌酐清除率<10 mL/min 时,金刚乙胺推荐减为 100 mg/d。

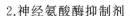

2.神经氨酸酶抑制剂

目前有 2 个品种,即奥司他韦和扎那米韦。我国目前只有奥司他韦被批准临床使用。

(1)用法和剂量:①奥司他韦,成人 75 mg,每天 2 次,连服 5 天,应在症状出现 2 天内开始用药。儿童用法见表 2-2,1 岁以内不推荐使用。②扎那米韦,6 岁以上儿童及成人剂量均为每次吸入 10 mg,每天 2 次,连用 5 天,应在症状出现 2 天内开始用药。6 岁以下儿童不推荐作用。

表 2-2　儿童奥司他韦用量(mg)

药名	体重(kg)			
	≤15	16~23	24~40	>40
奥司他韦	30	45	60	75

(2)不良反应:奥司他韦不良反应少,一般为恶心、呕吐等消化道症状,也有腹痛、头痛、头晕、失眠、咳嗽、乏力等不良反应的报道。扎那米韦吸入后最常见的不良反应有头痛、恶心、咽部不适、眩晕、鼻出血等。个别哮喘和慢性阻塞性肺疾病(COPD)患者使用后可出现支气管痉挛和肺功能恶化。

(3)肾功能不全的患者无须调整扎那米韦的吸入剂量。对肌酐清除率＜30 mL/min 的患者,奥司他韦减量至 75 mg,每天 1 次。

(四)抗生素治疗

通常不需要抗生素治疗。如有细菌感染,可根据病原菌选用敏感的抗生素。经验用药,常选青霉素、第一代和第二代头孢菌素、大环内酯类或氟喹诺酮类。

(李沃根)

第二节　慢性支气管炎

慢性支气管炎是由感染或非感染因素引起气管、支气管黏膜及其周围组织的慢性非特异性炎症。临床上以慢性咳嗽、咳痰或气喘为主要症状。疾病不断进展,可并发阻塞性肺气肿、肺源性心脏病,严重影响劳动和健康。

一、病因和发病机制

病因尚未完全清楚,一般认为是多种因素长期相互作用的结果,这些因素可分为外因和内因两个方面。

(一)吸烟

大量研究证明吸烟与慢性支气管炎的发生有密切关系。吸烟时间越长,量越多,患病率也越高。戒烟可使症状减轻或消失,病情缓解,甚至痊愈。

(二)理化因素

包括刺激性烟雾、粉尘、大气污染(如二氧化硫、二氧化氮、氯气、臭氧等)的慢性刺激。这些有害气体的接触者慢性支气管炎患病率远较不接触者为高。

(三)感染因素

感染是慢性支气管炎发生、发展的重要因素,病毒感染以鼻病毒、黏液病毒、腺病毒和呼吸道合胞病毒为多见。细菌感染常继发于病毒感染之后,如肺炎链球菌、流感嗜血杆菌等。这些感染因素造成气管、支气管黏膜的损伤和慢性炎症。感染虽与慢性支气管炎的发病有密切关系,但目前尚无足够证据说明为首发病因。只认为是慢性支气管炎的继发感染和加剧病变发展的重要因素。

(四)气候

慢性支气管炎发病及急性加重常见于冬天寒冷季节,尤其是在气候突然变化时。寒冷空气可以刺激腺体,增加黏液分泌,使纤毛运动减弱,黏膜血管收缩,有利于继发感染。

(五)过敏因素

主要与喘息性支气管炎的发生有关。在患者痰液中嗜酸性粒细胞数量与组胺含量都有增高倾向,说明部分患者与过敏因素有关。尘埃、尘螨、细菌、真菌、寄生虫、花粉以及化学气体等,都可以成为过敏因素而致病。

(六)呼吸道局部免疫功能减低及自主神经功能失调

其为慢性支气管炎发病提供内在的条件。老年人常因呼吸道的免疫功能减退,免疫球蛋白的减少,呼吸道防御功能退化等导致患病率较高。副交感神经反应增高时,微弱刺激即可引起支气管收缩痉挛,分泌物增多,而产生咳嗽、咳痰、气喘等症状。

综上所述,当机体抵抗力减弱时,呼吸道在不同程度易感性的基础上,有一种或多种外因的存在,长期反复作用,可发展成为慢性支气管炎。如长期吸烟损害呼吸道黏膜,加上微生物的反复感染,可发生慢性支气管炎。

二、病理

由于炎症反复发作,引起上皮细胞变性、坏死和鳞状上皮化生,纤毛变短,参差不齐或稀疏脱落。黏液腺泡明显增多,腺管扩张,杯状细胞也明显增生。支气管壁有各种炎性细胞浸润、充血、水肿和纤维增生。支气管黏膜发生溃疡,肉芽组织增生,严重者支气管平滑肌和弹性纤维也遭破坏以致机化,引起管腔狭窄。

三、临床表现

(一)症状

起病缓慢,病程长,常反复急性发作而逐渐加重。主要表现为慢性咳嗽、咳痰、喘息。开始症状轻微,气候变冷或感冒时,则引起急性发作,这时患者咳嗽、咳痰、喘息等症状加重。

1.咳嗽

主要由支气管黏膜充血、水肿或分泌物积聚于支气管腔内而引起咳嗽。咳嗽严重程度视病情而定,一般晨间和晚间睡前咳嗽较重,有阵咳或排痰,白天则较轻。

2.咳痰

痰液一般为白色黏液或浆液泡沫性,偶可带血。起床后或体位变动可刺激排痰,因此,常以清晨排痰较多。急性发作伴有细菌感染时,则变为黏液脓性,咳嗽和痰量也随之增加。

3.喘息或气急

喘息性慢性支气管炎可有喘息,常伴有哮鸣音。早期无气急。反复发作数年,并发阻塞性肺气肿时,可伴有轻重程度不等的气急,严重时生活难以自理。

(二)体征

早期可无任何异常体征。急性发作期可有散在的干、湿性啰音,多在背部及肺底部,咳嗽后可减少或消失。喘息型可听到哮鸣音及呼气延长,而且不易完全消失。并发肺气肿时有肺气肿体征。

四、实验室和其他检查

(一)X 线检查

早期可无异常。病变反复发作,可见两肺纹理增粗、紊乱,呈网状或条索状、斑点状阴影,以下肺野较明显。

(二)呼吸功能检查

早期常无异常。如有小呼吸道阻塞时,最大呼气流速-容积曲线在 75% 和 50% 肺容量时,流量明显降低,它比第 1 秒用力呼气容积更为敏感。发展到呼吸道狭窄或有阻塞时,常有阻塞性通气功能障碍的肺功能表现,如第 1 秒用力呼气量占用力肺活量的比值减少(<70%),最大通气量减少(低于预计值的 80%);流速-容量曲线减低更为明显。

(三)血液检查

慢性支气管炎急性发作期或并发肺部感染时,可见白细胞及中性粒细胞计数增多。喘息型者嗜酸性粒细胞计数可增多。缓解期多无变化。

(四)痰液检查

涂片或培养可见致病菌。涂片中可见大量中性粒细胞,已破坏的杯状细胞,喘息型者常见较多的嗜酸性粒细胞。

五、诊断和鉴别诊断

(一)诊断标准

根据咳嗽、咳痰或伴喘息,每年发病持续 3 个月,连续 2 年或以上,并排除其他引起慢性咳嗽的心、肺疾病,可做出诊断。如每年发病持续不足 3 个月,而有明确的客观检查依据(如 X 线片、呼吸功能等)也可诊断。

(二)分型、分期

1.分型

可分为单纯型和喘息型两型。单纯型的主要表现为咳嗽、咳痰;喘息型者除有咳嗽、咳痰外尚有喘息,伴有哮鸣音,喘鸣在阵咳时加剧,睡眠时明显。

2.分期

按病情进展可分为 3 期。急性发作期是指"咳""痰""喘"等症状任何一项明显加剧,痰量明显增加并出现脓性或黏液脓性痰,或伴有发热等炎症表现 1 周之内。慢性迁延期是指有不同程度的"咳""痰""喘"症状迁延 1 个月以上者。临床缓解期是指经治疗或临床缓解,症状基本消失或偶有轻微咳嗽少量痰液,保持 2 个月以上者。

(三)鉴别诊断

慢性支气管炎需与下列疾病相鉴别。

1.支气管哮喘

常于幼年或青年突然起病,一般无慢性咳嗽、咳痰史,以发作性、呼气性呼吸困难为特征。发作时两肺布满哮鸣音,缓解后可无症状。常有个人或家族过敏性疾病史。喘息型慢性支气管炎多见于中老年患者,一般以咳嗽、咳痰伴发喘息及哮鸣音为主要症状,感染控制后症状多可缓解,但肺部可听到哮鸣音。典型病例不难区别,但哮喘并发慢性支气管炎和/或肺气肿则难以区别。

2.咳嗽变异性哮喘

以刺激性咳嗽为特征,常由受到灰尘、油烟、冷空气等刺激而诱发,多有家族史或过敏史。抗生素治疗无效,支气管激发试验阳性。

3.支气管扩张

具有咳嗽、咳痰反复发作的特点,合并感染时有大量脓痰,或反复咯血。肺部以湿啰音为主,可有杵状指(趾)。X线检查常见下肺纹理粗乱或呈卷发状。支气管造影或CT检查可以鉴别。

4.肺结核

多有发热、乏力、盗汗、消瘦等结核中毒症状,咳嗽、咯血等以及局部症状。经X线检查和痰结核菌检查可以明确诊断。

5.肺癌

患者年龄常在40岁以上,特别是有多年吸烟史,发生刺激性咳嗽,常有反复发生或持续的血痰,或者慢性咳嗽性质发生改变。X线检查可发现有块状阴影或结节状影或阻塞性肺炎。用抗生素治疗,未能完全消散,应考虑肺癌的可能,痰脱落细胞检查或经纤维支气管镜活检一般可明确诊断。

6.肺尘埃沉着病(尘肺)

有粉尘等职业接触史。X线检查肺部可见硅结节,肺门阴影扩大及网状纹理增多,可做出诊断。

六、治疗

在急性发作期和慢性迁延期应以控制感染和祛痰、镇咳为主。伴发喘息时,应予解痉平喘治疗。对临床缓解期宜加强锻炼,增强体质,提高机体抵抗力,预防复发为主。

(一)急性发作期的治疗

1.控制感染

根据致病菌和感染严重程度或药敏试验选择抗生素。轻者可口服,较重患者用肌内注射或静脉滴注抗生素。常用的有喹诺酮类、头孢菌素类、大环内酯类、β内酰胺类或磺胺类口服,如左氧氟沙星0.4 g,1次/天;罗红霉素0.3 g,2次/天;阿莫西林2～4 g/d,分2～4次口服;头孢呋辛1.0 g/d,分2次口服;复方磺胺甲噁唑2片,2次/天。能单独应用窄谱抗生素应尽量避免使用广谱抗生素,以免二重感染或产生耐药菌株。

2.祛痰、镇咳

可改善患者症状,迁延期仍应坚持用药。可选用氯化铵合剂10 mL,每天3次;也可加用溴己新8～16 mg,每天3次;盐酸氨溴索30 mg,每天3次。干咳则可选用镇咳药,如右美沙芬、那可丁等。中成药镇咳也有一定效果。对年老体弱无力咳痰者或痰量较多者,更应以祛痰为主,协助排痰,畅通呼吸道。应避免应用强的镇咳药,如可卡因等,以免抑制中枢,加重呼吸道阻塞和炎症,导致病情恶化。

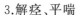

3.解痉、平喘

主要用于喘息明显的患者,常选用氨茶碱 0.1 g,每天 3 次,或用茶碱控释药;也可用特布他林、沙丁胺醇等 β_2 激动药加糖皮质激素吸入。

4.气雾疗法

对于痰液黏稠不易咳出的患者,雾化吸入可稀释气管内的分泌物,有利排痰。目前主要用超声雾化吸入,吸入液中可加入抗生素及痰液稀释药。

(二)缓解期治疗

(1)加强锻炼,增强体质,提高免疫功能,加强个人卫生,注意预防呼吸道感染,如感冒流行季节避免到拥挤的公共场所,出门戴口罩等。

(2)避免各种诱发因素的接触和吸入,如戒烟、脱离接触有害气体的工作岗位等。

(3)反复呼吸道感染者可试用免疫调节药或中医中药治疗,如卡介苗、多糖核酸、胸腺素等。

(李沃根)

第三节　慢性阻塞性肺疾病

慢性阻塞性肺疾病(chronic obstructive pulmonary diseases,COPD)简称慢阻肺,是以持续气流受限为特征的可以预防和治疗的疾病,其气流受限多呈进行性发展,与气道和肺组织对香烟烟雾等有害气体或有害颗粒的异常慢性炎症反应有关。肺功能检查可确定气流受限。在吸入支气管扩张剂后,第 1 秒用力呼气容积(FEV$_1$)/用力肺活量(FVC)(FEV$_1$/FVC)<70%表明存在持续气流受限。

慢性支气管炎是指在除外慢性咳嗽的其他已知原因后,患者每年咳嗽、咳痰 3 个月以上并连续两年者。慢性阻塞性肺疾病是指肺部终末细支气管远端气腔出现异常持久的扩张,并伴有肺泡壁和细支气管的破坏,而无明显的肺纤维化。当慢性支气管炎、慢性阻塞性肺疾病患者肺功能检查出现持续气流受限时,则可诊断为 COPD,若患者无持续气流受限,则不能诊断为 COPD。一些已知病因或具有特征病理表现的疾病也可导致持续气流受限,如支气管扩张症、肺结核纤维化病变、严重的间质性肺疾病、弥漫性泛细支气管炎和闭塞性细支气管炎等,但均不属于 COPD。

一、诊断要点

(一)病史

包括:①危险因素,吸烟史、职业性或环境有害物质接触史;②既往史,包括哮喘史、过敏史、儿童时期呼吸道感染及其他呼吸系统疾病;③家族史,COPD 有家族聚集倾向;④发病年龄和好发季节,多于中年以后发病,症状好发于秋冬寒冷季节,常有反复呼吸道感染及急性加重史,随着病情进展,急性加重逐渐频繁。

(二)临床表现特点

COPD 的特征性症状是慢性和进行性加重的呼吸困难、咳嗽和咳痰。慢性咳嗽和咳痰常先于气流受限多年而存在。

1.呼吸困难

呼吸困难是 COPD 最重要的症状,也是患者体能丧失和焦虑不安的主要原因。患者常描述为气短、气喘和呼吸费力等。早期仅在劳力时出现,之后逐渐加重,以致日常活动甚至休息时也感到气短。

2.慢性咳嗽

通常为首发症状,初起咳嗽呈间歇性,早晨较重,以后早晚或整晚均有咳嗽,但夜间咳嗽并不显著,少数病例咳嗽不伴有咳痰,也有少数病例虽有明显气流受限但无咳嗽症状。

3.咳痰

咳嗽后通常咳少量黏液性痰,部分患者在清晨较多,合并感染时痰量增多,常有脓性痰。

4.喘息和胸闷

不是 COPD 的特异性症状,部分患者特别是重症患者有明显的喘息,听诊有广泛的吸气相或呼气相哮鸣音,胸部紧闷感常于劳力后发生,与呼吸费力和肋间肌收缩有关。

5.其他表现

在 COPD 的临床过程中,特别是程度较重的患者可能会发生全身性症状,如体重下降、食欲缺乏、外周肌肉萎缩和功能障碍、精神抑郁和/或焦虑等,长时间的剧烈咳嗽可导致咳嗽性晕厥。

(三)辅助检查

1.肺功能检查

肺功能检查是判断持续气流受限的主要客观指标。患者吸入支气管舒张剂后的 $FEV_1/FVC<70\%$,可以确定为持续存在气流受限,是诊断 COPD 的必备条件。肺总量(TLC)、功能残气量(FRC)和残气量(RV)增高,肺活量(VC)减低,表明肺过度充气。

2.胸部 X 线检查

对确定肺部并发症及与其他疾病(如肺间质纤维化、肺结核等)鉴别具有重要意义。COPD 早期 X 线胸片可无明显变化,以后出现肺纹理增多和紊乱等非特征性改变。

3.胸部 CT 检查

胸部 CT 检查不作为常规检查。但在鉴别诊断时,CT 检查有益,高分辨率 CT 对辨别小叶中心型或全小叶型慢性阻塞性肺疾病及确定肺大疱的大小和数量,有很高的敏感性和特异性。

(四)鉴别诊断

COPD 应与哮喘、支气管扩张症、充血性心力衰竭、肺结核和弥漫性泛细支气管炎等相鉴别,尤其要注意与哮喘进行鉴别。虽然哮喘与 COPD 都是慢性气道炎症性疾病,但两者的发病机制不同,临床表现及对治疗的反应性也有明显差别。大多数哮喘患者的气流受限具有显著的可逆性,这是其不同于 COPD 的一个关键特征。但是,部分哮喘患者随着病程延长,可出现较明显的气道重塑,导致气流受限的可逆性明显减小,临床很难与 COPD 相鉴别。COPD 多于中年后起病,而哮喘则多在儿童或青少年期起病;COPD 症状缓慢进展,逐渐加重,而哮喘则症状起伏较大;COPD 多有长期吸烟史和/或有害气体和颗粒接触史,而哮喘常伴有过敏体质、过敏性鼻炎和/或湿疹等,部分患者有哮喘家族史。COPD 和哮喘可以发生于同一位患者,且由于两者都是常见病、多发病,这种概率并不低。

(五)COPD 的评估

COPD 评估是根据患者的临床症状、急性加重风险、肺功能异常的严重程度及并发症情况进行综合评估,其目的是确定疾病的严重程度,包括气流受限的严重程度,患者的健康状况和未来急性加重的风险程度,最终目的是指导治疗。

1.症状评估

可采用改良版英国医学研究委员会呼吸困难问卷(mMRC 问卷)对呼吸困难严重程度进行评估(表 2-3)。

表 2-3 改良版英国医学研究委员会呼吸问卷

呼吸困难评价等级	呼吸困难严重程度
0 级	只有在剧烈活动时感到呼吸困难
1 级	在平地快步行走或步行爬小坡时出现气短
2 级	由于气短,平地行走时比同龄人慢或者需要停下来休息
3 级	在平地行走约 100 m 或数分钟后需要停下来喘气
4 级	因为严重呼吸困难而不能离开家,或在穿脱衣服时出现呼吸困难

2.肺功能评估

应用气流受限的程度进行肺功能评估,即以 FEV_1 占预计值%为分级标准。COPD 患者气流受限的肺功能分级分为 4 级(表 2-4)。

表 2-4 气流受限严重程度的肺功能分级

肺功能分级	气流受限程度	FEV_1 占预计值%
Ⅰ 级	轻度	≥80%
Ⅱ 级	中度	50%～79%
Ⅲ 级	重度	30%～49%
Ⅳ 级	极重度	<30%

注:为吸入支气管舒张剂后的 FEV_1 值。

3.急性加重风险评估

上一年发生≥2 次急性加重史者,或上一年因急性加重住院 1 次,预示以后频繁发生急性加重的风险大。

4.COPD 的综合评估

综合评估(表 2-5)的目的是改善 COPD 的疾病管理。目前临床上采用 mMRC 分级或采用 COPD 患者自我评估测试(COPD assessment test,CAT)问卷评分作为症状评估方法,mMRC 分级>2 级或 CAT 评分≥10 分表明症状较重,通常没有必要同时使用两种评估方法。临床上评估 COPD 急性加重风险也有两种方法:①常用的是应用气流受限分级的肺功能评估法,气流受限分级Ⅲ级或Ⅳ级表明具有高风险;②根据患者急性加重的病史进行判断,在过去 1 年中急性加重次数>2 次或上一年因急性加重住院≥1 次,表明具有高风险。当肺功能评估得出的风险分类与急性加重史获得的结果不一致时,应以评估得到的风险最高结果为准,即就高不就低。

(六)COPD 的病程分期

COPD 的病程可分为急性加重期和稳定期。

1.急性加重期

患者呼吸道症状超过日常变异范围的持续恶化,并需改变药物治疗方案,在疾病过程中,患者常有短期内咳嗽、咳痰、气短和/或喘息加重,痰量增多,脓性或黏液脓性痰,可伴有发热等炎症明显加重的表现。

2.稳定期

患者的咳嗽、咳痰和气短等症状稳定或症状轻微,病情基本恢复到急性加重前的状态。

表 2-5　COPD 的综合评估

| 组别 | 特征 | | 肺功能分级(级) | 急性加重(次/年) | 呼吸困难分级(级) | CAT 评分(分) |
	风险	症状				
A 组	低	少	Ⅰ~Ⅱ	<2	<2	<10
B 组	低	多	Ⅰ~Ⅱ	<2	≥2	≥10
C 组	高	少	Ⅱ~Ⅳ	≥2	<2	<10
D 组	高	多	Ⅱ~Ⅳ	≥2	≥2	≥10

(七)COPD 急性加重期

COPD 急性加重是指患者以呼吸道症状加重为特征的临床事件,其症状变化程度超过日常变异范围并导致药物治疗方案改变。

1.COPD 急性加重的原因

最常见的有气管、支气管感染,主要为病毒、细菌感染。部分病例急性加重的原因难以确定,一些患者表现出急性加重的易感性,每年急性加重≥2 次,被定义为频繁急性加重。环境、理化因素改变,稳定期治疗不规范等均可导致急性加重。肺炎、充血性心力衰竭、心律失常、气胸、胸腔积液和肺血栓栓塞症等的症状酷似 COPD 急性发作,需要仔细加以鉴别。

2.COPD 急性加重的诊断和严重程度评价

COPD 急性加重的诊断主要依靠患者急性起病的临床过程,其特征是呼吸系统症状恶化超出日间的变异,并由此需要改变其药物治疗。主要表现有气促加重,常伴有喘息、胸闷、咳嗽加剧、痰量增加、痰液颜色和/或黏度改变及发热等,也可出现全身不适、失眠、嗜睡、疲乏、抑郁和意识不清等症状。当患者出现运动耐力下降、发热和/或胸部影像学异常时也可能为 COPD 急性加重的征兆。气促加重,咳嗽、痰量增多及出现脓性痰常提示有细菌感染。

COPD 急性加重的评价基于患者的病史、反映严重程度的体征及实验室检查。病史包括 COPD 气流受限的严重程度、症状加重或出现新症状的时间、既往急性加重次数(总数/住院次数)、合并症、目前治疗方法和既往机械通气使用情况。与急性加重前的病史、症状、体征、肺功能测定、动脉血气检测结果和其他实验室检查指标进行对比,对判断 COPD 急性加重及其严重程度评估甚为重要。对于严重 COPD 患者,意识变化是病情恶化和危重的指标,一旦出现需及时送医院救治。是否出现辅助呼吸肌参与呼吸运动,胸腹矛盾呼吸、发绀、外周水肿、右心衰竭和血流动力学不稳定等征象,也有助于判定 COPD 急性加重的严重程度。急性加重期间不推荐进行肺功能检查,因为患者无法配合且检查结果不够准确。动脉血气分析示 $PaO_2<8.0$ kPa(60 mmHg)和/或 $PaCO_2>6.7$ kPa(50 mmHg),提示有呼吸衰竭。如 $PaO_2<6.7$ kPa(50 mmHg),$PaCO_2>9.3$ kPa(70 mmHg),pH<7.30 提示病情严重,需进行严密监护或入住 ICU 行无创或有创机械通气治疗。

二、治疗要点

(一)COPD 稳定期的处理

目标:①减轻当前症状,包括缓解症状、改善运动耐量和改善健康状况;②降低未来风险,包括防止疾病进展、防止和治疗急性加重及减少病死率。

(1)教育和劝导患者戒烟,避免或防止吸入粉尘、烟雾及有害气体等。

(2)药物治疗用于预防和控制症状,减少急性加重的频率和严重程度,提高运动耐力和生命质量。根据病情的严重程度不同,选择的治疗方法也有所不同。COPD 稳定期分级治疗药物推荐方案见表 2-6。

表 2-6　COPD 稳定期起始治疗药物推荐方案

组别	首选方案	次选方案	替代方案
A组	SAMA(需要时)或 SABA(需要时)	LAMA 或 LABA 或 SAMA 和 SABA	茶碱
B组	LAMA 和 LABA	LAMA 和 LABA	SABA 和/或 SAMA 茶碱
C组	ICS+LABA 或 LAMA	LAMA 和 LABA	PDE-4 抑制剂 SABA 和/或 SAMA 茶碱
D组	ICS+LABA 或 LAMA	ICS 和 LAMA 或 ICS+LABA 和 LAMA 或 ICS+LABA 和 PDE-4 抑制剂 或 LAMA 和 LABA 或 LAMA 和 PDE-4 抑制剂	羧甲司坦 SABA 和/或 SAMA 茶碱

注:SAMA,短效抗胆碱药;SABA,短效 β_2 受体激活剂;LAMA,长效抗胆碱药;LABA,长效 β_2 受体激活剂;ICS,吸入激素;PDE-4,磷酸二酯酶-4;替代方案中的药物可单独应用或与首选方案和次选方案中的药物联合应用,各栏中药物并非按照优先顺序排序。

支气管舒张剂:支气管舒张剂可松弛支气管平滑肌、扩张支气管、缓解气流受限,是控制 COPD 症状的主要治疗措施。短期按需应用可缓解症状,长期规则应用可预防和减轻症状,增加运动耐力,但不能使所有患者的 FEV_1 得到改善。与口服药物相比,吸入剂的不良反应小,因此多首选吸入治疗。联合应用不同作用机制与作用时间的药物可以增强支气管舒张作用,减少不良反应。联合应用 β_2 受体激动剂、抗胆碱药物和/或茶碱,可以进一步改善患者的肺功能与健康状况。①β_2 受体激动剂:主要有沙丁胺醇和特布他林等,为短效定量雾化吸入剂,数分钟内起效,15～30 分钟达到峰值,疗效持续 4～5 小时,每次剂量 100～200 μg(每喷 100 μg),24 小时内不超过 8～12 喷。主要用于缓解症状,按需使用。福莫特罗为长效定量吸入剂,作用持续 12 小时以上,较短效 β_2 受体激动剂更有效且使用方便,吸入福莫特罗后 1～3 分钟起效,常用剂量为 4.5～9 μg,每天 2 次。茚达特罗是一种新型长效 β_2 受体激动剂,2012 年 7 月已在我国批准上市,该药起效快,支气管舒张作用长达 24 小时,每天 1 次吸入 150 μg 或 300 μg 可以明显改善肺功能和呼吸困难症状。②抗胆碱药:短效制剂有异丙托溴铵气雾剂,定量吸入,起效较沙丁胺醇等短效 β_2 受体激动剂慢,但其持续时间长,30～90 分钟达最大效果,可维持 6～8 小时,使用剂量为 40～80 μg(每喷 20 μg),每天 3～4 次,不良反应小。噻托溴铵是长效抗胆碱药,可以选择性作用于 M_1 和 M_2 受体,作用长达 24 小时以上,吸入剂量为 18 μg,每天 1 次。③茶碱类药物:茶碱缓释或控释片,0.2 g,每 12 小时 1 次;氨茶碱 0.1 g,每天 3 次。

激素:对高风险 COPD 患者(C 组和 D 组患者),长期吸入激素与长效 β_2 受体激动剂的联合制剂可增加运动耐量、减少急性加重发作频率、提高生活质量。目前常用剂型有氟地卡松/沙美特罗、布地奈德/福莫特罗。不推荐对 COPD 患者采用长期口服激素及单一吸入激素治疗。

祛痰药:常用药物有盐酸氨溴索 30 mg,每天 3 次,N-乙酰半胱氨酸 0.2 g,每天 3 次,或羧甲司坦 0.5 g,每天 3 次。

(3)氧疗:长期氧疗的目的是使患者在静息状态下达到 $PaO_2 \geq 8.0$ kPa(60 mmHg)和/或使 SaO_2 升至 90%。COPD 稳定期患者进行长期家庭氧疗(LTOT),可以提高有慢性呼吸衰竭患者的生存率,对血流动力学、血液学特征、运动能力、肺生理和精神状态都会产生有益的影响。LTOT 应在极重度 COPD 患者中应用,具体指征:①$PaO_2 \leq 7.3$ kPa(55 mmHg)或 $SaO_2 \leq 88\%$,有或无高碳酸血症;②PaO_2 为 7.3~8.0 kPa(55~60 mmHg)或 $SaO_2 < 89\%$,并有肺动脉高压、心力衰竭水肿或红细胞增多症(血细胞比容 > 0.55)。LTOT 一般是经鼻导管吸入氧气,流量 1.0~2.0 L/min,每天吸氧持续时间 > 15 小时。

(4)通气支持:无创通气已广泛用于极重度 COPD 稳定期患者。无创通气联合长期氧疗对某些患者,尤其是在日间有明显高碳酸血症的患者或许有一定益处。无创通气可以改善生存率但不能改善生命质量。COPD 合并阻塞性睡眠呼吸暂停综合征的患者,应用持续正压通气在改善生存率和住院率方面有明确益处。

(5)康复治疗:康复治疗对进行性气流受限、严重呼吸困难而很少活动的 COPD 患者,可以改善其活动能力,提高生命质量。康复治疗包括呼吸生理治疗、肌肉训练、营养支持、精神治疗和教育等多方面措施。

(6)其他措施:①免疫调节剂,该类药物对降低 COPD 急性加重的严重程度可能具有一定作用,但尚未得到确证,不推荐作为常规使用;②疫苗,流行性感冒(流感)疫苗有灭活疫苗和减毒活疫苗,应根据每年预测的流感病毒种类制备,该疫苗可降低 COPD 患者的严重程度和病死率,可每年接种 1 次(秋季)或 2 次(秋、冬季)。肺炎链球菌疫苗含有 23 种肺炎链球菌荚膜多糖,虽已用于 COPD 患者,但尚缺乏有力的临床观察资料。

(二)COPD 急性加重期的处理

COPD 急性加重的治疗目标为最小化本次急性加重的影响,预防再次急性加重的发生。根据急性加重期的原因和病情严重程度,决定患者院外治疗或住院治疗。多数患者可以使用支气管舒张剂、激素和抗生素在院外治疗。COPD 急性加重可以预防,减少急性加重及住院次数的措施有戒烟、接种流感和肺炎疫苗、掌握吸入装置用法等与治疗有关的知识、吸入长效支气管舒张剂或联合应用吸入激素、使用 PDE-4 抑制剂。

1.院外治疗

COPD 急性加重早期、病情较轻的患者可以在院外治疗,但需注意病情变化,及时决定送医院治疗的时机。院外治疗包括适当增加以往所用支气管舒张剂的剂量及频度,单一吸入短效 β_2 受体激动剂或联合应用吸入短效 β_2 受体激动剂和短效抗胆碱药物。对较严重的病例可给予较大剂量雾化治疗数天,如沙丁胺醇 2 500 μg,异丙托溴铵 500 μg,或沙丁胺醇 1 000 μg 加用异丙托溴铵 250~500 μg 雾化吸入,每天 2~4 次。症状较重及有频繁急性加重史的患者除使用支气管舒张剂外,还可考虑口服激素,泼尼松龙 30~40 mg/d,连用 10~14 天,也可用激素联合 SABA 雾化吸入治疗。COPD 症状加重,特别是有脓性痰液时应积极给予抗生素治疗。抗生素

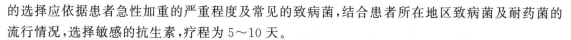

的选择应依据患者急性加重的严重程度及常见的致病菌,结合患者所在地区致病菌及耐药菌的流行情况,选择敏感的抗生素,疗程为 5～10 天。

2.住院治疗

病情严重的 COPD 急性加重患者需要住院治疗,到医院就医或住院治疗的指征:①症状明显加重,如突然出现静息状况下呼吸困难;②重度 COPD;③出现新的体征或原有体征加重(如发绀、意识改变和外周水肿);④有严重的伴随疾病(如心力衰竭或新近发生的心律失常);⑤初始治疗方案失败;⑥高龄;⑦诊断不明确;⑧院外治疗无效或条件欠佳。

COPD 急性加重患者收入 ICU 的指征:①严重呼吸困难且对初始治疗反应不佳;②意识障碍(如嗜睡、昏迷等);③经氧疗和无创机械通气低氧血症[PaO_2<6.7 kPa(50 mmHg)]仍持续或呈进行性恶化,和/或高碳酸血症[$PaCO_2$>9.3 kPa(70 mmHg)]无缓解甚至恶化,和/或严重呼吸性酸中毒(pH<7.30)无缓解,甚至恶化。

(1)低流量吸氧:氧流量调节以改善患者的低氧血症、保证 88%～92%氧饱和度为目标,氧疗 30～60 分钟后应进行动脉血气分析,以确定氧合满意而无二氧化碳潴留或酸中毒。

(2)抗菌药物:抗菌药物治疗的指征如下。①呼吸困难加重、痰量增加和脓性痰是 3 个必要症状;②脓性痰在内的 2 个必要症状;③需要有创或无创机械通气治疗。临床上应用何种类型的抗菌药物要根据当地细菌耐药情况选择,对于反复发生急性加重、严重气流受限和/或需要机械通气的患者应进行痰培养。药物治疗途径(口服或静脉给药)取决于患者的进食能力和抗菌药物的药代动力学特点,最好给予口服治疗。呼吸困难改善和脓痰减少提示治疗有效。抗菌药物的治疗疗程为 5～10 天。

临床上选择抗生素要考虑有无铜绿假单胞菌感染的危险因素:①近期住院史;②经常(>4 次/年)或近期(近 3 个月内)抗菌药物应用史;③病情严重(FEV_1 占预计值%<30%);④应用口服类固醇激素(近 2 周服用泼尼松>10 mg/d)。

初始抗菌治疗的建议:①对无铜绿假单胞菌危险因素者,主要依据急性加重严重程度、当地耐药状况、费用和潜在的依从性选择药物,病情较轻者推荐使用青霉素、阿莫西林加或不加用克拉维酸、大环内酯类、氟喹诺酮类、第 1 代或第 2 代头孢菌素类抗生素,一般可口服给药,病情较重者可用 β 内酰胺类/酶抑制剂、第 2 代头孢菌素类、氟喹诺酮类和第 3 代头孢菌素类;②有铜绿假单胞菌危险因素者如能口服,则可选用环丙沙星,需要静脉用药时可选择环丙沙星、抗铜绿假单胞菌的 β 内酰胺类,不加或加用酶抑制剂,同时可加用氨基糖苷类药物;③应根据患者病情的严重程度和临床状况是否稳定选择使用口服或静脉用药,静脉用药 3 天以上,如病情稳定可以改为口服。

(3)支气管舒张剂:药物同稳定期。短效支气管舒张剂雾化吸入治疗较适用于 COPD 急性加重期的治疗,对于病情较严重者可考虑静脉滴注茶碱类药物。联合用药的支气管舒张作用更强。

(4)激素:住院的 COPD 急性加重患者宜在应用支气管舒张剂基础上,口服或静脉滴注激素,激素剂量要权衡疗效及安全性,建议口服泼尼松 30～40 mg/d,连续用 10～14 天后停药,对个别患者视情况逐渐减量停药;也可以静脉给予甲泼尼龙 40～80 mg,每天 1 次,3～5 天后改为口服。

(5)辅助治疗:在监测出入量和血电解质的情况下适当补充液体和电解质,注意维持液体和电解质平衡,注意补充营养,对不能进食者需经胃肠补充要素饮食或给予静脉高营养;对卧床、红细胞增多症或脱水的患者,无论是否有血栓栓塞性疾病史,均需考虑使用肝素或低分子肝素抗凝治疗。此外,还应注意痰液引流,积极排痰治疗(如刺激咳嗽、叩击胸部、体位引流和湿化气道等),识别及治疗合并症(如冠状动脉粥样硬化、糖尿病和高血压等)及其并发症(如休克、弥散性血管内凝血和上消化道出血等）。

（6）机械通气：可通过无创或有创方式实施机械通气，在此条件下，通过药物治疗消除 COPD 急性加重的原因，使急性呼吸衰竭得到逆转。进行机械通气的患者应有动脉血气监测。

无创通气：COPD 急性加重期患者应用无创通气可降低 $PaCO_2$，降低呼吸频率、呼吸困难程度，减少呼吸机相关肺炎等并发症和住院时间，更重要的是降低病死率和插管率。①适应证：具有下列至少 1 项：呼吸性酸中毒[动脉血 pH $\leqslant$ 7.35 和/或 $PaCO_2 \geqslant$ 6.0 kPa(45 mmHg)]；严重呼吸困难且具有呼吸肌疲劳或呼吸功增加的临床征象，或两者皆存在，如使用辅助呼吸肌、腹部矛盾运动或肋间隙凹陷。②禁忌证（符合下列条件之一）：呼吸抑制或停止；心血管系统功能不稳定（低血压、心律失常和心肌梗死）；嗜睡、意识障碍或患者不合作；易发生误吸（吞咽反射异常、严重上消化道出血）；痰液黏稠或有大量气道分泌物；近期曾行面部或胃食管手术；头面部外伤，固有的鼻咽部异常；极度肥胖；严重胃肠胀气。

有创通气：在积极的药物和无创通气治疗后，患者的呼吸衰竭仍进行性恶化，出现危及生命的酸碱失衡和/或意识改变时，宜用有创机械通气治疗，待病情好转后，可根据情况采用无创通气进行序贯治疗，具体应用指征：①不能耐受无创通气，或无创通气失败，或存在使用无创通气的禁忌证；②呼吸或心搏骤停；③呼吸暂停导致意识丧失或窒息；④意识模糊、镇静无效的精神运动性躁动；⑤严重误吸；⑥持续性气道分泌物排出困难；⑦心率＜50 次/分且反应迟钝；⑧严重的血流动力学不稳定，补液和血管活性药无效；⑨严重的室性心律失常；⑩危及生命的低氧血症，且患者不能耐受无创通气。在决定终末期 COPD 患者是否使用机械通气时，还需充分考虑到病情好转的可能性，患者本人及家属的意愿，以及强化治疗条件是否许可。使用最广泛的 3 种通气模式包括同步间歇指令通气（SIMV）、压力支持通气（PSV）和 SIMV 与 PSV 联合模式。由于 COPD 患者广泛存在内源性呼气末正压，导致吸气功耗增加和人机不协调，因此，可常规加用适度的外源性呼气末正压，压力为内源性呼气末正压的 70%～80%。

（李沃根）

第四节　支气管扩张

支气管扩张是支气管慢性异常扩张的疾病，直径＞2 mm 中等大小近端支气管及其周围组织慢性炎症及支气管阻塞，引起支气管组织结构较严重的病理性破坏所致。儿童及青少年多见，常继发于麻疹、百日咳后的支气管炎，迁延不愈的支气管肺炎等。主要症状为慢性咳嗽、咳大量脓痰和/或反复咯血。

一、病因和发病机制

(一)支气管-肺组织感染

婴幼儿时期支气管肺组织感染是支气管扩张最常见的病因。由于婴幼儿支气管较细，且支气管壁发育尚未完善，管壁薄弱，易于阻塞和遭受破坏。反复感染破坏支气管壁各层组织，尤其是肌层组织及弹性组织的破坏，减弱了对管壁的支撑作用。支气管炎使支气管黏膜充血、水肿、分泌物堵塞引流不畅，从而加重感染。左下叶支气管细长且位置低，受心脏影响，感染后引流不畅,故发病率高。左舌叶支气管开口与左下叶背段支气管开口相邻,易被左下叶背段感染累及,因此两叶支气管同时扩张也常见。

支气管内膜结核引起管腔狭窄、阻塞、引流不畅,导致支气管扩张。肺结核纤维组织增生、牵拉收缩,也导致支气管变形扩张,因肺结核多发于上叶,引流好,痰量不多或无痰,所以称之为"干性"支气管扩张。其他如吸入腐蚀性气体、支气管曲霉菌感染、胸膜粘连等可损伤或牵拉支气管壁,反复继发感染,引起支气管扩张。

(二)支气管阻塞

肿瘤、支气管异物和感染均引起支气管腔内阻塞,支气管周围肿大淋巴结或肿瘤的外压可致支气管阻塞。支气管阻塞导致肺不张,失去肺泡弹性组织缓冲,胸腔负压直接牵拉支气管壁引起支气管扩张。右肺中叶支气管细长,有三组淋巴结围绕,因非特异性或结核性淋巴结炎而肿大,从而压迫支气管,引起右肺中叶肺不张和反复感染,又称"中叶综合征"。

(三)支气管先天性发育障碍和遗传因素

支气管先天发育障碍,如巨大管-支气管症,可能是先天性结缔组织异常、管壁薄弱所致的扩张。因软骨发育不全或弹性纤维不足,导致局部管壁薄弱或弹性较差所致支气管扩张,常伴有鼻旁窦炎及内脏转位(右位心),称为 Kartagener 综合征。与遗传因素有关的肺囊性纤维化,由于支气管黏液腺分泌大量黏稠黏液,分泌物潴留在支气管内引起阻塞、肺不张和反复继发感染,可发生支气管扩张。遗传性α_1-抗胰蛋白酶缺乏症也伴有支气管扩张。

(四)全身性疾病

近年来发现类风湿关节炎、克罗恩病、溃疡性结肠炎、系统性红斑狼疮、支气管哮喘和泛细支气管炎等疾病可同时伴有支气管扩张。一些不明原因的支气管扩张,其体液和细胞免疫功能有不同程度的异常,提示支气管扩张可能与机体免疫功能失调有关。

二、病理

发生支气管扩张的主要原因是炎症。支气管壁弹力组织、肌层及软骨均遭到破坏,由纤维组织取代,使管腔逐渐扩张。支气管扩张的形状可为柱状或囊状,也常混合存在呈囊柱状。典型的病理改变为支气管壁全层均有破坏,黏膜表面常有溃疡及急、慢性炎症,纤毛柱状上皮细胞鳞状化生、萎缩,杯状细胞和黏液腺增生,管腔变形、扭曲、扩张,腔内含有多量分泌物。常伴毛细血管扩张,或支气管动脉和肺动脉的终末支扩张与吻合,进而形成血管瘤,破裂可出现反复大量咯血。支气管扩张发生反复感染,病变范围扩大蔓延,逐渐发展影响肺通气功能及肺弥散功能,导致肺动脉高压,引起肺心病、右心衰竭。

三、临床表现

本病多起病于小儿或青年,呈慢性经过,多数患者在童年期有麻疹、百日咳或支气管肺炎迁延不愈的病史。早期常无症状,随病情发展可出现典型临床症状。

(一)症状

1.慢性咳嗽、大量脓痰

与体位改变有关,每天痰量可达 100~400 mL,支气管扩张分泌物积聚,体位变动时分泌物刺激支气管黏膜,引起咳嗽和排痰。痰液静置后分 3 层:上层为泡沫,中层为黏液或脓性黏液,底层为坏死组织沉淀物。合并厌氧菌混合感染时,则痰有臭味,常见病原体为铜绿假单胞菌、金黄色葡萄球菌、流感嗜血杆菌、肺炎链球菌和卡他莫拉菌。

2.反复咯血

50%～70%的患者有不同程度的咯血史,从痰中带血至大量咯血,咯血量与病情严重程度、病变范围不一定成比例。部分患者以反复咯血为唯一症状,平时无咳嗽、咳脓痰等症状,称为干性支气管扩张,病变多位于引流良好的上叶支气管。

3.反复肺部感染

特点为同一肺段反复发生肺炎并迁延不愈,此由于扩张的支气管清除分泌物的功能丧失,引流差,易于反复发生感染。

4.慢性感染中毒症状

反复感染可引起发热、乏力、头痛、食欲减退等,病程较长者可有消瘦、贫血,儿童可影响生长发育。

(二)体征

早期或干性支气管扩张可无异常肺部体征。典型者在下胸部、背部可闻及固定、持久的局限性粗湿啰音,有时可闻及哮鸣音。部分慢性患者伴有杵状指(趾),病程长者可有贫血和营养不良,出现肺炎、肺脓肿、肺气肿、肺心病等并发症时可有相应体征。

四、实验室检查及辅助检查

(一)实验室检查

白细胞总数与分类一般正常,急性感染时白细胞总数及中性粒细胞比例可增高,贫血患者血红蛋白含量下降,血沉可增快。

(二)X线检查

早期轻症患者胸部平片可无特殊发现,典型X线表现为一侧或双侧下肺纹理增粗紊乱,其中有多个不规则的透亮阴影,或沿支气管分布的蜂窝状、卷发状阴影,急性感染时阴影内可出现小液平面。柱状支气管扩张的X线表现是"轨道征",系增厚的支气管壁影。胸部CT显示支气管管壁增厚的柱状扩张,并延伸至肺周边,或成串、成簇的囊状改变,可含气液平面。支气管造影可确诊此病,并明确支气管扩张的部位、形态、范围和病变严重程度,为手术治疗提供资料。高分辨CT较常规CT具有更高的空间和密度分辨力,能够显示以次级肺小叶为基本单位的肺内细微结构,已基本取代支气管造影(图2-1)。

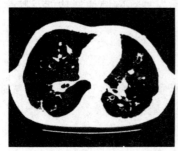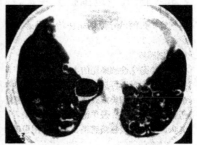

图2-1 胸部CT

(三)支气管镜检

可发现出血、扩张或阻塞部位及原因,可进行局部灌洗、清除阻塞,局部止血,取灌洗液行细

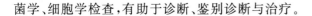

菌学、细胞学检查,有助于诊断、鉴别诊断与治疗。

五、诊断

根据慢性咳嗽、咳大量脓痰、反复咯血和肺同一肺段反复感染等病史,查体于下胸部及背部可闻及固定而持久的粗湿啰音、结合童年期有诱发支气管扩张的呼吸道感染病史,X线显示局部肺纹理增粗、紊乱或呈蜂窝状、卷发状阴影,可做出初步临床诊断,支气管造影或高分辨CT可明确诊断。

六、鉴别诊断

(一)慢性支气管炎

多发生于中老年吸烟者,于气候多变的冬春季节咳嗽、咳痰明显,多为白色黏液痰,感染急性发作时出现脓性痰,反复咯血症状不多见,两肺底散在的干湿啰音,咳嗽后可消失。胸片肺纹理紊乱,或有肺气肿改变。

(二)肺脓肿

起病急,全身中毒症状重,有高热、咳嗽、大量脓臭痰,X线检查可见局部浓密炎症阴影,其中有空洞伴气液平面,有效抗生素治疗炎症可完全吸收。慢性肺脓肿则以往有急性肺脓肿的病史。支气管扩张和肺脓肿可以并存。

(三)肺结核

常有低热、盗汗、乏力等结核中毒症状,干、湿性啰音多位于上肺部,X线胸片和痰结核菌检查可做出诊断。结核可合并支气管扩张,部位多见于双肺上叶及下叶背段支气管。

(四)先天性肺囊肿

先天性肺囊肿是一种先天性疾病,无感染时可无症状,X线检查可见多个薄壁的圆形或椭圆形阴影,边界纤细,周围肺组织无炎症浸润,胸部CT检查和支气管造影有助于诊断。

(五)弥漫性泛细支气管炎

慢性咳嗽、咳痰,活动时呼吸困难,合并慢性鼻旁窦炎,胸片与胸CT有弥漫分布的边界不太清楚的小结节影。类风湿因子、抗核抗体、冷凝集试验可呈阳性,需病理学确诊。大环内酯类的抗生素治疗2个月以上有效。

七、治疗

支气管扩张的治疗原则是防治呼吸道反复感染,保持呼吸道引流通畅,必要时手术治疗。

(一)控制感染

控制感染是急性感染期的主要治疗措施。应根据病情参考细菌培养及药物敏感试验结果选用抗菌药物。轻者可选用氨苄西林或阿莫西林0.5 g,一天4次,或用第一、二代头孢菌素;也可用氟喹诺酮类或磺胺类药物。重症患者需静脉联合用药;如三代头孢菌素加氨基糖苷类药物有协同作用。假单胞菌属细菌感染者可选用头孢他啶、头孢吡肟和亚胺培南等。若痰有臭味,多伴有厌氧菌感染,则可加用甲硝唑0.5 g静脉滴注,一天2~3次;或替硝唑0.4~0.8 g静脉滴注,一天2次。其他抗菌药物如大环内酯类、四环素类可酌情应用。经治疗后如体温正常,脓痰明显减少,则1周左右考虑停药。缓解期不必常规使用抗菌药物,应适当锻炼,增强体质。

(二)清除痰液

清除痰液是控制感染和减轻全身中毒症状的关键。

1.祛痰剂

口服氯化铵 0.3～0.6 g,或溴己新 8～16 mg,每天 3 次。

2.支气管舒张剂

由于支气管痉挛,部分患者痰液排出困难,在无咯血的情况下,可口服氨茶碱0.1～0.2 g,一天 3～4 次或其他缓解气道痉挛的药物,也可加用 β_2-受体激动剂或异丙托溴铵吸入。

3.体位引流

体位引流是根据病变部位采取不同的体位,原则上使患处处于高位,引流支气管的开口朝下,以利于痰液排入大气道咳出,对于痰量多、不易咳出者更重要。每天 2～4 次,每次 15～30 分钟。引流前可行雾化吸入,体位引流时轻拍病变部位以提高引流效果。

4.纤维支气管镜吸痰

若体位引流痰液难以排出,可行纤维支气管镜吸痰,清除阻塞。可用生理盐水冲洗稀释痰液,并局部应用抗生素治疗,效果明显。

(三)咯血的处理

大咯血最重要的环节是防止窒息。若经内科治疗未能控制,可行支气管动脉造影,对出血的小动脉定位后注入吸收性明胶海绵或聚乙烯醇栓,或导入钢圈进行栓塞止血。

(四)手术治疗

适用于心肺功能良好,反复呼吸道感染或大咯血内科治疗无效,病变范围局限于一叶或一侧肺组织者。危及生命的大咯血,明确出血部位时部分病患需急诊手术。

八、预防及预后

积极防治婴幼儿麻疹、百日咳、支气管肺炎及肺结核等慢性呼吸道疾病,增强机体免疫及抗病能力,防止异物及尘埃误吸,预防呼吸道感染。

病变较轻者及病灶局限内科治疗无效手术切除者预后好;病灶广泛,后期并发肺心病者预后差。

(李沃根)

第五节　支气管哮喘

支气管哮喘是全球范围内最常见的慢性呼吸道疾病,它是由多种细胞(如嗜酸性粒细胞、肥大细胞、T 细胞、中性粒细胞、气道上皮细胞等)和细胞组分参与的气道慢性炎症性疾患。这种慢性炎症导致气道高反应性的产生,通常出现广泛多变的可逆性气流受限,并引起反复发作的喘息、气急、胸闷或咳嗽等症状,常在夜间和/或清晨发作、加剧,多数患者可自行缓解或经治疗缓解。

一、病因

目前认为支气管哮喘是一种有明显家族聚集倾向的多基因遗传性疾病,它的发生既受遗传因素又受环境因素的影响。

(一)遗传

近年来随着分子生物学技术的发展,哮喘相关基因的研究也取得了一定的进展,第 5、6、11、12、13、14、17、19、21 号染色体可能与哮喘有关,但具体关系尚未搞清楚,哮喘的多基因遗传特征为:①外显不全;②遗传异质化;③多基因遗传;④协同作用。这就导致在一个群体中发现的遗传连锁有相关性,而在另一个不同群体中则不能发现这种相关。

国际哮喘遗传学协作研究组曾研究了 3 个种族共 140 个家系,采用 360 个常染色体上短小串联重复多态性遗传标记进行全基因扫描。将哮喘候选基因粗略定位于 5p15、5q23-31、6p21-23、11q13、12q14-24.2、13q21.3、14q11.2-13、17p11、1q11.2、19q13.4、21q21。这些哮喘遗传易感基因大致分 3 类:①决定变态反应性疾病易感的 HLA-Ⅱ类分子基因遗传多态性(如 6p21-23);②T 细胞受体(TCR)高度多样性与特异性 IgE(如 14q11.2);③决定 IgE 调节及哮喘特征性气道炎症发生发展的细胞因子基因及药物相关基因(如 11q13、5q31-33)。而5q31-33 区域内含有包括细胞因子簇 IL-3、IL-4、IL-9、IL-13、GM-CSF 和 β_2-肾上腺素能受体、淋巴细胞糖皮质激素受体、白三烯 C4 合成酶等多个与哮喘发病相关的候选基因。这些基因对 IgE 调节以及对哮喘的炎症发生发展很重要,因此 5q31-33 又被称为细胞因子基因簇。上述染色体区域的鉴定无一显示有与一个以上种族人群存在连锁的证据,表明特异性哮喘易感基因只有相对重要性,同时表明环境因素或调节基因在疾病表达方面,对于不同种族可能存在差异,也提示哮喘和特应症具有不同的分子基础。这些遗传学染色体区域很大,平均含 >20 Mb 的 DNA 和数千个基因,而且目前由于标本量的限制,许多结果不能被重复。因此,寻找并鉴定哮喘相关基因还有大量的工作要做。

(二)变应原

1.变应原

尘螨是最常见的变应原,是哮喘在世界范围内重要的发病因素。常见的有 4 种,即屋尘螨、粉尘螨、宇尘螨和多毛螨。屋尘螨是持续潮湿气候中最主要的螨虫。真菌亦是存在于室内空气中的变应原之一,常见为青霉、曲霉、交链孢霉等。花粉与草粉是最常见的引起哮喘发作的室外变应原,木本植物(树花粉)常引起春季哮喘,而禾本植物的草类花粉常引起秋季哮喘。

2.职业性变应原

常见的变应原有谷物粉、面粉、动物皮毛、木材、丝、麻、木棉、饲料、蘑菇、松香、活性染料、乙二胺等。低分子量致敏物质的作用机制尚不明确,高分子量的致敏物质可能是通过与变应原相同的变态反应机制致敏患者并引起哮喘发作。

3.药物及食物添加剂

药物引起哮喘发作有特异性过敏和非特异性过敏两种,前者以生物制品过敏最常见,而后者发生于交感神经阻滞剂和增强副交感神经作用剂,如普萘洛尔、新斯的明。食物过敏大多属于Ⅰ型变态反应,如牛奶,鸡蛋,鱼、虾、蟹等海鲜及调味类食品等可作为变应原,常可诱发哮喘患者发作。

(三)促发因素

1.感染

哮喘的形成和发作与反复呼吸道感染有关,尤其是呼吸道病毒感染,最常见的是鼻病毒,其次是流感病毒、副流感病毒、呼吸道合胞病毒及冠状病毒等。病毒感染引起气道上皮细胞产生多

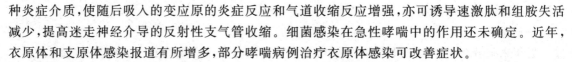

种炎症介质,使随后吸入的变应原的炎症反应和气道收缩反应增强,亦可诱导速激肽和组胺失活减少,提高迷走神经介导的反射性支气管收缩。细菌感染在急性哮喘中的作用还未确定。近年,衣原体和支原体感染报道有所增多,部分哮喘病例治疗衣原体感染可改善症状。

2.气候改变

当气温、湿度、气压和空气中离子等发生改变时可诱发哮喘,故在寒冷季节或秋冬气候转变时较多发病。

3.环境污染

环境污染与哮喘发病关系密切。诱发哮喘的有害刺激物中,最常见的是煤气(尤其是 SO_2)、油烟、被动吸烟、杀虫喷雾剂等。烟雾可刺激处于高反应状态的哮喘患者的气道,使支气管收缩,甚至痉挛,致哮喘发作。

4.精神因素

患者紧张不安、情绪激动等,也会促使哮喘发作,一般认为是通过大脑皮层和迷走神经反射或过度换气所致。

5.运动

有 70%～80% 的哮喘患者在剧烈运动后诱发哮喘发作,称为运动性哮喘。典型病例是运动 6～10 分钟,在停止运动后 1～10 分钟内出现支气管痉挛,临床表现为咳嗽、胸闷、喘鸣,听诊可闻及哮鸣音,多数患者在 30～60 分钟内可自行缓解。运动后约有 1 小时的不应期,40%～50% 的患者在此期间再进行运动则不发生支气管痉挛。有些患者虽无哮喘症状,但是运动前后的肺功能测定能发现存在支气管痉挛,可能机制为剧烈运动后过度呼吸,使气道黏膜的水分和热量丢失,呼吸道上皮暂时出现渗透压过高,诱发支气管平滑肌痉挛。

6.药物

有些药物可引起哮喘发作,主要有包括阿司匹林在内的非甾体抗炎药(NSAID)和含碘造影剂,或交感神经阻滞剂等,如误服普萘洛尔等 β_2 受体阻滞剂可引发哮喘。2.3%～20% 的哮喘患者因服用阿司匹林等 NSAID 诱发哮喘,称为阿司匹林哮喘(aspirin induced asthma,ASA)。在 ASA 中部分患者合并有鼻息肉,被称为阿司匹林过敏-哮喘-鼻息肉三联征,其临床特点为:①服用阿司匹林类解热镇痛药诱发剧烈哮喘,多在摄入后 30 分钟到 3 小时内发生;②儿童多在 2 岁之前发病,但大多为 30～40 岁的中年患者;③女性多于男性,男女之比约为 2∶3;④发病无明显季节性;⑤病情较重,大多对糖皮质激素有依赖性;⑥半数以上有鼻息肉,常伴有过敏性鼻炎和/或鼻窦炎,鼻息肉切除后有时哮喘症状加重或促发;⑦变应原皮试多呈阴性反应;⑧血清总 IgE 多正常;⑨其家族中较少有过敏性疾病的患者。发病机制尚未完全明确,有人认为患者的支气管环氧化酶可能因一种传染性介质(可能是病毒)的影响,致使环氧化酶易受阿司匹林类药物的抑制,影响了花生四烯酸的代谢,抑制前列腺素的合成及生成不均衡,有气道扩张作用的前列腺素 E_2 和 I_2 明显减少,而有收缩支气管平滑肌作用的前列腺素 F2α 的合成较多,前列腺素 E_2、I_2/前列腺素 F_{2a} 失衡。环氧化酶被抑制后,花生四烯酸的代谢可能被转移到脂氧化酶途径,致使收缩支气管平滑肌的白三烯生成增多,导致支气管平滑肌强而持久的收缩。阿司匹林过敏的患者对其他抑制环氧化酶(COX)的 NSAID 存在交叉过敏(对乙酰氨基酚除外,主要原因考虑为 ASA 抑制COX-1,而对乙酰氨基酚通过抑制 COX-3 发挥作用)。

7.月经、妊娠等生理因素

不少女性哮喘患者在月经前 3～4 天有哮喘加重的现象,可能与经前期孕酮的突然下降有关。如果患者每月必发,且经量不多,适时地注射黄体酮,有时可阻止严重的经前期哮喘。妊娠对哮喘的影响并无规律性,大多病情未见明显变化,妊娠对哮喘的作用主要表现为机械性的影响及哮喘有关的激素变化,如果处理得当,则不会对妊娠和分娩产生不良后果。

8.围生期胎儿的环境

妊9周的胎儿胸腺已可产生 T 细胞,且在整个妊娠期胎盘主要产生辅助性Ⅱ型 T 细胞因子,因而在肺的微环境中,Th_2 的反应是占优势的,若母亲已有特异性体质,又在妊娠期接触大量的变应原或受到呼吸道病毒特别是合胞病毒的反复感染,即可能加重其调控的变态反应,以致出生后存在变态反应和哮喘发病的可能性。

二、发病机制

哮喘是多种炎症细胞和炎症介质参与的气道慢性炎症,该炎症过程与气道高反应性和哮喘症状密切相关;气道结构细胞特别是气道上皮细胞和上皮下基质、免疫细胞的相互作用以及气道神经调节的异常均加重气道高反应性,且直接或间接加重了气道炎症。

(一)变态反应性炎症

目前研究认为哮喘是由 Th_2 细胞驱导的对变应原的一种高反应。由其产生的气道炎症可分为以下几类。

1.IgE 介导的、T 细胞依赖的炎症途径

可分为以下三个阶段:IgE 激活和 FcR 启动;炎症介质和细胞因子的释放;黏附分子表达促使白细胞跨膜移动。Th_2 细胞分泌 IL-4 调控 B 细胞生成 IgE,后者结合到肥大细胞、嗜碱性粒细胞和嗜酸性粒细胞上的特异性受体,使之呈现致敏状态;当再次接触同种抗原时,抗原与特异性 IgE 交联结合,从而导致炎症介质链式释放。根据效应发生时间和持续时间,可分为早期相反应(引起速发性哮喘反应)和晚期相反应(引起迟发性哮喘反应),前者在接触变应原后数秒内发生,可持续数小时,与哮喘的急性发作有关;后者在变应原刺激后 6～12 小时发生,可持续数天,引起气道的慢性炎症。有多种炎症细胞包括肥大细胞、嗜酸性粒细胞、嗜碱性粒细胞、T 细胞、肺泡巨噬细胞、中性粒细胞和气道上皮细胞参与气道炎症的形成(表 2-7),其中肥大细胞是气道炎症的主要原发效应细胞。炎症细胞、炎症介质和细胞因子的相互作用是维持气道炎症反应的基础(表 2-8)。

表 2-7 参与气道慢性炎症的主要炎症细胞

炎症细胞	作　用
肥大细胞	致敏原刺激或渗透压变化均可活化肥大细胞,释放收缩支气管的炎症介质(组胺、硫乙胺酰白三烯、前列腺素 D_2);气道内肥大细胞增多与气道高反应性相关
嗜酸性粒细胞	破坏气道上皮细胞;参与生长因子的释放和气道重建
T 细胞	释放细胞因子 IL-4、4L-5、IL-9 和 IL-13,这些因子参与嗜酸性粒细胞炎症,刺激 B 细胞产生 IgE;参与整个气道炎症反应
树突状细胞	诱导初始型 T 细胞对吸入抗原的初级免疫反应和变态反应;还可诱导免疫耐受的形成,并在调节免疫反应和免疫耐受中起决定作用
巨噬细胞	致敏原通过低亲和力 IgE 受体激活巨噬细胞,释放细胞因子和炎症介质发挥"放大效应"
中性粒细胞	在哮喘患者的气道内、痰液中数量增加,但其病理生理作用尚不明确,可能是类固醇激素应用所致

表 2-8　调控哮喘气道慢性炎症的主要介质

介质	作用
化学因子	主要表达于气道上皮细胞，趋化炎症细胞至气道；内皮素趋化嗜酸性粒细胞；胸腺活化调控因子(TARC)和巨噬细胞源性趋化因子(MDC)趋化 Th_2 细胞
白三烯	主要由肥大细胞、嗜酸性粒细胞分泌，是潜在的支气管收缩剂，其抑制剂可改善肺功能和哮喘症状
细胞因子	参与炎症反应，IL-1β、TNF-β 扩大炎症反应；GM-CSF 延长嗜酸性粒细胞存活时间；IL-5 有助于嗜酸性粒细胞分化；IL-4 有助于 Th_2 增殖发育；IL-13 有助于 IgE 合成
组胺	由肥大细胞分泌，收缩支气管，参与炎症反应
NO	由气道上皮细胞产生，是潜在的血管扩张剂，其与气道炎症密切相关，因此呼出气 NO 常被用来监测哮喘控制状况
PGD2	由肥大细胞分泌，是支气管扩张剂，趋化 Th_2 细胞至气道

2.非 IgE 介导、T 细胞依赖的炎症途径

Th_2 细胞还可通过释放的多种细胞因子(IL-4、IL-13、IL-3、IL-5 等)直接引起各种炎症细胞的聚集和激活，以这种方式直接促发炎症反应，主要是迟发型变态反应。如嗜酸性粒细胞聚集活化(IL-5 起主要作用)分泌的主要碱基蛋白、嗜酸性粒细胞阳离子蛋白、嗜酸性粒细胞衍生的神经毒素、过氧化物酶和胶原酶等均可引起气道损伤；中性粒细胞分泌的蛋白水解酶等可进一步加重炎症反应。此外，上述炎症及其炎症介质可促使气道固有细胞活化，如肺泡巨噬细胞可释放 TX、PG、PAF 等加重哮喘反应；气道上皮细胞和血管内皮细胞产生内皮素(ETs)，是所知的最强的支气管平滑肌收缩剂，且还具有促进黏膜腺体分泌和促平滑肌及成纤维细胞增殖的效应，参与气道重构。

在慢性哮喘缓解期内，气道炎症主要由 Th_2 分泌的细胞因子如 IL-5 等趋化嗜酸性粒细胞浸润所致；而在急性发作期，气道内中性粒细胞趋化因子 IL-8 浓度增加，中性粒细胞浸润。因此，对于逐渐减少吸入激素用量而引起症状加重的可通过增加吸入激素用量来抑制嗜酸性粒细胞活性；对于突然停用吸入激素而引起的哮喘加重则需加用长效的受体激动剂减弱中性粒细胞的炎症反应。

有关哮喘免疫调节紊乱的机制，得到最广泛关注的"卫生学假说"认为童年时期胃肠道暴露于细菌或细菌产物能够促进免疫系统的成熟，预防哮喘的发生。其核心为 Th_1/Th_2 细胞因子平衡学说，认为诸如哮喘等变态反应性疾病是由 Th_2 细胞驱导的对无害抗原或变应原的一种高反应。Th_1 和 Th_2 细胞所产生的细胞因子有相互制约彼此表型分化及功能的特性。IFN 和 IL-4 分别为 Th_1 和 Th_2 特征性细胞因子。IFN-α、IL-12 可促使活化的 Th_0 细胞向 Th_1 方向发育，而 IL-4 则促使其向 Th_2 方向发育。当 Th_1 细胞占优势时，就会抑制 Th_2 细胞的功能。如果婴幼儿时呼吸系统或消化系统受到感染，比如结核病、麻疹、寄生虫病甚至甲型肝炎病毒感染等，有可能通过巨噬细胞产生 IFN-α 和 IL-12，继而刺激 NK 细胞产生 IFN-γ，后者可增强 Th_1 细胞的发育，同时抑制 Th_2 细胞的活化，从而抑制变态反应性疾病的发生发展。

早年发现肠道寄生虫的感染虽然可以强有力地增加 Th_2 反应，但是它却同样减少了变态反应性疾病的发生。哮喘患者血清、BALF 和体外 T 细胞培养的 IFN-γ 水平是升高的，并且与肺功能的下降呈明显正相关性。一些病毒、支原体和衣原体感染可致产生 IFN-γ 的 $CD4^+$ 和 $CD8^+$ T 细胞活化，通常使哮喘恶化。这些表明 IFN-γ 在哮喘免疫病理中促炎因子的作用可能比其下调 Th_2 细胞因子的作用更明显。由此可见，基于 Th_1/Th_2 相互制约的卫生学假说并不能完全解释哮喘发生的免疫失调机制，把哮喘的免疫病理核心看成是 Th_1 和 Th_2 的失衡，试图通

过上调 Th$_1$ 纠正 Th$_2$ 的免疫偏倚以治疗变应性哮喘的思路可能是把问题过于简单化。

目前提出了一种基于调节性 T 细胞理论的新卫生学假说。该假说认为,大多数病原体表面存在病原相关性分子(PA MPs)。当以树突状细胞为主的抗原递呈细胞接触抗原时,除抗原吞噬递呈过程外,表面一些特殊的模式识别受体(PRRs)如 Toll-like recepters(TLRs)和凝集素受体与 PA MPs 结合,可能通过抑制性刺激分子或分泌 IL-10、TGF-β 等调节性因子促进 Th$_0$ 细胞向具有调节功能的 Treg 细胞分化,最具代表性地是表达 CD4$^+$CD25$^+$产生大量 IL-10 的 TR 亚群,还有 CD4$^+$CD25$^-$ 的抑制性 T 细胞如 Tr$_1$ 和 Th$_3$。这些具有抑制调节功能的 T 细胞亚群会同时抑制 Th$_1$ 和 Th$_2$ 介导的病理过程。由于优越的卫生条件,缺乏微生物暴露,减少了细菌脂多糖(LPS)和 Cp G 基团等 PA MPs 通过 PRRs 刺激免疫调节细胞的可能性,导致后天 Th$_1$ 或 Th$_2$ 反应发展过程中失去 Treg 的平衡调节作用。相比之下,儿童期接触的各种感染因素可激活 Treg,可能在日后抑制病原微生物诱导的过强 Th$_1$ 或 Th$_2$ 反应中发挥重要的功能。

(二)气道重塑

除了气道炎症反应外,哮喘患者气道发生重塑,可导致相对不可逆的气道狭窄。研究证实,非正常愈合的损伤上皮细胞可能主动参与了哮喘气道炎症的发生发展以及气道重塑形成过程。Holgate 在上皮-间质营养单位(EMT U)学说中,提出哮喘气道上皮细胞正常修复机制受损,促纤维细胞生长因子-转化生长因子(TGF-β$_1$)与促上皮生长因子-EGF 分泌失衡,继而导致气道重塑,是难治性哮喘的重要发病机制。哮喘患者损伤的气道上皮呈现以持续高表达表皮生长因子受体(EG FR)为特征的修复延迟,可能通过内皮素-1(ET-1)和/或转化生长因子 β$_1$(TGF-β$_1$)介导早期丝裂原活化蛋白激酶(MAPK)家族(ERK1/2 和 p38 MAPK)信号网络通路而实现,诱导上皮下成纤维细胞表达 α-平滑肌肌动蛋白(α-SMA),实现成纤维细胞向肌纤维母细胞转化。上皮下成纤维细胞被活化使过量基质沉积,活化的上皮细胞与上皮下成纤维细胞还可生成释放大量的炎症介质,包括成纤维细胞生长因子(FGF-2)、胰岛素样生长因子(IGF-1)、血小板衍化生长因子(PDGF)、内皮素-1(ET-1)、转化生长因子 β$_1$(TGF-β$_1$)和 β$_2$(TGF-β$_2$),导致气道重建。由此推测,保护气道黏膜,恢复正常上皮细胞表型,可能在未来哮喘治疗中占有重要地位。

气道组织和结构细胞的重塑与 T 细胞依赖的炎症通过信号转导相互作用,屏蔽变应原诱导的机体正常的 T 细胞免疫耐受机制,可能是慢性哮喘持续发展,气道高反应性存在的根本原因。延迟愈合的重塑气道上皮高表达 ET-1 可能是诱导 Th$_2$ 细胞在气道聚集,引起哮喘特征性嗜酸性粒细胞气道炎症的一个重要原因。因此,气道上皮细胞"重塑"有可能激活特异性的炎症信号转导通路,加速 CD4$^+$ T 细胞亚群的活化,从而使变应原诱导的局部黏膜免疫炎症持续发展。

(三)气道高反应性

气道反应性是指气道对各种化学、物理或药物刺激的收缩反应。气道高反应性(AHR)是指气道对正常不引起或仅引起轻度应答反应的刺激物出现过度的气道收缩反应。气道高反应性是哮喘的重要特征之一。气道炎症是导致气道高反应性最重要的机制,当气道受到变应原或其他刺激后,由于多种炎症细胞、炎症介质和细胞因子的参与、气道上皮和上皮内神经的损害等而导致 AHR。有人认为,气道基质细胞内皮素(ET)的自分泌及旁分泌,以及细胞因子(尤其是肿瘤坏死因子 TNF-α)与内皮素相互作用在 AHR 的形成上有重要作用。此外,AHR 与 β 肾上腺素能受体功能低下、胆碱能神经兴奋性增强和非肾上腺素能非胆碱能(NANC)神经的抑制功能缺陷有关。在病毒性呼吸道感染、冷空气、SO$_2$、干燥空气、低渗和高渗溶液等理化因素刺激下均可使气道反应性增高。气道高反应性程度与气道炎症密切相关,但两者并非等同。气道高反应性目前已公认是支气管哮喘患者的共同病理生理特征,然而出现气道高反应者并非都是支气管哮喘,如长期吸烟、接触臭氧、病毒性上呼吸道感染、慢性阻塞性肺疾病、过敏性鼻炎、支气管扩张、热带肺嗜酸性粒细胞增多症和过敏性肺泡炎等患者也可出现,所以应该全面地理解 AHR 的临床意义。

(四)神经因素

支气管的自主神经支配很复杂,除以前所了解的胆碱能神经、肾上腺素能神经外,还存在非肾上腺素能非胆碱能(NANC)神经系统。支气管哮喘与 β-肾上腺素能受体功能低下和迷走神经张力亢进有关,并可能存在有 α-肾上腺素能神经的反应性增加。NANC 神经系统又分为抑制性 NANC 神经系统(i-NANC)和兴奋性 NANC 神经系统(e-NANC)。i-NANC 是产生气道平滑肌松弛的主要神经系统,其神经递质尚未完全阐明,可能是血管活性肠肽(VIP)和/或组胺酸甲硫胺。VIP 具有扩张支气管、扩张血管、调节支气管腺体分泌的作用,是最强烈的内源性支气管扩张物质,而气道平滑肌的收缩可能与该系统的功能受损有关。e-NANC 是一种无髓鞘感觉神经系统,其神经递质是 P 物质,而该物质存在于气道迷走神经化学敏感性的 C 纤维传入神经中。当气道上皮损伤后暴露出 C 纤维传入神经末梢,受炎症介质的刺激,引起局部轴突反应,沿传入神经侧索逆向传导,并释放感觉神经肽,如 P 物质、神经激肽、降钙素基因相关肽,结果引起支气管平滑肌收缩、血管通透性增强、黏液分泌增多等。近年研究证明,一氧化氮(NO)是人类 NANC 的主要神经递质,在正常情况下主要产生构建型 NO(eNO)。在哮喘发病过程中,细胞因子刺激气道上皮细胞产生的诱导型 NO(iNO)则可使血管扩张,加重炎症过程。

三、病理

支气管哮喘气道的基本病理改变为气道炎症和重塑。炎症包括肥大细胞、肺巨噬细胞、嗜酸性粒细胞、淋巴细胞与中性粒细胞浸润;气道黏膜下水肿,微血管通透性增加,支气管内分泌物潴留,支气管平滑肌痉挛,纤毛上皮剥离,基底膜漏出,杯状细胞增殖及支气管分泌物增加等病理改变,称之为慢性剥脱性嗜酸性粒细胞性支气管炎。

早期表现为支气管黏膜肿胀、充血,分泌物增多,气道内炎症细胞浸润,气道平滑肌痉挛等可逆性的病理改变。上述的改变可随气道炎症的程度而变化。若哮喘长期反复发作,支气管呈现慢性炎症改变,表现为柱状上皮细胞纤毛倒伏、脱落,上皮细胞坏死,黏膜上皮层杯状细胞增多,黏液蛋白产生增多,支气管黏膜层大量炎症细胞浸润、黏液腺增生、基底膜增厚,支气管平滑肌增生,则进入气道重塑阶段,主要表现为上皮下肌纤维母细胞增多导致胶原的合成增加,形成增厚的上皮下基底膜层,可累及全部支气管树,主要发生在膜性和小的软管性气道,即中央气道,是哮喘气道重塑不同于 COPD 的特征性病理改变。具有收缩性的上皮下肌纤维母细胞增加,可能是哮喘气道高反应性形成的重要病理生理基础。

气道炎症和重塑并行,与 AHR 密切相关。后者如气道壁的厚度与气道开始收缩的阈值成反比关系,平滑肌增生使支气管对刺激的收缩反应更强烈,血管容量增加可使气道阻力增高,同时这些因素具有协同/累加效应。肉眼可见肺膨胀及肺气肿较为突出,支气管及细支气管内含有黏稠痰液及黏液栓。支气管壁增厚,黏膜充血肿胀形成皱襞,黏液栓塞局部可发生肺不张。

广泛的气道狭窄是产生哮喘临床症状的基础。气道狭窄的机制包括支气管平滑肌收缩、黏膜水肿、慢性黏液栓(含有大量的嗜酸性粒细胞和库施曼螺旋体)形成、气道重塑及肺实质弹性支持的丢失。

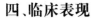

四、临床表现

典型的支气管哮喘出现反复发作的胸闷、气喘、呼吸困难、咳嗽等症状,在发作前常有鼻塞、打喷嚏、眼痒等先兆症状,发作严重者可短时内出现严重呼吸困难,低氧血症。有时咳嗽为唯一症状(咳嗽变异型哮喘)。在夜间或凌晨发作和加重是哮喘的特征之一。哮喘症状可在数分钟内发作,有些症状轻者可自行缓解,但大部分需积极处理。

发作时可出现两肺散在、弥漫分布的呼气相哮鸣音,呼气相延长,有时吸气、呼气相均有干啰音。严重发作时可出现呼吸音低下,哮鸣音消失,临床上称为"静止肺",预示着病情危重,随时会出现呼吸骤停。

哮喘患者在不发作时可无任何症状和体征。

五、诊断

(一)诊断标准

(1)反复发作喘息、气急、胸闷或咳嗽,多与接触变应原,冷空气,物理、化学性刺激以及病毒性上呼吸道感染、运动等有关。

(2)发作时在双肺可闻及散在或弥漫性,以呼气相为主的哮鸣音,呼气相延长。

(3)上述症状和体征可经治疗缓解或自行缓解。

(4)除外其他疾病所引起的喘息、气急、胸闷和咳嗽。

(5)临床表现不典型者,应至少具备以下一项试验阳性:①支气管激发试验或运动激发试验阳性;②支气管舒张试验阳性[一秒钟用力呼气容积(FEV_1)增加$\geqslant 12\%$,且 FEV_1 增加绝对值$\geqslant 200\ mL$];③最大呼气流量(PEF)日内变异率$\geqslant 20\%$。

符合(1)~(4)条或(4)、(5)条者,可以诊断为支气管哮喘。

(二)分期

根据临床表现可分为急性发作期、慢性持续期和临床缓解期。慢性持续期是指每周均不同频度和/或不同程度地出现症状(喘息、气急、胸闷、咳嗽等);临床缓解期系指经过治疗或未经治疗,症状、体征消失,肺功能恢复到急性发作前水平,并维持 3 个月以上。

(三)相关诊断试验

1.变应原检测

有体内的变应原皮肤点刺试验和体外的特异性 IgE 检测,可明确患者的过敏症状,指导患者尽量避免接触变应原及进行特异性免疫治疗。

2.肺功能测定

肺功能测定有助于确诊支气管哮喘,也是评估哮喘控制程度的重要依据之一。主要有通气功能检测、支气管舒张试验、支气管激发试验和峰流速(PEF)及其日变异率测定。哮喘发作时呈阻塞性通气改变,呼气流速指标显著下降。第 1 秒用力呼气量(FEV_1)、FEV_1 占用力肺活量比值($EFV_1/FVC\%$)、最大呼气中期流速(MMEF)以及最大呼气流速(PEF)均下降。肺容量指标见用力肺活量(FVC)减少、残气量增高、功能残气量和肺容量增高,残气占肺总量百分比增高。缓解期上述指标可正常。对于有气道阻塞的患者,可行支气管舒张试验,常用药物为吸入型支气管扩张药(沙丁胺醇、特布他林),如 FEV_1 较用药前增加$>12\%$,且绝对值增加$>200\ mL$,为支气管舒张试验阳性,对诊断支气管哮喘有帮助。对于有哮喘症状但肺功能正常的患者,可行支气管激发试验,常用吸入激发剂为醋甲胆碱、组胺。吸入激发剂后其通气功能下降、气道阻力增加。在设定的激发剂量范围内,如 FEV_1 下降 $\geqslant 20\%$,为支气管激发试验阳性,使 FEV_1 下降 20% 的累积剂量($Pd_{20}\text{-}FEV_1$)或累积浓度($Pc_{20}\text{-}FEV_1$)可对气道反应性增高的程度做出定量判断。PEF 及其日变异率可反映通气功能的变化,哮喘发作时 PEF 下降,并且,哮喘患者常有通气功能昼夜变化,夜间或凌晨通气功能下降,如果昼夜 PEF 变异率 $\geqslant 20\%$ 有助于诊断为哮喘。

3.胸部 X 线检查

胸部 X 线摄片多无明显异常。但哮喘严重发作者应常规行胸部 X 线检查,注意有无肺部感染、肺不张、气胸、纵隔气肿等并发症的存在。

4.其他

痰液中嗜酸性粒细胞或中性粒细胞计数、呼出气 NO(FeNO)可评估与哮喘相关的气道炎症。

六、鉴别诊断

(一)上气道肿瘤、喉水肿和声带功能障碍

这些疾病可出现气喘,但主要表现为吸气性呼吸困难,肺功能测定流速-容量曲线可见吸气相流速减低。纤维喉镜或支气管镜检查可明确诊断。

(二)各种原因所致的支气管内占位

支气管内良恶性肿瘤、支气管内膜结核等导致的固定的、局限性哮鸣音,需与哮喘鉴别。胸部 CT 检查、纤维支气管检查可明确诊断。

(三)急性左心衰竭

急性左心衰竭发作时症状与哮喘相似,阵发性咳嗽、气喘,两肺可闻及广泛的湿啰音和哮鸣音,需与哮喘鉴别。但急性左心衰竭患者常有高心病、风心病、冠心病等心脏疾病史,胸片可见心影增大、肺瘀血征,有助于鉴别。

(四)嗜酸性粒细胞

嗜酸性粒细胞性肺炎、变态反应肉芽肿性血管炎、结节性多动脉炎、变应性肉芽肿(Churg-strauss 综合征)。

这类患者除有喘息外,胸部 X 线或 CT 检查提示肺内有浸润阴影,并可自行消失或复发。常有肺外的其他表现,血清免疫学检查可发现相应的异常。

(五)慢性阻塞性肺疾病(COPD)

COPD 患者亦出现呼吸困难,常与哮喘症状相似,大部分 COPD 患者对支气管扩张剂和抗炎药疗效不如哮喘,对气道阻塞的可逆性不如哮喘。但临床上有大约 10% 的 COPD 患者对激素和支气管扩张剂反应很好,这部分患者往往同时合并有哮喘。而支气管哮喘患者晚期出现气道重塑亦可以合并 COPD。

七、治疗和管理

(一)控制目标

近年来,随着对支气管哮喘病因和发病机制认识的不断深入,明确了气道的慢性炎症是哮喘的本质,针对气道炎症的抗感染治疗是哮喘的根本治疗。并且意识到哮喘的气道炎症持续存在于疾病的整个过程,故治疗哮喘应该与治疗糖尿病、高血压等其他慢性疾病一样,长期规范地应

用药物治疗,从而预防哮喘急性发作,减少并发症的发生,改善肺功能,提高生活质量,以达到并维持哮喘的临床控制。2006 年全球哮喘防治创议(GINA)明确指出,哮喘的治疗目标是达到并维持哮喘的临床控制,哮喘临床控制的定义包括以下 6 项:①无(或≤2 次/周)白天症状;②无日常活动(包括运动)受限;③无夜间症状或因哮喘憋醒;④无(或≤2 次/周)需接受缓解药物治疗;⑤肺功能正常或接近正常;⑥无哮喘急性加重。哮喘虽然不能被根治,但经过规范治疗,大多数哮喘患者都可以得到很好的控制。全球多中心 GOAL 研究结果表明,对于大多数哮喘患者(包括轻度、中度、重度),经过吸入糖皮质激素(ICS)加吸入长效 β_2 受体激动剂(LABA)(沙美特罗/氟替卡松)联合用药 1 年,有接近 80% 的患者可以达到指南所定义的临床控制。

(二)治疗药物

哮喘的治疗药物根据其作用机制可分为具有扩张支气管作用和抗炎作用两大类,某些药物兼有扩张支气管和抗炎作用。

1.扩张支气管药物

(1)β_2 受体激动剂:通过对气道平滑肌和肥大细胞膜表面的 β_2 受体的兴奋,舒张气道平滑肌、减少肥大细胞和嗜碱性粒细胞脱颗粒和介质的释放、降低微血管的通透性、增加气道上皮纤毛的摆动等,从而缓解哮喘症状。此类药物较多,可分为短效(作用维持 4～6 小时)和长效(作用维持 12 小时)β_2 受体激动剂。后者又可分为速效(数分钟起效)和缓慢起效(30 分钟起效)两种。

短效 β_2 受体激动剂(简称 SABA):常用的药物如沙丁胺醇和特布他林等。有吸入、口服、注射给药途径。①吸入:可供吸入的短效 β_2 受体激动剂有气雾剂、干粉剂和溶液。这类药物舒张气道平滑肌作用强,通常在数分钟内起效,疗效可维持数小时,是缓解轻中度急性哮喘症状的首选药物,也可用于运动性哮喘的预防。如沙丁胺醇每次吸入 100～200 μg 或特布他林 250～500 μg,必要时每 20 分钟重复 1 次。这类药物应按需间歇使用,不宜长期、单一使用,也不宜过量应用,否则可引起骨骼肌震颤、低血钾、心律失常等不良反应。压力型定量手控气雾剂(pMDI)和干粉吸入装置吸入短效 β_2 受体激动剂不适用于重度哮喘发作,其溶液(如沙丁胺醇、特布他林)经雾化吸入适用于轻至重度哮喘发作。②口服:如沙丁胺醇、特布他林等,通常在服药后 15～30 分钟起效,疗效维持 4～6 小时。如沙丁胺醇 2～4 mg,特布他林 1.25～2.5 mg,每天 3 次。使用虽较方便,但心悸、骨骼肌震颤等不良反应比吸入给药时明显。缓释剂型和控释剂型的平喘作用维持时间可达 8～12 小时,适用于夜间哮喘患者的预防和治疗。长期、单一应用 β_2 受体激动剂可造成细胞膜 β_2 受体的下调,表现为临床耐药现象,应予以避免。③注射:虽然平喘作用较为迅速,但因全身不良反应的发生率较高,较少使用。

长效 β_2 受体激动剂(简称 LABA):这类 β_2 受体激动剂的分子结构中具有较长的侧链,舒张支气管平滑肌的作用可维持 12 小时以上。有吸入、口服和透皮给药等途径,目前在我国临床使用的吸入型 LABA 有以下两种。①沙美特罗:经气雾剂或碟剂装置给药,给药后 30 分钟起效,平喘作用维持 12 小时以上,推荐剂量 50 μg,每天 2 次吸入。②福莫特罗:经都保装置给药,给药后 3～5 分钟起效,平喘作用维持 8～12 小时以上。平喘作用具有一定的剂量依赖性,推荐剂量 4.5～9 μg,每天 2 次吸入。福莫特罗因起效迅速,可按需用于哮喘急性发作时的治疗。近年来推荐联合 ICS 和 LABA 治疗哮喘,这两者具有协同的抗炎和平喘作用,并可增加患者的依从性、减少大剂量 ICS 引起的不良反应,尤其适合于中重度持续哮喘患者的长期治疗。口服 LABA 有丙卡特罗、班布特罗,作用时间可维持 12～24 小时,适用于中重度哮喘的控制治疗,尤其适用于缓解夜间症状。透皮吸收剂型现有妥洛特罗贴剂,妥洛特罗本身为中效 β_2 受体激动剂,由于采用结晶储存系统来控制药物的释放,药物经过皮肤吸收,疗效可维持 24 小时,并减轻了全身不良反应,每天只需贴附 1 次,使用方法简单,对预防夜间症状有较好疗效。LABA 不推荐长期单独使用,应该在医师指导下与 ICS 联合使用。

(2)茶碱类:具有舒张支气管平滑肌作用,并具有强心、利尿、扩张冠状动脉、兴奋呼吸中枢和呼吸肌等作用,低浓度茶碱还具有抗炎和免疫调节作用。

口服给药:包括氨茶碱和控(缓)释型茶碱。短效氨茶碱用于轻中度哮喘急性发作的治疗,控(缓)释型茶碱用于慢性哮喘的长期控制治疗。一般剂量为每天 6～10 mg/kg。控(缓)释型茶碱口服后昼夜血药浓度平稳,平喘作用可维持 12～24 小时,尤适用于夜间哮喘症状的控制。茶碱与糖皮质激素和抗胆碱能药物联合应用具有协同作用。但本品与 β_2 受体激动剂联合应用时,易出现心率增快和心律失常,应慎用并适当减少剂量。

静脉给药:氨茶碱加入葡萄糖溶液中,缓慢静脉注射[注射速度不宜超过0.25 mg/(kg·min)]或静脉滴注,适用于中重度哮喘的急性发作。负荷剂量为 4～6 mg/kg,维持剂量为 0.6～0.8 mg/(kg·h)。由于茶碱的"治疗窗"窄,茶碱代谢存在较大的个体差异,药物不良反应较多,可引起心律失常、血压下降,甚至死亡,在有条件的情况下应监测其血药浓度,及时调整浓度和滴速。对于以往长期口服茶碱的患者,更应注意其血药浓度,尽量避免静脉注射,防止茶碱中毒。茶碱的有效、安全的血药浓度范围为6～15 mg/L。影响茶碱代谢的因素较多,如发热性疾病、妊娠、抗结核治疗可以降低茶碱的血药浓度;而肝脏疾病、充血性心力衰竭以及合用西咪替丁或喹诺酮类、大环内酯类等药物均可影响茶碱代谢而使其排泄减慢,导致茶碱的毒性增加,应引起临床医师们的重视,并酌情调整剂量。多索茶碱的作用与氨茶碱相同,但不良反应较轻。二羟丙茶碱(喘定)的作用较茶碱弱,不良反应也较少。

抗胆碱能药物:吸入型抗胆碱能药物如溴化异丙托品和噻托溴铵可阻断节后迷走神经传出支,通过降低迷走神经张力而舒张支气管。本品吸入给药,有气雾剂、干粉剂和雾化溶液三种剂型。经 pMDI 吸入溴化异丙托品气雾剂,常用剂量为 40～80 μg,每天 3～4 次;经雾化泵吸入溴化异丙托品溶液的常用剂量为50～125 μg,每天 3～4 次。噻托溴铵为新近上市的长效抗胆碱能药物,对 M_1 和 M_3 受体具有选择性抑制作用,每天 1 次吸入给药。本品与 β_2 受体激动剂联合应用具有协同、互补作用。

2.抗炎药物

(1)糖皮质激素:糖皮质激素是最有效的抗变态反应性炎症的药物。其药理作用机制有:①抑制各种炎症细胞包括巨噬细胞、嗜酸性粒细胞、T 细胞、肥大细胞、树突状细胞和气道上皮细胞等的生成、活化及其功能;②抑制 IL-2、IL-4、IL-5、IL-13、GM-CSF 等各种细胞因子的产生;③抑制磷脂酶 A2、一氧化氮合成酶、白三烯、血小板活化因子等炎症介质的产生和释放;④增加抗炎产物的合成;⑤抑制黏液分泌;⑥活化和提高气道平滑肌 β_2 受体的反应性,增加细胞膜上 β_2 受体的合成;⑦降低气道高反应性。糖皮质激素通过与细胞内糖皮质激素受体(GR)结合,形成 GR-激素复合体转运至核内,从而调节基因的转录,抑制各种细胞因子和炎症介质的基因转录和合成,增加各种抗炎蛋白的合成,从而发挥其强大的抗炎作用。激素的给药途径有吸入、口服和静脉给药。

吸入给药:吸入给药是哮喘治疗的主要给药途径,药物直接作用于呼吸道,起效快,所需剂量小,不良反应少。吸入糖皮质激素(ICS)的局部抗炎作用强,通过吸气过程给药,药物直接作用于呼吸道,通过消化道和呼吸道进入血液的药物大部分被肝脏灭活,因此全身不良反应少。研究证明 ICS 可以有效改善哮喘症状,提高生活质量,改善肺功能,降低气道高反应性,控制气道炎症,减少哮喘发作的频率,减轻发作的严重程度,降低病死率。ICS 的局部不良反应包括声音嘶哑、咽部不适和念珠菌感染。吸药后及时漱口、选用干粉吸入剂或加用储雾器可减少上述不良反应。ICS 全身不良反应的大小与药物剂量、药物的生物利用度、肝脏首过代谢率及全身吸收药物的半衰期等因素有关。目前有证据表明,成人哮喘患者每天吸入低中剂量激素,不会出现明显的全身不良反应。长期高剂量吸入糖皮质激素可能出现的全身不良反应包括皮肤瘀斑、肾上腺功能的抑制和骨质疏松等。目前,ICS 主要有三类。①定量气雾剂(MDI)。②干粉吸入剂:主要有布地奈德都保、丙酸氟替卡松碟剂及含布地奈德、丙酸氟替卡松的联合制剂。干粉吸入装置比普通定量气雾剂使用方便,配合容易,吸入下呼吸道的药物量较多,局部不良反应较轻,是目前较好的剂型。③雾化溶液:目前仅有布地奈德溶液,经射流装置雾化吸入,对患者吸气的配合要求不高,起效较快,适用于哮喘急性发作时的治疗。

口服给药:适用于中度哮喘发作、慢性持续哮喘吸入大剂量 ICS 治疗无效的患者和作为静脉应用激素治疗后的序贯治疗。一般使用半衰期较短的糖皮质激素,如泼尼松、泼尼松龙或甲基泼尼松龙等。对于糖皮质激素依赖型哮喘,可采用每天或隔天清晨顿服给药的方式,以减少外源性激素对脑-垂体-肾上腺轴的抑制作用。泼尼松的维持剂量最好每天≤10 mg。长期口服糖皮质激素可能会引起骨质疏松症、高血压、糖尿病、下丘脑-垂体-肾上腺轴的抑制、肥胖症、白内障、青光眼、皮肤菲薄导致皮纹和瘀斑、肌无力等不良反应。对于伴有结核病、寄生虫感染、骨质疏松、青光眼、糖尿病、严重忧郁或消化性溃疡的哮喘患者,全身给予糖皮质激素治疗时应慎重,并应密切随访。全身使用激素对于中度以上的哮喘急性发作是必需的,可以预防哮喘的恶化、减少因哮喘而急诊或住院的机会、降低病死率。建议早期、足量、短程使用。推荐剂量:泼尼松龙40～50 mg/d,3～10 天。具体使用要根据病情的严重程度,当症状缓解时应及时停药或减量。

静脉给药:哮喘重度急性发作时,应及时静脉给予琥珀酸氢化可的松(400～1 000 mg/d)或甲基泼尼松龙(80～160 mg/d)。无糖皮质激素依赖倾向者,可在短期(3～5 天)内停药;有激素依赖倾向者应延长给药时间,控制哮喘症状后改为口服给药,并逐步减少激素用量。

(2)白三烯调节剂:包括半胱氨酰白三烯受体阻滞剂和 5-脂氧化酶抑制剂,半胱氨酰白三烯受体阻滞剂通过对气道平滑肌和其他细胞表面白三烯(CysLT1)受体的拮抗,抑制肥大细胞和嗜酸性粒细胞释放的半胱氨酰白三烯的致喘和致炎作并具有较强的抗炎作用。本品可减轻哮喘症状、改善肺功能、减少哮喘的恶化。但其抗炎作用不如 ICS,不能取代 ICS。作为联合治疗中的一种药物,可减少中重度哮喘患者每天吸入 ICS 的剂量,并可提高吸入 ICS 的临床疗效,本品与 ICS 联用的疗效比吸入 LABA 与 ICS 联用的疗效稍差。但本品服用方便,尤适用于阿司匹林哮喘、运动性哮喘和伴有变应性鼻炎哮喘患者的治疗。口服给药,扎鲁司特 20 mg,每天 2 次;孟鲁司特 10 mg,每天 1 次。

(3)色甘酸钠和尼多酸钠:一种非皮质激素类抗炎药,可抑制 IgE 介导的肥大细胞释放介质,并可选择性抑制巨噬细胞、嗜酸性粒细胞和单核细胞等炎症细胞介质的释放。能预防变应原引起的速发和迟发反应,以及运动和过度通气引起的气道收缩。吸入给药,不良反应较少。

(4)抗 IgE 单克隆抗体:抗 IgE 单克隆抗体可以阻断肥大细胞的脱颗粒,减少炎症介质的释放,可应用于血清 IgE 水平增高的哮喘的治疗。主要用于经过 ICS 和 LABA 联合治疗后症状仍未控制的严重变应性哮喘患者。该药临床使用的时间尚短,其远期疗效与安全性有待进一步观察。

(5)抗组胺药物:酮替芬和新一代组胺 H₁ 受体阻滞剂氯雷他定、阿司咪唑、曲尼司特等具有抗变态反应作用,其在哮喘治疗中作用较弱,可用于伴有变应性鼻炎的哮喘患者的治疗。

(李沃根)

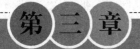

第三章
消化内科疾病的临床诊疗

第一节　胃食管反流病

一、概说

胃食管反流病(GERD)是指胃内容物反流入食管,引起不适症状和/或并发症的一种疾病。如酸(碱)反流导致的食管黏膜破损称为反流性食管炎(RE)。常见症状有胸骨后疼痛或烧灼感、反酸、胃灼热、恶心、呕吐、咽下困难,甚至吐血等。

本病经常和慢性胃炎,消化性溃疡或食管裂孔疝等病并存,但也可单独存在。广义上讲,凡能引起胃食管反流的情况,如进行性系统性硬化症、妊娠呕吐,以及任何原因引起的呕吐,或长期放置胃管、三腔管等,均可导致胃食管反流,引起继发性反流性食管炎。长期反复不愈的食管炎可致食管瘢痕形成、食管狭窄,或裂孔疝、慢性局限性穿透性溃疡,甚至发生癌变。

2006 年中国胃食管反流病共识意见中提出 GERD 可分为非糜烂性反流病(NERD)、糜烂性食管炎(EE)和 Barrett 食管(BE)三种类型,也可称为 GERD 相关疾病。有人认为 GERD 的三种类型相对独立,相互之间不转化或很少转化,但有些学者则认为这三者之间可能有一定相关性。①NERD 是指存在反流相关的不适症状,但内镜下未见 BE 和食管黏膜破损。②EE 是指内镜下可见食管远段黏膜破损。③BE 是指食管远段的鳞状上皮被柱状上皮所取代。

在 GERD 的三种疾病形式中,NERD 最为常见,EE 可合并食管狭窄、溃疡和消化道出血,BE 有可能发展为食管腺癌。这三种疾病形式之间相互关联和进展的关系需作进一步研究。

蒙特利尔共识意见对 GERD 进行了分类,将 GERD 的表现分为食管综合征和食管外综合征,食管外综合征再分为明确相关和可能相关。

食管综合征包括以下两种:①症状综合征,典型反流综合征,反流性胸痛综合征。②伴食管破损的综合征,反流性食管炎,反流性食管狭窄,Barrett 食管,食管腺癌。

食管外综合征包括以下两种:①明确相关的,反流性咳嗽综合征,反流性喉炎综合征,反流性哮喘综合征,反流性牙侵蚀综合征。②可能相关的,咽炎,鼻窦炎,特发性肺纤维化,复发性中耳炎。

广泛使用 GERD 蒙特利尔定义中公认的名词将会使 GERD 的研究更加全球化。

在正常情况下,食管下端与胃交界线上 3～5 cm 范围内,有一高压带(LES)构成一个压力屏障,能防止胃内容物反流入食管。当食管下端括约肌关闭不全时,或食管黏膜防御功能破坏时,不能防止胃十二指肠内容物反流到食管,以致胃酸、胃蛋白酶、胆盐和胰酶等损伤食管黏膜,均可促使发生胃食管反流病。其中尤以 LES 功能失调引起的反流性食管炎为主要机制。

二、诊断

(一)临床表现

本病初起,可不出现症状,但有胃食管明显反流者,常出现下列自觉症状。

1.胸骨后烧灼感或疼痛

此为最早最常见的症状,表现为在胸骨后感到烧灼样不适,并向胸骨上切迹、肩胛部或颈部放射,在餐后 1 小时躺卧或增高腹内压时出现,严重者可使患者于夜间醒来,口服抗酸剂后迅速缓解,但一部分长期有反流症状的患者,亦可伴有挤压性疼痛,与体位或进食无关,抗酸剂不能使之缓解,进酸性或热性液体时,则反使疼痛加重。

但胃灼热亦可在食管运动障碍或心、胆囊及胃十二指肠疾病中出现,确诊仍有赖于其他客观检查。

2.胃、食管反流

胃、食管反流表现为酸性或苦味液体反流到口腔,偶尔有食物从胃反流到口内,若严重者夜间出现反酸,可将液体或食物吸入肺内,引起阵发性咳嗽、呼吸困难及非季节性哮喘等。

3.咽下困难

初期多因炎症而有咽下轻度疼痛和阻塞不顺之感觉,进而食管痉挛,多有间歇性咽下梗阻,后期食管狭窄则咽下困难,甚至有进食后不能咽下的间断反吐现象,严重病例可呈间歇性咽下困难,伴有咽下疼痛,此时,不一定有食管狭窄,可能为食管远端的运动功能障碍,继发食管痉挛所致。慢性患者由于持续的咽下困难,饮食减少,摄取营养不足,体重明显下降。

4.出血

严重的活动性炎症,由于黏膜糜烂出血,可出现大便潜血阳性,或吐出物带血,或引起轻度缺铁性贫血,饮酒后,出血更重。

5.消化道外症状

Delahuntg 综合征即发生慢性咽炎,慢性声带炎和气管炎等综合征。这是由于胃食管的经常性反流,对咽部和声带产生损伤性炎症,引起咽部灼酸苦辣感觉;还可以并发 Zenker 憩室和"唇烧灼"综合征,即发生口腔黏膜糜烂和舌、唇、口腔的烧灼感;反流性食管炎还可导致反复发作的咳嗽、哮喘、夜间呼吸暂停、心绞痛样胸痛。

反流性食管炎出现症状的轻重,与反流量,伴发裂孔疝的大小及内镜所见的组织病变程度均无明显的正相关,而与反流物质和食管黏膜接触时间有密切关系。症状严重者,反流时食管 pH 在 4.0 以下,而且酸清除时间明显延长。

(二)辅助检查

1.上消化道内镜检查

上消化道内镜检查有助于确定有无反流性食管炎以及有无并发症,如食管裂孔疝、食管炎性狭窄、食管癌等,结合病理活检有利于明确病变性质。但内镜下的食管炎不一定均有反流所致,还有其他病因如吞服药物、真菌感染、腐蚀剂等,需除外。一般来说,远端食管炎常常由反流引起。

2.钡餐检查

反流性食管炎患者的食管钡餐检查可显示下段食管黏膜皱襞增粗、不光滑,可见浅龛影或伴有狭窄等,食管蠕动可减弱。有时可显示食管裂孔疝,表现为贲门增宽,胃黏膜疝入食管内,尤其在头低位时,钡剂可向食管反流。卧位时如吞咽小剂量的硫酸钡,则显示多数 GERD 患者的食管体部和 LES 排钡延缓。一般来说,此项检查阳性率不高,有时难以判断病变性质。

3.食管 pH 监测

24 小时食管 pH 监测能详细显示酸反流、昼夜酸反流规律、酸反流与症状的关系以及患者对治疗的反应,使治疗个体化。其对 EE 的阳性率＞80％,对 NERD 的阳性率为 50％～75％。此项检查虽能显示过多的酸反流,也是迄今为止公认的金标准,但也有假阴性。

4.食管测压

食管测压能显示 LESP 低下,一过性 LES 松弛情况。尤其是松弛后蠕动压低以及食管蠕动收缩波幅低下或消失,这些正是胃食管反流的运动病理基础。在 GERD 的诊断中,食管测压除帮助食管 pH 电极定位、术前评估食管功能和预测手术外,还能预测抗反流治疗的疗效和是否需长期维持治疗。

5.食管胆汁反流监测

其方法是将光纤导管的探头放置 LES 上缘之上 5 cm 处,以分光光度法监测食管反流物内的胆红素含量,并将结果输回光电子系统。胆汁是十二指肠内容物的重要成分。其中含有的胆红素是胆汁中的主要的色素成分,在 453 nm 处有特殊的吸收高峰,可间接表明食管暴露于十二指肠内容物的情况。此项检查虽能间接反映十二指肠胃食管的反流情况,但有其局限性,一是胆红素不是唯一的有害物质,二是反流物中的黏液、食物颗粒、血红蛋白等的影响可出现假阳性的结果。

6.其他

对食管黏膜超微结构的研究可了解反流存在的病理生理学基础;无线食管 pH 测定可提供更长时间的酸反流检测;腔内阻抗技术的应用可监测所有反流事件,明确反流物的性质(气体、液体或气体液体混合物),与食管 pH 监测联合应用可明确反流物为酸性或非酸性以及反流物与反流症状的关系。

三、临床诊断

(一)GERD 诊断

1.临床诊断

(1)有典型的胃灼热和反流症状,且无幽门梗阻或消化道梗阻的证据,临床上可考虑为GERD。

(2)有食管外症状,又有反流症状,可考虑是反流相关或可能相关的食管外症状,如反流相关的咳嗽、哮喘。

(3)如仅有食管外症状,但无典型的胃灼热和反流症状,尚不能诊断为 GERD。宜进一步了解食管外症状发生的时间、与进餐和体位的关系以及其他诱因。需注意有无重叠症状(如同时有GERD 和肠易激综合征或功能性消化不良)、焦虑、抑郁状态、睡眠障碍等。

2.上消化道内镜检查

由于我国是胃癌、食管癌的高发国家,内镜检查已广泛开展,因此,对于拟诊患者一般先进行内镜检查,特别是症状发生频繁、程度严重,伴有报警征象,或有肿瘤家族史,或患者很希望内镜检查时。上消化道内镜检查有助于确定有无反流性食管炎及有无并发症,如食管裂孔疝、食管炎性狭窄以及食管癌等;有助于NERD的诊断;先行内镜检查比先行诊断性治疗,能够有效地缩短诊断时间。对食管黏膜破损者,可按1994年洛杉矶会议提出的分级标准,将内镜下食管病变严重程度分为A~D级。A级:食管黏膜有一个或几个<5 mm的黏膜损伤。B级:同A级外,连续病变黏膜损伤>5 mm。C级:非环形的超过两个皱襞以上的黏膜融合性损伤(范围<75%食管周径)。D级:广泛黏膜损伤,病灶融合,损伤范围>75%食管周径或全周性损伤。

3.诊断性治疗

对拟诊患者或疑有反流相关食管外症状的患者,尤其是上消化道内镜检查阴性时,可采用诊断性治疗。

质子泵抑制剂(PPI)诊断性治疗(PPI试验)已被证实是行之有效的方法。建议服用标准剂量PPI一天2次,疗程1~2周。服药后如症状明显改善,则支持酸相关GERD的诊断;如症状改善不明显,则可能有酸以外的因素参与或不支持诊断。

PPI试验不仅有助于诊断GERD,同时还启动了治疗。其本质在于PPI阳性与否充分强调了症状与酸之间的关系,是反流相关的检查。PPI阴性有以下几种可能:①抑酸不充分;②存在酸以外因素诱发的症状;③症状不是反流引起的。

PPI试验具有方便、可行、无创和敏感性高的优点,缺点是特异性较低。

(二)NERD诊断

1.临床诊断

NERD主要依赖症状学特点进行诊断,典型的症状为胃灼热和反流。患者以胃灼热症状为主诉时,如能排除可能引起胃灼热症状的其他疾病,且内镜检查未见食管黏膜破损,可做出NERD的诊断。

2.相关检查

内镜检查对NERD的诊断价值在于可排除EE或BE以及其他上消化道疾病,如溃疡或胃癌。

3.诊断性治疗

PPI试验是目前临床诊断NERD最为实用的方法。PPI治疗后,胃灼热等典型反流症状消失或明显缓解提示症状与酸反流相关,如内镜检查无食管黏膜破损的证据,临床可诊断为NERD。

(三)BE诊断

1.临床诊断

BE本身通常不引起症状,临床主要表现为GERD的症状,如胃灼热、反流、胸骨后疼痛、吞咽困难等。但约25%的患者无GERD症状,因此在筛选BE时不应仅局限于有反流相关症状的人群,行常规胃镜检查时,对无反流症状的患者也应注意有无BE存在。

2.内镜诊断

BE的诊断主要根据内镜检查和食管黏膜活检结果。如内镜检查发现食管远端有明显的柱状上皮化生并得到病理学检查证实时,即可诊断为BE。按内镜下表现分型如下。①全周型:红色黏膜向食管延伸,累及全周,与胃黏膜无明显界限,游离缘距LES在3 cm以上。②岛型:齿状线1 cm以上出现斑片状红色黏膜。舌型:与齿状线相连,伸向食管呈火舌状。

按柱状上皮化生长度分为以下 2 种。①长段 BE:上皮化生累及食管全周,且长度≥3 cm。②短段 BE:柱状上皮化生未累及食管全周,或虽累及全周,但长度<3 cm。

内镜表现如下。①SCJ 内镜标志:食管鳞状上皮表现为淡粉色光滑上皮,胃柱状上皮表现为橘红色,鳞、柱状上皮交界处构成的齿状 Z 线,即为 SCJ。②EGJ内镜标志:为管状食管与囊状胃的交界处,其内镜下定位的标志为最小充气状态下胃黏膜皱襞的近侧缘和/或食管下端纵行栅栏样血管末梢。③明确区分 SCJ 及 EGJ:这对于识别 BE 十分重要,因为在解剖学上 EGJ 与内镜观察到的 SCJ 并不一致,且反流性食管炎黏膜在外观上可与 BE 混淆,所以确诊 BE 需病理活检证实。④BE 内镜下典型表现:EGJ 近端出现橘红色柱状上皮,即 SCJ 与 EGJ 分离。BE 的长度测量应从 EGJ 开始向上至 SCJ。内镜下亚甲蓝染色有助于对灶状肠化生的定位,并能指导活检。

3.病理学诊断

(1)活检取材:推荐使用四象限活检法,即常规从 EGJ 开始向上以 2 cm 的间隔分别在 4 个象限取活检;对疑有 BE 癌变者应向上每隔 1 cm 在 4 个象限取活检对有溃疡、糜烂、斑块、小结节狭窄和其他腔内异常者,均应取活检行病理学检查。

(2)组织分型。①贲门腺型:与贲门上皮相似,有胃小凹和黏液腺,但无主细胞和壁细胞。②胃底腺型:与胃底上皮相似,可见主细胞和壁细胞,但 BE 上皮萎缩较明显,腺体较少且短小,此型多分布于 BE 远端近贲门处。③特殊肠化生型:又称Ⅲ型肠化生或不完全小肠化生型,分布于鳞状细胞和柱状细胞交界处,化生的柱状上皮中可见杯状细胞为其特征性改变。

(3)BE 的异型增生。①低度异型增生(LGD):由较多小而圆的腺管组成,腺上皮细胞拉长,细胞核染色质浓染,核呈假复层排列,黏液分泌很少或不分泌,增生的细胞可扩展至黏膜表面。②高度异型增生(HGD):腺管形态不规则,呈分支或折叠状,有些区域失去极性。与 LGD 相比,HGD 细胞核更大、形态不规则且呈簇状排列,核膜增厚,核仁呈明显双嗜性,间质无浸润。

四、鉴别诊断

(一)反流性食管炎

两病可合并存在,在临床上,两者均可出现反流性症状,如胃灼热感、反酸、咽下困难及出血等。也可因腹内压或胃内压增高而加重症状。但反流性食管炎症状仅限于胃食管反流现象。而食管裂孔疝不但影响食管,也侵及附近神经,甚至影响心肺功能,故其反流症状较重,胸骨后可出现明显疼痛,也可出现咽部异物感和阵发性心律不齐。而在诊断上,食管裂孔疝主要依靠 X 线钡餐,而反流性食管炎主要依靠内镜。

(二)食管贲门黏膜撕裂综合征

前者最典型的病史是先有干呕或呕吐正常胃内容物一次或多次,随后呕吐新鲜血液,诊断主要靠内镜。由于浅表的撕裂病损,在出血后 48~72 小时内多数已愈合,因此应及时作内镜检查。

(三)食管贲门失弛缓症

这是一种食管的神经肌肉功能障碍性疾病,也可出现如反流性食管炎样的食物反流、吞咽困难及胸骨后疼痛等症状。但本症多见于 20~40 岁的年轻患者,发病常与情绪波动及冷饮有关。X 线钡餐检查,可见鸟嘴状及钡液平面等特征性改变。食管压力测定可观察到食管下端 2/3 无蠕动,吞咽时 LES 压力比静止压升高 1.33 kPa,并松弛不完全,必要时可做内镜检查,以排除其他疾病。

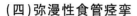

(四)弥漫性食管痉挛

弥漫性食管痉挛也可伴有吞咽困难和胸骨后疼痛,是一种食管下端 2/3 无蠕动而又强烈收缩的疾病,一般不常见,可发生在任何年龄。食管钡餐检查可见"螺旋状食管",即食管收缩时食管外观呈锯齿状。食管测压试验可观察到反复非蠕动性高幅度持久的食管收缩。

(五)食管癌

食管癌以进行性咽下困难为典型症状,出现胃灼热和反酸的症状较少,但若由于癌瘤的糜烂及溃疡形成或伴有食管炎症,亦可见到胸骨后烧灼痛,一般进行食管 X 线钡餐检查,或食管镜检查,不难与反流性食管炎作出鉴别。

五、并发症

(一)食管并发症

1.反流性食管炎

反流性食管炎是内镜下可见远段食管黏膜的破损,甚至出现溃疡,是胃食管反流病食管损伤的最常见后果和表现。

2.Barrett 食管

Barrett 食管多发生于鳞状上皮与柱状上皮交界处。蒙特利尔定义认为,当内镜疑似食管化生活检发现柱状上皮时,应诊断为 Barrett 食管,并具体说明是否存在肠型化生。

3.食管狭窄和出血

反流性食管狭窄是严重反流性疾病的结果。长期食管炎症由于瘢痕形成而致食管狭窄,表现为吞咽困难,反胃和胸骨后疼痛,狭窄多发生于食管下段。GERD 引起的出血罕见,主要见于食管溃疡者。

4.食管腺癌

蒙特利尔共识意见明确指出食管腺癌是 GERD 的并发症,食管腺癌的危险性与胃灼热的频率和时间成正比,慢性 GERD 症状增加食管腺癌的危险性。长节段 Barrett 食管伴化生是食管腺癌最重要的、明确的危险因素。

(二)食管外并发症

反流性食管炎由于反流的胃液侵袭咽部、声带和气管,引起慢性咽炎、声带炎和气管炎,甚至吸入性肺炎。

六、治疗

参照 2006 年"中国胃食管反流病治疗共识意见"进行治疗。

(一)改变生活方式

抬高床头、睡前 3 小时不再进食、避免高脂肪食物、戒烟酒、减少摄入可以降低食管下段括约肌(LES)压力的食物(如巧克力、薄荷、咖啡、洋葱、大蒜等)。减轻体质量可减少 GERD 患者反流症状。

(二)抑制胃酸分泌

抑制胃酸的药物包括 H_2 受体阻滞剂(H_2-RA)和质子泵抑制剂(PPI)等。

1.初始治疗的目的是尽快缓解症状,治愈食管炎

(1)H_2-RA 仅适用于轻至中度 GERD 治疗。H_2-RA(西咪替丁、雷尼替丁、法莫替丁等)治

疗反流性 GERD 的食管炎愈合率为 $50\% \sim 60\%$，胃灼热症状缓解率为 50%。

（2）PPI 是 GERD 治疗中最常用的药物，伴有食管炎的 GERD 治疗首选。临床奥美拉唑、兰索拉唑、泮托拉唑、雷贝拉唑和埃索美拉唑可供选用。在标准剂量下，新一代 PPI 具有更强的抑酸作用。

PPI 治疗糜烂性食管炎的内镜下 4 周、8 周愈合率分别为 80% 和 90% 左右，PPI 推荐采用标准剂量，疗程 8 周。部分患者症状控制不满意时可加大剂量或换一种 PPI。

（3）非糜烂性反流病（NERD）治疗的主要药物是 PPI。由于 NERD 发病机制复杂，PPI 对其症状疗效不如糜烂性食管炎，但 PPI 是治疗 NERD 的主要药物，治疗的疗程应不少于 8 周。

2.维持治疗是巩固疗效、预防复发的重要措施

GERD 是一种慢性疾病，停药后半年的食管炎与症状复发率分别为 80% 和 90%，故经初始治疗后，为控制症状、预防并发症，通常需采取维持治疗。

目前维持治疗的方法有 3 种：维持原剂量或减量、间歇用药、按需治疗。采取哪一种维持治疗方法，主要根据患者症状及食管炎分级来选择药物与剂量，通常严重的糜烂性食管炎（LAC-D 级）需足量维持治疗，NERD 可采用按需治疗。H_2-RA 长期使用会产生耐受性，一般不适合作为长期维持治疗的药物。

（1）原剂量或减量维持：维持原剂量或减量使用 PPI，每天 1 次，长期使用以维持症状持久缓解，预防食管炎复发。

（2）间歇治疗：PPI 剂量不变，但延长用药周期，最常用的是隔天疗法。3 日 1 次或周末疗法因间隔太长，不符合 PPI 的药代动力学，抑酸效果较差，不提倡使用。在维持治疗过程中，若症状出现反复，应增至足量 PPI 维持。

（3）按需治疗：按需治疗仅在出现症状时用药，症状缓解后即停药。按需治疗建议在医师指导下，由患者自己控制用药，没有固定的治疗时间，治疗费用低于维持治疗。

3.Barrett 食管（BE）治疗

虽有文献报道 PPI 能延缓 BE 的进程，尚无足够的循证依据证实其能逆转 BE。BE 伴有糜烂性食管炎及反流症状者，采用大剂量 PPI 治疗，并长期维持治疗。

4.控制夜间酸突破（NAB）

NAB 指在每天早、晚餐前服用 PPI 治疗的情况下，夜间胃内 pH<4 持续时间>1 小时。控制 NAB 是治疗 GERD 的措施之一。治疗方法包括调整 PPI 用量、睡前加用 H_2-RA、应用血浆半衰期更长的 PPI 等。

（三）对 GERD 可选择性使用促动力药物

在 GERD 的治疗中，抑酸药物治疗效果不佳时，考虑联合应用促动力药物，特别是对于伴有胃排空延迟的患者。

（四）手术与内镜治疗应综合考虑，慎重决定

GERD 手术与内镜治疗的目的是增强 LES 抗反流作用，缓解症状，减少抑酸剂的使用，提高患者的生活质量。

BE 伴高度不典型增生、食管严重狭窄等并发症，可考虑内镜或手术治疗。

（文甜甜）

第二节 贲门失弛缓症

贲门失弛缓症是一种食管运动障碍性疾病,以食管缺乏蠕动和食管下括约肌(LES)松弛不良为特征。临床上贲门失弛缓症表现为患者对液体和固体食物均有吞咽困难、体重减轻、餐后反食、夜间呛咳以及胸骨后不适或疼痛。本病曾称为贲门痉挛。

一、流行病学

贲门失弛缓症是一种少见疾病。欧美国家较多,发病率每年为(0.5~8)/10万,男女发病率接近,约为1:1.15。本病多见于30~40岁的成年人,其他年龄亦可发病。

二、病因和发病机制

病因可能与基因遗传、病毒感染、自身免疫及心理-社会因素有关。贲门失弛缓症的发病机制有先天性、肌源性和神经源性学说。先天性学说认为本病是常染色体隐性遗传;肌源性学说认为贲门失弛缓症LES压力升高是由LES本身病变引起,但最近的研究表明,贲门失弛缓症患者的病理改变主要在神经而不在肌肉,目前人们广泛接受的是神经源性学说。

三、临床表现

患者主要症状为吞咽困难、反食、胸痛,也可有呼吸道感染、贫血、体重减轻等表现。

(一)吞咽困难

几乎所有的患者均有程度不同的吞咽困难。起病多较缓慢,病初吞咽困难时有时无,时轻时重,后期则转为持续性。吞咽困难多呈间歇性发作,常因与人共餐、情绪波动、发怒、忧虑、惊骇或进食过冷和辛辣等刺激性食物而诱发。大多数患者吞咽固体和液体食物同样困难,少部分患者吞咽液体食物较固体食物更难,故以此征象与其他食管器质性狭窄所产生的吞咽困难相鉴别。

(二)反食

多数患者合并反食症状。随着咽下困难的加重,食管的进一步扩张,相当量的内容物可潴留在食管内达数小时或数天之久,而在体位改变时反流出来。尤其是在夜间平卧位更易发生。从食管反流出来的内容物因未进入过胃腔,故无胃内呕吐物酸臭的特点,但可混有大量黏液和唾液。

(三)胸痛

胸痛是发病早期的主要症状之一,发生率为40%~90%,性质不一,可为闷痛、灼痛或针刺痛。疼痛部位多在胸骨后及中上腹,疼痛发作有时酷似心绞痛,甚至舌下含化硝酸甘油片后可获缓解。疼痛发生的原因可能是食管平滑肌强烈收缩,或食物滞留性食管炎所致。随着吞咽困难的逐渐加剧,梗阻以上食管的进一步扩张,疼痛反而逐渐减轻。

(四)体重减轻

此症与吞咽困难的程度相关。严重吞咽困难可有明显的体重下降,但很少有恶病质样变。

（五）呼吸道症状

由于食物反流，尤其是夜间反流，误入呼吸道引起吸入性感染。出现刺激性咳嗽、咳痰、气喘等症状。

（六）出血和贫血

患者可有贫血表现。偶有出血，多为食管炎所致。

（七）其他

在后期病例，极度扩张的食管可压迫胸腔内器官而产生干咳、气急、发绀和声音嘶哑等。患者很少发生呃逆，为本病的重要特征。

（八）并发症

本病可继发食管炎、食管溃疡、巨食管症、自发性食管破裂、食管癌等。贲门失弛缓症患者患食管癌的风险为正常人的14～140倍。有研究报道，贲门失弛缓症治疗30年后，19%的患者死于食管癌。因其合并食管癌时，临床症状可无任何变化，临床诊断比较困难，容易漏诊。

四、实验室及其他检查

（一）X线检查

X线检查是诊断本病的首选方法。

1.胸部平片检查

本病初期，胸片可无异常。随着食管扩张，可在后前位胸片见到纵隔右上边缘膨出。在食管高度扩张、伸延与弯曲时，可见纵隔增宽而超过心脏右缘，有时可被误诊为纵隔肿瘤。当食管内潴留大量食物和气体时，食管内可见液平面。大部分病例可见胃泡消失。

2.食管钡餐检查

动态造影可见食管的收缩具有紊乱和非蠕动性质，吞咽时LES不松弛，钡餐常难以通过贲门部而潴留于食管下端，并显示远端食管扩张、黏膜光滑，末端变细呈鸟嘴形或漏斗形。

（二）内镜检查

内镜下可见食管体部扩张呈憩室样膨出，无张力，蠕动差。食管内见大量食物和液体潴留，贲门口紧闭，内镜通过有阻力，但均能通过。若不能通过则要考虑有无其他器质性原因所致狭窄。

（三）食管测压

本病最重要的特点是吞咽后LES松弛障碍，食管体部无蠕动收缩，LES压力升高[>4 kPa (30 mmHg)]，不能松弛、松弛不完全或短暂松弛（<6秒），食管内压高于胃内压。

（四）放射性核素检查

用^{99m}Tc标记液体后吞服，显示食管通过时间和节段性食管通过时间，同时也显示食管影像。立位时，食管通过时间平均为7秒，最长不超过15秒。卧位时比立位时要慢。

五、诊断

根据病史有典型的吞咽困难、反食、胸痛等临床表现，结合典型的食管钡餐影像及食管测压结果即可确诊本病。

六、鉴别诊断

(一)反流性食管炎伴食管狭窄

本病反流物有酸臭味,或混有胆汁,胃灼热症状明显,应用质子泵抑制剂治疗有效。食管钡餐检查无典型的"鸟嘴样"改变,LES 压力降低,且低于胃内压力。

(二)恶性肿瘤

恶性肿瘤细胞侵犯肌间神经丛,或肿瘤环绕食管远端压迫食管,可见与贲门失弛缓症相似的临床表现,包括食管钡餐影像。常见的肿瘤有食管癌、贲门胃底癌等,内镜下活检具有重要的鉴别作用。如果内镜不能达到病变处则应行扩张后取活检,或行 CT 检查以明确诊断。

(三)弥漫性食管痉挛

本病亦为食管动力障碍性疾病,与贲门失弛缓症有相同的症状。但食管钡餐显示为强烈的不协调非推进型收缩,呈现串珠样或螺旋状改变。食管测压显示为吞咽时食管各段同期收缩,重复收缩,LES 压力大部分是正常的。

(四)继发性贲门失弛缓症

锥虫病、淀粉样变性、特发性假性肠梗阻、迷走神经切断术后等也可以引起类似贲门失弛缓症的表现,食管测压无法区别病变是原发性或继发性。但这些疾病均累及食管以外的消化道或其他器官,借此与本病鉴别。

七、治疗

目前尚无有效的方法恢复受损的肌间神经丛功能,主要是针对 LES,不同程度解除 LES 的松弛障碍,降低 LES 压力,预防并发症。主要治疗手段有药物治疗、内镜下治疗和手术治疗。

(一)药物治疗

目前可用的药物有硝酸甘油类和钙通道阻滞剂,如硝酸甘油 0.6 mg,每天 3 次,餐前 15 分钟舌下含化,或硝酸异山梨酯 10 mg,每天 3 次,或硝苯地平 10 mg,每天 3 次。由于药物治疗的效果并不完全,且作用时间较短,一般仅用于贲门失弛缓症的早期、老年高危患者或拒绝其他治疗的患者。

(二)内镜治疗

1.内镜下 LES 内注射肉毒毒素

肉毒毒素是肉毒梭状杆菌产生的外毒素,是一种神经肌肉胆碱能阻断剂。它能与神经肌肉接头处突触前胆碱能末梢快速而强烈地结合,阻断神经冲动的传导而使骨骼肌麻痹,还可抑制平滑肌的活动,抑制胃肠道平滑肌的收缩。内镜下注射肉毒毒素是一种简单、安全且有效的治疗手段,但由于肉毒毒素在几天后降解,其对神经肌肉接头处突触前胆碱能末梢的作用减弱或消失,因此,若要维持疗效,需要反复注射。

2.食管扩张

球囊扩张术是目前治疗贲门失弛缓症最为有效的非手术疗法,它的近期及远期疗效明显优于其他非手术治疗,但并发症发生率较高,尤以穿孔最为严重,发生率为 1%～5%。球囊扩张的原理主要是通过强力作用,使 LES 发生部分撕裂,解除食管远端梗阻,缓解临床症状。

3.手术治疗

Heller 肌切开术是迄今治疗贲门失弛缓症的标准手术,其目的是降低 LES 压力,缓解吞咽困难。同时保持一定的 LES 压力,防止食管反流的发生。手术方式分为开放性手术和微创性手术两种,开放性手术术后症状缓解率可达 80%～90%,但 10%～46% 的患者可能发生食管反流。因此大多数学者主张加做防反流手术。尽管开放性手术的远期效果是肯定的,但是由于其创伤大、术后恢复时间长、费用昂贵,一般不作为贲门失弛缓症的一线治疗手段,仅在其他治疗方法失败,且患者适合手术时才选用开放性手术。

(文甜甜)

第三节 急性胃炎

急性胃炎是由多种不同的病因引起的急性胃黏膜炎症,包括急性单纯性胃炎、急性糜烂出血性胃炎和吞服腐蚀物引起的急性腐蚀性胃炎与胃壁细菌感染所致的急性化脓性胃炎。其中,临床意义最大和发病率最高的是以胃黏膜糜烂、出血为主要表现的急性糜烂出血性胃炎。

一、流行病学

迄今为止,目前国内外尚缺乏有关急性胃炎的流行病学调查。

二、病因

急性胃炎的病因众多,大致有外源性和内源性两大类,包括急性应激、化学性损伤(如药物、乙醇、胆汁、胰液)和急性细菌感染等。

(一)外源性因素

1.药物

各种非甾体抗炎药(NSAID),包括阿司匹林、吲哚美辛、吡罗昔康和多种含有该类成分复方药物。另外,糖皮质激素和某些抗生素及氯化钾等均可导致胃黏膜损伤。

2.乙醇

主要是大量酗酒可致急性胃黏膜胃糜烂甚至出血。

3.生物性因素

沙门菌、嗜盐菌和葡萄球菌等细菌或其毒素可使胃黏膜充血水肿和糜烂。Hp 感染可引起急、慢性胃炎,发病机制类似,将在慢性胃炎节中叙述。

4.其他

某些机械性损伤(包括胃内异物或胃柿石等)可损伤胃黏膜。放射疗法可致胃黏膜受损。偶可见因吞服腐蚀性化学物质(强酸或强碱或甲酚及氯化汞、砷、磷等)引起的腐蚀性胃炎。

(二)内源性因素

1.应激因素

多种严重疾病如严重创伤、烧伤或大手术及颅脑病变和重要脏器功能衰竭等可导致胃黏膜缺血、缺氧而损伤。通常称为应激性胃炎,如果系脑血管病变、头颅部外伤和脑手术后引起的胃十二指肠急性溃疡称为 Cushing 溃疡,而大面积烧灼伤所致溃疡称为 Curling 溃疡。

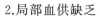

2.局部血供缺乏

局部血供缺乏主要是腹腔动脉栓塞治疗后或少数因动脉硬化致胃动脉的血栓形成或栓塞引起供血不足。另外,还可见于肝硬化门静脉高压并发上消化道出血者。

3.急性蜂窝织炎或化脓性胃炎

此两者甚少见。

三、病理生理学和病理组织学

(一)病理生理学

胃黏膜防御机制包括黏膜屏障、黏液屏障、黏膜上皮修复、黏膜和黏膜下层丰富的血流、前列腺素和肽类物质(表皮生长因子等)和自由基清除系统。上述结果破坏或保护因素减少,使胃腔中的 H^+ 逆弥散至胃壁,肥大细胞释放组胺,则血管充血甚或出血、黏膜水肿及间质液渗出,同时可刺激壁细胞分泌盐酸、主细胞分泌胃蛋白酶原。若致病因子损及腺颈部细胞,则胃黏膜修复延迟、更新受阻而出现糜烂。

严重创伤、大手术、大面积烧伤、脑血管意外和严重脏器功能衰竭及休克或者败血症等所致的急性应激的发生机制为:急性应激→皮质-垂体前叶-肾上腺皮质轴活动亢进、交感-副交感神经系统失衡→机体的代偿功能不足→不能维持胃黏膜微循环的正常运行→黏膜缺血、缺氧→黏液和碳酸氢盐分泌减少及内源性前列腺素合成不足→黏膜屏障破坏和氢离子反弥散→降低黏膜内pH→进一步损伤血管与黏膜→糜烂和出血。

NSAID 所引起者则为抑制环加氧酶(COX)致使前列腺素产生减少,黏膜缺血缺氧。氯化钾和某些抗生素或抗肿瘤药等则可直接刺激胃黏膜引起浅表损伤。

乙醇可致上皮细胞损伤和破坏、黏膜水肿、糜烂和出血。另外,幽门关闭不全、胃切除(主要是 Billroth Ⅱ 式)术后可引起十二指肠-胃反流,则此时由胆汁和胰液等组成的碱性肠液中的胆盐、溶血磷脂酰胆碱、磷脂酶 A 和其他胰酶可破坏胃黏膜屏障,引起急性炎症。

门静脉高压可致胃黏膜毛细血管和小静脉扩张及黏膜水肿,组织学表现为只有轻度或无炎症细胞浸润,可有显性或非显性出血。

(二)病理学改变

急性胃炎主要病理和组织学表现以胃黏膜充血、水肿,表面有片状渗出物或黏液覆盖为主。黏膜皱襞上可见局限性或弥漫性陈旧性或新鲜出血与糜烂,糜烂加深可累及胃腺体。

显微镜下则可见黏膜固有层多少不等的中性粒细胞、淋巴细胞、浆细胞和少量嗜酸性粒细胞浸润,可有水肿。表面的单层柱状上皮细胞和固有腺体细胞出现变性与坏死。重者黏膜下层亦有水肿和充血。

对于腐蚀性胃炎若接触了高浓度的腐蚀物质且长时间,则胃黏膜出现凝固性坏死、糜烂和溃疡,重者穿孔或出血甚至腹膜炎。

另外少见的化脓性胃炎可表现为整个胃壁(主要是黏膜下层)炎性增厚,大量中性粒细胞浸润、黏膜坏死。可有胃壁脓性蜂窝织炎或胃壁脓肿。

四、临床表现

(一)症状

部分患者可有上腹痛、腹胀、恶心、呕吐、嗳气及食欲缺乏等。如伴胃黏膜糜烂出血,则有呕血和/或黑便,大量出血可引起出血性休克。有时上腹胀气明显。细菌感染导致者可出现腹泻等。并有疼痛、吞咽困难和呼吸困难(由于喉头水肿),腐蚀性胃炎可吐出血性黏液,严重者可发生食管或胃穿孔,引起胸膜炎或弥漫性腹膜炎。化脓性胃炎起病常较急,有上腹剧痛、恶心和呕吐、寒战和高热,血压可下降,出现中毒性休克。

(二)体征

上腹部压痛是常见体征,尤其多见于严重疾病引起的急性胃炎出血者。腐蚀性胃炎因口腔黏膜、食管黏膜和胃黏膜都有损害,口腔、咽喉黏膜充血、水肿和糜烂。化脓性胃炎有时体征酷似急腹症。

五、辅助检查

急性糜烂出血性胃炎的确诊有赖于急诊胃镜检查,一般应在出血后 24～48 小时内进行,可见到以多发性糜烂、浅表溃疡和出血灶为特征的急性胃黏膜病损。黏液糊或者可有新鲜或陈旧血液。一般急性应激所致的胃黏膜病损以胃体、胃底部为主,而 NSAID 或乙醇所致的则以胃窦部为主。注意 X 线钡剂检查并无诊断价值。出血者做呕吐物或大便隐血试验,红细胞计数和血红蛋白测定。感染因素引起者,做白细胞计数和分类检查、大便常规检查和培养。

六、诊断和鉴别诊断

主要由病史和症状做出拟诊,经胃镜检查可得以确诊。但吞服腐蚀物质者禁忌胃镜检查。有长期服用 NSAID、酗酒及临床重危患者,均应想到急性胃炎的可能。对于鉴别诊断,腹痛为主者,应通过反复询问病史与急性胰腺炎、胆囊炎和急性阑尾炎等急腹症甚至急性心肌梗死相鉴别。

七、治疗

(一)基础治疗

基础治疗包括给予镇静、禁食、补液、解痉、止吐等对症支持治疗。此后给予流质或半流质饮食。

(二)针对病因治疗

针对病因治疗包括根除 Hp、去除 NSAID 或乙醇等诱因。

(三)对症处理

表现为反酸、上腹隐痛、烧灼感和嘈杂者,给予 H_2 受体拮抗药或质子泵抑制剂。以恶心、呕吐或上腹胀闷为主者可选用甲氧氯普胺、多潘立酮或莫沙必利等促动力药。以痉挛性疼痛为主者,可给予莨菪碱等药物进行对症处理。

有胃黏膜糜烂、出血者,可用抑制胃酸分泌的 H_2 受体阻滞剂或质子泵抑制剂外,还可同时应用胃黏膜保护药如硫糖铝或铝碳酸镁等。

对于较大量的出血则应采取综合措施进行抢救。当并发大量出血时,可以冰水洗胃或在冰水中加去甲肾上腺素(每 200 mL 冰水中加 8 mL),或同管内滴注碳酸氢钠,浓度为 1 000 mmol/L,24 小时滴 1 L,使胃内 pH 保持在 5 以上。凝血酶是有效的局部止血药,并有促进创面愈合作用,大剂量时止血作用显著。常规的止血药,如卡巴克络、抗血栓溶芳酸和酚磺乙胺等可静脉应用,但效果一般。内镜下止血往往可收到较好效果。

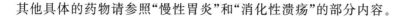

其他具体的药物请参照"慢性胃炎"和"消化性溃疡"的部分内容。

八、并发症的诊断、预防和治疗

急性胃炎的并发症包括穿孔、腹膜炎、水、电解质紊乱和酸碱失衡等。为预防细菌感染者选用抗生素治疗,因过度呕吐致脱水者及时补充水和电解质,并适时检测血气分析,必要时纠正酸碱平衡紊乱。对于穿孔或腹膜炎者,则必要时行外科治疗。

九、预后

病因去除后,急性胃炎多在短期内恢复正常。相反病因长期持续存在,则可转为慢性胃炎。由于绝大多数慢性胃炎的发生与 Hp 感染有关,而 Hp 自发清除少见,故慢性胃炎可持续存在,但多数患者无症状。流行病学研究显示,部分 Hp 相关性胃窦炎(<20%)可发生十二指肠溃疡。

(文甜甜)

第四节 慢 性 胃 炎

慢性胃炎是由各种病因引起的胃黏膜慢性炎症。根据新悉尼胃炎系统和我国 2006 年颁布的《中国慢性胃炎共识意见》标准,由内镜及病理组织学变化,将慢性胃炎分为非萎缩性(浅表性)胃炎及萎缩性胃炎两大基本类型和一些特殊类型胃炎。

一、流行病学

幽门螺杆菌(Hp)感染为慢性非萎缩性胃炎的主要病因。大致上说来,慢性非萎缩性胃炎发病率与 Hp 感染情况相平行,慢性非萎缩性胃炎流行情况因不同国家、不同地区 Hp 感染情况而异。一般 Hp 感染率发展中国家高于发达国家,感染率随年龄增加而升高。我国属 Hp 高感染率国家,估计人群中 Hp 感染率为 40%~70%。慢性萎缩性胃炎是原因不明的慢性胃炎,在我国是一种常见病、多发病,在慢性胃炎中占 10%~20%。

二、病因

(一)慢性非萎缩性胃炎的常见病因

1.Hp 感染

Hp 感染是慢性非萎缩性胃炎最主要的病因,两者的关系符合 Koch 提出的确定病原体为感染性疾病病因的 4 项基本要求,即该病原体存在于该病的患者中,病原体的分布与体内病变分布一致,清除病原体后疾病可好转,在动物模型中该病原体可诱发与人相似的疾病。

研究表明,80%~95% 的慢性活动性胃炎患者胃黏膜中有 Hp 感染,5%~20% 的 Hp 阴性率反映了慢性胃炎病因的多样性;Hp 相关胃炎者,Hp 胃内分布与炎症分布一致;根除 Hp 可使胃黏膜炎症消退,一般中性粒细胞消退较快,但淋巴细胞、浆细胞消退需要较长时间;志愿者和动物模型中已证实 Hp 感染可引起胃炎。

Hp 感染引起的慢性非萎缩性胃炎中胃窦为主全胃炎患者胃酸分泌可增加,十二指肠溃疡

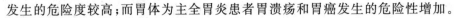

发生的危险度较高;而胃体为主全胃炎患者胃溃疡和胃癌发生的危险性增加。

2.胆汁和其他碱性肠液反流

幽门括约肌功能不全时含胆汁和胰液的十二指肠液反流入胃,可削弱胃黏膜屏障功能,使胃黏膜遭到消化液的刺激作用,产生炎症、糜烂、出血和上皮化生等病变。

3.其他外源性因素

酗酒、服用 NSAID 等药物、某些刺激性食物等均可反复损伤胃黏膜。这类因素均可各自或与 Hp 感染协同作用而引起或加重胃黏膜慢性炎症。

(二)慢性萎缩性胃炎的主要病因

1973 年,Strickland 将慢性萎缩性胃炎分为 A、B 两型,A 型是胃体弥漫性萎缩,导致胃酸分泌下降,影响维生素 B_{12} 及内因子的吸收,因此常合并恶性贫血,与自身免疫有关;B 型在胃窦部,少数人可发展成胃癌,与幽门螺杆菌、化学损伤(胆汁反流、非皮质激素消炎药、吸烟、酗酒等)有关,在我国,80％以上的属于第二类。

胃内攻击因子与防御修复因子失衡是慢性萎缩性胃炎发生的根本原因。具体病因与慢性非萎缩性胃炎相似。包括 Hp 感染;长期饮浓茶、烈酒、咖啡,食用过热、过冷、过于粗糙的食物,可导致胃黏膜的反复损伤;长期大量服用非甾体抗炎药如阿司匹林、吲哚美辛等可抑制胃黏膜前列腺素的合成,破坏黏膜屏障;烟草中的尼古丁不仅影响胃黏膜的血液循环,还可导致幽门括约肌功能紊乱,造成胆汁反流;各种原因的胆汁反流均可破坏黏膜屏障造成胃黏膜慢性炎症改变。比较特殊的是壁细胞抗原和抗体结合形成免疫复合体在补体参与下,破坏壁细胞;胃黏膜营养因子(如胃泌素、表皮生长因子等)缺乏;心力衰竭、动脉粥样硬化、肝硬化合并门脉高压、糖尿病、甲状腺病、慢性肾上腺皮质功能减退、尿毒症、干燥综合征、胃血流量不足及精神因素等均可导致胃黏膜萎缩。

三、病理生理学和病理学

(一)病理生理学

1.Hp 感染

Hp 感染途径为粪-口或口-口途径,其外壁靠黏附素而紧贴胃上皮细胞。

Hp 感染的持续存在,致使腺体破坏,最终发展成为萎缩性胃炎。而感染 Hp 后胃炎的严重程度则除了与细菌本身有关外,还决定与患者机体情况和外界环境。如带有空泡毒素(VacA)和细胞毒相关基因(CagA)者,胃黏膜损伤明显较重。患者的免疫应答反应强弱、其胃酸的分泌情况、血型、民族和年龄差异等也影响胃黏膜炎症程度。此外,患者饮食情况也有一定作用。

2.自身免疫机制

研究早已证明,以胃体萎缩为主的 A 型萎缩性胃炎患者血清中,存在壁细胞抗体(PCA)和内因子抗体(IFA)。前者的抗原是壁细胞分泌小管微绒毛膜上的质子泵 H^+/K^+-ATP 酶,它破坏壁细胞而使胃酸分泌减少。而 IFA 则对抗内因子(壁细胞分泌的一种糖蛋白),使食物中的维生素 B_{12} 无法与后者结合被末端回肠吸收,最后引起维生素 B_{12} 吸收不良,甚至导致恶性贫血。IFA 具有特异性,几乎仅见于胃萎缩伴恶性贫血者。

造成胃酸和内因子分泌减少或丧失,恶性贫血是 A 型萎缩性胃炎的终末阶段,是自身免疫性胃炎最严重的标志。当泌酸腺完全萎缩时称为胃萎缩。

另外,近年发现 Hp 感染者中也存在着自身免疫反应,其血清抗体能与宿主胃黏膜上皮及黏

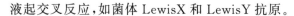

液起交叉反应,如菌体 LewisX 和 LewisY 抗原。

3.外源性损伤因素破坏胃黏膜屏障

碱性十二指肠液反流等,可减弱胃黏膜屏障功能。致使胃腔内 H^+ 通过损害的屏障,反弥散入胃黏膜内,使炎症不易消散。长期慢性炎症,又加重屏障功能的减退,如此恶性循环使慢性胃炎久治不愈。

4.生理因素和胃黏膜营养因子缺乏

萎缩性变化和肠化生等皆与衰老相关,而炎症细胞浸润程度与年龄关系不大。这主要是老龄者的退行性变-胃黏膜小血管扭曲,小动脉壁玻璃样变性,管腔狭窄导致黏膜营养不良、分泌功能下降引起的。

新近研究证明,某些胃黏膜营养因子(胃泌素、表皮生长因子等)缺乏或胃黏膜感觉神经终器对这些因子不敏感可引起胃黏膜萎缩。如手术后残胃炎原因之一是 G 细胞数量减少,而引起胃泌素营养作用减弱。

5.遗传因素

萎缩性胃炎、维生素 B_{12} 吸收不良的患病率和 PCA、IFA 的阳性率很高,提示可能有遗传因素的影响。

(二)病理学

慢性胃炎病理变化是由胃黏膜损伤和修复过程所引起。病理组织学的描述包括活动性慢性炎症、萎缩和化生及异型增生等。此外,在慢性炎症过程中,胃黏膜也有反应性增生变化,如胃小凹上皮过形成、黏膜肌增厚、淋巴滤泡形成、纤维组织和腺管增生等。

近几年对于慢性胃炎尤其是慢性萎缩性胃炎的病理组织学,有不少新的进展。以下结合2006 年9 月中华医学会消化病学分会的"全国第二届慢性胃炎共识会议"中制订的慢性胃炎诊治的共识意见,论述以下关键进展问题。

1.萎缩的定义

1996 年,新悉尼系统把萎缩定义为"腺体的丧失",这是模糊而易产生歧义的定义,反映了当时肠化是否属于萎缩,病理学家有不同认识。其后国际上一个病理学家的自由组织——萎缩联谊会(Atrophy Club 2000)进行了3 次研讨会,并在2002 年发表了对萎缩的新分类,12 位学者中有8 位也曾是悉尼系统的执笔者,故此意见可认为是悉尼系统的补充和发展,有很高的权威性。

萎缩联谊会把萎缩新定义为"萎缩是胃固有腺体的丧失",将萎缩分为3 种情况:无萎缩、未确定萎缩和萎缩,进而将萎缩分两个类型:非化生性萎缩和化生性萎缩。前者特点是腺体丧失伴有黏膜固有层中的纤维化或纤维肌增生;后者是胃黏膜腺体被化生的腺体所替换。这两类萎缩的程度分级仍用最初悉尼系统标准和新悉尼系统的模拟评分图,分为4 级,即无、轻度、中度和重度萎缩。国际的萎缩新定义对我国来说不是新的,我国学者早年就认为"肠化或假幽门腺化生不是胃固有腺体,因此尽管胃腺体数量未减少,但也属萎缩",并在"全国第一届慢性胃炎共识会议"中做了说明。

对于上述第2 个问题,答案显然是肯定的。这是因为多灶性萎缩性胃炎的胃黏膜萎缩呈灶状分布,即使活检块数少,只要病理活检发现有萎缩,就可诊断为萎缩性胃炎。在此次全国慢性胃炎共识意见中强调,需注意取材于糜烂或溃疡边缘的组织易存在萎缩,但不能简单地视为萎缩性胃炎。此外,活检组织太浅、组织包埋方向不当等因素均可影响萎缩的判断。

"未确定萎缩"是国际新提出的观点,认为黏膜层炎症很明显时,单核细胞密集浸润造成腺体被取代、移置或隐匿，以致难以判断这些"看来似乎丧失"的腺体是否真正丧失，此时暂先诊断为"未确定萎缩"，最后诊断延期到炎症明显消退（大部分在 Hp 根除治疗 3～6 个月后），再取活检时做出。对萎缩的诊断采取了比较谨慎的态度。

目前，我国共识意见并未采用此概念。因为：①炎症明显时腺体被破坏、数量减少，在这个时点上，病理按照萎缩的定义可以诊断为萎缩，非病理不能。②一般临床希望活检后有病理结论，病理如不做诊断，会出现临床难做出诊断、对治疗效果无法评价的情况。尤其是在临床研究上，设立此诊断项会使治疗前或后失去相当一部分统计资料。慢性胃炎是个动态过程，炎症可以有两个结局：完全修复和不完全修复（纤维化和肠化），炎症明显期病理无责任预言今后趋向哪个结局。可以预料对萎缩采用的诊断标准不一，治疗有效率也不一，采用"未确定萎缩"的研究课题，因为事先去除了一部分可逆的萎缩，萎缩的可逆性就低。

2.肠化分型的临床意义与价值

用 AB-PAS 和 HID-AB 黏液染色能区分肠化亚型，然而，肠化分型的意义并未明了。传统观念认为，肠化亚型中的小肠型和完全型肠化无明显癌前病变意义，而大肠型肠化的胃癌发生危险性增高，从而引起临床的重视。支持肠化分型有意义的学者认为化生是细胞表型的一种非肿瘤性改变，通常在长期不利环境作用下出现。这种表型改变可以是干细胞内出现体细胞突变的结果，或是表现遗传修饰的变化导致后代细胞向不同方向分化的结果。胃内肠化生部位发现很多遗传改变，这些改变甚至可出现在异型增生前。他们认为肠化生中不完全型结肠型者，具有大多数遗传学改变，有发生胃癌的危险性。但近年，越来越多的临床资料显示其预测胃癌价值有限而更强调重视肠化范围，肠化分布范围越广，其发生胃癌的危险性越高。10 多年来罕有从大肠型肠化随访发展成癌的报道。另一方面，从病理检测的实际情况看，肠化以混合型多见，大肠型肠化的检出率与活检块数有密切关系，即活检块数越多，大肠型肠化检出率越高。客观地讲，该型肠化生的遗传学改变和胃不典型增生（上皮内瘤）的改变相似。因此，对肠化分型的临床意义和价值的争论仍未有定论。

3.关于异型增生

异型增生（上皮内瘤变）是重要的胃癌癌前病变，分为轻度和重度（或低级别和高级别）两级。异型增生和上皮内瘤变是同义词，后者是 WHO 国际癌症研究协会推荐使用的术语。

4.萎缩和肠化发生过程是否存在不可逆转点

胃黏膜萎缩的产生主要有两种途径：一是干细胞区室和/或腺体被破坏；二是选择性破坏特定的上皮细胞而保留干细胞。这两种途径在慢性 Hp 感染中均可发生。

萎缩与肠化的逆转报道已经不在少数，但是否所有病患均有逆转可能，是否在萎缩的发生与发展过程中存在某一不可逆转点。这一转折点是否可能为肠化生，已明确 Hp 感染可诱发慢性胃炎，经历慢性炎症→萎缩→肠化→异型增生等多个步骤最终发展至胃癌（Correa 模式）。可否通过根除 Hp 来降低胃癌发生危险性始终是近年来关注的热点。多数研究表明，根除 Hp 可防止胃黏膜萎缩和肠化的进一步发展，但萎缩、肠化是否能得到逆转尚待更多研究证实。

Mera 和 Correa 等最新报道了一项长达 12 年的大型前瞻性随机对照研究，纳入 795 例具有胃癌前病变的成人患者，随机给予他们抗 Hp 治疗和/或抗氧化治疗。他们观察到萎缩黏膜在 Hp 根除后持续保持阴性 12 年后可以完全消退，而肠化黏膜也有逐渐消退的趋向，但可能需要随访更长时间。他们认为通过抗 Hp 治疗来进行胃癌的化学预防是可行的策略。

但是，部分学者认为在考虑萎缩的可逆性时，需区分缺失腺体的恢复和腺体内特定细胞的再生。在后一种情况下,干细胞区室被保留,去除有害因素可使壁细胞和主细胞再生,并完全恢复腺体功能。当腺体及干细胞被完全破坏后,腺体的恢复只能由周围未被破坏的腺窝单元来完成。

当萎缩伴有肠化生时,逆转机会进一步减小。如果肠化生是对不利因素的适应性反应,而且不利因素可以被确定和去除,此时肠化生有可能逆转。但是,肠化生还有很多其他原因,如胆汁反流、高盐饮食、乙醇。这意味着即使在 Hp 感染个体,感染以外的其他因素亦可以引发或加速化生的发生。如果肠化生是稳定的干细胞内体细胞突变的结果,则改变黏膜的环境也许不能使肠化生逆转。

1992—2002 年的 34 篇文献里,根治 Hp 后萎缩可逆和无好转的基本各占一半,主要由于萎缩诊断标准、随访时间和间隔长短、活检取材部位和数量不统一所造成。建议今后制订统一随访方案,联合各医疗单位合作研究,使能得到大宗病例的统计资料。根治 Hp 可以产生某些有益效应,如消除炎症,消除活性氧所致的 DNA 损伤,缩短细胞更新周期,提高低胃酸者的泌酸量,并逐步恢复胃液维生素 C 的分泌。在预防胃癌方面,这些已被证实的结果可能比希望萎缩和肠化生逆转重要得多。

实际上,国际著名学者对有否此不可逆转点也有争论。如美国的 Correa 教授并不认同它的存在,而英国 Aberdeen 大学的 Emad Munir El-Omar 教授则强烈认为在异型增生发展至胃癌的过程中有某个节点,越过此则基本处于不可逆转阶段,但至今为止尚未明确此点的确切位置。

四、临床表现

流行病学研究表明,多数慢性非萎缩性胃炎患者无任何症状。少数患者可有上腹痛或不适、上腹胀、早饱、嗳气、恶心等非特异性消化不良症状。某些慢性萎缩性胃炎患者可有上腹部灼痛、胀痛、钝痛或胀闷且以餐后为著,食欲缺乏、恶心、嗳气、便秘或腹泻等症状。内镜检查和胃黏膜组织学检查结果与慢性胃炎患者症状的相关分析表明,患者的症状缺乏特异性,且症状之有无及严重程度与内镜所见及组织学分级并无肯定的相关性。

伴有胃黏膜糜烂者,可有少量或大量上消化道出血,长期少量出血可引起缺铁性贫血。胃体萎缩性胃炎可出现恶性贫血,常有全身衰弱、疲软、神情淡漠、隐性黄疸,消化道症状一般较少。

体征多不明显,有时上腹轻压痛,胃体胃炎严重时可有舌炎和贫血。

慢性萎缩性胃炎的临床表现不仅缺乏特异性,而且与病变程度并不完全一致。

五、辅助检查

(一)胃镜及活组织检查

1.胃镜检查

随着内镜器械的长足发展,内镜观察更加清晰。内镜下慢性非萎缩性胃炎可见红斑(点状、片状、条状),黏膜粗糙不平,出血点(斑),黏膜水肿及渗出等基本表现,尚可见糜烂及胆汁反流。萎缩性胃炎则主要表现为黏膜色泽白,不同程度的皱襞变平或消失。在不过度充气状态下,可透见血管纹,轻度萎缩时见到模糊的血管,重度时看到明显血管分支。内镜下肠化黏膜呈灰白色颗粒状小隆起,重者贴近观察有绒毛状变化。肠化也可以呈平坦或凹陷外观的。如果喷撒亚甲蓝色素,肠化区可能出现被染上蓝色,非肠化黏膜不着色。

胃黏膜血管脆性增加可致黏膜下出血,谓之壁内出血,表现为水肿或充血胃黏膜上见点状、斑状或线状出血,可多发、新鲜和陈旧性出血相混杂。如观察到黑色附着物常提示糜烂等致出血。

值得注意的是,少数 Hp 感染性胃炎可有胃体部皱襞肥厚,甚至宽度达到 5 mm 以上,且在适当充气后皱襞不能展平,用活检钳将黏膜提起时,可见帐篷征,这是和恶性浸润性病变鉴别点之一。

2.病理组织学检查

萎缩的确诊依赖于病理组织学检查。萎缩的肉眼与病理之符合率仅为 38%～78%,这与萎缩或肠化甚至 Hp 的分布都是非均匀的,或者说多灶性萎缩性胃炎的胃黏膜萎缩呈灶状分布有关。当然,只要病理活检发现有萎缩,就可诊断为萎缩性胃炎。但如果未能发现萎缩,却不能轻易排除之。如果不取足够多的标本或者内镜医师并未在病变最重部位(这也需要内镜医师的经验)活检,则势必可能遗漏病灶。反之,当在糜烂或溃疡边缘的组织活检时,即使病理发现了萎缩,却不能简单地视为萎缩性胃炎,这是因为活检组织太浅、组织包埋方向不当等因素均可影响萎缩的判断。还有,根除 Hp 可使胃黏膜活动性炎症消退,慢性炎症程度减轻。一些因素可影响结果的判断,如:①活检部位的差异。②Hp 感染时胃黏膜大量炎症细胞浸润,形如萎缩;但根除 Hp 后胃黏膜炎症细胞消退,黏膜萎缩、肠化可望恢复。然而在胃镜活检取材多少问题上,病理学家的要求与内镜医师出现了矛盾。从病理组织学观点来看,5 块或更多则有利于组织学的准确判断,然而,就内镜医师而言,考虑到患者的医疗费用,主张 2～3 块即可。

(二)Hp 检测

活组织病理学检查时可同时检测 Hp,并可在内镜检查时多取 1 块组织做快呋塞米素酶检查以增加诊断的可靠性。其他检查 Hp 的方法包括:①胃黏膜直接涂片或组织切片,然后以 Gram 或 Giemsa 或 Warthin-Starry 染色(经典方法),甚至 HE 染色,免疫组化染色则有助于检测球形 Hp。②细菌培养:为金标准;需特殊培养基和微需氧环境,培养时间 3～7 天,阳性率可能不高但特异性高,且可做药物敏感试验。③血清 Hp 抗体测定:多在流行病学调查时用。④尿素呼吸试验:是一种非侵入性诊断法,口服 ^{13}C 或 ^{14}C 标记的尿素后,检测患者呼气中的 $^{13}CO_2$ 或 $^{14}CO_2$ 量,结果准确。⑤聚合酶联反应法(PCR 法):能特异地检出不同来源标本中的 Hp。

根除 Hp 治疗后,可在胃镜复查时重复上述检查,亦可采用非侵入性检查手段,如 ^{13}C 或 ^{14}C 尿素呼气试验、粪便 Hp 抗原检测及血清学检查。应注意,近期使用抗生素、质子泵抑制剂、铋剂等药物,因有暂时抑制 Hp 作用,会使上述检查(血清学检查除外)呈假阴性。

(三)X 线钡剂检查

X 线钡剂检查主要是很好地显示胃黏膜相的气钡双重造影。对于萎缩性胃炎,常常可见胃皱襞相对平坦和减少。但依靠 X 线诊断慢性胃炎价值不如胃镜和病理组织学。

(四)实验室检查

1.胃酸分泌功能测定

非萎缩性胃炎胃酸分泌常正常,有时可以增高。萎缩性胃炎病变局限于胃窦时,胃酸可正常或低酸,低酸是由于泌酸细胞数量减少和 H^+ 向胃壁反弥散所致。测定基础胃液分泌量(BAO)及注射组胺或五肽胃泌素后测定最大泌酸量(MAO)和高峰泌酸量(PAO)以判断胃泌酸功能,有助于萎缩性胃炎的诊断及指导临床治疗。A 型慢性萎缩性胃炎患者多无酸或低酸,B 型慢性萎缩性胃炎患者可正常或低酸,往往在给予酸分泌刺激药后,亦不见胃液和胃酸分泌。

2.胃蛋白酶原(PG)测定

胃体黏膜萎缩时血清 PGⅠ水平及 PGⅠ/Ⅱ比例下降,严重者可伴餐后血清 G-17 水平升高;胃窦黏膜萎缩时餐后血清 G-17 水平下降,严重者可伴 PG I 水平及 PG I / II 比例下降。然而,这主要是一种统计学上的差异。

日本学者发现无症状胃癌患者,本法 85% 阳性,PG I 或比值降低者,推荐进一步胃镜检查,以检出伴有萎缩性胃炎的胃癌。该试剂盒用于诊断萎缩性胃炎和判断胃癌倾向在欧洲国家应用要多于我国。

3.血清胃泌素测定

如果以放射免疫法检测血清胃泌素,则正常值应低于 100 pg/mL。慢性萎缩性胃炎胃体为主者,因壁细胞分泌胃酸缺乏、反馈性地 G 细胞分泌胃泌素增多,致胃泌素中度升高。特别是当伴有恶性贫血时,该值可达 1 000 pg/mL 或更高。注意此时要与胃泌素瘤相鉴别,后者是高胃酸分泌。慢性萎缩性胃炎以胃窦为主时,空腹血清胃泌素正常或降低。

4.自身抗体

血清 PCA 和 IFA 阳性对诊断慢性胃体萎缩性胃炎有帮助,尽管血清 IFA 阳性率较低,但胃液中 IFA 的阳性,则十分有助于恶性贫血的诊断。

5.血清维生素 B_{12} 浓度和维生素 B_{12} 吸收试验

慢性胃体萎缩性胃炎时,维生素 B_{12} 缺乏,常低于 200 ng/L。维生素 B_{12} 吸收试验(Schilling 试验)能检测维生素 B_{12} 在末端回肠吸收情况且可与回盲部疾病和严重肾功能障碍相鉴别。同时服用 ^{58}Co 和 ^{57}Co(加有内因子)标记的氰钴素胶囊。此后收集 24 小时尿液。如两者排出率均 $>10\%$ 则正常,若尿中 ^{58}Co 排出率低于 10%,而 ^{57}Co 的排出率正常则常提示恶性贫血;而两者均降低的常常是回盲部疾病或者肾衰竭者。

六、诊断和鉴别诊断

(一)诊断

鉴于多数慢性胃炎患者无任何症状,或即使有症状也缺乏特异性体征,因此根据症状和体征难以做出慢性胃炎的正确诊断。慢性胃炎的确诊主要依赖于内镜检查和胃黏膜活检组织学检查,尤其是后者的诊断价值更大。

按照悉尼胃炎标准要求,完整的诊断应包括病因、部位和形态学三方面。例如,诊断为"胃窦为主慢性活动性 Hp 胃炎"和"NSAID 相关性胃炎"。当胃窦和胃体炎症程度相差 2 级或以上时,加上"为主"修饰词,如"慢性(活动性)胃炎,胃窦显著"。当然这些诊断结论最好是在病理报告后给出,实际的临床工作中,胃镜医师可根据胃镜下表现给予初步诊断。病理诊断则主要依据新悉尼胃炎系统,如图 3-1 所示。

对于自身免疫性胃炎诊断,要予以足够的重视。因为胃体活检者甚少,或者很少开展 PCA 和 IFA 的检测,诊断该病者很少。为此,如果遇到以全身衰弱和贫血为主要表现,而上消化道症状往往不明显者,应做血清胃泌素测定和/或胃液分析,异常者进一步做维生素 B_{12} 吸收试验,血清维生素 B_{12} 浓度测定可获确诊。注意不能仅仅凭活检组织学诊断本病,特别标本数少时,这是因为 Hp 感染性胃炎后期,胃窦肠化,Hp 上移,胃体炎症变得显著,可与自身免疫性胃炎表现相重叠,但后者胃窦黏膜的变化很轻微。另外,淋巴细胞性胃炎也可出现类似情况,而其并无泌酸腺萎缩。

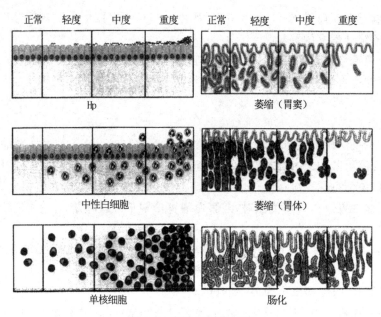

图 3-1 新悉尼胃炎系统

A 型、B 型萎缩性胃炎特点见表 3-1。

表 3-1 A 型和 B 型慢性萎缩性胃炎的鉴别

项　目		A 型慢性萎缩性胃炎	B 型慢性萎缩性胃炎
部位	胃窦	正常	萎缩
	胃体	弥漫性萎缩	多然性
血清胃泌素		明显升高	不定,可以降低或不变
胃酸分泌		降低	降低或正常
自身免疫抗体(内因子抗体和壁细胞抗体)阳性率		90%	10%
恶性贫血发生率		90%	10%
可能的病因		自身免疫,遗传因素	幽门螺杆菌、化学损伤

(二)鉴别诊断

1.功能性消化不良

2006 年,《中国慢性胃炎共识意见》将消化不良症状与慢性胃炎做了对比:一方面慢性胃炎患者可有消化不良的各种症状;另一方面,一部分有消化不良症状者如果胃镜和病理检查无明显阳性发现,可能仅仅为功能性消化不良。当然,少数功能性消化不良患者可同时伴有慢性胃炎。这样在慢性胃炎与消化不良症状功能性消化不良之间形成较为错综复杂的关系。但一般说来,消化不良症状的有无和严重程度与慢性胃炎的内镜所见或组织学分级并无明显相关性。

2.早期胃癌和胃溃疡

几种疾病的症状有重叠或类似,但胃镜及病理检查可鉴别。重要的是,如遇到黏膜糜烂,尤其是隆起性糜烂,要多取活检和及时复查,以排除早期胃癌。这是因为即使是病理组织学诊断,也有一定局限性。原因主要是:①胃黏膜组织学变化易受胃镜检查前夜的食物(如某些刺激性食物加重黏膜充血)性质、被检查者近日是否吸烟、胃镜操作者手法的熟练程度、患者恶心反应等诸种因素影响。②活检是点的调查,而慢性胃炎病变程度在整个黏膜面上并非一致,要多点活检才能做出全面估计,判断治疗效果时,尽量在黏膜病变较重的区域或部位活检,如系治疗前后比较,则应在相同或相近部位活检。③病理诊断易受病理医师主观经验的影响。

3.慢性胆囊炎与胆石症

其与慢性胃炎症状十分相似,同时并存者也较多。对于中年女性诊断慢性胃炎时,要仔细询问病史,必要时行胆囊 B 超检查,以了解胆囊情况。

4.其他

慢性肝炎和慢性胰腺疾病等,也可出现与慢性胃炎类似症状,在详询病史后,行必要的影像学检查和特异的实验室检查。

七、预后

慢性萎缩性胃炎常合并肠上皮化生。慢性萎缩性胃炎绝大多数预后良好,少数可癌变,其癌变率为 $1\%\sim3\%$。目前认为慢性萎缩性胃炎若早期发现,及时积极治疗,病变部位萎缩的腺体是可以恢复的,其可转化为非萎缩性胃炎或被治愈,改变了以往人们对慢性萎缩性胃炎不可逆转的认识。根据萎缩性胃炎每年的癌变率为 $0.5\%\sim1\%$,那么,胃镜和病理检查的随访间期定位多长才既提高早期胃癌的诊断率,又方便患者和符合医药经济学要求。这也一直是不同地区和不同学者分歧较大的问题。在我国,城市和乡村由不同胃癌发生率和医疗条件差异。如果纯粹从疾病进展和预防角度考虑,一般认为,不伴有肠化和异型增生的萎缩性胃炎可 $1\sim2$ 年做内镜和病理随访 1 次;活检有中重度萎缩伴有肠化的萎缩性胃炎 1 年左右随访 1 次。伴有轻度异型增生并剔除取于癌旁者,根据内镜和临床情况缩短至 $6\sim12$ 个月随访 1 次;而重度异型增生者需立即复查胃镜和病理,必要时手术治疗或内镜下局部治疗。

八、治疗

慢性非萎缩性胃炎的治疗目的是缓解消化不良症状和改善胃黏膜炎症。治疗应尽可能针对病因,遵循个体化原则。消化不良症状的处理与功能性消化不良相同。无症状、Hp 阴性的非萎缩性胃炎无须特殊治疗。

(一)一般治疗

慢性萎缩性胃炎患者,不论其病因如何,均应戒烟、忌酒,避免使用损害胃黏膜的药物如NSAID 等,及避免对胃黏膜有刺激性的食物和饮品,如过于酸、甜、咸、辛辣和过热、过冷食物,浓茶、咖啡等,饮食宜规律,少吃油炸、烟熏、腌制食物,不食腐烂变质的食物,多吃新鲜蔬菜和水果,所食食品要新鲜并富于营养,保证有足够的蛋白质、维生素(如维生素 C 和叶酸等)及铁质摄入,精神上乐观,生活要规律。

(二)针对病因或发病机制的治疗

1.根除 Hp

慢性非萎缩性胃炎的主要症状为消化不良,其症状应归属于功能性消化不良范畴。目前,国内外均推荐对 Hp 阳性的功能性消化不良行根除治疗。因此,有消化不良症状的 Hp 阳性慢性非萎缩性胃炎患者均应根除 Hp。另外,如果伴有胃黏膜糜烂,也该根除 Hp。大量研究结果表明,根除 Hp 可使胃黏膜组织学得到改善;对预防消化性溃疡和胃癌等有重要意义;对改善或消除消化不良症状具有费用-疗效比优势。

2.保护胃黏膜

关于胃黏膜屏障功能的研究由来已久。1964 年,美国密歇根大学 Horace Willard Davenport 博士首次提出"胃黏膜具有阻止 H^+ 自胃腔向黏膜内扩散的屏障作用"。1975 年,美国密歇根州 Upjohn 公司的 A.Robert 博士发现前列腺素可明显防止或减轻 NSAID 和应激等对胃黏膜的损伤,其效果呈剂量依赖性。从而提出细胞保护的概念。1996 年,加拿大的 Wallace 教授较全面阐述胃黏膜屏障,根据解剖和功能将胃黏膜的防御修复分为 5 个层次——黏液- HCO_3^- 屏障、单层柱状上皮屏障、胃黏膜血流量、免疫细胞-炎症反应和修复重建因子作用等。至关重要的上皮屏障主要包括胃上皮细胞顶膜能抵御高浓度酸、胃上皮细胞之间紧密连接、胃上皮抗原呈递,免疫探及并限制潜在有害物质,并且它们大约每 72 小时完全更新一次。这说明它起着关键作用。

近年来,有关前列腺素和胃黏膜血流量等成为胃黏膜保护领域的研究热点。这与 NSAID 药物的广泛应用带来的不良反应日益引起学者的重视有关。美国加州大学戴维斯分校的 Tarnawski 教授的研究显示,前列腺素保护胃黏膜抵抗致溃疡及致坏死因素损害的机制不仅是抑制胃酸分泌。当然表皮生长因子(EGF)、成纤维生长因子(bFGF)和血管内皮生长因子(VEGF)及热休克蛋白等都是重要的黏膜保护因子,在抵御黏膜损害中起重要作用。

然而,当机体遇到有害因素强烈攻击时,仅依靠自身的防御修复能力是不够的,强化黏膜防卫能力,促进黏膜的修复是治疗胃黏膜损伤的重要环节之一。具有保护和增强胃黏膜防御功能或者防止胃黏膜屏障受到损害的一类药物统称为胃黏膜保护药。包括铝碳酸镁、硫糖铝、胶体铋剂、地诺前列酮、替普瑞酮、吉法酯、谷氨酰胺类、瑞巴派特等药物。另外,吉法酯能增加胃黏膜更新,提高细胞再生能力,增强胃黏膜对胃酸的抵抗能力,达到保护胃黏膜作用。

3.抑制胆汁反流

促动力药如多潘立酮可防止或减少胆汁反流;胃黏膜保护药,特别是有结合胆酸作用的铝碳酸镁制剂,可增强胃黏膜屏障,结合胆酸,从而减轻或消除胆汁反流所致的胃黏膜损害。考来烯胺可络合反流至胃内的胆盐,防止胆汁酸破坏胃黏膜屏障,方法为每次 3~4 g,每天 3~4 次。

(三)对症处理

消化不良症状的治疗由于临床症状与慢性非萎缩性胃炎之间并不存在明确关系,因此症状治疗事实上属于功能性消化不良的经验性治疗。慢性胃炎伴胆汁反流者可应用促动力药(如多潘立酮)和/或有结合胆酸作用的胃黏膜保护药(如铝碳酸镁制剂)。

(1)有胃黏膜糜烂和/或以反酸、上腹痛等症状为主者,可根据病情或症状严重程度选用抗酸药、H_2 受体拮抗药或质子泵抑制剂(PPI)。

(2)促动力药如多潘立酮、马来酸曲美布汀、莫沙必利、盐酸伊托必利主要用于上腹饱胀、恶心或呕吐等为主要症状者。

(3)胃黏膜保护药如硫糖铝、瑞巴派特、替普瑞酮、吉法酯、依卡倍特适用于有胆汁反流、胃黏膜损害和/或症状明显者。

(4)抗抑郁药或抗焦虑治疗:可用于有明显精神因素的慢性胃炎伴消化不良症状患者,同时应予耐心解释或心理治疗。

(5)助消化治疗:对于伴有腹胀、食欲缺乏等消化不良症状而无明显上述胃灼热、反酸、上腹饥饿痛症状者,可选用含有胃酶、胰酶和肠酶等复合酶制剂治疗。

(6)其他对症治疗:包括解痉止痛、止吐、改善贫血等。

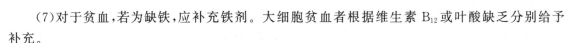

(7)对于贫血,若为缺铁,应补充铁剂。大细胞贫血者根据维生素 B_{12} 或叶酸缺乏分别给予补充。

(文甜甜)

第五节　消化性溃疡

消化性溃疡主要指发生在胃和十二指肠的慢性溃疡,即胃溃疡(GU)和十二指肠溃疡(DU),因溃疡形成与胃酸/胃蛋白酶的消化作用有关而得名。溃疡的黏膜缺损超过黏膜肌层,不同于糜烂。

一、流行病学

消化性溃疡是全球性常见病。西方国家资料显示,自 20 世纪 50 年代以后,消化性溃疡发病率呈下降趋势。我国临床统计资料提示,消化性溃疡患病率在近十多年来亦开始呈下降趋势。本病可发生于任何年龄,但中年最为常见,DU 多见于青壮年,而 GU 多见于中老年,后者发病高峰比前者约迟 10 年。男性患病比女性较多。临床上,DU 比 GU 为多见,两者之比为(2～3):1,但有地区差异,在胃癌高发区 GU 所占的比例有所增加。

二、病因和发病机制

在正常生理情况下,胃十二指肠黏膜经常接触有强侵蚀力的胃酸和在酸性环境下被激活、能水解蛋白质的胃蛋白酶。此外,还经常受摄入的各种有害物质的侵袭,但却能抵御这些侵袭因素的损害,维持黏膜的完整性,这是因为胃十二指肠黏膜具有一系列防御和修复机制。目前认为,胃十二指肠黏膜的这一完善而有效的防御和修复机制,足以抵抗胃酸/胃蛋白酶的侵蚀。一般而言,只有当某些因素损害了这一机制才可能发生胃酸/胃蛋白酶侵蚀黏膜而导致溃疡形成。近年的研究已经明确,幽门螺杆菌和非甾体抗炎药是损害胃十二指肠黏膜屏障从而导致消化性溃疡发病的最常见病因。少见的特殊情况,当过度胃酸分泌远远超过黏膜的防御和修复作用也可能导致消化性溃疡发生。现将这些病因及其导致溃疡发生的机制分述如下。

(一)幽门螺杆菌

确认幽门螺杆菌为消化性溃疡的重要病因主要基于两方面的证据:①消化性溃疡患者的幽门螺杆菌检出率显著高于对照组的普通人群,在 DU 的检出率约为 90%、GU 为 70%～80%(幽门螺杆菌阴性的消化性溃疡患者往往能找到 NSAID 服用史等其他原因);②大量临床研究肯定,成功根除幽门螺杆菌后溃疡复发率明显下降,用常规抑酸治疗后愈合的溃疡年复发率为50%～70%,而根除幽门螺杆菌可使溃疡复发率降至 5% 以下,这就表明去除病因后消化性溃疡可获治愈。至于何以在感染幽门螺杆菌的人群中仅有少部分人(约 15%)发生消化性溃疡,一般认为,这是幽门螺杆菌、宿主和环境因素三者相互作用的不同结果。

幽门螺杆菌感染导致消化性溃疡发病的确切机制尚未阐明。目前比较普遍接受的一种假说试图将幽门螺杆菌、宿主和环境 3 个因素在 DU 发病中的作用统一起来。该假说认为,胆酸对幽门螺杆菌生长具有强烈的抑制作用,因此正常情况下幽门螺杆菌无法在十二指肠生存,十二指肠球部酸负荷增加是 DU 发病的重要环节,因为酸可使结合胆酸沉淀,从而有利于幽门螺杆菌在十二指肠球部生长。幽门螺杆菌只能在胃上皮组织定植,因此在十二指肠球部存活的幽门螺杆菌只有当十二指肠球部发生胃上皮化生才能定植下来,而据认为十二指肠球部的胃上皮化生是十二指肠对酸负荷的一种代偿反应。十二指肠球部酸负荷增加的原因,一方面与幽门螺杆菌感染引起慢性胃窦炎有关,幽门螺杆菌感染直接或间接作用于胃窦 D、G 细胞,削弱了胃酸分泌的负反馈调节,从而导致餐后胃酸分泌增加;另一方面,吸烟、应激和遗传等因素均与胃酸分泌增加有关。定植在十二指肠球部的幽门螺杆菌引起十二指肠炎症,炎症削弱了十二指肠黏膜的防御和修复功能,在胃酸/胃蛋白酶的侵蚀下最终导致 DU 发生。十二指肠炎症同时导致十二指肠黏膜分泌碳酸氢盐减少,间接增加十二指肠的酸负荷,进一步促进 DU 的发生和发展过程。

对幽门螺杆菌引起 GU 的发病机制研究较少,一般认为是幽门螺杆菌感染引起的胃黏膜炎症削弱了胃黏膜的屏障功能,胃溃疡好发于非泌酸区与泌酸区交界处的非泌酸区侧,反映了胃酸对屏障受损的胃黏膜的侵蚀作用。

(二)非甾体抗炎药(NSAID)

NSAID 是引起消化性溃疡的另一个常见病因。大量研究资料显示,服用 NSAID 患者发生消化性溃疡及其并发症的危险性显著高于普通人群。临床研究报道,在长期服用 NSAID 患者中 10%～25% 可发现胃或十二指肠溃疡,有 1%～4% 的患者发生出血、穿孔等溃疡并发症。NSAID 引起的溃疡以 GU 较 DU 多见。溃疡形成及其并发症发生的危险性除与服用 NSAID 种类、剂量、疗程有关外,尚与高龄、同时服用抗凝血药、糖皮质激素等因素有关。

NSAID 通过削弱黏膜的防御和修复功能而导致消化性溃疡发病,损害作用包括局部作用和系统作用两方面,系统作用是主要致溃疡机制,主要是通过抑制环加氧酶(COX)而起作用。COX 是花生四烯酸合成前列腺素的关键限速酶,COX 有两种异构体,即结构型 COX-1 和诱生型 COX-2。COX-1 在组织细胞中恒量表达,催化生理性前列腺素合成而参与机体生理功能调节;COX-2 主要在病理情况下由炎症刺激诱导产生,促进炎症部位前列腺素的合成。传统的 NSAID 如阿司匹林、吲哚美辛等旨在抑制COX-2而减轻炎症反应,但特异性差,同时抑制了COX-1,导致胃肠黏膜生理性前列腺素 E 合成不足。后者通过增加黏液和碳酸氢盐分泌、促进黏膜血流增加、细胞保护等作用在维持黏膜防御和修复功能中起重要作用。

NSAID 和幽门螺杆菌是引起消化性溃疡发病的两个独立因素,至于两者是否有协同作用则尚无定论。

(三)胃酸/胃蛋白酶

消化性溃疡的最终形成是由于胃酸/胃蛋白酶对黏膜自身消化所致。因胃蛋白酶活性是 pH 依赖性的,在 pH>4 时便失去活性,因此,在探讨消化性溃疡发病机制和治疗措施时主要考虑胃酸。无酸情况下罕有溃疡发生及抑制胃酸分泌药物能促进溃疡愈合的事实均确证胃酸在溃疡形成过程中的决定性作用,是溃疡形成的直接原因。胃酸的这一损害作用一般只有在正常黏膜防御和修复功能遭受破坏时才能发生。

DU 患者中约有 1/3 存在五肽胃泌素刺激的最大酸排量(MAO)增高,其余患者 MAO 多在正常高值,DU 患者胃酸分泌增高的可能因素及其在 DU 发病中的间接及直接作用已如前述。GU 患者基础酸排量(BAO)及 MAO 多属正常或偏低。对此,可能解释为 GU 患者多伴多灶萎缩性胃炎,因而胃体壁细胞泌酸功能已受影响,而 DU 患者多为慢性胃窦炎,胃体黏膜未受损或受损轻微因而仍能保持旺盛的泌酸能力。少见的特殊情况如胃泌素瘤患者,极度增加的胃酸分

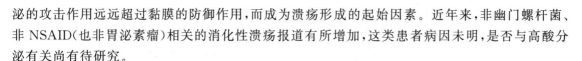

泌的攻击作用远远超过黏膜的防御作用,而成为溃疡形成的起始因素。近年来,非幽门螺杆菌、非 NSAID(也非胃泌素瘤)相关的消化性溃疡报道有所增加,这类患者病因未明,是否与高酸分泌有关尚有待研究。

(四)其他因素

下列因素与消化性溃疡发病有不同程度的关系。

(1)吸烟:吸烟者消化性溃疡发生率比不吸烟者高,吸烟影响溃疡愈合和促进溃疡复发。吸烟影响溃疡形成和愈合的确切机制未明,可能与吸烟增加胃酸分泌、减少十二指肠及胰腺碳酸氢盐分泌、影响胃十二指肠协调运动、黏膜损害性氧自由基增加等因素有关。

(2)遗传:遗传因素曾一度被认为是消化性溃疡发病的重要因素,但随着幽门螺杆菌在消化性溃疡发病中的重要作用得到认识,遗传因素的重要性受到挑战。例如,消化性溃疡的家族史可能是幽门螺杆菌感染的"家庭聚集"现象;O 型血胃上皮细胞表面表达更多黏附受体而有利于幽门螺杆菌定植。因此,遗传因素的作用尚有待进一步研究。

(3)急性应激可引起应激性溃疡已是共识。但在慢性溃疡患者,情绪应激和心理障碍的致病作用却无定论。临床观察发现长期精神紧张、过劳,确实易使溃疡发作或加重,但这多在慢性溃疡已经存在时发生,因此情绪应激可能主要起诱因作用,可能通过神经内分泌途径影响胃十二指肠分泌、运动和黏膜血流的调节。

(4)胃十二指肠运动异常:研究发现部分 DU 患者胃排空增快,这可使十二指肠球部酸负荷增大;部分 GU 患者有胃排空延迟,这可增加十二指肠液反流入胃,加重胃黏膜屏障损害。但目前认为,胃肠运动障碍不大可能是原发病因,但可加重幽门螺杆菌或 NSAID 对黏膜的损害。

概言之,消化性溃疡是一种多因素疾病,其中幽门螺杆菌感染和服用 NSAID 是已知的主要病因,溃疡发生是黏膜侵袭因素和防御因素失平衡的结果,胃酸在溃疡形成中起关键作用。

三、病理

DU 发生在球部,前壁比较常见;GU 多在胃角和胃窦小弯。组织学上,GU 大多发生在幽门腺区(胃窦)与泌酸腺区(胃体)交界处的幽门腺区一侧。幽门腺区黏膜可随年龄增长而扩大[假幽门腺化生和/或肠化生],使其与泌酸腺区之交界线上移,故老年患者 GU 的部位多较高。溃疡一般为单个,也可多个,呈圆形或椭圆形。DU 直径多<10 mm,GU 要比 DU 稍大。亦可见到直径>2 cm 的巨大溃疡。溃疡边缘光整、底部洁净,由肉芽组织构成,上面覆盖有灰白色或灰黄色纤维渗出物。活动性溃疡周围黏膜常有炎症水肿。溃疡浅者累及黏膜肌层,深者达肌层甚至浆膜层,溃破血管时引起出血,穿破浆膜层时引起穿孔。溃疡愈合时周围黏膜炎症、水肿消退,边缘上皮细胞增生覆盖溃疡面,其下的肉芽组织纤维转化,变为瘢痕,瘢痕收缩使周围黏膜皱襞向其集中。

四、临床表现

上腹痛是消化性溃疡的主要症状,但部分患者可无症状或症状较轻以致不为患者所注意,而以出血、穿孔等并发症为首发症状。典型的消化性溃疡有如下临床特点:①慢性过程,病史可达数年至数十年;②周期性发作,发作与自发缓解相交替,发作期可为数周或数月,缓解期亦长短不一,短者数周、长者数年;发作常有季节性,多在秋冬或冬春之交发病,可因精神情绪不良或过劳而诱发;③发作时上腹痛呈节律性,表现为空腹痛即餐后 2～4 小时或(及)午夜痛,腹痛多为进食或服用抗酸药所缓解,典型节律性表现在 DU 多见。

(一)症状

上腹痛为主要症状,性质多为灼痛,亦可为钝痛、胀痛、剧痛或饥饿样不适感。多位于中上腹,可偏右或偏左。一般为轻至中度持续性痛。疼痛常有典型的节律性如上述。腹痛多在进食或服用抗酸药后缓解。

部分患者无上述典型表现的疼痛,而仅表现为无规律性的上腹隐痛或不适。具或不具典型疼痛者均可伴有反酸、嗳气、上腹胀等症状。

(二)体征

溃疡活动时上腹部可有局限性轻压痛,缓解期无明显体征。

五、特殊类型的消化性溃疡

(一)复合溃疡

复合溃疡指胃和十二指肠同时发生的溃疡。DU 往往先于 GU 出现。幽门梗阻发生率较高。

(二)幽门管溃疡

幽门管位于胃远端,与十二指肠交界,长约 2 cm。幽门管溃疡与 DU 相似,胃酸分泌一般较高。幽门管溃疡上腹痛的节律性不明显,对药物治疗反应较差,呕吐较多见,较易发生幽门梗阻、出血和穿孔等并发症。

(三)球后溃疡

DU 大多发生在十二指肠球部,发生在球部远段十二指肠的溃疡称球后溃疡。多发生在十二指肠乳头的近端。具 DU 的临床特点,但午夜痛及背部放射痛多见,对药物治疗反应较差,较易并发出血。

(四)巨大溃疡

巨大溃疡指直径>2 cm 的溃疡。对药物治疗反应较差、愈合时间较慢,易发生慢性穿透或穿孔。胃的巨大溃疡注意与恶性溃疡鉴别。

(五)老年人消化性溃疡

近年,老年人发生消化性溃疡的报道增多。临床表现多不典型,GU 多位于胃体上部甚至胃底部,溃疡常较大,易误诊为胃癌。

(六)无症状性溃疡

约 15% 消化性溃疡患者可无症状,而以出血、穿孔等并发症为首发症状。可见于任何年龄,以老年人较多见;NSAID 引起的溃疡近半数无症状。

六、实验室和其他检查

(一)胃镜检查

胃镜检查是确诊消化性溃疡首选的检查方法。胃镜检查不仅可对胃十二指肠黏膜直接观察、摄像,还可在直视下取活组织作病理学检查及幽门螺杆菌检测,因此胃镜检查对消化性溃疡的诊断及胃良、恶性溃疡鉴别诊断的准确性高于 X 线钡餐检查。例如,在溃疡较小或较浅时钡餐检查有可能漏诊;钡餐检查发现十二指肠球部畸形可有多种解释;活动性上消化道出血是钡餐检查的禁忌证;胃的良、恶性溃疡鉴别必须由活组织检查来确定。

内镜下消化性溃疡多呈圆形或椭圆形,也有呈线形,边缘光整,底部覆有灰黄色或灰白色渗出物,周围黏膜可有充血、水肿,可见皱襞向溃疡集中。内镜下溃疡可分为活动期(A)、愈合期(H)和瘢痕期(S)3个病期,其中每个病期又可分为1和2两个阶段。

(二)X线钡餐检查

X线钡餐检查适用于对胃镜检查有禁忌或不愿接受胃镜检查者。溃疡的X线征象有直接和间接两种:龛影是直接征象,对溃疡有确诊价值;局部压痛、十二指肠球部激惹和球部畸形、胃大弯侧痉挛性切迹均为间接征象,仅提示可能有溃疡。

(三)幽门螺杆菌检测

幽门螺杆菌检测应列为消化性溃疡诊断的常规检查项目,因为有无幽门螺杆菌感染决定治疗方案的选择。检测方法分为侵入性和非侵入性两大类。前者需通过胃镜检查取胃黏膜活组织进行检测,主要包括快吠塞米素酶试验、组织学检查和幽门螺杆菌培养;后者主要有^{13}C或^{14}C尿素呼气试验、粪便幽门螺杆菌抗原检测及血清学检查(定性检测血清抗幽门螺杆菌IgG抗体)。

快吠塞米素酶试验是侵入性检查的首选方法,操作简便、费用低。组织学检查可直接观察幽门螺杆菌,与快吠塞米素酶试验结合,可提高诊断准确率。幽门螺杆菌培养技术要求高,主要用于科研。^{13}C或^{14}C尿素呼气试验检测幽门螺杆菌敏感性及特异性高而无须胃镜检查,可作为根除治疗后复查的首选方法。

应注意,近期应用抗生素、质子泵抑制剂、铋剂等药物,因有暂时抑制幽门螺杆菌作用,会使上述检查(血清学检查除外)呈假阴性。

(四)胃液分析和血清胃泌素测定

胃液分析和血清胃泌素测定一般仅在疑有胃泌素瘤时做鉴别诊断之用。

七、诊断和鉴别诊断

慢性病程、周期性发作的节律性上腹疼痛,且上腹痛可为进食或抗酸药所缓解的临床表现是诊断消化性溃疡的重要临床线索。但应注意,一方面有典型溃疡样上腹痛症状者不一定是消化性溃疡,另一方面部分消化性溃疡患者症状可不典型甚至无症状。因此,单纯依靠病史难以做出可靠诊断。确诊有赖胃镜检查。X线钡餐检查发现龛影亦有确诊价值。

鉴别诊断本病主要临床表现为慢性上腹痛,当仅有病史和体检资料时,需与其他有上腹痛症状的疾病如肝、胆、胰、肠疾病和胃的其他疾病相鉴别。功能性消化不良临床常见且临床表现与消化性溃疡相似,应注意鉴别。如做胃镜检查,可确定有无胃十二指肠溃疡存在。

胃镜检查如见胃十二指肠溃疡,应注意与引起胃十二指肠溃疡的少见特殊病因或以溃疡为主要表现的胃十二指肠肿瘤鉴别。其中,与胃癌、胃泌素瘤的鉴别要点如下。

(一)胃癌

内镜或X线检查见到胃的溃疡,必须进行良性溃疡(胃溃疡)与恶性溃疡(胃癌)的鉴别。Ⅲ型(溃疡型)早期胃癌单凭内镜所见与良性溃疡鉴别有困难,放大内镜和染色内镜对鉴别有帮助,但最终必须依靠直视下取活组织检查鉴别。恶性溃疡的内镜特点为:①溃疡形状不规则,一般较大;②底凹凸不平、苔污秽;③边缘呈结节状隆起;④周围皱襞中断;⑤胃壁僵硬、蠕动减弱(X线钡餐检查亦可见上述相应的X线征)。活组织检查可以确诊,但必须强调,对于怀疑胃癌而一次活检阴性者,必须在短期内复查胃镜进行再次活检;即使内镜下诊断为良性溃疡且活检阴性,仍有漏诊胃癌的可能,因此对初诊为胃溃疡者,必须在完成正规治疗的疗程后进行胃镜复查,胃镜复查溃疡缩小或愈合不是鉴别良、恶性溃疡的最终依据,必须重复活检加以证实。

(二)胃泌素瘤

胃泌素瘤亦称 Zollinger-Ellison 综合征,是胰腺非 β 细胞瘤分泌大量胃泌素所致。肿瘤往往很小(直径<1 cm),生长缓慢,半数为恶性。大量胃泌素可刺激壁细胞增生,分泌大量胃酸,使上消化道经常处于高酸环境,导致胃十二指肠球部和不典型部位(十二指肠降段、横段、甚或空肠近端)发生多发性溃疡。胃泌素瘤与普通消化性溃疡的鉴别要点是该病溃疡发生于不典型部位,具难治性特点,有过高胃酸分泌(BAO 和 MAO 均明显升高,且 BAO/MAO>60%)及高空腹血清胃泌素(>200 pg/mL,常>500 pg/mL)。

八、并发症

(一)出血

溃疡侵蚀周围血管可引起出血。出血是消化性溃疡最常见的并发症,也是上消化道大出血最常见的病因(约占所有病因的 50%)。

(二)穿孔

溃疡病灶向深部发展穿透浆膜层则并发穿孔。溃疡穿孔临床上可分为急性、亚急性和慢性3 种类型,以第一种常见。急性穿孔的溃疡常位于十二指肠前壁或胃前壁,发生穿孔后胃肠的内容物漏入腹腔而引起急性腹膜炎。十二指肠或胃后壁的溃疡深至浆膜层时已与邻近的组织或器官发生粘连,穿孔时胃肠内容物不流入腹腔,称为慢性穿孔,又称为穿透性溃疡。这种穿透性溃疡改变了腹痛规律,变得顽固而持续,疼痛常放射至背部。邻近后壁的穿孔或游离穿孔较小,只引起局限性腹膜炎时称亚急性穿孔,症状较急性穿孔轻而体征较局限,且易漏诊。

(三)幽门梗阻

幽门梗阻主要是由 DU 或幽门管溃疡引起。溃疡急性发作时可因炎症水肿和幽门部痉挛而引起暂时性梗阻,可随炎症的好转而缓解;慢性梗阻主要由于瘢痕收缩而呈持久性。幽门梗阻临床表现为餐后上腹饱胀、上腹疼痛加重,伴有恶心、呕吐,大量呕吐后症状可以改善,呕吐物含发酵酸性宿食。严重呕吐可致失水和低氯低钾性碱中毒。可发生营养不良和体重减轻。体检可见胃型和胃蠕动波,清晨空腹时检查胃内有振水声。进一步做胃镜或X 线钡剂检查可确诊。

(四)癌变

少数 GU 可发生癌变,DU 则否。GU 癌变发生于溃疡边缘,据报道癌变率在 1% 左右。长期慢性GU 病史、年龄在 45 岁以上、溃疡顽固不愈者应提高警惕。对可疑癌变者,在胃镜下取多点活检做病理检查;在积极治疗后复查胃镜,直到溃疡完全愈合;必要时定期随访复查。

九、治疗

治疗的目的是消除病因、缓解症状、愈合溃疡、防止复发和防治并发症。针对病因的治疗如根除幽门螺杆菌,有可能彻底治愈溃疡病,是近年消化性溃疡治疗的一大进展。

(一)一般治疗

生活要有规律,避免过度劳累和精神紧张。注意饮食规律,戒烟、酒。服用 NSAID 者尽可能停用,即使未用亦要告诫患者今后慎用。

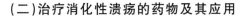

（二）治疗消化性溃疡的药物及其应用

治疗消化性溃疡的药物可分为抑制胃酸分泌的药物和保护胃黏膜的药物两大类，主要起缓解症状和促进溃疡愈合的作用，常与根除幽门螺杆菌治疗配合使用。现就这些药物的作用机制及临床应用分别简述如下。

1.抑制胃酸药物

溃疡的愈合与抑酸治疗的强度和时间成正比。抗酸药具中和胃酸作用，可迅速缓解疼痛症状，但一般剂量难以促进溃疡愈合，故目前多作为加强止痛的辅助治疗。H_2 受体阻滞剂（H_2RA）可抑制基础及刺激的胃酸分泌，以前一作用为主，而后一作用不如 PPI 充分。使用推荐剂量各种 H_2RA 溃疡愈合率相近，不良反应发生率均低。西咪替丁可通过血-脑屏障，偶有精神异常不良反应；与雄激素受体结合而影响性功能；经肝细胞色素 P450 代谢而延长华法林、苯妥英钠、茶碱等药物的肝内代谢。雷尼替丁、法莫替丁和尼扎替丁上述不良反应较少。已证明 H_2RA 全天剂量于睡前顿服的疗效与 1 天 2 次分服相仿。由于该类药物价格较 PPI 便宜，临床上特别适用于根除幽门螺杆菌疗程完成后的后续治疗，及某些情况下预防溃疡复发的长程维持治疗。质子泵抑制剂（PPI）作用于壁细胞胃酸分泌终末步骤中的关键酶 H^+/K^+-ATP酶，使其不可逆失活，因此抑酸作用比 H_2RA 更强且作用持久。与 H_2RA 相比，PPI 促进溃疡愈合的速度较快、溃疡愈合率较高，因此特别适用于难治性溃疡或 NSAID 溃疡患者不能停用 NSAID 时的治疗。对根除幽门螺杆菌治疗，PPI 与抗生素的协同作用较 H_2RA 好，因此是根除幽门螺杆菌治疗方案中最常用的基础药物。使用推荐剂量的各种 PPI，对消化性溃疡的疗效相仿，不良反应均少。

2.保护胃黏膜药物

硫糖铝和胶体铋目前已少用作治疗消化性溃疡的一线药物。枸橼酸铋钾（胶体次枸橼酸铋）因兼有较强抑制幽门螺杆菌作用，可作为根除幽门螺杆菌联合治疗方案的组分，但要注意此药不能长期服用，因会过量蓄积而引起神经毒性。米索前列醇具有抑制胃酸分泌、增加胃十二指肠黏膜的黏液及碳酸氢盐分泌和增加黏膜血流等作用，主要用于 NSAID 溃疡的预防，腹泻是常见不良反应，因会引起子宫收缩，故孕妇忌服。

（三）根除幽门螺杆菌治疗

对幽门螺杆菌感染引起的消化性溃疡，根除幽门螺杆菌不但可促进溃疡愈合，而且可预防溃疡复发，从而彻底治愈溃疡。因此，凡有幽门螺杆菌感染的消化性溃疡，无论初发或复发、活动或静止、有无并发症，均应予以根除幽门螺杆菌治疗。

1.根除幽门螺杆菌的治疗方案

已证明在体内具有杀灭幽门螺杆菌作用的抗生素有克拉霉素、阿莫西林、甲硝唑（或替硝唑）、四环素、呋喃唑酮、某些喹诺酮类如左氧氟沙星等。PPI 及胶体铋体内能抑制幽门螺杆菌，与上述抗生素有协同杀菌作用。目前尚无单一药物可有效根除幽门螺杆菌，因此必须联合用药。应选择幽门螺杆菌根除率高的治疗方案力求一次根除成功。研究证明以 PPI 或胶体铋为基础加上两种抗生素的三联治疗方案有较高根除率。这些方案中，以 PPI 为基础的方案所含 PPI 能通过抑制胃酸分泌提高口服抗生素的抗菌活性从而提高根除率，再者 PPI 本身具有快速缓解症状和促进溃疡愈合作用，因此是临床中最常用的方案。而其中，又以 PPI 加克拉霉素再加阿莫西林或甲硝唑的方案根除率最高。幽门螺杆菌根除失败的主要原因是患者的服药依从性问题和幽门螺杆菌对治疗方案中抗生素的耐药性。因此，在选择治疗方案时要了解所在地区的耐药情况,近年世界不少国家和我国一些地区幽门螺杆菌对甲硝唑和克拉霉素的耐药率在增加,应引起注意。呋喃唑酮(200 mg/d,分 2 次)耐药性少见、价廉,国内报道用呋喃唑酮代替克拉霉素或甲硝唑的三联疗法亦可取得较高的根除率,但要注意呋喃唑酮引起的周围神经炎和溶血性贫血等不良反应。治疗失败后地再治疗比较困难,可换用另外两种抗生素(阿莫西林原发和继发耐药均极少见,可以不换)如 PPI 加左氧氟沙星(500 mg/d,每天 1 次)和阿莫西林,或采用 PPI 和胶体铋合用再加四环素(1 500 mg/d,每天 2 次)和甲硝唑的四联疗法。

2.根除幽门螺杆菌治疗结束后的抗溃疡治疗

在根除幽门螺杆菌疗程结束后,继续给予一个常规疗程的抗溃疡治疗(如 DU 患者予 PPI 常规剂量,每天 1 次,总疗程 2～4 周,或 H_2RA 常规剂量、疗程 4～6 周;GU 患者 PPI 常规剂量、每天 1 次、总疗程4～6周,或 H_2RA 常规剂量、疗程 6～8 周)是最理想的。这在有并发症或溃疡面积大的患者尤为必要,但对无并发症且根除治疗结束时症状已得到完全缓解者,也可考虑停药以节省药物费用。

3.根除幽门螺杆菌治疗后复查

治疗后应常规复查幽门螺杆菌是否已被根除,复查应在根除幽门螺杆菌治疗结束至少 4 周后进行,且在检查前停用 PPI 或铋剂 2 周,否则会出现假阴性。可采用非侵入性的 ^{13}C 或 ^{14}C 尿素呼气试验,也可通过胃镜在检查溃疡是否愈合的同时取活检做尿素酶及(或)组织学检查。对未排除胃恶性溃疡或有并发症的消化性溃疡应常规进行胃镜复查。

(四)NSAID 溃疡的治疗、复发预防及初始预防

对服用 NSAID 后出现的溃疡,如情况允许应立即停用 NSAID,如病情不允许可换用对黏膜损伤少的 NSAID 如特异性 COX-2 抑制剂(如塞来昔布)。对停用 NSAID 者,可予常规剂量常规疗程的 H_2RA 或 PPI 治疗;对不能停用 NSAID 者,应选用 PPI 治疗(H_2RA 疗效差)。因幽门螺杆菌和 NSAID 是引起溃疡的两个独立因素,因此应同时检测幽门螺杆菌,如有幽门螺杆菌感染应同时根除幽门螺杆菌。溃疡愈合后,如不能停用 NSAID,无论幽门螺杆菌阳性还是阴性都必须继续 PPI 或米索前列醇长程维持治疗以预防溃疡复发。对初始使用 NSAID 的患者是否应常规给药预防溃疡的发生仍有争论。已明确的是,对于发生 NSAID 溃疡并发症的高危患者,如既往有溃疡病史、高龄、同时应用抗凝血药(包括低剂量的阿司匹林)或糖皮质激素者,应常规予抗溃疡药物预防,目前认为 PPI 或米索前列醇预防效果较好。

(五)溃疡复发的预防

有效根除幽门螺杆菌及彻底停服 NSAID,可消除消化性溃疡的两大常见病因,因而能大大减少溃疡复发。对溃疡复发同时伴有幽门螺杆菌感染复发(再感染或复燃)者,可予根除幽门螺杆菌再治疗。下列情况则需用长程维持治疗来预防溃疡复发:①不能停用 NSAID 的溃疡患者,无论幽门螺杆菌阳性还是阴性(如前述);②幽门螺杆菌相关溃疡,幽门螺杆菌感染未能被根除;③幽门螺杆菌阴性的溃疡(非幽门螺杆菌、非 NSAID 溃疡);④幽门螺杆菌相关溃疡,幽门螺杆菌虽已被根除,但曾有严重并发症的高龄或有严重伴随病患者。长程维持治疗一般以 H_2RA 或 PPI 常规剂量的半量维持,而 NSAID 溃疡复发的预防多用 PPI 或米索前列醇,已如前述。

(六)外科手术指征

由于内科治疗的进展,目前外科手术主要限于少数有并发症者,包括:①大量出血经内科治疗无效;②急性穿孔;③瘢痕性幽门梗阻;④胃溃疡癌变;⑤严格内科治疗无效的顽固性溃疡。

十、预后

由于内科有效治疗的发展,预后远较过去为佳,病死率显著下降。死亡主要见于高龄患者,死亡的主要原因是并发症,特别是大出血和急性穿孔。

(文甜甜)

第六节　溃疡性结肠炎

一、病因和发病机制

(一)病因

溃疡性结肠炎的病因尚不十分明确,可能与基因因素、心理因素、自身免疫因素、感染因素等有关。

(二)发病机制

肠道菌群失调后,一些肠道有害菌或致病菌分泌的毒素、脂多糖等激活了肠黏膜免疫和肠道产酪酸菌减少,引起易感患者肠免疫功能紊乱造成的肠黏膜损伤。

二、临床表现

(一)临床症状

本病多发病缓慢,偶有急性发作者,病程多呈迁延发作与缓解期交替发作。

1.消化系统表现

腹泻、腹痛和便血为最常见症状。初期症状较轻,粪便表面有黏液,以后大便次数增多,粪中常混有脓血和黏液,可呈糊状软便。重者腹胀、食欲缺乏、恶心、呕吐,体检可发现左下腹压痛,可有腹肌紧张、反跳痛等。

2.全身表现

全身表现可有发热、贫血、消瘦和低蛋白血症、精神焦虑等。急性暴发型重症患者,出现发热,水、电解质失衡,维生素和蛋白质从肠道丢失,贫血,体重下降等。

3.肠外表现

肠外表现可有关节炎、结节性红斑、口腔黏膜复发性溃疡、巩膜外层炎、前葡萄膜炎等。这些肠外表现在结肠炎控制或结肠切除后可以缓解和恢复;强直性脊柱炎、原发性硬化性胆管炎及少见的淀粉样变性等可与溃疡性结肠炎共存,但与溃疡性结肠炎本身的病情变化无关。

(二)体征

轻型患者除左下腹有轻压痛外,无其他阳性体征。重症和暴发型患者,可有明显鼓肠、腹肌紧张、腹部压痛和反跳痛。有些患者可触及痉挛或肠壁增厚的乙状结肠和降结肠,肠鸣音亢进,肝脏可因脂肪浸润或并发慢性肝炎而肿大。直肠指检常有触痛,肛门括约肌常痉挛,但在急性中毒症状较重的患者可松弛,指套染血。

（三）并发症

并发症主要包括中毒性巨结肠、大出血、穿孔、癌变等。

三、诊断要点

（一）症状

有持续或反复发作的腹痛、腹泻，排黏液血便，伴里急后重，重者伴有恶心、呕吐等症状，病程多在4周以上。可有关节、皮肤、眼、口及肝胆等肠外表现。需再根据全身表现来综合判断。

（二）体征

轻型患者常有左下腹或全腹压痛伴肠鸣音亢进。重型和暴发型患者可有腹肌紧张、反跳痛，或可触及痉挛或肠壁增厚的乙状结肠和降结肠。直肠指检常有压痛。

（三）实验室检查

血常规示小细胞性贫血，中性粒细胞增高。血沉增快。人血白蛋白降低，球蛋白升高。严重者可出现电解质紊乱，低血钾。大便外观有黏液脓血，镜下见红细胞、白细胞及脓细胞。

（四）放射学钡剂检查

急性期一般不宜做钡剂检查。特别注意的是重度溃疡性结肠炎在做钡灌肠时，有诱发肠扩张与穿孔的可能性。钡灌肠对本病的诊断和鉴别诊断有重要价值。尤其是对克罗恩病、结肠恶变有意义。临床静止期可做钡灌肠检查，以判断近端结肠病变，排除克罗恩病者宜再做全消化道钡餐检查。钡剂灌肠检查可见黏膜粗糙水肿、多发性细小充盈缺损、肠管短缩、袋囊变浅或消失呈铅管状等。

（五）内镜检查

临床上多数病变在直肠和乙状结肠，采用乙状结肠镜检查很有价值，对于慢性或疑为全结肠患者，宜行纤维结肠镜检查。内镜检查有确诊价值，通过直视下反复观察结肠的肉眼变化及组织学改变，既能了解炎症的性质和动态变化，又可早期发现恶变前病变，能在镜下准确地采集病变组织和分泌物以利排除特异性肠道感染性疾病。检查可见病变，病变多从直肠开始呈连续性、弥漫性分布，黏膜血管纹理模糊、紊乱或消失、充血、水肿、质脆、出血、脓性分泌物附着，亦常见黏膜粗糙，呈细颗粒状等炎症表现。病变明显处可见弥漫性、多发性糜烂或溃疡。重者有多发性糜烂或溃疡，缓解期患者结肠袋囊变浅或消失，可有假息肉或桥形黏膜等。肠镜图片见图 3-2、图 3-3。

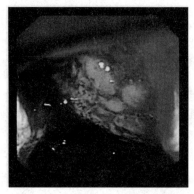

图 3-2　溃疡性结肠炎肠镜所见

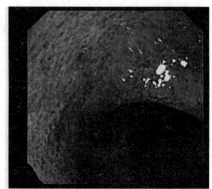

图 3-3　溃疡性结肠炎肠镜所见

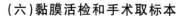

(六)黏膜活检和手术取标本

1.黏膜组织学检查

本病活动期和缓解期有不同表现。

(1)活动期表现:①固有膜内有弥漫性慢性炎性细胞、中性粒细胞、嗜酸性粒细胞浸润。②隐窝有急性炎性细胞浸润,尤其是上皮细胞间有中性粒细胞浸润及隐窝炎,甚至形成隐窝脓肿,脓肿可溃入固有膜。③隐窝上皮增生,杯状细胞减少。④可见黏膜表层糜烂、溃疡形成和肉芽组织增生。

(2)缓解期表现:①中性粒细胞消失,慢性炎性细胞减少。②隐窝大小、形态不规则,排列紊乱。③腺上皮与黏膜肌层间隙增宽。④潘氏细胞化生。

2.手术切除标本病理检查

手术切除标本病理检查可根据黏膜组织学特点进行。

(七)诊断方法

在排除细菌性痢疾、阿米巴痢疾、慢性血吸虫病、肠结核等感染性结肠炎及结肠 CD、缺血性结肠炎、放射性结肠炎等疾病基础上,具体诊断方法如下。

(1)具有临床表现、肠镜检查及放射学钡剂检查三者之一者可拟诊。

(2)如果加上黏膜活检或手术取标本做病理者可确诊。

(3)初发病例、临床表现和结肠镜改变均不典型者,暂不诊断为 UC,但须随访 3～6 个月,观察发作情况。

(4)结肠镜检查发现的轻度慢性直、乙状结肠炎不能与 UC 等同,应观察病情变化,认真寻找病因。

四、治疗原则

UC 的治疗应掌握好分级、分期、分段治疗的原则。分级指按疾病的严重度,采用不同药物和不同治疗方法;分期指疾病分为活动期和缓解期,活动期以控制炎症及缓解症状为主要目标,缓解期应继续维持缓解,预防复发;分段治疗指确定病变范围以选择不同给药方法,远段结肠炎可采用局部治疗,广泛性结肠炎或有肠外症状者则以系统性治疗为主。溃疡性直肠炎治疗原则和方法与远段结肠炎相同,局部治疗更为重要,优于口服用药。

(一)一般治疗

休息,进柔软、易消化、富含营养的食物,补充多种维生素。贫血严重者可输血,腹泻严重者应补液,纠正电解质紊乱。

(二)药物治疗

1.活动期的治疗

(1)轻度 UC:可选用柳氮磺吡啶(SASP)制剂,每天 3～4 g,分次口服;或用相当剂量的 5-氨基水杨酸(5-ASA)制剂。病变分布于远端结肠者可酌用 SASP 栓剂 0.5～1.0 g,2 次/天。氢化可的松琥珀酸钠盐100～200 mg保留灌肠,每晚 1 次。亦可用中药保留灌肠治疗。

(2)中度 UC:可用上述剂量水杨酸类制剂治疗,疗效不佳者,适当加量或改口服类固醇皮质激素,常用泼尼松 30～40 mg/d,分次口服。

(3)重度 UC:①如患者尚未用过口服类固醇激素,可用口服泼尼松龙 40～60 mg/d,观察7～10 天。亦可直接静脉给药。已使用者应静脉滴注氢化可的松 300 mg/d 或甲泼尼龙 48 mg/d。

②肠外应用广谱抗生素控制肠道继发感染,如氨苄西林、硝基咪唑及喹诺酮类制剂。③应嘱患者卧床休息,适当补液、补充电解质,防止电解质紊乱。便血量大者应考虑输血。营养不良病情较重者进要素饮食,必要时可给予肠外营养。④静脉类固醇激素使用 7～10 天后无效者可考虑应用环孢素静脉滴注,每天 2～4 mg/kg。应注意监测血药浓度。⑤慎用解痉剂及止泻剂,避免诱发中毒性巨结肠。如上述药物治疗效果不佳时,应及时予内外科会诊,确定结肠切除手术的时机与方式。

综上,对于各类型 UC 的药物治疗方案可以总结见表 3-2。

表 3-2　各类型溃疡性结肠炎药物治疗方案

类型	药物治疗方案
轻度 UC	柳氮磺吡啶片 1.0 g,口服,1 次/天或相当 5-美沙拉泰(5-ASA)
中度 UC	柳氮磺吡啶片 1.0 g,口服,1 次/天或相当 5-ASA 醋酸泼尼松片 10 mg,口服,2 次/天
重度 UC	甲泼尼龙 48 mg/d(或者氢化可的松 300 mg/d)静脉滴注广谱抗生素(喹诺酮或头孢类＋硝基咪唑类)

2.缓解期的治疗

症状缓解后,维持治疗的时间至少 1 年,一般认为类固醇类无维持治疗效果,在症状缓解后逐渐减量,应尽可能过渡到用 SASP 维持治疗。维持治疗剂量一般为口服每天 1.0～3.0 g,亦可用相当剂量的 5-氨基水杨酸类药物。6-巯基嘌呤(6-MP)或巯唑嘌呤等用于对上述药物不能维持或对类固醇激素依赖者。

3.手术治疗

大出血、穿孔、明确的或高度怀疑癌变者;重度 UC 伴中毒性巨结肠,静脉用药无效者;内科治疗症状顽固、体能下降、对类固醇类药物耐药或依赖者应考虑手术治疗。

(张　蕾)

第七节　肠易激综合征

一、概说

肠易激综合征(IBS)是一种以腹痛或腹部不适伴排便习惯改变和/或粪便形状改变的功能性肠病,常呈慢性间歇发作或在一定时间内持续发作,缺乏形态学和生化学改变,经检查排除器质性疾病。

本病特征是肠的易激性,症状出现或加重常与精神因素或应激状态有关,患者常伴有疲乏、头痛、心悸、尿频、呼吸不畅等胃肠外表现。肠易激综合征临床上相当常见,在西方国家初级医疗和消化专科门诊中,IBS 患者分别占 12% 和 28%。总体看来,IBS 在人群的总体发病率多在 5%～25%,发达国家的发病率要高于发展中国家。1996 年北京的流行病学调查显示人群发病率按 Manning 标准和罗马标准分别为 0.82% 和 7.26%,2001 年广东的调查显示按罗马Ⅱ标准患病率为 5.6%,就诊率 22.4%。近年来的流行病学调查均显示年龄与发病无明显关系,具有 IBS

症状的患者中女性多于男性[男女比例为 1：(1.2～2)]。

二、诊断

临床上迄今无统一的 IBS 诊断标准,临床诊断 IBS 应重视病史采集和体格检查,并有针对性地进行排除器质性疾病的辅助实验室检查。

本病起病缓慢,症状呈间歇性发作,有缓解期。症状出现与精神因素、心理应激有关。

(一)症状

1.腹痛

腹痛为主要症状,多诉中腹或下腹疼痛,常伴排便异常、腹胀。腹痛易在进食后出现,热敷、排便、排气或灌肠后缓解,不会在睡眠中发作。疼痛的特点是在某一具体患者疼痛常是固定不变的,不会进行性加重。

2.腹泻

粪量少,呈糊状,含较多黏液,可有经常或间歇性腹泻,可因进食而诱发,无夜间腹泻;可有腹泻和便秘交替现象。

3.便秘

大便如羊粪,质地坚硬,可带较多黏液,排便费力,排便未尽感明显,可为间歇性或持续性便秘,或间中与短期腹泻交替。

除上述症状外,部分尚有上腹不适、嗳气、恶心等消化不良症状,有的则还有心悸、胸闷、多汗、面红、多尿、尿频、尿急、痛经、性功能障碍、焦虑、失眠、抑郁及皮肤表现如瘙痒、神经性皮炎等胃肠外表现。胃肠外表现较器质性肠病多见。

(二)体征

可触及乙状结肠并有压痛,或结肠广泛压痛,或肛门指诊感觉括约肌张力增高,痛感明显;某些患者可有心动过速、血压高、多汗等征象。

临床上常依据大便特点不同将本病分为三型:便秘为主型、腹泻为主型和腹泻便秘交替型三个亚型。

(三)常见并发症

本病并发症较少,腹泻甚者可出现水、电解质平衡紊乱,病程长者可引起焦虑症。

(四)实验室和其他辅助检查

1.血液检查

血常规、血沉无异常。

2.大便检查

粪便镜检大致正常,可含大量黏液或呈黏液管型;粪隐血、虫卵、细菌培养均呈阴性。

3.胰腺功能检查

疑有胰腺疾病时应作淀粉酶检测,还要做粪便脂肪定量,排除慢性胰腺炎。

4.X 线检查

胃肠 X 线检查示胃肠运动加速,结肠袋减少,袋形加深,张力增强,结肠痉挛显著时,降结肠以下呈线样阴影。

5.内镜检查

结肠镜下见结肠黏膜正常。镜检时易出现肠痉挛等激惹现象。疑有肠黏膜器质性病变时应作肠黏膜活检。本病患者肠黏膜活检无异常。

6.结肠动力学检查

结肠腔内动力学及平滑肌电活动检查示结肠腔内压力波形及肠平滑肌电波异常。

诊断主要包括三方面内容:①IBS临床综合征;②可追溯的心理精神因素;③实验室及辅助检查无器质性疾病的依据。

诊断标准体现的重要原则:①诊断应建立在排除器质性疾病的基础上;②IBS属于肠道功能性疾病;③强调腹痛或腹部不适与排便的关系;④该诊断标准判断的时间为6个月,近3个月有症状,反映了本病慢性、反复发作的特点;⑤该诊断标准在必备条件中没有对排便频率和粪便性状作硬性规定,提高诊断的敏感性。

三、鉴别诊断

首先必须排除肠道器质性疾病,如细菌性痢疾、炎症性肠病、结肠癌、结肠息肉病、结肠憩室、小肠吸收不良综合征。其次必须排除全身性疾病所致的肠道表现,如胃及十二指肠溃疡、胆道及胰腺疾病、妇科病(尤其是盆腔炎)、血卟啉病,以及慢性铅中毒等。

(一)慢性细菌性痢疾

二者均有不同程度的腹痛及黏液便等肠道症状。但慢性细菌性痢疾往往有急性细菌性痢疾病史,对粪便、指肠拭子或内镜检查时所取标本进行培养可分离出痢疾杆菌,必要时可进行诱发试验,即对有痢疾病史或类似症状者,口服泻剂导泻,然后检查大便常规及粪培养,阳性者为痢疾,肠易激综合征粪便常规检查及培养均正常。

(二)溃疡性结肠炎

二者均具有反复发作的腹痛、腹泻、黏液便症状。肠易激综合征虽反复发作,但一般不会影响全身情况;而溃疡性结肠炎往往伴有不同程度的消瘦、贫血等全身症状。结肠内镜检查,溃疡性结肠炎镜下可见结肠黏膜粗糙,接触易出血,有黏液血性分泌物附着,多发性糜烂、溃疡,或弥漫性黏膜充血、水肿,甚至形成息肉病。组织活检以黏膜炎性反应为主,同时有糜烂、隐窝脓肿及腺体排列异常和上皮的变化。X线钡剂灌肠显示有肠管变窄、缩短、黏膜粗糙、肠袋消失和假性息肉等改变。而肠易激综合征镜下仅有轻度水肿,但无出血糜烂及溃疡等改变,黏膜活检正常。X线钡剂灌肠无阳性发现,或结肠有激惹征象。

(三)结肠癌

腹痛或腹泻是结肠癌的主要症状,直肠癌除腹痛、腹泻外,常伴有里急后重或排便不畅等症状,这些症状与肠易激综合征很相似。但结肠癌常伴有便血,后期恶性消耗症状明显。肛指检查及内镜检查有助诊断。

(四)慢性胆道疾病

慢性胆囊炎及胆石症可使胆道运动功能障碍,引起发作性、痉挛性右上腹痛,与肠易激综合征结肠痉挛疼痛相似,但慢性胆道疾病疼痛多发生在饱餐之后(尤其是脂肪餐后更明显)。B型超声波、X线胆道造影检查可明确诊断。

四、治疗

肠易激综合征属于一种心身疾病,目前治疗方法的选择均为经验性的,治疗目的是消除患者顾虑,改善症状,提高生活质量。治疗原则是在建立良好医患关系的基础上,根据主要症状类型

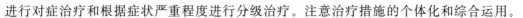

进行对症治疗和根据症状严重程度进行分级治疗。注意治疗措施的个体化和综合运用。

(一)建立良好的医患关系

对患者进行健康宣教、安慰和建立良好的医患关系是有效、经济的治疗方法,也是所有治疗方法得以有效实施的基础。

(二)饮食疗法

不良的饮食习惯和膳食结构可以加剧IBS的症状。因此,健康、平衡的饮食可有助于减轻患者的胃肠功能紊乱状态。IBS患者宜避免:①过度饮食;②大量饮酒;③含咖啡因的食品;④高脂饮食;⑤某些具有"产气"作用的蔬菜、豆类;⑥精加工食粮和人工食品,山梨醇及果糖;⑦不耐受的食物(因不同个体而异)。增加膳食纤维化主要用于便秘为主的IBS患者,增加纤维摄入量的方法应个体化。

(三)药物治疗

对症状明显者,可酌情选用以下每类药物中的1~2种控制症状,常用药物有以下几种。

1.解痉剂

(1)抗胆碱能药物,可酌情选用下列一种。①溴丙胺太林,每次15 mg,每天3次。②阿托品,每次0.3 mg,每天3次,或每次0.5 mg,肌内注射,必要时使用。③奥替溴铵(斯巴敏),每次40 mg,每天3次。

(2)选择性肠道平滑肌钙离子通道拮抗剂,可选用匹维溴铵(得舒特)每次50 mg,每天3次。离子通道调节剂马来曲美布汀,均有较好安全性。

2.止泻药

止泻药可用于腹泻患者,可选用:①洛哌丁胺(易蒙停),每次2 mg,每天2~3次。②复方地芬诺酯,每次1~2片,每天2~3次。轻症腹泻患者可选吸附剂,如双八面体蒙脱石散等,但需注意便秘、腹胀等不良反应。

3.导泻药

便秘使用作用温和的轻泻,容积形成药物如欧车前制剂,甲基纤维素,渗透性轻泻剂如聚乙烯乙二醇、乳果糖或山梨醇。

4.肠道动力感觉调节药

5-HT3受体阻滞剂阿洛司琼可改善IBS-D患者的腹痛情况及减少大便次数,但可引起缺血性结肠炎等严重不良反应,临床使用应注意。

5.益生菌

益生菌是一类具有调整宿主肠道微生物生态平衡而发挥生理作用的微生态制剂,对改善IBS多种症状具有一定疗效,如可选用双歧三联活菌,每次0.42 g,每天2~4次。

6.抗抑郁药物

对腹痛症状重而上述治疗无效,特别是伴有较明显精神症状者,可选用抗抑郁药如氟西汀,有报道氟西汀可显著改善难治性IBS患者的生活状况及临床症状,降低内脏的敏感性,每次20 mg,每天1次;或阿普唑仑,每次0.4 mg,每天3次;黛力新,每次2.5 mg,每天1~2次。

(四)心理行为治疗

症状严重而顽固,经一般治疗和药物治疗无效者应考虑予心理行为治疗。这些疗法包括心理治疗、认知疗法、催眠疗法、生物反馈等。

（张　蕾）

第八节 肠 结 核

肠结核是临床上较为常见的肺外结核病,是因结核杆菌侵犯肠道而引起的慢性特异性感染。绝大多数继发于肠外结核,特别是开放性肺结核。发病年龄多为青壮年(20～40 岁),女性略多于男性,比例约为 1.85：1。

我国在 20 世纪 60 年代由于应用了有效的抗结核药物,结核病的发生率曾有明显的下降。20 世纪90 年代以后,由于耐药菌株的产生,发病率有上升的趋势。

一、病因和发病机制

肠结核多由人型结核杆菌引起,占 90％以上。饮用未经消毒的带菌牛奶或乳制品,也可发生牛型结核杆菌肠结核。

结核杆菌侵犯肠道主要是经口感染。患者多有开放性肺结核或喉结核,因经常吞下含结核杆菌的痰液,可引起本病。或经常和开放性肺结核患者共餐,忽视餐具消毒隔离,也可致病。

结核杆菌进入肠道后,多在回盲部引起结核病变,可能和下列因素有关:①含结核杆菌的肠内容物在回盲部停留较久,结核杆菌有机会和肠黏膜密切接触,增加了肠黏膜的感染机会;②回盲部有丰富的淋巴组织,而结核杆菌容易侵犯淋巴组织。因此回盲部成为肠结核的好发部位,但其他肠段有时亦可受累。

肠结核也可由血行播散引起,见于粟粒型结核经血行播散而侵犯肠道。肠结核还可由腹腔内结核病灶如输卵管结核、结核性腹膜炎、肠系膜淋巴结核等直接蔓延引起。此种感染系通过淋巴管播散。

结核病和其他许多疾病一样,是人体和结核杆菌(或其他致病因素)相互作用的结果。经上述途径而获得感染仅是致病的条件,只有当入侵的结核杆菌数量较多、毒力较大,并有人体免疫功能低下,肠功能紊乱引起局部抵抗力削弱时,才会发病。

二、病理

由于回盲部具有丰富的淋巴组织,所以约 85％的肠结核患者病变在回盲部和回肠,依次为升结肠、空肠、横结肠、降结肠、阑尾、十二指肠及乙状结肠等处,偶有位于直肠者。结核菌侵入肠道后。其病理变化随人体对结核杆菌的免疫力与变态反应的情况而定。

当感染菌量多,毒力大,机体变态反应强时,病变往往以渗出为主。并可有干酪样坏死并形成溃疡,称为溃疡型肠结核。若感染较轻,机体免疫力较强时,病变常为增生型,以肉芽组织增生为主,形成结核结节并进一步纤维化,称为增生型肠结核。实际上兼有溃疡与增生两种病变者,并不少见,此称为混合型或溃疡增生型肠结核。

(一)溃疡型

此型肠结核多见。受累部位多在回肠。病变起始时主要侵犯肠壁的淋巴组织,继而发生干酪样坏死,肠黏膜逐渐脱落而形成溃疡。溃疡的大小、深浅不同,常沿肠壁淋巴管方向顺肠管的横轴发展,在修复过程中产生肠管的环形狭窄。由于此型肠结核常累及多个小肠节段,故在狭窄

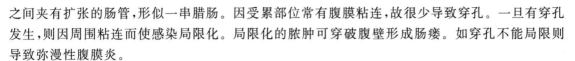

之间夹有扩张的肠管,形似一串腊肠。因受累部位常有腹膜粘连,故很少导致穿孔。一旦有穿孔发生,则因周围粘连而使感染局限化。局限化的脓肿可穿破腹壁形成肠瘘。如穿孔不能局限则导致弥漫性腹膜炎。

(二)增生型

此型病变多位于回盲部。虽可同时累及邻近的盲肠和升结肠,但多数患者仅一处受累。其病理特征是肠黏膜下纤维组织高度增生,常伴有黏膜息肉形成。有时可见小而浅的溃疡,但不很显著。由于肠壁的增厚和病变周围的粘连,常导致肠腔狭窄和梗阻,但穿孔少见。

(三)混合型

溃疡型和增殖型肠结核的分类不是绝对的,这两类病理变化常不同程度地同时存在。一般说来,溃疡型肠结核常伴有活动性肺结核,而增殖型肠结核较少有肺部病灶。

三、临床表现

肠结核多数起病缓慢,病程较长。临床表现为腹痛、腹泻、便血及右下腹块,如伴有发热、盗汗等结核中毒症状或(和)肺结核病变,则强烈提示肠结核。虽然腹泻和便秘交替对肠结核并非特殊的诊断意义,但临床上述症状表现较多,亦可为临床诊断提出方向性诊断。肠结核典型的临床表现可归纳如下。

(一)腹痛

腹痛多位于右下腹,反映肠结核好发于回盲部。常有上腹或脐周疼痛,系回盲部病变引起的牵涉痛,经仔细检查可发现右下腹压痛点。

疼痛性质一般为隐痛或钝痛。有时在进餐时诱发,由于回盲部病变使胃回肠反射或胃结肠反射亢进,进食促使病变肠曲痉挛或蠕动加强,从而出现腹痛与排便,便后即有不同程度缓解。

在增生型肠结核或并发肠梗阻时,有腹绞痛,常位于右下腹或脐周,伴有腹胀、肠鸣音亢进、肠型与蠕动波。

(二)排便规律异常

每天排便数次,粪便呈稀糊状,一般不含黏液或脓血,无里急后重。但严重病例,大便次数可达十余次,每次排出大量恶臭甚至含有黏液、脓或血的液状粪便。在初期或只有便秘而无腹泻。后来可有便秘与腹泻交替现象。增生型肠结核多以便秘为主要表现。

(三)腹部肿块

腹部肿块主要见于增生型肠结核。当溃疡型肠结核合并有局限性腹膜炎,病变肠曲和周围组织粘连,或同时有肠系膜淋巴结结核,也可出现腹部肿块。腹部肿块常位于右下腹,一般比较固定。中等质地,伴有轻度或中度压痛。

(四)全身症状和肠外结核的表现

溃疡型肠结核常有结核毒血症,表现为午后低热、不规则热、弛张热或稽留高热,伴有盗汗。患者倦怠、消瘦、苍白,随病程发展而出现维生素缺乏、脂肪肝、营养不良性水肿等表现。此外,可同时有肠外结核特别是活动性肺结核的临床表现。

增生型肠结核病程较长,全身情况一般较好,无发热或有时低热,多不伴有活动性肺结核或其他肠外结核证据。

四、检查诊断

出现以下表现者应考虑肠结核的可能:①具有腹痛、腹泻、便秘、腹部包块及肠梗阻等消化道症状同时出现发热、消瘦、乏力、盗汗等结核中毒症状;②肠道X线钡剂造影检查有激惹征、梗阻及充盈缺损等征象;③合并活动性肺结核;④结肠镜检查有肠道溃疡和增生性病变;⑤抗结核药物治疗有效。

虽然目前肠结核的诊断率较高,但临床上仍有不少漏诊误诊。主要由于各专科临床医师知识面窄,习惯于本专业单一疾病的诊断,缺乏对有类似临床表现的相关疾病进行系统分析和综合鉴别诊断的能力。其次,临床诊断的操作规程不严谨、临床医师对各种辅助检查未进行综合分析,临床表现不典型是造成误诊的客观原因。

(一)血常规与血沉

白细胞总数一般正常,红细胞及血红蛋白常偏低,呈轻、中度贫血,以溃疡型患者为多见。在活动性病变患者中,血沉常增快。

(二)粪便检查

溃疡型肠结核常呈糊状,无脓血,镜检可见少量脓细胞及红细胞。

(三)X线检查

在溃疡型肠结核,钡剂在病变肠段呈激惹现象,排空很快,充盈不佳,而在病变上下肠段的钡剂充盈良好,称为X线钡影跳跃征象。回肠末端有钡剂潴留积滞。病变肠段如能充盈,可见黏膜皱襞粗乱,肠壁边缘不规则,也可见肠腔狭窄、肠段收缩变形,回肠、盲肠正常角度消失。增生型肠结核的X线征象有肠段增生性狭窄,收缩与变形,可见钡影充盈缺损、黏膜皱襞粗乱,肠壁僵硬与结肠袋消失,或同时涉及升结肠和回肠末端。

(四)纤维结肠镜

纤维结肠镜可直接观察到肠结核病灶,有很大的诊断价值。如能取得病变标本,应用聚合酶链反应(PCR)技术对肠结核组织中的结核杆菌DNA进行检测,临床敏感性达75.0%,特异性达95.7%。

肠结核的临床表现缺乏特异性,确诊不易,应根据上述诊断方法综合考虑,在排除肿瘤的可能性时可试行抗结核的治疗性诊断方法,观察疗效。

五、鉴别诊断

(一)克罗恩病(CD)

克罗恩病是一种原因不明的肠道慢性肉芽肿性疾病,其与肠结核在临床表现、结肠镜下所见及病理改变等方面均有许多相似之处。因此,两者的鉴别诊断十分困难,是临床上的一大难题。

文献报道两者相互误诊率高达65%,目前尚缺乏理想的鉴别方法。以往不少学者从临床表现、内镜所见及病理特点等方面提出了许多鉴别指标,但临床运用中均显示出较大局限性。最佳的鉴别方法是从肠组织中找到结核杆菌,然而传统的抗酸杆菌染色及结核杆菌培养都因其敏感性、特异性及检测速度等方面的问题而远远不能满足临床需要。四川大学华西医院消化内科将聚合酶链反应技术应用于克罗恩病与肠结核的鉴别诊断,结果令人鼓舞。他们对39例肠结核和30例克罗恩病的研究发现,该方法的敏感性为64.1%,特异性为100%,准确性为9.9%,阳性和阴性预测值分别是100%和68.2%,表明该方法是鉴别肠结核与克罗恩病极有价值的一种新方法。为防止PCR技术可能出现的假阳性和假阴性,他们采取了严格"无菌操作"、提高引物的特异性、设立阳性及阴性对照、重复实验等许多措施。该研究成果发表在2008年5月出版的美国胃肠病学杂志上,并作为该院"克罗恩病的基础与临床研究"课题的一部分,获四川省科技进步奖一等奖。

（二）右侧结肠癌

不同于肠结核的要点有以下几方面。

（1）本病发病年龄多为40岁以上中老年人。

（2）无长期低热、盗汗等结核毒血症及结核病史。

（3）病情进行性加重，消瘦、苍白、无力等全身症状明显。

（4）病情进展快，多无肠外结核病灶，且抗结核治疗无效。

（5）腹部肿块开始出现时移动性稍大且无压痛，但肿块比肠结核肿块表面坚硬，结节感明显，但对邻近肠段的影响不如肠结核大。

（6）X线检查主要有钡剂充盈缺损，病变局限，不累及回肠；有结肠癌的特异征象。

（7）肠梗阻较早、较多出现。

（8）纤维结肠镜检查和活体组织检查，可得到癌肿的证据。在临床上结肠癌的发病率较肠结核为高。

（三）局限性肠炎

局限性肠炎是一种较少见而病因未明的胃肠肉芽肿性病变，以回肠末端多见，临床表现极似肠结核。但局限性肠炎不伴有活动性结核，中毒症状少见或轻微，病变多局限于回肠，且可有钡剂检查的线样征等表现。抗结核治疗无效。

（四）阿米巴病或血吸虫病性肉芽肿

病变涉及盲肠者常和肠结核表现相似，但既往有相应的感染史，无结核病史，脓血便常见，可从粪便常规或孵化检查发现有关病原体，直肠乙状结肠镜检查多可证实诊断，相应特效治疗有明显疗效。

（五）其他

除上述疾病外，肠结核尚应与下列疾病鉴别：以腹痛、腹泻为主要表现者应与腹型淋巴瘤、肠放线菌病相鉴别；以急性右下腹剧痛为主要表现者应注意避免误诊为急性阑尾炎；以慢性腹痛牵扯上腹部者易与消化性溃疡、慢性胆囊炎混淆；有稽留高热者需排除伤寒。

六、防治

肠结核常继发于肠外结核，故预防应着重在肠外结核特别是肺结核的早期诊断与积极治疗，使痰菌尽快阴转。临床证明，对肺结核患者进行早期发现及积极指导治疗，可大大减少肠结核的发病率。必须加强公共卫生宣传，强调有关结核病的卫生宣传教育。教育肺结核患者避免吞咽痰液及不随地吐痰，应保持排便通畅，并提倡用一次性筷进餐，饮用牛奶应经过充分灭菌消毒。此外，加强卫生管理，禁止随地吐痰，讲究饮食卫生，提高全民抗结核意识对其预防有一定意义。

随着抗结核药物的普及和发展，在加强支持疗法的基础上，肠结核经充分治疗一般可痊愈。除了早期用药外，合理选用抗结核药物，保证剂量充足、规律、全程用药，是决定预后的关键因素，加强支持治疗，提供幽静休息环境，清新的空气，易消化吸收、营养丰富、无污染的食物，补充维生素、微量元素，对肠结核的康复是必不可少的。

肠结核应早期采用有效药物治疗，联合用药，持续半年以上，有时可长达1.5年。常用的化疗药物有异烟肼、利福平、乙胺丁醇、链霉素、吡嗪酰胺等。有时毒性症状过于严重，可加用糖皮质激素，待症状改善后逐步减量，至6～8周后应停药。大多数肠结核患者经非手术治疗可治愈，手术仅限于完全性肠梗阻、慢性肠穿孔形成肠瘘或周围脓肿、急性肠穿孔或肠道大量出血经积极抢救无效者。手术方式根据病情而定,原则上应彻底切除病变肠段后行肠吻合术。如病变炎症浸润广泛而固定时,可先行末端回肠横结肠端-侧吻合术,二期切除病变肠段。手术患者术后均需接受抗结核药物治疗。

七、预后

抗结核药物的临床应用已使结核病的预后大为改观,特别是对黏膜结核,包括肠结核在内的疗效尤为显著。肠结核的预后取决于早期诊断与及时治疗,当病变尚在渗出性阶段,经治疗后可以痊愈,预后良好。合理选用抗结核药物,保证充分剂量与足够疗程,也是决定预后的关键。

总之,临床上应积极治疗肠外结核特别是肺结核,肺结核患者应避免吞咽痰液,减少肠结核的发生。提高对本病的认识,减少误诊漏诊,早期诊断与及时治疗,是改善肠结核患者预后的关键因素。

(张　蕾)

第九节　酒精性肝病

一、概述

正常人 24 小时内体内可代谢酒精 120 g,而酒精性肝病(ALD)是由于长期大量饮酒,超过机体的代谢能力所导致的疾病。临床上分为轻症酒精性肝病(AML)、酒精性脂肪肝(AFL)、酒精性肝炎(AH)、酒精性肝纤维化(AF)和酒精性肝硬化(AC)不同阶段。严重酗酒时可诱发广泛肝细胞坏死甚至急性肝功能衰竭。因饮酒导致的 ALD 在西方国家已成为常见病、多发病,占中年人死因的第 4 位。我国由酒精所致肝损害的发病率亦呈逐年上升趋势,酒精已成为继病毒性肝炎后导致肝损害的第二大病因,严重危害人民健康。

ALD 的发病机制较为复杂,目前尚不完全清楚。可能与酒精及其代谢产物对肝脏的毒性作用、氧化应激、内毒素、细胞因子(TNF-α、TGF-β 等)产生异常、免疫异常、蛋氨酸代谢异常、酒精代谢相关酶类基因多态性、细胞凋亡等多种因素有关。

二、诊断

(一)酒精性肝病临床诊断标准

(1)有长期饮酒史,一般超过 5 年,折合酒精量男性不低于 40 g/d,女性不低于 20 g/d,或 2 周内有大量饮酒史,折合酒精量超过 80 g/d。但应注意性别、遗传易感性等因素的影响。酒精量换算公式为:酒精量(g)=饮酒量(mL)×酒精含量(%)×0.8。

(2)临床症状为非特异性,可无症状,或有右上腹胀痛、食欲缺乏、乏力、体重减轻、黄疸等;随着病情加重,可有神经精神、蜘蛛痣、肝掌等症状和体征。

(3)血清天冬氨酸氨基转移酶(AST)、丙氨酸氨基转移酶(ALT)、γ-谷氨酰转肽酶(GGT)、总胆红素(TBIL)、凝血酶原时间(PT)和平均红细胞容积(MCV)等指标升高,禁酒后这些指标可明显下降,通常4周内基本恢复正常,AST/ALT>2,有助于诊断。

(4)肝脏 B 超或 CT 检查有典型表现。

(5)排除嗜肝病毒的感染、药物和中毒性肝损伤等。

符合第(1)、(2)、(3)项和第(5)项或第(1)、(2)、(4)项和第(5)项可诊断酒精性肝病;仅符合第(1)、(2)项和第(5)项可疑诊酒精性肝病。

(二)临床分型诊断

1.轻症酒精性肝病

肝脏生物化学、影像学和组织病理学检查基本正常或轻微异常。

2.酒精性脂肪肝

影像学诊断符合脂肪肝标准,血清 ALT、AST 可轻微异常。

3.酒精性肝炎

血清 ALT、AST 或 GGT 升高,可有血清 TBIL 增高。重症酒精性肝炎是指酒精性肝炎中,合并肝性脑病、肺炎、急性肾衰竭、上消化道出血,可伴有内毒素血症。

4.酒精性肝纤维化

症状及影像学无特殊。未做病理检查时,应结合饮酒史、血清纤维化标志物(透明质酸、Ⅲ型胶原、Ⅳ型胶原、层粘连蛋白)、GGT、AST/ALT、胆固醇、载脂蛋白-A1、TBIL、α_2 巨球蛋白、铁蛋白、稳态模式胰岛素抵抗等改变,这些指标十分敏感,应联合检测。

5.酒精性肝硬化

有肝硬化的临床表现和血清生物化学指标的改变。

三、鉴别诊断

鉴别诊断见表 3-3。

表 3-3　酒精性肝病的鉴别诊断

	病史	病毒学检查
非酒精性肝病	好发于肥胖、2 型糖尿病患者	肝炎标志物阴性
病毒性肝炎	无长期饮酒史	肝炎标志物阳性
酒精性肝病	有长期饮酒史	肝炎标志物阴性

四、治疗

(一)治疗原则

治疗包括戒酒、改善营养、治疗肝损伤、防治并发存在的其他肝病、阻止或逆转肝纤维化的进展、促进肝再生、减少并发症、提高生活质量、终末期肝病进行肝移植等措施。

1.戒酒

戒酒是 ALD 治疗的最关键措施,戒酒或显著减少酒精摄入可显著改善所有阶段患者的组织学改变和生存率;Child A 级的 ALD 患者戒酒后 5 年生存率可超过 80%;Child B、C 级患者在戒酒后也能使 5 年生存率从 30%提高至 60%,除戒酒以外尚无 ALD 特异性治疗方法。戒酒过程中应注意戒断综合征(包括酒精依赖者,神经精神症状的出现与戒酒有关,多呈急性发作过程,常有四肢抖动及出汗等症状,严重者有戒酒性抽搐或癫痫样痉挛发作)的发生。

2.营养支持

ALD 患者同时也需良好的营养支持,因其通常并发热量、蛋白质缺乏性营养不良,而营养不良又可加剧酒精性肝损伤。因此,宜给予富含优质蛋白和 B 族维生素、高热量的低脂饮食,必要时适当补充支链氨基酸为主的复方氨基酸制剂。酒精性肝病的饮食治疗可参考表 3-4。

表 3-4　ALD 患者的饮食指导原则

1.蛋白质=1.0~1.5/kg 体重
2.总热量=1.2~1.4(休息状态下的能量消耗最少)126 kJ/kg 体重
3.50%~55%为糖类,最好是复合型糖类
4.30%~35%为脂肪,最好不饱和脂肪酸含量高并含有足量的必须脂肪酸
5.营养最好是肠内或口服(或)经小孔径喂食给予;部分肠道外营养为次要选择;全肠外营养为最后的选择
6.水、盐摄入以保持机体水、电解质平衡
7.多种维生素及矿物质
8.支链氨基酸的补充通常并不需要
9.许多患者能耐受标准的氨基酸补充
10.若患者不能耐受标准氨基酸补充仍可补充支链氨基酸
11.避免仅仅补充支链氨基酸,支链氨基酸并不能保持氮的平衡
12.有必要补充必需氨基酸,必需氨基酸指正常时可从前体合成而在肝硬化患者不能合成,包括胆碱、胱氨酸、氨基乙磺酸、酪氨酸

3.维生素及微量元素

慢性饮酒者可能因摄入不足、肠道吸收减少、肝内维生素代谢障碍、疾病后期肠道黏膜屏障衰竭等导致维生素(维生素 B_1、维生素 B_6、维生素 A、维生素 E、叶酸等)、微量元素(锌、硒)的严重缺乏。因此适量补充上述维生素和微量元素是必需的,尤其是补充维生素 B_1(目前,推荐应用脂溶性维生素 B_1 前体苯磷硫胺)和补锌在预防和治疗 ALD 非常重要。而维生素 E 是临床上使用较早的抗氧化剂,脂溶性的维生素 E 可以在细胞膜上积聚,结合并清除自由基,减轻肝细胞膜及线粒体膜的脂质过氧化。Sokol 等发现维生素 E 能明显减轻胆汁淤积时疏水性胆汁酸所引起的肝细胞膜脂质过氧化,从而减轻肝细胞损伤。

(二)药物治疗

1.非特异性抗感染治疗

(1)糖皮质激素:多项随机对照研究和荟萃分析,使用糖皮质激素治疗 ALD 仍有一些争议,对于严重急性肝炎(AH)患者,糖皮质激素是研究得最多也可能是最有效的药物。然而,接受激素治疗的患者病死率仍较高,特别在伴发肾衰竭的患者。激素是否能延缓肝硬化进展及改善长期生存率尚不明确。并发急性感染、胃肠道出血、胰腺炎、血糖难以控制的糖尿病者为应用皮质激素的禁忌证。

(2)己酮可可碱(PTX):PTX 是一种非选择性磷酸二酯酶抑制剂,具有拮抗炎性细胞因子的作用,可降低 TNF-α 基因下游许多效应细胞因子的表达。研究表明 PTX 可以显著改善重症 AH 患者的短期生存率,但在 PTX 成为 AH 的常规治疗方法之前,还需进行 PTX 与糖皮质激素联合治疗或用于对皮质激素有禁忌证的 AH 患者的临床试验。

2.保肝抗纤维化

(1)还原型谷胱甘肽:还原型谷胱甘肽由谷氨酸、半胱氨酸组成,具有广泛的抗氧化作用,可与酒精的代谢产物乙醛、氧自由基结合,使其失活,并加速自由基的排泄,抑制或减少肝细胞膜及线粒体膜过氧化脂质形成,保护肝细胞。此外,还可以通过 γ-谷氨酸循环,维护肝脏蛋白质合成。目前临床应用比较广泛。

(2)多稀磷脂酰胆碱(易善复):多稀磷脂酰胆碱是由大豆中提取的磷脂精制而成,其主要活性成分是 1,2-二亚油酰磷脂酰胆碱(DLPC)。DLPC 可将人体内源性磷脂替换,结合并进入膜成分中,增加膜流动性,同时还可以维持或促进不同器官及组织的许多膜功能,包括可调节膜结合酶系统的活性;能抑制细胞色素 $P4502E_1$($CYP2E_1$)的含量及活性,减少自由基;可增强过氧化氢酶活性、超氧化物歧化酶活性和谷胱甘肽还原酶活性。研究表明,多稀磷脂酰胆碱可提高 ALD 患者治疗的有效率,改善患者的症状和体征,并提高生存质量,但不能改善患者病理组织学,只能防止组织学恶化的趋势。常用多稀磷脂酰胆碱500 mg静脉给药。

(3)丙硫氧嘧啶(PTU):多个长期疗效的观察研究提示 PTU 对重度 ALD 有一定效果,而对于轻、中度 ALD 无效。Rambaldi A 通过随机、多中心、双盲、安慰剂对照的临床研究,发现 PTU 与安慰剂相比,在降低病死率、减少并发症及改善肝脏组织学等方面没有显著差异。由于 PTU 能引起甲状腺功能减退,因此应用 PTU 治疗 ALD 要慎重选择。

(4)腺苷蛋氨酸:酒精通过改变肠道菌群,使肠道对内毒素的通透性增加,同时对内毒素清除能力下降,导致高内毒素血症,激活库弗细胞释放 TNF-α、TGF-β、IL-1、IL-6、IL-8 等炎症细胞因子,使具有保护作用的 IL-10 水平下调。腺苷蛋氨酸能降低 TNF-α 水平,下调TGF-β的表达,抑制肝细胞凋亡和肝星状细胞的激活,提高细胞内腺苷蛋氨酸/S-腺苷半胱氨酸比值,并能够去除细胞内增加的 S-腺苷半胱氨酸,提高肝微粒体谷胱甘肽贮量从而阻止酒精性肝损发生,延缓肝纤维化的发生和发展的作用。

(5)硫普罗宁:含有巯基,能与自由基可逆性结合成二硫化合物,作为一种自由基清除剂在体内形成一个再循环的抗氧化系统,可有效清除氧自由基,提高机体的抗氧化能力,调节氧代谢平衡,修复乙醇引起的肝损害,对抗酒精性肝纤维化。临床试验显示,硫普罗宁在降酶、改善肝功能方面疗效显著,对抗酒精性肝纤维化有良好的作用。

(三)肝移植

晚期 ALD 是原位肝移植的最常见指征之一。Child C 级酒精性肝硬化患者的 1 年生存率为 $50\%\sim85\%$,而 Child B 级患者 1 年生存率为 $75\%\sim95\%$。因此,如果不存在其他提示病死率增高的情况如自发性细菌性腹膜炎、反复食管胃底静脉曲张出血或原发性肝细胞癌等,肝移植应限于 Child C 级肝硬化患者。虽然大多数移植中心需要患者在移植前有一定的戒酒期(一般为6个月),但移植后患者再饮酒的问题及其对预后的影响仍值得重视。目前,统计的移植后再饮酒的比例高达 35%。大多数移植中心为戒酒后 Child-Pugh 积分仍较高的患者提供肝移植治疗。多项研究显示,接受肝移植的酒精性肝硬化患者的生存率与其他病因引起的肝硬化患者相似,5 年和 10 年生存率介于胆汁淤积性肝病和病毒性肝病之间。移植后生活质量的改善也与其他移植指征相似。

（张　蕾）

第十节 非酒精性脂肪性肝病

非酒精性脂肪性肝病(NAFLD)是一种无过量饮酒和其他明确的肝损害因素所致,以肝实质细胞脂肪变性为特征的临床病理综合征。组织学上,NAFLD分为非酒精性脂肪肝(NAFL)和非酒精性脂肪性肝炎(NASH)两种类型。NAFL指存在大泡为主脂肪变,无肝细胞损伤,多为良性、非进展性。NASH指肝脏脂肪变性,合并炎症和肝细胞损伤,伴或不伴纤维化,可进展为肝硬化、肝衰竭和肝癌。

一、流行病学

不同种族、不同年龄组男女均可发病。欧美等发达国家普通成人中NAFLD患病率高达20%～40%,亚洲国家为12%～30%。肥胖症患者NAFLD患病率为60%～90%,NASH为20%～25%。2型糖尿病和高脂血症患者NAFLD患病率分别为28%～55%和27%～92%。近年来中国患病率不断上升,呈低龄化趋势,发达城区成人NAFLD患病率在15%左右。绝大多数NAFLD患者与代谢危险因素有关。

二、病因与发病机制

NAFLD主要分为原发性和继发性两大类,通常所指的NAFLD是原发性的,与胰岛素抵抗和遗传易感性相关;而继发性NAFLD包括了由药物(胺碘酮、他莫昔芬等的使用)、广泛小肠切除、内分泌疾病等病因所致的脂肪肝。此外,NAFLD与一些少见的脂质代谢病和存在严重胰岛素抵抗的罕见综合征有关。

本病病因复杂。发病机制中,"二次打击"或"多重打击"学说已被广泛接受。初次打击主要指胰岛素抵抗引起的肝细胞内脂质,特别是三酰甘油异常沉积,引起线粒体形态异常和功能障碍。第二次打击主要为反应性氧化代谢产物增多,形成脂质过氧化产物,导致损伤肝细胞内磷脂膜氧化,溶酶体自噬异常,凋亡信号通路活化;内质网应激,炎症因子通路活化,促进脂肪变性。"多重打击"学说即遗传因素(家族聚集、种族等)、环境因素(胰岛素抵抗、肠道菌群紊乱、脂肪细胞因子失调、氧化应激等)共同导致NAFLD的发生和进展。

三、病理

推荐NAFLD的病理学诊断和临床疗效评估参照美国国立卫生研究院NASH临床研究网病理工作组指南,常规进行NAFLD活动度积分(NAS)和肝纤维化分期。

(一)NAS评分

NAS(0～8分)评分如下。①肝细胞脂肪变:0分(<5%);1分(5%～33%);2分(34%～66%);3分(>66%)。②小叶内炎症(20倍镜计数坏死灶):0分,无;1分(<2个);2分(2～4个);3分(>4个)。③肝细胞气球样变:0分,无;1分,少见;2分,多见。NAS为半定量评分系统,NAS<3分可排除NASH,NAS>4分则可诊断NASH,介于两者之间者为NASH可能。规定不伴有小叶内炎症、气球样变和纤维化,但肝脂肪变>33%者为NAFL,脂肪变达不到此程度

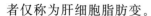

者仅称为肝细胞脂肪变。

(二)肝纤维化分期

肝纤维化分期(0～4期)如下。①0期:无纤维化;②1期:肝腺泡3区轻～中度窦周纤维化或仅有门脉周围纤维化;③2期:腺泡3区窦周纤维化合并门脉周围纤维化;④3期:桥接纤维化;⑤4期:高度可疑或确诊肝硬化,包括NASH合并肝硬化、脂肪性肝硬化以及隐源性肝硬化(因为肝脂肪变和炎症随着肝纤维化进展而减轻)。

四、临床表现

非酒精性脂肪性肝病起病隐匿,发病缓慢,常无症状。少数患者可有乏力、肝区隐痛或上腹胀痛等非特异症状。严重脂肪性肝炎可出现黄疸、食欲减退、恶心、呕吐等症状。部分患者可有肝大。失代偿期的肝硬化患者临床表现与其他原因所致的肝硬化相似。

查体可见30%～100%的患者存在肥胖,50%患者有肝大,表面光滑,边缘圆钝,质地正常,无明显压痛。进展至肝硬化时,患者可出现黄疸、水肿、肝掌、蜘蛛痣等慢性肝病体征及门脉高压体征。

五、实验室检查

血清转氨酶(ALT/AST)上升2～5倍常见于NASH患者,但不是反映NAFLD严重程度。30%NAFLD患者碱性磷酸酶(ALP)、γ-谷氨酰转肽酶(GGT)可升高2～3倍。肝硬化和肝衰竭时,可出现血清蛋白和凝血酶原时间异常,常早于血清胆红素的升高。30%～50%的NASH患者存在血糖增高或糖耐量异常。20%～80%的患者存在高脂血症。近年来,细胞角蛋白片段作为诊断NASH的新型标志物被广泛研究。

六、辅助检查

(一)超声检查

当肝脂肪沉积超过30%时,可检出脂肪肝,肝脂肪含量达50%以上时,超声诊断敏感性可达90%。弥漫性脂肪肝表现为肝脏近场回声弥漫性增强,强于肾脏回声,远场回声逐渐衰减,肝内管道结构显示不清。

(二)CT检查

弥漫性脂肪肝表现为肝的密度(CT值)普遍降低,严重脂肪肝CT值可变为负值。增强后肝内血管显示非常清楚,其形态走向均无异常。0.7<肝/脾CT比值≤1.0为轻度;肝/脾比值0.5<CT比值≤0.7为中度;肝/脾CT比值≤0.5者为重度脂肪肝。CT诊断脂肪肝的特异性优于B超。

(三)MRI检查

MRI检查主要用于鉴别超声与CT上难以区分的局灶性脂肪肝、弥漫性脂肪肝伴正常肝岛与肝脏肿瘤。MRI波谱分析、二维磁共振成像是目前无创性诊断研究的热点。

(四)肝活组织检查

肝活组织检查指征:①经常规检查和诊断性治疗仍未能确诊的患者;②存在脂肪性肝炎和进展期肝纤维化风险,但临床或影像学缺乏肝硬化证据者;③鉴别局灶性脂肪性肝病与肝肿瘤、某些少见疾病如血色病、胆固醇酯贮积病和糖原贮积病;④血清铁蛋白和铁饱和度持续增高者推荐进行肝活检,尤其是存在血色沉着病 C282Y 基因纯合子或杂合子突变的患者。

七、诊断

明确 NAFLD 的诊断必须符合以下 3 项条件:①无饮酒史或饮酒折合乙醇量每周＜140 g(女性每周＜70 g);②除外病毒性肝炎、药物性肝病、Wilson 病、全胃肠外营养、自身免疫性肝病等可导致脂肪肝的特定疾病;③肝脏组织学表现符合脂肪性肝病的病理学诊断标准。

鉴于肝组织学诊断有时难以获得,NAFLD 工作组定义为:①肝脏影像学表现符合弥漫性脂肪肝的诊断标准并无其他原因可供解释;和/或②有代谢综合征相关组分如肥胖、2 型糖尿病、高脂血症的患者出现不明原因 ALT/AST/GGT 持续增高半年以上,减肥或改善胰岛素抵抗后,异常酶谱和影像学脂肪肝改善甚至恢复正常者可明确 NAFLD 的诊断。

八、鉴别诊断

(一)酒精性肝病

酒精性肝病和 NAFLD 在组织学特征、临床特点和实验室检查存在一定的重叠。故而应重视病史、体检信息的采集。NAFLD 常为肥胖和/或糖尿病,高血脂患者,AST/ALT 比值＜1,而酒精性肝病则一般病情较重,血清胆红素水平较高,AST/ALT 比值＞2;酒精性肝病常见组织学表现如 Mallory 小体、胆管增生、巨大线粒体等在 NAFLD 中常不明显;酒精性肝病一般发生于每天摄入乙醇量超过 40 g(女性 20 g)的长期酗酒者,无饮酒史或每周摄入乙醇量＜140 g 基本可以排除酒精性肝病。但是每周摄入乙醇介于少量(男性每周＜140 g,女性每周＜70 g)和过量(男性每周＞280 g,女性每周＞140 g)之间的患者,其血清酶学异常和脂肪肝原因常难以界定,需考虑酒精滥用和代谢因素共存可能。

(二)NASH

NASH 需与慢性病毒性肝炎(特别是丙型肝炎)、自身免疫性肝炎、早期 Wilson 病等可导致脂肪肝的肝病相鉴别。NASH 肝细胞损害、炎症和纤维化主要位于肝小叶内,且病变以肝腺泡3 区为重;其他疾病的肝组织学改变主要位于门脉周围等特征,病史资料、肝炎病毒标志、自身抗体和铜蓝蛋白等检测有助于相关疾病的明确诊断。NASH 如存在血清铁及铁饱和持续性增高,需与血色病相鉴别。

(三)其他原因导致的脂肪肝

还需除外药物、全胃肠外营养、炎症性肠病、甲状腺功能减退、库欣综合征、β脂蛋白缺乏血症以及一些与胰岛素抵抗有关的综合征导致脂肪肝的特殊情况。

九、治疗

治疗的首要目标是改善胰岛素抵抗,防治代谢综合征和终末期靶器官病变;次要目标是减少肝脏脂肪沉积,避免"多重打击"导致 NASH 和肝功能失代偿。治疗包括病因治疗、饮食控制、运动疗法和药物治疗。

(一)病因治疗

针对原发病和危险因素予以治疗,如减肥、合理控制血糖和血脂、纠正营养失衡等。

(二)控制饮食和适量运动

控制饮食和适量运动是治疗关键。建议低热量低脂平衡饮食,肥胖成人每天热量摄入需减

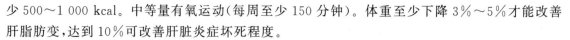

少 500～1 000 kcal。中等量有氧运动(每周至少 150 分钟)。体重至少下降 3％～5％才能改善肝脂肪变,达到 10％可改善肝脏炎症坏死程度。

(三)药物治疗

(1)改善胰岛素抵抗,纠正糖脂代谢紊乱:噻唑烷二酮类,可改善胰岛素抵抗,可用来治疗肝活检证实 NASH 的脂肪性肝炎。二甲双胍并不能改善 NAFLD 患者肝组织学损害,不推荐用于 NASH 的治疗。

如无明显肝功能异常、失代偿期肝硬化,NAFLD 患者可安全使用血管紧张素Ⅱ受体阻断药降血压,他汀类、依折麦布调脂治疗。Omega-3 可作为 NAFLD 患者高三酰甘油一线治疗药物。

(2)抗氧化剂:维生素 E 800 U/d 可作为无糖尿病的 NASH 成人的一线治疗药物。但尚未推荐用于合并糖尿病和肝硬化的 HASH 患者。

(3)护肝抗炎药:无足够证据推荐 NAFLD/NASH 患者常规使用护肝药物。可以根据疾病的活动度、病期、药物的效能选择以下药物:如必需磷脂、还原型谷胱甘肽、水飞蓟宾。

(4)中医药治疗:常用中药有丹参、泽泻、决明子、山楂、柴胡等。

(四)外科手术

(1)BMI＞40 kg/m² ,或＞35 kg/m² 伴有并发症如难以控制的 2 型糖尿病可以考虑减肥手术。

(2)肝衰竭晚期 NASH 患者推荐进行肝移植。然而部分患者肝移植后容易复发,并迅速进展至 NASH 和肝硬化,可能与遗传以及术后持续性高脂血症、糖尿病和皮质激素治疗等有关。BMI＞40 kg/m² 不宜做肝移植。

(张　蕾)

第十一节　肝　硬　化

一、病因和发病机制

(一)病因

引起肝硬化的原因很多,在国内以乙型病毒性肝炎所致的肝硬化最为常见。在国外特别是北美西欧则以酒精中毒最多见。

1.病毒性肝炎

在我国占首位的是病毒性肝炎后肝硬化,约占肝硬化的 70％,乙型与丙型、丁型肝炎可以发展成肝硬化。急性或亚急性肝炎如有大量肝细胞坏死和纤维化可以直接演变为肝硬化,但是更重要的演变方式是经过慢性肝炎阶段。从病毒性肝炎发展至肝硬化病程可长达 20～30 年。

2.慢性酒精性中毒

慢性酒精性中毒指长期饮酒其代谢产物乙醛对肝的影响,导致肝血管、肝细胞受损,纤维化程度升高,最终导致肝硬化。一般每天摄入乙醇 50 g,10 年以上者 8％～15％可导致肝硬化。酒精可加速肝硬化的程度。

3.肝内外胆道梗阻及胆汁淤积

肝血液回流受阻,肝遗传代谢性疾病,非酒精性脂肪肝炎,自身免疫性肝病,药物性肝损伤等诸多因素,均有可能导致肝硬化。

4.化学药物或毒物

长期反复接触某些化学毒物,如磷、砷、四氯化碳等,或者长期服用某些药物,如四环素、甲基多巴等,均可引起中毒性肝炎,最后演变为肝硬化。

5.遗传和代谢疾病

由遗传性和代谢性疾病的肝病变逐渐发展而成肝硬化,称为代谢性肝硬化。在我国以肝豆状核变性最为常见。

（二）发病机制

肝硬化的主要发病机制是进行性纤维化,上述各种病因引起广泛的肝细胞坏死,导致正常肝小叶结构破坏。肝内星状细胞激活,细胞因子生成增加,胶原合成增加,降解减少,肝窦毛细血管化、纤维组织弥漫增生、纤维间隔血管交通吻合支产生及再生结节压迫,使肝内血液循环进一步障碍,肝逐渐变形、变硬,功能进一步减退,形成肝硬化。由于弥漫性屏障的形成,降低了肝细胞的合成功能,影响了门静脉血流动力学,造成肝细胞缺氧和营养供给障碍,加重细胞坏死。此外,门静脉小分支与肝静脉小分支之间通过新生血管或扩张的肝窦等发生异常吻合,门静脉与肝动脉之间也有侧支形成。这是发生肝功能不全和门静脉高压症的基础。

二、临床表现

（一）症状

肝硬化往往起病缓慢,症状隐匿,可能隐伏数年至十数年之久,我国以 20～50 岁男性为主,青壮年患者的发病多与病毒性肝炎有关。随着病情的发展到后期可出现黄疸、腹水及消化道和肝性脑病等并发症。根据肝功能储备情况,临床将肝硬化分为代偿性肝硬化和失代偿性肝硬化两类,两类肝硬化的临床症状各不相同。

1.代偿性肝硬化

代偿性肝硬化指早期肝硬化无症状者,占 30%～40%,可有轻度乏力、食欲缺乏或腹胀症状。常在体格检查或因其他疾病行剖腹术时才发现。部分慢性肝炎患者行活检时诊断此病。

2.失代偿性肝硬化

失代偿性肝硬化指中晚期肝硬化,有明显肝功能异常及失代偿征象。

（1）一般症状:包括食欲减退、体重减轻、乏力、腹泻、腹痛、皮肤瘙痒等。

（2）腹水:患者主诉腹胀,少量腹水常用超声或 CT 诊断,中等以上腹水在临床检查时可发现,后者常伴下肢水肿。

（3）黄疸:常表现为巩膜皮肤黄染、尿色深、胆红素尿。这是由于肝细胞排泌胆红素功能衰竭,是严重肝功能不全的表现。

（4）发热:常为持续性低热,体温 38～38.5 ℃,除酒精性肝硬化患者要考虑酒精性肝炎外,其余均应鉴别发热是由肝硬化本身还是细菌感染引起。

（5）贫血与出血倾向:由于上述原因患者可有不同程度的贫血,黏膜、指甲苍白或指甲呈匙状。

（6）神经精神症状:如出现嗜睡、兴奋和水僵等症状,应考虑肝性脑病的可能。

(二)体征

除上述症状外,有患者可表现为男性乳房发育,蜘蛛痣、肝掌和体毛分布改变,腹部检查除腹水外可见静脉和胸腔静脉显露及怒张,血流以脐为中心向四周流向。脾一般为中度肿大,有时为巨脾。

(三)并发症

肝硬化往往因并发症死亡,主要并发症有肝性脑病、上消化道大量出血、感染、原发性肝癌、肝肾综合征、肝肺综合征、门静脉血栓的形成等。

三、诊断要点

应详细询问肝炎史、饮酒史、药物史、输血史及家族遗传性病史。根据症状做相关检查以排除及确定病因诊断。

(一)症状

代偿性肝硬化无明显症状,失代偿性肝硬化则主要有食欲减退、体重减轻、乏力、腹泻、腹痛、皮肤瘙痒、腹水、黄疸、发热、精神神经症状。

(二)体征

除上述症状外,有患者可表现为男性乳房发育,蜘蛛痣、肝掌和体毛分布改变,腹部检查除腹水外可见静脉和胸腔静脉显露及怒张,血流以脐为中心向四周流向,脾大等。

(三)实验室检查

1.血常规检查

在肝功能代偿期,血常规多在正常范围内。在失代偿期,由于出血、营养失调和脾功能亢进等因素发生轻重不等的贫血。在脾功能亢进时,血白细胞及血小板均降低,其中以血小板降低尤为明显。

2.尿液检查

尿常规检查时,乙型肝炎肝硬化合并乙肝相关性肾炎时尿蛋白阳性。由于肝功能减退,肝不能将来自肠道的尿胆原变为直接胆红素,故尿中尿胆原增加,腹水患者尿钠排出降低,肝肾综合征时<10 mmol,尿钠/尿钾<1。

3.肝功能试验

肝硬化初期肝功能检查多无特殊改变或仅有慢性肝炎的表现,如转氨酶升高等。随着肝硬化发展,肝功能储备减少,则可有肝硬化相关的变化,如 AST>ALT,白蛋白降低、胆碱酯酶活力降低、胆红素升高等。

(四)影像学检查

1.B超检查

B超检查见肝脏缩小,肝表面明显凸凹不平,锯齿状或波浪状,肝边缘变钝,肝实质回声不均、增强,呈结节状,门静脉和脾门静脉内径增宽,肝静脉变细、扭曲,粗细不均,腹腔内可见液性暗区。

2.CT 扫描

CT 扫描诊断肝硬化的敏感性与 B 超检查所见相似,但对早期发现肝细胞癌更有价值。

3.MRI 扫描

对肝硬化的诊断价值与 CT 扫描相似,但在肝硬化合并囊肿、血管瘤或肝细胞癌时,MRI 检查具有较大的鉴别诊断价值。

(五)上消化道内镜或钡餐 X 线食管造影检查

上消化道内镜或钡餐 X 线食管造影检查可发现食管胃底静脉曲张的有无及严重程度。

(六)病理学检查

肝穿病理学检查仍为诊断肝硬化的金标准,特别是肝硬化前期。早期肝硬化如不做肝穿病理检查,临床上往往不易确定。肝组织学检查对肝硬化的病因诊断亦有较大帮助。

四、治疗原则

肝硬化的治疗应该是综合性的,首先应去除各种导致肝硬化的病因,如酒精性肝硬化者必须戒酒,乙型肝硬化者可抗病毒治疗,肝豆状核变性可行排铜治疗。

(一)一般治疗

肝硬化患者一般全身营养状况差,支持疗法目的在于恢复全身情况,供给肝脏足够的营养以有利于肝细胞的修复再生。

1.休息

代偿期的肝硬化患者可适当工作或劳动,应注意劳逸结合,以不感疲劳为度。肝硬化失代偿期应停止工作,休息乃至卧床休息。

2.饮食

肝硬化患者的饮食原则上应是高热量、高蛋白、维生素丰富而易消化的食物。严禁饮酒,动物脂肪不易摄入过多。如肝功能严重减退或有肝性脑病先兆时应严格限制蛋白食物。有腹水者应予少钠盐或无钠盐饮食。

(二)药物治疗

1.乙肝肝硬化患者抗病毒治疗

HBeAg 阳性者 HBV DVA$\geq 10^5$ 拷贝/mL,HBe Ag 阴性者 HBV DVA$\geq 10^4$ 拷贝/mL,ALT 正常或升高,需用核苷类似物抗病毒治疗。目前可供使用的药物有拉米夫定、阿德福韦酯、替比夫定和恩替卡韦。

2.抗纤维化药物

目前尚无有效地逆转肝纤维化的方法,活血化瘀的中药,如丹参、桃仁提取物、虫草菌丝及丹参黄芪的复方制剂或干扰素-γ 和 α 用于早期肝硬化治疗,有一定的抗纤维化作用。

3.保护肝细胞的药物

保护肝细胞的药物用于转氨酶及胆红素升高的肝硬化患者。常用药物有下面几种。

(1)甘草酸:有免疫调节、抗感染、抗纤维化、保护肝细胞作用。宜用于早期肝硬化患者。

(2)谷胱甘肽:是由谷氨酸、胱氨酸、甘氨酸组成的含巯基肽类物质。能提供巯基、半胱氨酸维护细胞正常代谢,与毒性物质结合,起解毒作用。

4.维生素类

B 族维生素有防止脂肪肝和保护肝细胞的作用。维生素 C 有促进代谢和解毒作用。慢性营养不良者可补充维生素 B_{12} 和叶酸。维生素 E 有抗氧化和保护肝细胞的作用,已用于酒精性肝硬化患者的治疗。有凝血障碍者可注射维生素 K_1。

(三)腹水的处理

治疗腹水不但可以减轻症状,还可防止腹水所引发的一系列并发症,如 SBP、肝肾综合征等。

主要治疗措施及药物有以下几方面。

1.限制钠和水的摄入

这是腹水的基础治疗,部分中重度腹水患者可发生自发性利尿,腹水消退。钠摄入量每天60～90 mg,有稀释性低钠血症者应同时限制水摄入。

2.利尿剂

对腹水较大或基础治疗无效者应使用利尿剂。临床常用的利尿剂有螺内酯和呋塞米。利尿剂的使用应从小剂量开始。

3.提高胶体血浆渗透压

每周定期输注白蛋白或血浆,可通过提高胶体渗透压促进腹水消退。

4.放腹水

对于一些时间长的顽固性腹水可通过该法进行,同时补充蛋白以增加有效血容量。

(张 蕾)

第十二节 病毒性肝炎

肝硬化是一种或多种病因长期或反复作用造成的弥漫性肝脏损害。病理组织学上有广泛的肝细胞变性、坏死,纤维组织弥漫性增生,并有再生小结节形成,正常肝小叶结构和血管解剖的破坏,导致肝脏逐渐变形,变硬而形成肝硬化。临床上早期可无症状,后期可出现肝功能减退、门脉高压和各系统受累的各种表现。

肝硬化原因很多。国内以病毒性肝炎最为常见。本节着重介绍病毒性肝炎肝硬化的发生机制,病理学特点,临床表现,诊断,治疗。

一、发病机制

近年来随着分子生物学及细胞生物学的深入发展,有关肝硬化发病机制的研究不断加深。然而,HBV、HCV 和 HBV/HDV 感染人体后导致肝硬化的机制却远远没有阐明。根据现有研究,可能与下列因素有关。

(一)病毒抗原持续存在

病毒性肝炎,若病毒及时清除,病情就会稳定,不致进展为肝硬化;如果病毒持续或反复复制,病情持续或反复活动,发生肝硬化的可能性极大。众所周知,HBV 在肝细胞内复制并不损伤肝细胞,只有人体对侵入的 HBV 发生免疫反应时才出现肝脏病变。因此,人体感染 HBV 后,肝损伤是否发生及其类型,并非单独由病毒本身所致,而是由病毒、宿主及其相互作用决定的。

1.病毒的作用

感染嗜肝病毒后是否发生慢性化,进而发展为肝硬化,主要与下列因素有关。

(1)病毒类型:已知 HAV、HEV 感染极少慢性化,HBV、HCV 或 HBV/HDV 感染与肝硬化关系密切。

(2)感染类型:急性 HBV 感染大多痊愈,大约 10% 进展为慢性,约 3% 呈进行性。HBeAg阳性的慢性肝炎较易发生肝硬化,第 5 年时至少有 15% 发生肝硬化,以后每年以 2% 的频率递增;除非发生 HbeAg/抗-HBe 自发性血清转换,即抗-HBe 持续阳性,HBV DNA 持续阴性。抗-HBe 阳性的肝炎,如果 HBV DNA 高水平持续阳性,证实为前 C 区基因突变株感染者,与肝硬化关系更密切。值得注意的是儿童慢性 HBV 感染者一旦出现症状,其中 80%肝脏组织学有明显改变,半数为慢性肝炎,半数为肝硬化。在亚洲国家,HCV 感染为肝硬化的第二大病因,急性 HCV 感染约 80%转变为慢性,20%~25%成为肝硬化。肝硬化出现时间早者丙肝发病后 4 个月至 1 年,多数出现于第 2~4 年。

(3)病毒水平:单一病毒株感染时,病毒高水平持续和反复复制是影响病情发展为肝硬化的极重要因素,如 HBV 感染,无论何种类型,HBV DNA 持续或反复高水平阳性者发生肝硬化的可能性极大。

(4)重叠感染:HBV、HCV、HDV 感染均容易慢性化,如果三者出现二重甚至三重感染或合并 HIV 感染均可促使病情活动,加剧发展为肝硬化的倾向。HBV/HDV 同时感染者大多痊愈,约 2.4%左右发展为慢性肝病;HBV/HDV 重叠感染者 90%慢性化,60%以上可发展为慢性肝病或肝硬化。

(5)病毒基因型:HBV 基因具有高度异质性,似乎没有遗传学上完全一致的两种病毒分离物。HBV 感染可引起不同临床类型的乙型肝炎,如急性自限性乙型肝炎多为 HBV 野生株感染,而前 C 区基因突变株感染常导致重症乙肝、慢性重度肝炎和肝硬化。HBV 的基因型可能与 HBV 所致疾病谱有关。但临床上也不乏相同变异株(特殊基因型)引起完全不同临床表现者。HBV 基因型是决定临床疾病谱的影响因素,但不是决定因素。

2.宿主免疫功能

临床上 HBV 感染后,在爆发性肝衰竭时,HBV 复制水平可能低下,而肝损害较轻的慢性无症状 HBV 携带者中,其 HBV DNA 水平可能很高。HBV 感染后,决定事态发展和演变的主要因素可能是宿主的免疫反应,宿主免疫功能正常,病毒及时清除,肝损伤不致慢性化,肝硬化也不会发生。反之亦然。病毒不能及时、有效、永久清除的宿主因素主要有:①细胞毒性 T 淋巴细胞(CTL)功能低下;②肝细胞 HLA 异常表达;③IFN 生成缺陷;④NK 细胞活性降低;⑤抗病毒抗体生成不足。

3.自身免疫反应

自身免疫性肝炎(AIH)和原发性胆汁性肝硬化(PBC)均属典型自身免疫性疾病,具有高度肝硬化倾向;慢性丙肝与 AIH 的表现有许多重叠,有时甚至泾渭难分,而 HCV 所致慢性肝炎的临床表现,血清学及其结局与 AIH 有许多相近相似之处,甚至有时 HCV 感染可作为 AIH 的始动因素;HAV 感染之所以不容易慢性化,是因为 HAV 感染是病毒对肝细胞直接损害而不是一种免疫反应过程,一旦 HAV 启动自身免疫反应也同样可发生 AIH;至于酒精性肝病、血吸虫肝病和药物性肝病的发生,自身免疫反应均可起到举足轻重的作用,因而自身免疫反应是促使感染者的病情活动及肝硬化发生发展的重要影响因素。

肝脏含有两种特异性抗原,即肝特异性脂蛋白(LSP)和肝细胞膜抗原(LMAg),二者均可刺激机体产生相应的抗体,抗-LSP 和 LMA。后二者虽然主要见于 AIH,但在 HBsAg 阳性慢性肝病中也可检出,尤其是抗-LSP。它们不仅对肝细胞有直接损害作用,而且可通过 T 细胞介导的免疫反应和介导抗体依赖性淋巴细胞毒作用(ADCC)导致肝细胞损伤。

(二)肝内胶原纤维合成与降解失衡

肝纤维化是多种慢性肝病共有的组织学变化,既是慢性肝病向肝硬化发展的必经之路,又贯穿于肝硬化始终。

肝纤维化是由于细胞外基质(ECM)合成和降解比例失衡所致。该过程由肝细胞损伤启动,炎症反应使之持续存在,多种细胞因子、介导的细胞间相互作用激活星状细胞(HSC),后者是生成ECM的主要细胞;库普弗细胞功能受抑,胶原酶合成与分泌减少,在肝纤维化形成中起辅助作用。

1.细胞因子与ECM合成

各种细胞因子(包括单核因子和淋巴因子)及各种生长因子,是以往所谓胶原刺激因子和调节因子。对肝纤维化影响最大的是TGF-β、IL-1和TNF。这些因子既由肝炎病毒刺激,激活单核巨噬细胞系统(包括库普弗细胞)和淋巴细胞所释放,也由肝细胞损伤刺激内皮细胞、库普弗细胞、血小板、肝细胞和肌成纤维细胞而分泌;它们既参与病毒清除和肝细胞损伤,也激活HSC、成纤维细胞和肝细胞,使之合成、分泌ECM,抑制库普弗细胞合成分泌胶原酶,对抗HGF,阻止、延缓肝细胞再生,参与肝硬化形成。

(1)TGF-β_1:启动和调控肝脏胶原代谢的主要因子,由淋巴细胞、单核巨噬细胞、内皮细胞、血小板和肝细胞等合成。它在肝纤维化形成中的作用表现在:①激活HSC,诱导成纤维细胞的增殖;②促进HSC,成纤维细胞、肝细胞等合成、分泌ECM;③调节各种细胞连接蛋白受体的表达及其与ECM的结合;④抑制ECM的降解;⑤促进HSC和肝细胞自分泌大量TGF-β_1,构成局部正反馈循环。肝纤维化时,TGF-β_1 mRNA水平显著升高,与胶原蛋白mRNA水平呈正相关。临床上,TGF-β_1明显升高的同时,总是伴随胶原、非胶原糖蛋白和蛋白多糖的增加。

(2)IL-1:主要由单核巨噬细胞产生,从基因水平上调节胶原蛋白的合成,激活并促使HSC和成纤维细胞增殖,促进ECM合成和分泌。

(3)TNF:机体免疫反应导致组织损伤的重要细胞因子,在肝纤维化过程中,不仅激活各种免疫细胞,促使其释放细胞因子,而且促进HSC和成纤维细胞增殖及合成、分泌胶原蛋白。慢性肝病时,侵入肝脏的单核巨噬细胞产生大量TNF-α,其水平与肝脏病变的活动程度相关,而且TNF-α着色的单核细胞主要集中于门管区,该区域正是肝纤维化形成的好发部位之一。

2.参与ECM合成的细胞

HSC是正常肝脏及肝脏纤维化时的主要产胶原细胞,库普弗细胞与肝纤维化过程关系极为密切。

HSC位于Disse间隙,嵌入相邻细胞之间的隐窝中,树状胞质突起环绕肝窦内皮细胞边缘。类似其他组织的血管周细胞。在正常肝脏,HSC分裂活性低下,HSC指数为3.6~6.0(HSC/100个肝细胞之比),主要功能是贮存脂肪和维生素A,并以旁分泌形式分泌HGF,促进肝细胞再生。HSC可被库普弗细胞等多种非实质细胞分泌的TNF-β等细胞因子激活,也可被病变肝细胞激活。

活化的HSC几乎丧失全部原有功能,表现全新的生物特性:①表达ECM基因,合成大量病理性ECM,如胶原、蛋白多糖及各种非胶原糖蛋白;②表达许多细胞因子和生长因子,如TGF-β_1、TGF-α、FGF、单核细胞趋化肽1(MCP-1)、内皮素1(ET-1)、胰岛素样生长因子1(IGF-1)等,其中TGF-β_1的分泌释放,可促使HSC周而复始地繁殖;③分泌金属蛋白组织抑制物(TIMP-1),TIMP能与激活的基质金属蛋白酶(MMP)发生可逆性结合而抑制其降解ECM的活性。HSC的活化是启动肝纤维化过程的关键环节。

库普弗细胞与肝纤维化过程关系极为密切。在肝纤维化启动阶段,库普弗细胞在受到刺激后,释放大量细胞因子,如TGF-α、TGF-β、TNF-α、血小板衍生的生长因子(PDGF)、IL-1等均可激活HSC,同时这些毒性细胞因子、氧自由基和蛋白酶又可直接造成肝细胞损害,后者进而激活

HSC,启动肝纤维化。但是,库普弗细胞又可能是肝内唯一既不分泌 ECM 又合成分泌胶原酶的细胞。遗憾的是至肝硬化形成之后,无论何种肝硬化,尽管库普弗细胞的形态没有明显改变,但其数量却显著减少而且库普弗细胞释放的胶原酶还受到 HSC 分泌的 TIMP-1 的抑制,$TGF-\beta_1$ 对 ECM 的降解也有很强抑制作用。结果,肝脏胶原代谢总是合成大于降解,促使肝纤维化向不可逆性方向发展,最终形成肝硬化。

3.肝细胞再生不良

肝细胞再生不良是肝硬化的重要组织学特征。有研究证实,正常鼠在肝部分切除之后,肝脏酮体生成迅速增加,而肝硬化鼠则无明显改变,说明肝硬化时存在肝细胞再生迟缓。肝细胞再生迟缓是肝硬化发生发展的重要组成部分,其确切机制尚不清楚,可能与下列因素有关。

(1)营养缺乏:肝硬化患者大多有显著营养不良,机体内部存在严重能量代谢障碍,不能为肝细胞再生提供必需的原料和足够的能量。如氨基酸代谢不平衡、有氧代谢障碍、维生素和微量元素的缺乏和失衡均不利于肝细胞再生。

(2)血液循环障碍:肝硬化时不仅有显著全身及门脉血液循环障碍,门-体分流、血栓形成及 Disse 间隙胶原化和肝窦毛细血管化所致的肝内弥散滤过屏障的形成,都将严重破坏局部微环境,影响肝细胞再生。

(3)促肝细胞生长因子和抑肝细胞生长因子比例失衡:肝损伤之后肝脏的修复是肝细胞再生为主还是胶原沉积为主,关键取决于两大系列因子之间的平衡。其中,最为重要的是肝细胞生长因子(HGF)和 $TGF-\beta$ 之间的平衡。已如前述,HGF 的主要来源是 HSC。在慢性肝病时,HSC 转变为肌成纤维细胞,此时,不仅表达 HGF mRNA 的能力丧失,不再释放 HGF,相反,表达 $TGF-\beta$ mRNA 增加,大量释放 $TGF-\beta$。后者不仅消除了 HGF 对肝细胞的促有丝分裂作用,而且诱导 HSC 及肝细胞生成大量 ECM,促进胶原沉积,抑制胶原降解,形成肝纤维化、肝硬化。

二、病理改变

(一)病理学特点

病理学特点包括 4 方面:①广泛肝细胞变性坏死,肝小叶纤维支架塌陷;②残存肝细胞不沿原支架排列再生,形成不规则结节状肝细胞团,称为再生结节;③门管区和肝包膜大量结缔组织增生,形成纤维束和纤维隔,进一步改建为假小叶;④肝内血循环紊乱如血管床缩小、闭塞或扭曲,肝内动静脉出现吻合支,导致门脉高压并进一步加重肝细胞的营养障碍。

(二)肝纤维化分期

肝纤维化分期目前按表 3-5 分期。

表 3-5　肝纤维化分期

分期	病理表现
0	无异常表现
1	门管区扩大,纤维化
2	门管区周围纤维化,纤维隔形成,小叶结构保留
3	纤维隔形成伴小叶结构紊乱
4	早期肝硬化或肯定肝硬化

(三)病理形态分类

1.小结节性肝硬化

特征是结节大小相等,直径<3 mm,纤维间隔较窄,均匀。

2.大结节性肝硬化

结节大小不一,直径>3 mm,也可达数厘米,纤维间隔粗细不等,一般较宽。

3.大小结节混合性肝硬化

大小结节混合性肝硬化为上述两项的混合,严格地说,绝大多数肝硬化都属于这一类。

4.不完全分隔性肝硬化

多数肝小叶被纤维组织包围形成结节,纤维间隔可向小叶延伸,但不完全分隔小叶,再生结节不明显。

三、临床表现

临床表现主要包括三方面:①与肝细胞坏死有关的症状和体征,此与急慢性肝炎患者相似,如黄疸、恶心、食欲缺乏、腹胀等;②肝硬化并发症的症状和体征,主要有门脉高压症的相应表现(侧支循环、腹水和脾功能亢进)、肝性脑病、肝肾综合征、肝肺综合征等;③全身表现,如内分泌功能失调的表现,出血征象等。

有些学者将肝硬化的临床表现分为肝功能代偿期和肝功能失代偿期,此种分期对临床分析病情有一定帮助,但因两期分界并不明显或有重叠现象,不应机械地套用。

(一)肝功能代偿期

症状较轻,常缺乏特征性。可有乏力、食欲缺乏、消化不良、恶心、呕吐、右上腹隐痛和腹泻等症状。体征不明显,肝大,部分患者伴脾大,并可出现蜘蛛痣和肝掌,肝功能检查多在正常范围内或有轻度异常。

(二)肝功能失代偿期

1.症状

(1)食欲缺乏:最常见的症状,有时伴有恶心、呕吐,多由于胃肠阻性充血,胃肠道分泌与吸收功能紊乱所致,晚期腹水形成,消化道出血和肝衰竭将更加严重。

(2)体重减轻:为多见症状,主要因食欲缺乏,进食不够,胃肠道消化吸收障碍,体内清蛋白合成减少。

(3)疲倦乏力:也为早期症状之一,其程度自轻度疲倦感觉至严重乏力,与肝病的活动程度一致,产生乏力的原因为:①进食热量不足;②碳水化合物、蛋白质、脂肪等中间代谢障碍,致能量产生不足;③肝脏损害或胆汁排泄不畅时,血中胆碱酯酶减少,影响神经、肌肉的正常生理功能;④乳酸转化为肝糖原过程发生障碍,肌肉活动后,乳酸蓄积过多。

(4)腹泻:相当多见,多由肠壁水肿,肠道吸收不良(以脂肪为主),烟酸的缺乏及寄生虫感染等因素所致。

(5)腹痛:引起的原因有脾周围炎、肝细胞进行性坏死、肝周围炎、门静脉血栓形成和/或门静脉炎等。腹痛在大结节性肝硬化中较为多见,占60%～80%。疼痛多在上腹部,常为阵发性,有时呈绞痛性质。腹痛也可因伴发消化性溃疡、胆道疾病、肠道感染等引起。与腹痛同时出现的发热、黄疸和肝区疼痛常与肝病本身有关。

(6)腹胀:为常见症状,可能由低钾血症、胃肠胀气、腹水和肝脾大所致。

(7)出血:肝功能减退影响凝血酶原和其他凝血因子合成,脾功能亢进又引起血小板的减少,故常出现牙龈、鼻腔出血,皮肤和黏膜有紫斑或出血点或有呕血与黑粪,女性常月经过多。

(8)神经精神症状:如出现嗜睡、兴奋和木僵等症状,应考虑肝性脑病的可能。

2.体征

(1)面容:面色多较病前黧黑,可能由于雌激素增加,使体内硫氨基对酪氨酸酶的抑制作用减弱,因而酪氨酸变成黑色之量增多所致;也可能由于继发性肾上腺皮质功能减退和肝脏不能代谢垂体前叶所分泌的黑色素细胞刺激素所致。除面部(尤其是眼周围)外手掌纹理和皮肤皱褶等处也有色素沉着。晚期患者面容消瘦枯萎,面颊有小血管扩张、口唇干燥。

(2)黄疸:出现黄疸表示肝细胞有明显损害,对预后的判断有一定意义。

(3)发热:约1/3活动性肝硬化的患者常有不规则低热,可能由于肝脏不能灭活致热性激素,如还原尿睾酮或称原胆烷醇酮所致。此类发热用抗生素治疗无效,只有在肝病好转时才能消失,如出现持续热,尤其是高热,多数提示并发呼吸道、泌尿道或腹水感染,革兰阴性杆菌败血症等,合并结核病的也不少见。

(4)腹壁静脉曲张:由于门静脉高压和侧支循环建立与扩张,在腹壁与下胸壁可见到怒张的皮下静脉,脐周围静脉突起形成的水母头状的静脉曲张,或静脉上有连续的静脉杂音等体征均属罕见。

(5)腹水:腹水的出现常提示肝硬化已属于晚期,在出现前常先有肠胀气。一般病例腹水聚积较慢,而短期内形成腹水者多有明显的诱发因素,如有感染、上消化道出血、门静脉血栓形成和外科手术等诱因时,腹水形成迅速,且不易消退。出现大量腹水而腹内压力显著增高时,脐可突出而形成脐疝。由于膈肌抬高,可出现呼吸困难和心悸。

(6)胸腔积液:腹水患者伴有胸腔积液者不太少见,其中以右侧胸腔积液较多见,双侧者次之,单纯左侧者最少。胸腔积液产生的机制还不明确,可能与下列因素有关:①低清蛋白血症;②奇静脉、半奇静脉系统压力增高;③肝淋巴液外溢量增加以致胸膜淋巴管扩张、淤积和破坏,淋巴液外溢而形成胸腔积液;④腹压增高,膈肌腱索部变薄,并可以形成孔道,腹水即可漏入胸腔。

(7)脾大:脾脏一般为中度肿大,有时可为巨脾,并发上消化道出血时,脾脏可暂时缩小,甚至不能触及。

(8)肝脏情况:肝硬化时,肝脏的大小、硬度与平滑程度不一,与肝内脂肪浸润的多少,以及肝细胞再生、纤维组织增生和收缩的程度有关。早期肝大,表面光滑,中度硬度,晚期缩小、坚硬,表面呈结节状,一般无压痛,但有进行性肝细胞坏死或并发肝炎和肝周围炎时可有触痛与叩击痛。

(9)内分泌功能失调的表现:当肝硬化促性腺激素分泌减少时可致男性睾丸萎缩,睾丸素分泌减少时可引起男性乳房发育和阴毛稀少。女性患者有月经过少和闭经、不孕,雌激素过多,可使周围毛细血管扩张而产生蜘蛛痣与肝掌。蜘蛛痣可随肝功能的改善而消失,而新的蜘蛛痣出现,则提示肝损害有发展。肝掌是手掌发红,特别在大鱼际、小鱼际和手指末端的肌肉肥厚部,呈斑状发红。

(10)出血征象:皮肤和黏膜(包括口腔、鼻腔及痔核)常出现瘀点、瘀斑、血肿及新鲜出血灶,系由于肝功能减退时,某些凝血因子合成减少和/或脾功能亢进时血小板减少所致。

(11)营养缺乏表现:如消瘦、贫血、皮肤粗糙、水肿,舌光滑、口角炎、指甲苍白或呈匙状,多发性神经炎等。

综上所述,肝硬化早期表现隐匿,晚期则有明显的症状出现:①门静脉梗阻及高压所产生的侧支循环形成,包括脾大、脾功能亢进及腹水等;②肝功能损害所引起的血浆清蛋白降低,水肿、腹水、黄疸和肝性脑病等。

四、并发症

(一)上消化道出血

上消化道出血最常见,多突然发生大量呕血或黑粪,常引起出血性休克或诱发肝性脑病,病死率很高。出血病因除食管胃底静脉曲张破裂外,部分为并发急性胃黏膜糜烂或消化性溃疡所致。

(二)肝性脑病

肝性脑病是本病最为严重的并发症,亦是最常见的死亡原因。

(三)感染

肝硬化患者抵抗力低下,常并发细菌感染,如肺炎、胆道感染、大肠杆菌败血症和自发性腹膜炎等。自发性腹膜炎的致病菌多为革兰阴性杆菌,一般起病较急,表现为腹痛、腹水迅速增长,严重者出现中毒性休克,起病缓慢者多有低热、腹胀或腹水持续不减;体检发现轻重不等的全腹压痛和腹膜刺激征;腹水常规检验白细胞数增加,以中性粒细胞为主,腹水培养常有细菌生长。

(四)肝肾综合征

失代偿期肝硬化出现大量腹水时,由于有效循环血容量不足等因素,可发生功能性肾衰竭,又称肝肾综合征。其特征为自发性少尿或无尿、氮质血症、稀释性低钠血症和低尿钠,但肾却无重要病理改变。引起功能性肾衰竭的关键环节是肾血管收缩,导致肾皮质血流量和肾小球滤过率持续降低。

(五)原发性肝癌

并发原发性肝癌者多在大结节性或大小结节混合性肝硬化基础上发生。如患者短期内出现肝迅速增大、持续性肝区疼痛、肝表面发现肿块或腹水呈血性等,应怀疑并发原发性肝癌,应做进一步检查。

(六)电解质和酸碱平衡紊乱

肝硬化患者在腹水出现前已有电解质紊乱,在出现腹水和并发症后,紊乱更趋明显,常见的如下。①低钠血症:长期钠摄入不足(原发性低钠)、长期利尿或大量放腹水导致钠丢失、抗利尿激素增多致水潴留超过钠潴留(稀释性低钠);②低钾低氯血症与代谢性碱中毒:摄入不足、呕吐腹泻、长期应用利尿剂或高渗葡萄糖液、继发性醛固酮增多等,均可促使或加重血钾和血氯降低;低钾低氯血症可导致代谢性碱中毒,并诱发肝性脑病。

(七)门静脉血栓形成

约10%结节性肝硬化可并发门静脉血栓形成。血栓形成与门静脉梗阻时门静脉内血流缓慢、门静脉硬化,门静脉内膜炎等因素有关。如血栓缓慢形成,局限于肝外门静脉,且有机化或侧支循环丰富,则可无明显临床症状。如突然产生完全梗阻,可出现剧烈腹痛、腹胀、便血呕血、休克等。此外,脾脏常迅速增大,腹水加速形成,并常诱发肝性脑病。

五、实验室和其他检查

(一)血常规

在代偿期多正常,失代偿期有轻重不等的贫血。脾亢时白细胞和血小板计数减少。

(二)尿常规

代偿期一般无变化,有黄疸时可出现胆红素,并有尿胆原增加。有时可见到蛋白管型和血尿。

(三)肝功能试验

代偿期大多正常或有轻度异常,失代期患者则多有较全面的损害,重症者血清胆红素有不同程度增高。转氨酶常有轻、中度增高,一般以 ALT 增高较显著,肝细胞严重坏死时则 AST 活力常高于 ALT,胆固醇酯亦常低于正常。血清总蛋白正常、降低或增高,但清蛋白降低、球蛋白增高,在血清蛋白电泳中,清蛋白减少、γ-球蛋白增高。凝血酶原时间在代偿期可正常,失代偿期则有不同程度延长,经注射维生素 K 亦不能纠正。

(四)肝纤维化血清指标

无特异性。联合检测有助于诊断。

1.PⅢP

PⅢP 是细胞内合成的Ⅲ型前胶原分泌至细胞外后受内切肽酶切去的氨基端肽,其浓度升高反映Ⅲ型胶原合成代谢旺盛,故血清 PⅢP 升高主要反映活动性肝纤维化。

2.Ⅳ型胶原

检测指标有血中Ⅳ型前胶原羧基端肽(NCl)及氨基端肽(7S-Ⅳ型胶原)。肝纤维化时Ⅳ型胶原升高,两者相关性较好。

3.层粘连蛋白

层粘连蛋白是基底膜的主要成分,血清层粘连蛋白升高,说明其更新率增加,与肝纤维化有良好的相关性。

4.脯氨酰羟化酶

脯氨酰羟化酶是胶原纤维生物合成的关键酶,肝硬化时增高。

(五)肝炎病毒血清标志物

乙型、丙型或乙型加丁型肝炎病毒血清标记一般呈阳性反应(个别患者也可呈阴性反应,但既往呈阳性)。

(六)免疫功能

肝硬化时可出现以下免疫功能改变:①细胞免疫检查可发现半数以上的患者 T 淋巴细胞数低于正常,CD3、CD4 和 CD8 细胞均有降低;②体液免疫发现免疫球蛋白 IgG、IgA、IgM 均可增高,一般以 IgG 增高最为显著,与 γ-球蛋白的升高相平行;③部分患者还可出现非特异性自身抗体,如抗核抗体、抗平滑肌抗体、抗线粒体抗体等。

(七)腹水检测

腹水一般为漏出液,如并发自发性腹膜炎,则腹水透明度降低,比重介于漏出液和渗出之间,Rivalta 试验阳性,白细胞数增多,常在 $300 \times 10^6/L$ 以上,分类以中性粒细胞为主,并发结核性腹膜炎时,则以淋巴细胞为主;腹水呈血性应高度怀疑癌变,宜做细胞学检查。当疑诊自发性腹膜炎时,须床边做腹水细菌培养,可提高阳性率,并以药物敏感试验作为选用抗生素的参考。

(八)超声波检查

肝硬化的声像图改变无特异性,早期可见肝大,常因肝内脂肪性及纤维性变,使肝实质内回声致密,回声增强、增粗。晚期肝脏缩小、肝表面凹凸不平,常伴有腹水等改变。大结节性肝硬化可见肝实质为反射不均的弥漫性斑状改变,或呈索条状、结节样光带、光团改变,门脉高压者有脾大,门静脉主干内径>13 mm,脾静脉内径>8 mm,肝圆韧带内副脐静脉重新开放及腹内脏器与后腹壁之间有侧支循环的血管影像。超声多普勒检查能定量检测门脉的血流速度、血流方向和门脉血流量。肝硬化患者空腹及餐后门脉最大血流速度及流量均较正常人显著减少,具有较好的诊断价值。

(九)食管钡餐 X 线检查

食管静脉曲张时,由于曲张的静脉高出黏膜,钡剂在黏膜上分布不均匀而呈现虫蚀状或蚯蚓状充盈缺损以及纵行黏膜皱襞增宽,胃底静脉曲张时,吞钡检查可见菊花样缺损。

(十)内镜检查

内镜检查可直接看见静脉曲张及其部位和程度,阳性率较 X 线检查为高;在并发消化道出血时,急诊胃镜检查可判明出血部位和病因,并可进行止血治疗。

(十一)CT 及 MRI 检查

对本病有一定的诊断价值,早期肝硬化 CT 图像显示有肝大,晚期肝缩小,肝门扩大和肝纵裂增宽,左右肝叶比例失调,右叶常萎缩,左叶及尾叶代偿性增大,外形因纤维瘢痕组织的收缩、再生结节隆起及病变不均匀的分布而呈不规整,凹凸不平。肝密度降低增强后,可见肝内门静脉、肝静脉、侧支血管和脾大,从而肯定门脉高压的诊断。也可见脾周围和食管周围静脉曲张、腹水、胆囊和胆总管等,对于随诊十分有用。

MRI 与 CT 相似,能看到肝外形不规则,肝左、右叶比例失调、脂肪浸润、腹水及血管是否通畅。如有脂肪浸润则 T_1 值增高可达 $280 \sim 480$ 毫秒,在图像上呈暗黑色的低信号区。肝硬化门脉压力升高,脾大,脾门处静脉曲张,如有腹水,则在肝脾周围呈带状低信号区。

(十二)肝穿刺活组织检查

病理学诊断是肝纤维化的金标准。但肝组织学活检有创伤,难以反复取材和做到动态观察纤维化的变化,且无可靠的方法确定胶原的含量而使其应用受到限制。目前有人提出形态测量学和半定量计分系统可弥补这一不足。

(十三)腹腔镜检查

腹腔镜检查可直接观察肝外形、表面、色泽、边缘及脾等改变,亦可用拨棒感触其硬度,直视下对病变明显处作穿刺活组织检查,对鉴别肝硬化、慢性肝炎和原发性肝癌以及明确肝硬化的病因很有帮助。

六、诊断和鉴别诊断

(一)诊断

诊断主要根据为:①有病毒性肝炎病史;②有肝功能减退和门脉高压的临床表现;③肝脏质地坚硬有结节感;④肝功能试验常有阳性发现;⑤肝活体组织检查见假小叶形成。

失代偿期患者有明显上述临床表现及肝功能异常,诊断并不困难,但在代偿期诊断常不容易。因此,对长期迁延不愈的肝炎患者、原因未明的肝脾大等,应随访观察,密切注意肝大小和质地,及肝功能试验的变化,必要时进行肝穿刺活组织病理检查。再对肝硬化程度作出分级,目前临床应用最广泛的是 Child-Pugh 分级,见表 3-6。

(二)鉴别诊断

1.与表现为肝大的疾病鉴别

主要有慢性肝炎、原发性肝癌、华支睾吸虫病、肝包虫病、某些累及肝的代谢疾病和血液病等。

表 3-6 Child-Pugh 分级

	1分	2分	3分
肝性脑病	无	Ⅰ~Ⅱ度	Ⅲ~Ⅳ度
腹水	无	易消除	顽固
胆红素(μmol/L)	<34	35~50	>51
清蛋白(g/L)	>35	28~34	<28
凝血酶原时间(s)	<14	14~18	>18

注:5~8 分为 A 级,9~11 分为 B 级,12~15 分为 C 级。

2.与引起腹水和腹部胀大的疾病鉴别

如结核性腹膜炎、缩窄性心包炎、慢性肾炎、腹腔内肿瘤和巨大卵巢囊肿等。

3.与肝硬化并发症的鉴别

(1)上消化道出血:应与消化性溃疡、糜烂出血胃炎、胃癌等鉴别。

(2)肝性脑病:应与低血糖、尿毒症、糖尿病酮症酸中毒等鉴别。

(3)功能性肾衰竭:应与慢性肾炎、急性肾小管坏死等鉴别。

七、预后

预后取决于患者的营养状况、有无腹水、有无肝性脑病、血清胆红素高低、清蛋白水平以及凝血酶原时间 Child-Pugh C 级者预后很差。还与病因、年龄和性别有关。一般说来,病毒性肝炎引起的肝硬化预后较差;年龄大者,男性预后较差,肝性脑病、合并食管静脉大出血、严重感染等则病情危急,预后极差。

八、治疗

(一)一般治疗

1.休息

肝功能代偿期患者可参加一般轻工作,肝功能失代偿期或有并发症者,须绝对卧床休息。

2.饮食

以高热量、高蛋白质、维生素丰富而易消化的食物为宜。严禁饮酒。脂肪尤其是动物脂肪不宜摄入过多。如肝功能显著减退或有肝性脑病先兆时应严格限制蛋白质食物。有腹水者,应予以少钠盐或无钠盐饮食,有食管胃底静脉曲张者,应避免进食坚硬、粗糙的食物。

(二)抗肝纤维化治疗

由于目前对肝纤维化的早期诊断尚有困难,考虑到肝内炎症,细胞变性坏死是肝纤维化的激发因素,故在某些易于慢性化的肝病,如乙型肝炎、丙型肝炎,在积极进行病因治疗的同时,应酌情采取抗肝纤维化治疗措施。目前治疗肝纤维化的药物有以下几种。

1.干扰素

体内外研究表明,γ-干扰素(IFN-γ)能抑制成纤维细胞的增生及胶原的产生,抑制胶原基因的转录,促进前列腺素 E_2 的生成,有较明显的抗肝纤维化作用。α-干扰素具有较强的抗病毒作用及抗炎症作用,临床研究表明,α-干扰素可能也具有抗肝纤维化作用,对 α-干扰素治疗有反应者其肝纤维化有改善,表明 α-干扰素的抗肝纤维化作用与其抗病毒及抗炎症作用有关。目前关于干扰素抗肝纤维化的作用尚无标准方案,现在一般倾向较大剂量及长疗程效果比较好,建议3×10^6 U,3 次/周,疗程 12 个月左右。

2.秋水仙碱

秋水仙碱是一种抗微管药物,能抑制微管蛋白聚合,从而抑制胶原生成细胞分泌前胶原。同时促进细胞内前胶原降解,刺激胶原酶,抑制细胞有丝分裂,还有抗炎作用。部分临床应用表明该药具有抗肝纤维化作用,但临床应用有不良反应。每天口服 1 mg,5 次/周,注意复查血常规,监测白细胞,白细胞低于4×10^9/L时停药。

3.中药

鳖甲软肝片、齐墩果酸、丹参滴丸在临床已广泛应用,有一定抗肝纤维作用。

4.其他

据报道 D-青霉胺、马洛替酯、前列腺素 E_2、钙离子阻滞剂等也有抗肝维化作用,确切疗效尚未肯定。

(三)保护肝细胞促进肝功恢复

保护肝细胞常用药物有门冬氨酸钾镁、易善力、甘利欣、还原型谷胱甘肽、维生素类等。

(四)腹水的治疗

基本措施应着手于改善肝功能,10%～15%的患者在卧床休息、增加营养、加强支持疗法、适当低盐饮食后即能使腹水消退。进水量一般限制在每天 1 000 mL 左右,显著低钠血症者,如上述措施腹水仍不能消退,则加用利尿剂,醛固酮拮抗剂——螺内酯(安体舒通)为首选,亦可用氨苯蝶啶,无效时加用呋塞米或氢氯噻嗪,利尿速度不宜过猛,以每周减轻体重不超过 2 kg 为宜,以免诱发肝昏迷,肝肾综合征等严重并发症。服排钾利尿剂时需补充氯化钾。螺内酯初始剂量为 20 mg,每天用 3 次,5 天后疗效不佳,剂量加倍,如效果仍不佳可加用呋塞米,每天 40～60 mg。也可用测定尿中钠/钾比值调整螺内酯用量,如比值＞1,用量50 mg/d或加用呋塞米;比值在 0.1～1.0,螺内酯用量增加至 300 mg/d;如比值＜0.1,醛固酮显著增加,用量就更大,可达1.0 g/d。低钠血症者,除适当限水外,可用螺内酯400 mg/d,或 20%甘露醇 200 mL/d 快速静脉滴注,可使钠恢复正常。患者有酸碱中毒或合并感染时,利尿剂效果明显降低,应迅速控制酸碱中毒及控制感染,不宜盲目加大利尿剂用量而引起不良反应。对顽固性腹水,治疗极为困难,要注意排除以下因素:钠摄入过多,肾灌注不足,血浆清蛋白过低,醛固酮异常增加,水、电解质紊乱,腹水并发感染等,除此之外,在基础治疗和合理使用利尿剂的基础上,可选择性采用如下辅助疗法:①糖皮质激素对部分肝硬化患者有效,可通过抑制醛固酮作用及改善肾功能而发挥作用,常用泼尼松 30 mg/d,持续 2 周。②血浆清蛋白＜35 g/L 时输入无盐或低盐人体清蛋白,初始剂量为每天 10～15 g,以后每周输 10 g,亦可少量多次输入新鲜血液。③腹水量大造成呼吸困难时,可少量排放腹水,每次2 000～3 000 mL,每周不超过 2 次为宜。④腹水回输是促进自由水排除,控制顽固性腹水,治疗低钠血症的有效方法。单纯腹水回输方法简便易行,但有造成循环剧增而引起肺水肿之弊。国内常用有国产平板回输机、浓缩腹水回输、腹水冰冻回输、超滤浓缩回输等。腹水回输大多很安全,但有腹水感染和癌变的患者应列为禁忌。近年来日本将腹水回输机加以改进,可清除细菌及癌细胞而扩大了应用范围。⑤腹腔-颈内静脉分流术可用于顽固性腹水和肝肾综合征的病例。也有人采用心钠素、莨菪类药物,口服甘露醇配合利尿剂获得较好疗效。

(五)门脉高压的治疗

门脉高压的治疗主要为手术治疗,旨在降低门脉压力和消除脾功能亢进,掌握适当的手术适应证及把握良好的手术时机选择恰当的手术方式是降低手术病死率和提高远期疗效、降低手术并发症的关键。出现大量腹水、黄疸、肝功能严重损害、人血白蛋白<30 g/L、凝血酶原时间明显延长者,应列为手术禁忌证。近年来应用药物治疗门脉高压也起到了一定疗效。

(六)食道静脉曲张破裂出血的治疗

(1)输血应以鲜血为宜,且输入量不宜过大,以免诱发肝昏迷和门脉压增高致使再出血。

(2)加压素能使脾脏及网膜动脉收缩,减少门脉系统及奇静脉的血流量,近年来使用的三甘酰加压素,对心脏无毒副作用,其他不良反应较加压素小。普萘洛尔(心得安)及硝酸甘油也能降低门脉压达到止血目的。

(3)生长抑素能选择性地作用于内脏平滑肌使内脏循环血流量降低,从而减少门脉血流量降低门静脉压,不良反应少,用法首次静脉注射 $250\ \mu g$,继之 $100\sim250\ \mu g/h$ 持续静脉滴注,适用于肝硬化上消化道出血原因不明或合并溃疡病出血。

(4)胃食管气囊填塞法一般用于以上治疗无效者或反复大出血等待手术者或不具备手术指征的患者。

(5)内镜下硬化疗法可用于急诊止血,也可用于预防性治疗,近 10 年来经前瞻性对照观察,急诊止血疗效达 $85\%\sim95\%$,重复治疗的病例,再出血发生率为 $36\%\sim43\%$,并发症也较三腔管压迫止血组低。经内镜透明气囊压迫止血优于旧式三腔管压迫止血。内镜下喷洒止血药物,如去甲肾上腺素,$10\%\sim25\%$孟氏液、凝血酶等,也有一定疗效。

(七)自发性腹膜炎的治疗

对自发性腹膜炎应积极加强支持治疗及使用抗生素。抗生素的使用原则为早期、足量、联合应用,腹水细菌培养未出报告前,一般选用针对革兰阴性杆菌并兼顾革兰阳性球菌的抗生素。常用的有头孢菌素、庆大霉素、青霉素,选用 $2\sim3$ 种联合应用,待细菌培养结果回报后,根据培养结果及治疗反应考虑调整抗生素,如果腹水浓稠,还应进行腹腔冲洗。

(张　蕾)

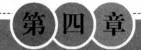

心内科疾病的临床诊疗

第一节　期　前　收　缩

期前收缩也称期外收缩或额外收缩,是指起源于窦房结以外的异位起搏点提前发出的激动。期前收缩是临床上最常见的心律失常。

一、期前收缩的分类

期前收缩可起源于窦房结(包括窦房交界区)、心房、房室交界区和心室,分别称为窦性、房性、房室交界性和室性期前收缩。前3种起源于希氏束分叉以上,统称为室上性期前收缩。室性期前收缩起源于希氏束分叉以下部位。在各类期前收缩中,以室性期前收缩最为常见,房性和交界性期前收缩次之,而窦性期前收缩极为罕见,且根据心电图不易做出肯定的诊断。

(1)根据期前收缩发生的频度可分为偶发和频发期前收缩。一般将每分钟发作<5次称为偶发期前收缩,每分钟发作≥5次称为频发期前收缩。

(2)根据期前收缩的形态可分为单形性和多形性期前收缩。

(3)依据发生部位分为单源性和多源性期前收缩,单源性期前收缩是指期前收缩的形态和配对间期均相同,而多源性期前收缩的形态和配对间期均不同。

期前收缩与主导心律心搏成组出现称为"联律"。"二联律""三联律"和"四联律"指主导心律搏动和期前收缩交替出现,每个主导心律搏动后出现一个期前收缩称为二联律;每两个主导心律搏动后出现一个期前收缩称为三联律;每3个主导心律搏动后出现一个期前收缩称为四联律。两个期前收缩连续出现称为成对的期前收缩,3~5次期前收缩连续出现称为成串或连发的期前收缩。一般将≥3次连续出现的期前收缩称为心动过速。

期前收缩按照发生机制可分为自律性增高、触发激动和折返激动。目前认为折返激动是期前收缩发生的主要原因,也是大部分心动过速发生的主要机制。

二、期前收缩的病因

期前收缩可发生于正常的人,但器质性心脏病患者更常见,也可以由心脏以外的因素诱发。

期前收缩可以发生于任何年龄,在儿童相对少见,但随着年龄增长发病率升高,在老年人较多见。炎症、缺血、缺氧、麻醉、心导管检查、外科手术和左心室假腱索等均可使心肌受到机械、电、化学性刺激而发生期前收缩。期前收缩常见于冠心病、心肌病、风湿性心脏病、肺心病、高血压左心室肥厚、二尖瓣脱垂患者,尤其是在发生急性心肌梗死和心力衰竭时。洋地黄、酒石酸锑钾、普鲁卡因胺、奎尼丁、三环类抗抑郁药中毒等也可以引起期前收缩。电解质紊乱可诱发期前收缩,特别是低钾。期前收缩也可以因神经功能性因素引起,如激烈运动、精神紧张、长期失眠,过量摄入烟、酒、茶、咖啡等。

三、临床表现

期前收缩患者的主要症状是心悸,表现为短暂心搏停止的漏搏感。偶发期前收缩者可以无任何症状,或仅有心悸、"停跳"感。期前收缩次数过多者可以有头晕、乏力、胸闷甚至晕厥等症状。

心脏体检听诊时,发现节律不齐,有提前出现的心脏搏动,其后有较长的停搏间歇。期前收缩的第一心音可明显增强,也可减弱,主要与期前收缩时房室瓣的位置有关。第二心音大多减弱或消失。室性期前收缩因左、右心室收缩不同步而常引起第一、第二心音的分裂。期前收缩发生越早,心室的充盈量和搏出量越少,桡动脉搏动也相应地减弱,甚至完全不能扪及。

四、心电图检查

(一)窦性期前收缩

窦性期前收缩是窦房结起搏点提前发放激动或在窦房结内折返引起的期前收缩。

心电图特点:①在窦性心律的基础上提前出现 P 波,与窦性 P 波完全相同;②期前收缩的配对间期多相同;③等周期代偿间歇,即代偿间歇与基本窦性周期相同;④期前收缩下传的 QRS 波群多与基本窦性周期的 QRS 波群相同,少数也可伴室内差异性传导而呈宽大畸形。

(二)房性期前收缩

房性期前收缩是起源于心房并提前出现的期前收缩。

心电图特点:①提前出现的房波(P′波),P′波有时与窦性 P 波很相似,但是多数情况下二者有明显差别;当基础窦性节律不断变化时,房性期前收缩较难判断,但房波(P′波与窦性 P 波)之间形态的差异可提示诊断;发生很早的房性期前收缩的 P′波可重叠在前一心搏的 T 波上而不易辨认造成漏诊,仔细比较 T 波形态的差别有助于识别 P′波。②P′R 间期正常或延长。③房性期前收缩发生在舒张早期,如果适逢房室交界区仍处于前次激动过后的不应期,该期前收缩可产生传导的中断(称为未下传的房性期前收缩)或传导延迟(下传的 P′R 间期延长,>120 毫秒);前者表现为 P′波后无 QRS 波群,P′波未能被识别时可误诊为窦性停搏或窦房传导阻滞。④房性期前收缩多数呈不完全代偿间歇,因 P′波逆传使窦房结提前除极,包括房性期前收缩 P′波在内的前后两个窦性下传 P 波的间距短于窦性 PP 间距的 2 倍,称为不完全代偿间歇;若房性期前收缩发生较晚或窦房结周围组织的不应期较长,P′波未能影响窦房结的节律,期前收缩前后两个窦性下传 P 波的间距等于窦性 PP 间距的两倍,称为完全代偿间歇。⑤房性期前收缩下传的 QRS 波群大多与基本窦性周期的 QRS 波群相同,也可伴室内差异性传导而呈宽大畸形(图 4-1)。

(三)房室交界性期前收缩

房室交界性期前收缩是起源于房室交界区并提前出现的期前收缩。提前的异位激动可前传激动心室和逆传激动心房（P′波）。

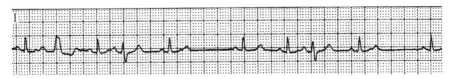

图 4-1　房性期前收缩

提前发生的 P′波,形态不同于窦性 P 波,落在其前的 QRS 波群的 ST
段上,P′R 间期延长,在 T 波后产生 QRS 波群,呈不同程度的心室内
差异性传导,有的未下传,无 QRS 波群,均有不完全代偿间歇

心电图特点:①提前出现的 QRS 波群,形态与窦性相同,部分可伴室内差异性传导而呈宽大畸形;②逆行 P′波可出现在 QRS 波群之前(P′R 间期<0.12 秒)、之后(RP′间期<0.20 秒),也可埋藏在QRS 波群之中;③完全代偿间歇,因房室交界性期前收缩起源点远离窦房结,逆行激动常与窦性激动在房室交界区或窦房交界区发生干扰,窦房结的节律不受影响,表现为包含房室交界性期前收缩在内的前后两个窦性P 波的间距等于窦性节律PP 间距的 2 倍(图 4-2)。

(四)室性期前收缩

室性期前收缩是由希氏束分叉以下的异位起搏点提前激动产生的期前收缩。

心电图特点:①提前发生的宽大畸形的 QRS 波群,时限通常≥0.12 秒,T 波方向多与 QRS波群的主波方向相反;②提前的 QRS 波群前无 P 波或无相关的 P 波;③完全代偿间歇,因室性期前收缩很少能逆传侵入窦房结,故窦房结的节律不受室性期前收缩的影响,表现为包含室性期前收缩在内的前后 2 个窦性下传搏动的间距等于窦性节律 RR 间距的 2 倍(图 4-3)。

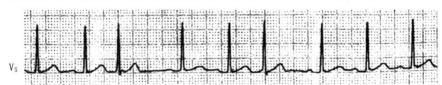

图 4-2　房室交界性期前收缩

第 3 个和第 6 个 QRS 波群提前发生,畸形不明显,前无相关 P 波,后无逆行的 P′波,完全代偿间歇

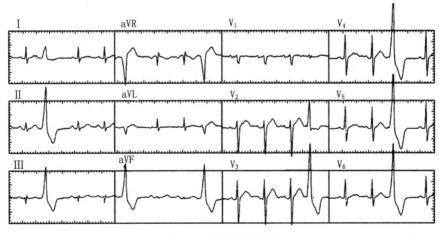

图 4-3　室性期前收缩

各导联均可见提前发生的宽大畸形 QRS 波群及 T 波倒置,前无 P 波,代偿间歇完全

室性期前收缩可表现为多种类型。①插入性室性期前收缩:这种期前收缩发生在两个正常窦性搏动之间,无代偿间歇;②单源性室性期前收缩:起源于同一室性异位起搏点的期前收缩,形态和配对间期完全相同;③多源性室性期前收缩:同一导联出现两种或两种以上形态和配对间期不同的室性期前收缩;④多形性室性期前收缩:在同一导联上配对间期相同但形态不同的室性期前收缩;⑤室性期前收缩二联律:每一个室性期前收缩和一个窦性搏动交替发生,具有固定的配对间期;⑥室性期前收缩三联律:每两个窦性搏动后出现一个室性期前收缩;⑦成对的室性期前收缩:室性期前收缩成对出现;⑧R-on-T 型室性期前收缩:室性期前收缩落在前一个窦性心搏的 T 波上;⑨室性反复心搏:少数室性期前收缩的冲动可逆传至心房,产生逆行 P 波(P'波),后者可再次下传激动心室,形成反复心搏;⑩室性并行心律:室性期前收缩的异位起搏点以固定间期或固定间期的倍数规律的自动发放冲动,并能防止窦房结冲动的入侵,其心电图表现为室性期前收缩的配对间期不固定而 QRS 波群的形态一致,异位搏动的间距有固定的倍数关系,偶有室性融合波。

五、诊断

患者的心悸等不适症状可提示期前收缩的诊断线索。体检时心脏听诊大多容易诊断期前收缩。频发的期前收缩有时不易与心房颤动等相鉴别,但后者心室律更为不整齐;运动后心率增快时部分期前收缩可减少或消失。心搏呈二联律者,大多数由期前收缩引起,此外也可以是房室传导阻滞 3∶2 房室传导。

心电图检查是明确期前收缩诊断的重要步骤,并能进一步确定期前收缩的类型。尤其是某些特殊类型的期前收缩,如未下传的房性期前收缩、插入性期前收缩、多源性期前收缩等,更需要心电图确诊。

六、治疗

(一)窦性期前收缩
通常不需治疗,应针对原发病处理。

(二)房性期前收缩
一般不需治疗,频繁发作伴有明显症状或引发心动过速者,应适当治疗。主要包括去除诱因、消除症状和控制发作。患者应避免劳累、精神过度紧张和情绪激动,戒烟戒酒,不要饮用浓茶和咖啡。有心力衰竭时应适当给予洋地黄制剂。治疗的药物可酌情选用 β 受体阻滞剂、钙通道阻滞剂、普罗帕酮及胺碘酮等。

(三)房室交界性期前收缩
通常不需治疗。由心力衰竭引起的房室交界性期前收缩,适当给予洋地黄制剂即可控制。频繁发作伴有明显症状者,可酌情选用 β 受体阻滞剂、钙通道阻滞剂、普罗帕酮等。起源于房室结远端的期前收缩,有可能由于发生在心动周期的早期而诱发快速性室性心律失常,这种情况下,治疗与室性期前收缩相同。

(四)室性期前收缩
首先应积极消除引起室性期前收缩的诱因、治疗基础疾病。室性期前收缩本身是否需要治疗取决于室性期前收缩的临床意义。

(1)临床上大多数室性期前收缩患者无器质性心脏病,室性期前收缩不增加这类患者心源性猝死的危险,可视为良性室性期前收缩,如果无明显症状则不需要药物治疗。对于这些患者,不应过分强调治疗室性期前收缩,以避免引起过度紧张焦虑。如果患者症状明显,则给予治疗,目的在于消除症状。患者应避免劳累、精神过度紧张和焦虑,戒烟戒酒,不饮用浓茶和咖啡等,鼓励适当的活动,如果无效则应给予药物治疗,包括镇静剂、抗心律失常药物等。β受体阻滞剂可首先选用,如果室性期前收缩随心率的增加而增多,β受体阻滞剂特别有效。无效时可改用的其他药物有美西律、普罗帕酮等。

患者无器质性心脏病客观依据,若室性期前收缩起源于右心室流出道,可首选β受体阻滞剂,也可选用普罗帕酮;若室性期前收缩起源于左心室间隔,首选维拉帕米。对于室性期前收缩频发、症状明显、药物治疗效果不佳的患者,可考虑射频导管消融治疗,大多数患者能取得良好的效果。

(2)发生于急性心肌梗死早期的室性期前收缩,尤其是频发、成对、多源、R-on-T型室性期前收缩,应首先静脉使用胺碘酮,也可选用利多卡因。如果急性心肌梗死患者早期出现窦性心动过速伴发室性期前收缩,则早期静脉使用β受体阻滞剂等能有效减少心室颤动的发生。室性期前收缩发生于某些暂时性心肌缺血的情况下,如变异型心绞痛、溶栓和冠状动脉介入治疗后的再灌注心律失常等,可静脉使用利多卡因。

器质性心脏病伴轻度心功能不全(EF 40%~50%)时发生的室性期前收缩,如果无症状,原则上积极治疗基础心脏病,并去除诱因,不必针对室性期前收缩采用药物治疗。如果症状明显,可选用β受体阻滞剂、美西律、普罗帕酮、莫雷西嗪、胺碘酮。

器质性心脏病合并中重度心力衰竭时发生的室性期前收缩,心源性猝死的危险性增加。β受体阻滞剂对于减少室性期前收缩的疗效虽不明显,但能降低心肌梗死后猝死的发生率。胺碘酮对于心肌梗死后心力衰竭伴有室性期前收缩的患者能有效抑制室性期前收缩,致心律失常作用发生率低,对心功能抑制轻微,可小剂量维持使用以减少不良反应的发生。CAST试验结果显示,某些Ⅰc类抗心律失常药物用于治疗心肌梗死后室性期前收缩,尽管药物能有效控制室性期前收缩,但是总死亡率反而显著增加,原因是这些药物本身具有致心律失常作用。因此,心肌梗死后室性期前收缩应当避免使用Ⅰ类,特别是Ⅰc类抗心律失常药物。

二尖瓣脱垂患者常见室性期前收缩,但很少出现预后不良,治疗可依照无器质性心脏病并发室性期前收缩的处理原则。如患者合并二尖瓣反流及心电图异常表现,发生室性期前收缩时有一定的危险,可首先选用β受体阻滞剂,无效时再改用Ⅰ类或Ⅲ类抗心律失常药物。

（司　　垒）

第二节　室性心动过速

室性心动过速(ventricular tachycardia,VT)简称室速,是临床上较为严重的一类快速性心律失常,大多数发生于器质性心脏病患者,可引起血流动力学变化,若未能得到及时有效的治疗,可导致心源性猝死。室速也可见于结构正常的无器质性心脏病患者。

一、定义和分类

室性心动过速(室速)是指发生于希氏束分叉以下的束支、普肯野纤维、心室肌的快速性心律失常。目前室速的定义大多采用 Wellens 的命名方法,将室速定义为频率超过 100 次/分、自发、连续 3 个或 3 个以上的室性期前搏动或程序刺激诱发的至少连续 6 个室性期前搏动。

室速的分类方法较多,各有其优缺点,但尚无统一的国际标准。根据室速的心电图表现、持续时间、发作方式、对血流动力学的影响、病因等不同特征可将室速分为不同的类型。

(一)根据室速发作的心电图形态分类

1.单形性室速

单形性室速是指室速发作时 QRS 波群形态在心电图同一导联上单一而稳定(图 4-4),既可呈短阵性(非持续性),也可呈持续性。有一些患者在多次发作心动过速时,QRS 波群形态并非一致,但只要每次心动过速发作时的 QRS 波群形态单一,均可确定为单形性室速。

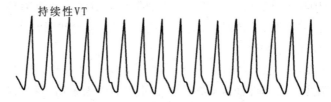

图 4-4　持续性单形性室速

QRS 波群形态在同一导联上单一而稳定

大部分的室速属单形性,根据 QRS 波群的形态可分为右束支传导阻滞型室速和左束支传导阻滞型室速。右束支传导阻滞型室速是指 V1 导联的 QRS 波群呈 rsR′、qR、RS 型或 RR′ 型(图 4-5),而 V_1 导联的 QRS 波群呈 QS、rS 或 qrS 型则称为左束支传导阻滞型室速(图 4-6)。

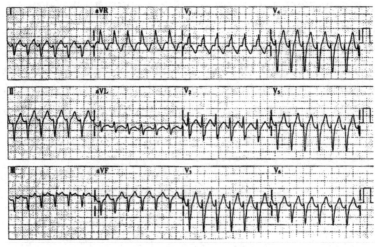

图 4-5　右束支传导阻滞型室速

V_1 导联的 QRS 波群呈 rsR′ 型

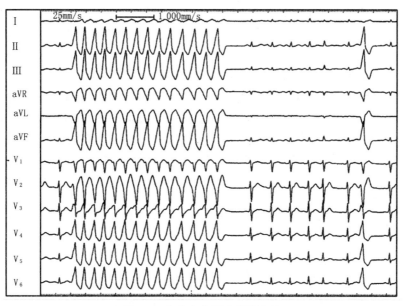

图 4-6 左束支传导阻滞型室速

V_1 导联的 QRS 波群呈 QS 型

2.多形性室速(polymorphic VT)

多形性室速是指室速发作时 QRS 波群在心电图同一导联上出现 3 种或 3 种以上形态。根据室速发作前基础心律的 QT 间期长短可进一步将多形性室速分为 2 种类型。①尖端扭转型室性心动过速(torsade de pointes,Tdp):室速发作前的 QT 间期延长,发作时 QRS 波群沿着一基线上下扭转(图 4-7);②多形性室性心动过速:室速发作前的 QT 间期正常,发作时心电图同一导联上出现 3 种或3 种以上形态的QRS 波群(图 4-8)。

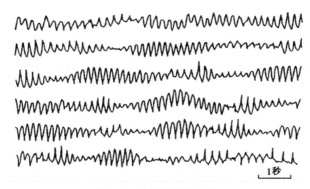

图 4-7 尖端扭转型室速

QRS 波群增宽,振幅和形态变化较大,主波方向围绕基线出现上下扭转

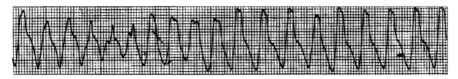

图 4-8 多形性室速

心室率170 次/分,QRS 波群增宽畸形,呈 3 种以上的形态,第4、第5 个 QRS 波群似融合波

近几年一些学者发现,有些多形性室速患者表现为极短联律间期,无明显器质性心脏病依据。窦性心律时 QT 间期、T 波、U 波均正常,常常具有极短的联律间期,其病因尚不明确,有的发生机制可能为触发活动。

3.双向性室速(bidirectional VT)

双向性室速是指室速发作时心电图的同一导联上 QRS 波群呈现两种形态并交替出现,表现为肢体导联 QRS 波群主波方向交替发生正负相反的改变,或胸前导联 QRS 波群呈现左、右束支传导阻滞图形并交替变化(图 4-9)。双向性室速在临床上比较少见,主要见于严重的器质性心脏病(如扩张型心肌病、冠心病等)或洋地黄中毒,该型室速患者的基本心律失常为心房颤动。发生在正常人的双向性室速意义不太清楚,有人认为可能对预示心脏骤停具有一定的意义。

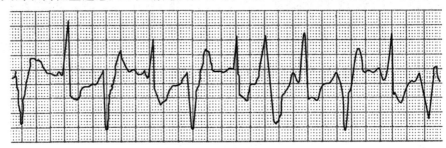

图 4-9　双向性室速

QRS 波群呈两种形态并交替出现

(二)根据室速的发作时间分类

根据室速发作的持续时间和血流动力学改变,可分为 3 种类型。

1.持续性室速(sustained VT)

持续性室速是指心动过速的发作时间达到或超过 30 秒以上,或虽未达到 30 秒但发作时心动过速引起严重血流动力学改变。

由于此型多见于器质性心脏病患者,室速的发作时间较长,常伴有严重血流动力学改变,患者出现心慌、胸闷、晕厥等症状,需要立即体外直流电复律。

若室速不间断发作,虽然其间有窦性心律但大部分时间为室速,称为无休止性室速。它是持续性室速的一种严重类型,发作时间持续 24 小时以上,使用各种抗心律失常药物或体外直流电复律等均不能有效终止心动过速的发作。多见于冠心病或扩张型心肌病患者,预后不良,病死率很高。

2.非持续性室速(non-sustained VT)

非持续性室速是指室速发作持续时间较短,持续时间在 30 秒内能自行终止者。此型在临床上十分常见,在无器质性心脏病患者中占 0～6%,在器质性心脏病患者中占 13%。由于持续时间较短,一般不出现晕厥等严重血流动力学改变的症状,患者常仅有心慌、胸闷等不适。

(三)根据有无器质性心脏病分类

1.病理性室速

各种器质性心脏病导致的室速。根据引起室速的病因,可分为冠心病室速、心肌病室速、药物性室速、右心室发育不良性室速等。

2.特发性室速

发生在形态和结构正常的心脏的室速。根据发生部位,可分为左心室特发性室速和右心室

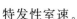

特发性室速。

(四)根据发作方式分类

可分为阵发性室速(又称为期前收缩型室速)及非阵发性室速(又称为加速性室性自主心律)。

(五)根据室速发作的血流动力学和预后分类

1.良性室速

室速发作时未造成明显血流动力学障碍,发生心源性猝死的危险性很低。主要见于无器质性心脏病患者。

2.潜在恶性室速

非持续性但反复发作的室速,不常导致血流动力学障碍,但可能引起心源性猝死,患者大多有器质性心脏病的客观依据。

3.恶性室速

反复发作持续性室速,造成明显血流动力学障碍,表现为黑蒙、晕厥或晕厥前期、心功能不全恶化、心绞痛发作甚至猝死。常发生在心脏扩大、LVEF 小于 30% 的患者。常见类型有多形性室速、尖端扭转型室速、束支折返性室速等。

(六)根据室速的发生机制分类

1.折返性室速

由折返机制引起的室速,折返是室速最常见的发生机制。

2.自律性增高性室速

由心室内异位起搏点自律性增高引起的室速,见于加速性室性自主心律。

3.触发活动性室速

由后除极引起的室速,主要见于由长 QT 间期综合征引起的尖端扭转型室速、洋地黄中毒引起的室速。

(七)特殊命名的室速

包括束支折返性室速、维拉帕米敏感性室速或分支型室速、儿茶酚胺敏感性室速、致心律失常性右心室发育不良性室速、尖端扭转型室速、并行心律性室速、无休止性室速、多形性室速、双向性室速。

二、病因和发病机制

(一)病因

1.器质性心脏病

器质性心脏病是室速的主要病因,约 80% 的室速具有器质性心脏病的病理基础。最常见为冠心病,特别是急性心肌梗死及陈旧性心肌梗死伴有室壁瘤或心功能不全。其次为心肌病、心力衰竭、急性心肌炎、二尖瓣脱垂、心瓣膜病、先天性心脏病等。

2.药物

除 β 受体阻滞剂外,各种抗心律失常药物都可能引起室速。常见的有Ⅰa、Ⅰc 类抗心律失常药、索他洛尔等。拟交感神经药、洋地黄制剂、三环类抗抑郁药等大剂量使用时也可出现室速。

3.电解质紊乱、酸碱平衡失调

特别是低钾血症时。

4.其他病因

如先天性、获得性长 QT 间期综合征,麻醉,心脏手术和心导管操作等。

5.特发性

约 10％的室速无器质性心脏病客观依据和其他原因可寻,称为特发性室速。少数正常人在运动和情绪激动时也可出现室速。

(二)发生机制

室速的发生机制包括折返、触发活动和自律性增高。冠心病心肌缺血及心肌梗死、心肌病等由于心肌缺血、缺氧、炎症、局部瘢痕形成、纤维化导致传导缓慢,为折返提供了形成条件,细胞外钾离子、钙离子浓度的改变,pH 降低等也影响心肌的自律性和传导性,可成为室速的诱因并参与折返的形成。触发活动是除折返外的另一种重要机制,尖端扭转型室速、洋地黄制剂中毒可能与触发活动有关。自律性增高是部分室速的发生机制。在急性心肌梗死早期,室性心律失常的发生机制包括折返、自律性增高和触发活动,陈旧性心肌梗死单形性持续性室速的机制多为折返,非持续性室速的机制可能与单形性持续性室速不同。致心律失常性右心室发育不良的室速机制可能为折返,特发性室速的发生机制主要为触发活动,也可能包括折返和自律性增高。

三、临床表现

室速发作的临床表现主要取决于室速是否导致血流动力学障碍,与室速发生的频率、持续时间、有无器质性心脏病及其严重程度、原有的心功能状态等有关。

临床上,大多数患者室速发作为阵发性,其临床特征是发病突然,一般会突感心悸、心慌、胸闷、胸痛等心前区不适,头部或颈部发胀及跳动感,严重者还可出现精神不安、恐惧、全身乏力、面色苍白、四肢厥冷,甚至黑蒙、晕厥、休克、阿-斯综合征发作,少数患者可致心脏性猝死。也有少数患者症状并不明显。若为非器质性心脏病引起者,持续时间大多短暂,症状也较轻,可自行恢复或经治疗后室速终止,虽然反复发作但预后一般良好。而具有较严重的器质性心脏病基础者,在心动过速发作后可因心肌收缩力减弱,心室和心房的收缩时间不同步,心室的充盈和心排血量明显减弱,患者可迅速出现心力衰竭、肺水肿或休克等严重后果,有的甚至可发展为心室颤动而致心脏性猝死。

室速发作时,体格检查可发现心率一般在 130～200 次/分,也有的较慢,约 70 次/分,少数患者的频率较快,可达 300 次/分,节律多较规则,有的不绝对规则(如多形性室速发作时),心尖部第一心音和外周脉搏强弱不等,可有奔马律和第一、第二心音分裂,有的甚至只能听到单一的心音或大炮音。第一心音响度和血压随每一次心搏而发生变化,提示心动过速时发生了房室分离,是室性心动过速发作时较有特征性的体征。有些室速发作时,因 QRS 波群明显增宽而第一、第二心音呈宽分裂,可见颈静脉搏动强弱不等,有时可见颈静脉搏动出现大炮波,比心尖部搏动频率慢。

四、心电图表现

室速的心电图主要有以下表现。

(1)3 个或 3 个以上连续出现畸形、增宽的 QRS 波群,QRS 间期一般≥0.12 秒,伴有继发性 ST-T 改变。少数起源于希氏束分叉处的室速,QRS 间期可不超过 0.12 秒。QRS 波群前无固定

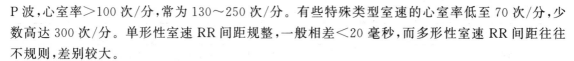

P波,心室率>100次/分,常为130～250次/分。有些特殊类型室速的心室率低至70次/分,少数高达300次/分。单形性室速RR间距规整,一般相差<20毫秒,而多形性室速RR间距往往不规则,差别较大。

（2）大多数患者室速发作时的心室率快于心房率,心房和心室分离,P波与QRS波群无关或埋藏在增宽畸形的QRS波群及ST段上而不易辨认。部分患者可呈现1∶1室房传导,也有部分患者呈现室房2∶1或文氏传导阻滞。

（3）心室夺获:表现为室速发作伴有房室分离时,偶有适时的窦性激动下传心室,出现所谓提前的窦性心搏,QRS波群为室上性,其前有P波且PR间期>0.12秒。

（4）室性融合波:是不完全性心室夺获,由下传的窦性激动和室性异位搏动共同激动心室而形成,图形介于窦性和室速的QRS波群之间。心室夺获和室性融合波是室速的可靠证据,但发生率较低,仅见于5%左右的患者。

（5）室速常由室性期前收缩诱发,即在发作前后可出现室性期前收缩,后者QRS波群形态与室速相同、近似或者不一致。少数情况下,室速也可由室上性心动过速诱发。

五、室速的诊断和鉴别诊断

室速的诊断主要依靠心电图表现,病史、症状、体征等临床资料可为诊断提供线索,应与宽QRS波群的室上性心动过速鉴别,诊断不明确时对有适应证的患者需进行心脏电生理检查才能确诊。

(一)临床资料

一般而言,室速大多发生在有器质性心脏病的患者,而室上性心动过速患者多无器质性心脏病的依据。冠心病心肌梗死、急性心肌炎、心肌病、心力衰竭等患者发生的宽QRS波群心动过速,室速的可能性大。而心脏形态、结构正常,心动过速反复发作多年,甚至从年轻时就有发作,尤其是不发作时心电图有预激综合征表现者,室上性心动过速的可能性较大。发作时刺激迷走神经能终止心动过速者,大多是室上性心动过速;有时室速呈1∶1室房传导,刺激迷走神经虽然不能终止心动过速,但可延缓房室结传导,如果心动过速时室房由1∶1传导转变为2∶1或文氏传导,有助于室速的诊断。

体格检查时如颈静脉出现大炮波,第一心音闻及大炮音,有助于室速的诊断。

(二)心电图检查

室速发作时QRS波群增宽,间期≥0.12秒,表现为宽QRS波群心动过速。此外,室上性心动过速伴室内差异性传导、原有束支传导阻滞伴发的室上性心动过速、旁路前向传导的房性心动过速、心房扑动、心房颤动及预激综合征逆向性房室折返性心动过速均可见其QRS波群增宽。由于不同原因的宽QRS波群心动过速,其治疗和预后不尽相同,如果诊断错误导致治疗严重失误,则可能出现严重不良后果。因此,室速应与这些宽QRS波群的室上性心动过速相鉴别。临床上,室速是宽QRS波群心动过速的最常见类型,约占80%。对于任何一例宽QRS波群心动过速在没有依据表明是其他机制所致以前,均初步拟诊为室速。除非有差异性传导的证据,否则不宜轻易诊断室上性心动过速伴室内差异性传导。

表4-1列举了室上性心动过速伴室内差异性传导与室速的区别,可供鉴别诊断参考。

表 4-1　室性心动过速与室上性心动过速伴室内差异性传导的区别

	支持室性心动过速的依据	支持室上性心动过速伴室内差异性传导的依据
P 波与 QRS 波群的关系	房室分离或逆向 P′波	宽 QRS 波群前或后有 P′波,呈 1∶1 关系,偶有 2∶1、3∶2 房室传导阻滞
心室夺获或室性融合波	可见到,为诊断的有力证据	无
QRS 额面电轴	常左偏(-30°~-180°)	很少左偏(3%~13%)
QRS 波形态		
右束支传导阻滞型	QRS 间期>0.14 秒	QRS 间期为 0.12~0.14 秒
V₁ 导联	R 形波或双相波(qR、QR 或 RS 型)伴 R>R′	三相波(rsR′、RSR′型)(85%)
V₆ 导联	rs 或 QS 形,R/S<1	qRs 形,R/S 很少小于 1
左束支传导阻滞型	QRS 间期>0.16 秒	QRS 间期为 0.14 秒
V₁ 导联	R 波>30 毫秒,R 波开始至 S 波最低点>60 毫秒,S 波顿挫	很少有左述形态
V₆ 导联	QR 或 QS 形	R 波单向
刺激迷走神经	无效	可终止发作或减慢心率
其他	V₁~V₆ 导联都呈现正向或负向 QRS 波群,QRS 波群形态与窦性心律时室性期前收缩一致	原有的束支阻滞或预激 QRS 波群形态与心动过速时一致,QRS 波群形态与室上性期前收缩伴室内差异性传导时一致

　　1991 年,Brugada 等对 554 例宽 QRS 波群心动过速患者进行了心内电生理检查,提出了简便有效的分步式诊断标准,显著提高了诊断室速的敏感性和特异性,两者分别为 98.7%、96.5%。诊断共分 4 个步骤:①首先看胸前导联 V₁~V₆ 的 QRS 波群是否均无 RS(包括 rS、Rs)图形,如任何一个胸前导联无 RS 波,则应诊断为室速。②如发现有一个或几个胸前导联有 RS 波,则要进行第 2 步观察,即测量胸前导联 R 波开始至 S 波最低点之间的时限,选择最长的 RS 时限,如果超过 100 毫秒则应诊断为室速;如未超过 100 毫秒,则应进行第 3 步分析。③观察有无房室分离,如有,可诊断为室速;如无,则进行最后一步分析。④观察 V₁ 及 V₆ 导联的 QRS 波群形态,如果这两个导联的 QRS 波群形态都符合表中室速的 QRS 波群形态特征则应诊断为室速,否则可诊断为室上性心动过速。

　　在临床实践中,绝大多数宽 QRS 波群心动过速可以通过仔细分析 12 导联心电图进行正确诊断,但有少数患者在进行鉴别诊断时仍然十分困难。利用希氏束电图及心脏电生理检查不但能区分室性与室上性心动过速,还可以了解心律失常的发生机制是折返还是自律性增高。室上性心动过速时,V 波前都有 H 波,且 HV 间期都大于 30 毫秒。室速时,V 波与 H 波是脱节的,可以出现以下几种图形:①H 波与 V 波同时出现,H 波隐藏在 V 波之中,不易被发现,或者 H 波在 V 波之前出现,但 HV 间期小于 30 毫秒,其 H 波来自窦性搏动而 V 波来自室性搏动;②H 波在 V 波后出现,H 波是室性搏动逆行激动希氏束产生的,H 波后可有心房夺获;③A 波后有 H 波,但 H 波与其后的 V 波无关,HV 时间变化不定,两者是脱节的。利用心房调搏法,给心房以高于室率的频率刺激,使心室夺获。如果夺获的 QRS 波为窄的心室波,则证明原来的宽 QRS

波为室速。

六、治疗

(一)一般治疗原则

室速发作时,一部分患者可能病情很凶险,导致血流动力学障碍,出现严重症状甚至危及生命,必须立即给予药物或直流电复律及时有效地终止发作,而另一部分患者可以没有症状或者只有很轻微的症状,体检时血压无明显降低,不做任何处理,血流动力学也未见有恶化迹象。研究表明,许多抗心律失常药物有致心律失常作用,长期使用并不能减少室性心律失常的发生率,甚至增加病死率。因此,在选择治疗措施前,需要根据室速发作时患者的血流动力学状况、有无器质性心脏病,准确评估室速的风险,并采取合理的治疗对策:持续性室速患者,无论有无器质性心脏病,均应积极处理;器质性心脏病患者,无论是持续性室速还是非持续性室速,均应治疗;无器质性心脏病患者发生的非持续性室速,如无症状或血流动力学障碍,可不必药物治疗。其治疗原则主要有以下 4 条。

(1)立即终止发作:包括药物治疗、直流电复律等方法。

(2)尽力去除诱发因素:如低钾血症、洋地黄中毒等。

(3)积极治疗原发病:切除心室壁瘤,控制伴发的心功能不全等。

(4)预防复发。

(二)终止发作

1.药物治疗

血流动力学稳定的室速,一般先采取静脉给药。

(1)发生于器质性心脏病患者的非持续性室速很可能是恶性室性心律失常的先兆,应该认真评估预后并积极寻找可能存在的诱发因素。治疗主要针对病因和诱因,即治疗器质性心脏病和纠正如心力衰竭、电解质紊乱、洋地黄中毒等诱因。对于上述治疗措施效果不佳且室速发作频繁、症状明显者,可以按持续性室速用抗心律失常药,以预防或减少发作。

(2)发生于器质性心脏病患者的持续性室速大多预后不良,容易引起心脏性猝死。除了治疗基础心脏病、认真寻找可能存在的诱发因素外,必须及时治疗室速本身。应用的药物为胺碘酮、普鲁卡因胺、β受体阻滞剂和索他洛尔。心功能不全患者首选胺碘酮,心功能正常者也可以使用普罗帕酮,药物治疗无效时应及时使用电转复。

(3)无器质性心脏病、无心功能不全患者可以选用胺碘酮,也可以考虑应用Ⅰa类抗心律失常药(如普鲁卡因胺)或Ⅰc类抗心律失常药(如普罗帕酮、氟卡尼等);特殊病例可选用维拉帕米或普萘洛尔、艾司洛尔、硫酸镁静脉注射。在无明显血流动力学紊乱、病情不很紧急的情况下,也可选用口服给药如β受体阻滞剂、Ⅰb类抗心律失常药美西律或Ⅰc类抗心律失常药普罗帕酮等。

(4)尖端扭转型室性心动过速(TdP):首先寻找并处理引起 QT 间期延长的原因,如血钾、血镁浓度降低或药物作用等,停用一切可能引起或加重 QT 间期延长的药物。采用药物终止心动过速时,首选硫酸镁,无效时,可试用利多卡因、美西律或苯妥英钠静脉给药。上述治疗效果不佳者行心脏起搏,可以缩短 QT 间期,消除心动过缓,预防心律失常进一步加重。异丙肾上腺素能加快心率,缩短心室复极时间,有助于控制扭转型室速,但可能使部分室速恶化为室颤,使用时应小心,适用于获得性 QT 间期延长综合征患者、心动过缓所致 TdP 而没有条件立即行心脏起搏者。

(5)洋地黄类药物中毒引起的室速应立即停用该类药物,避免直流电复律,给予苯妥英钠静脉注射;无高钾血症的患者应给予钾盐治疗;镁离子可对抗洋地黄类药物中毒引起的快速性心律失常,可静脉注射镁剂。

2.电学治疗

(1)同步直流电复律:对持续性室速,无论是单形性或多形性,有血流动力学障碍者不考虑药物终止,而应立即同步电复律。情况紧急(如发生晕厥、多形性室速或恶化为室颤)或因 QRS 波严重畸形而同步有困难者,也可进行非同步转复。

(2)抗心动过速起搏:心率在 200 次/分以下,血流动力学稳定的单形性室速可以置右心室临时起搏电极进行抗心动过速起搏。

(三)预防复发

包括药物治疗、射频导管消融及外科手术切除室壁瘤等。

可以用于预防的药物包括胺碘酮、利多卡因、β受体阻滞剂、普罗帕酮、美西律、硫酸镁、普鲁卡因胺等。在伴有器质性心脏病的室速中,可用β受体阻滞剂或胺碘酮,β受体阻滞剂也可以和其他抗心律失常药如胺碘酮等合用。由于 CAST 试验已证实心肌梗死后抗心律失常药物(恩卡尼、氟卡尼、莫雷西嗪)治疗可增加远期病死率,因此心肌梗死后患者应避免使用恩卡尼、氟卡尼、莫雷西嗪。无器质性心脏病的室速患者,如心功能正常,也可选用普罗帕酮。

有血流动力学障碍的顽固性室速患者,在有条件的情况下,宜安装埋藏式心脏转复除颤器(ICD)。CASH 和 AVID 试验结果表明,ICD 可显著降低器质性心脏病持续性室速患者的总死亡率和心律失常猝死率,效果明显优于包括胺碘酮在内的抗心律失常药物。

七、特殊类型的室性心动过速

(一)致心律失常性右心室发育不良的室性心动过速

致心律失常性右心室发育不良(arrhythmogenic right ventricular dysplasia,ARVD)又称为致心律失常性右心室心肌病,是一种遗传性疾病,也可能与右心室感染心肌炎、右心室心肌变性或心肌进行性丧失有关。在文献中曾被称为羊皮纸心、Uhl 畸形、右心室脂肪浸润或脂肪过多症、右心室发育不良、右心室心肌病。其最常见的病理改变是右心室心肌大部分被纤维脂肪组织所替代,并伴有散在的残存心肌和纤维组织;右心室可有局限性或弥漫性扩张,在扩张部位存在不同程度的心肌变薄,而左心室和室间隔一般无变薄,也可有局限性右心室室壁瘤形成。ARVD 主要发生于年轻的成年人,尤其是男性,大多在 40 岁以前发病。临床主要表现为伴有左束支传导阻滞的各种室性心律失常,如反复发作性持续性室性心动过速;也可出现房性心律失常,如房性心动过速、心房扑动、心房颤动。患者常表现为晕厥和猝死,晕厥和猝死的原因可能是心室颤动,晚期可发展为心力衰竭。患者最重要的心电图异常为右胸前导联 $V_1 \sim V_3$ T 波倒置、Epsilon 波及心室晚电位阳性。右心室心肌病的诊断依据为超声心动图、螺旋 CT、心脏磁共振、心室造影等检查发现局限性或广泛性心脏结构和功能异常,仅累及右心室,无瓣膜病、先天性心脏病、活动性心肌炎和冠状动脉病变,心内膜活检有助于鉴别诊断。

其发作期的急性治疗与持续性室速的治疗相同,维持治疗可用β受体阻滞剂、胺碘酮,也可两者联用,但效果不确切。也有采用射频消融治疗的报道,但容易复发和出现新型室速,不作为常规手段。有晕厥病史、心脏骤停生还史、猝死家族史或不能耐受药物治疗的患者,应考虑安装 ICD。

（二）尖端扭转型室性心动过速

尖端扭转型室性心动过速（torsade pointes，TdP）是多形性室速的一个典型类型，一般发生在原发性或继发性 QT 间期延长的患者，主要临床特征是反复晕厥，有的甚至猝死。其病因、发生机制、心电图表现和治疗与其他类型室速不同。1966 年，Dessertenne 根据该型室速发作时的心电图特征而命名。

正常人经心率校正后 QT 间期（Q-Tc）的上限为 0.40 秒，当 Q-Tc 大于 0.40 秒时即为 QT 间期延长，又称为复极延迟。目前认为，TdP 与心室的复极延迟和不均一有关，其中 QT 间期延长是导致 TdP 的主要原因之一，因此将 QT 间期延长并伴有反复发生的 TdP 称为长 QT 综合征（LQTS）。

1.长 QT 间期综合征的分类

LQTS 一般分为先天性和后天性两类。

（1）先天性 LQTS 又可分为 QT 间期延长伴有先天性耳聋（Jervell-Lange-Nielson 综合征）和不伴有耳聋（Romano-Ward 综合征），两者都有家族遗传倾向，患者多为儿童和青少年。一般在交感神经张力增高的情况下发生 TdP，被认为是肾上腺素能依赖性。

（2）后天性 LQTS 通常发生在服用延长心肌复极的药物后或有严重心动过缓、低钾/低镁血症等情况下，多为长间歇依赖性，触发 TdP 通常在心率较慢或短-长-短的 RR 间期序列时。

有关 TdP 的发生机制仍有争议，目前认为主要与早期后除极引起的触发活动和复极离散度增加导致的折返有关。先天性 LQTS 的发生机制与对肾上腺素能或交感神经系统刺激产生异常反应有关。某些引起先天性 LQTS 的因素是由于单基因缺陷改变了细胞内钾通道调节蛋白的功能，导致 K^+ 电流如 I_{Kr}、I_{Ks} 或 I_{to} 等减少和/或内向除极 Na^+/Ca^{2+} 流增强，动作电位时间和 QT 间期延长，出现早期后除极。在早期后除极幅度达阈电位时，引起触发活动而出现 TdP。后天性 LQTS 因复极离散度增加的折返机制和早期后除极的触发活动等引起 TdP。

2.心电图特点

TdP 时 QRS 波振幅变化，并沿等电位线扭转，频率为 200～250 次/分，常见于心动过速与完全性心脏阻滞，LQTS 除有心动过速外，尚有心室复极延长伴 QT 间期超过 500 毫秒。室性期前收缩始于 T 波结束时，由 R-on-T 引起 TdP，TdP 经过数十次心搏可以自行终止并恢复窦性心律，或间隔一段时间后再次发作，TdP 也可以恶化成心室搏动。患者静息心电图上 u 波往往明显。

3.LQTS 的治疗

对 LQTS 和 TdP 有效治疗的基础是确定和消除诱因或纠正潜在的有害因素。其后在弄清离子机制的基础上，一个适当的治疗计划就可以常规展开。将来特殊的治疗可能针对减弱引起早期后除极的离子流进行，现在的治疗一般着眼于抑制或阻止早期后除极的产生和传导，可通过增强外向复极 K^+，加强对内向 Na^+ 或 Ca^{2+} 的阻滞，或抑制早复极电流从起点向周围心肌的传导实现。

（1）K^+ 通道的激活：实验已证实早期后除极和 TdP 可被 K^+ 通道的开放所抑制，但临床尚未证实。似乎有效的短期治疗包括采用超速起搏、利多卡因或注射异丙肾上腺素以增强 K^+，但异丙肾上腺素注射对于先天性 LQTS 是禁忌。

（2）Na^+ 通道的阻断：TdP 可被具有 Na^+、K^+ 双重阻滞功能的 I a 类药物诱发，但可被单纯

Na^+ 通道阻滞剂抑制。

（3）Ca^{2+} 通道的阻滞：在先天性 Ca^{2+} 依赖性和心动过缓依赖性 TdP 中，维拉帕米可抑制心室过早除极并减少早期后除极振幅。

（4）镁：静脉用镁是临床上一种抑制 TdP 的安全有效的方法。其作用可能是通过阻断 Ca^{2+} 或 Na^+ 电流来实现的，与动作电位时程缩短无关。

（5）异丙肾上腺素注射：肾上腺素能刺激对先天性 LQTS 相关的 TdP 是禁忌的。但临床上，异丙肾上腺素注射对长间歇依赖性很强的 LQTS 经常是有效的。虽然小剂量可能增强早期后除极所需的除极电流，但大剂量可以增强外向 K^+ 电流，加快心率和复极，抑制早期后除极和 TdP。

（6）起搏：对先天性和后天性 LQTS 持续的超速电起搏是一种有效的治疗方法。可能因为加强了复极或阻止长的间歇，从而抑制早期后除极。

（7）肾上腺素能阻滞和交感神经节切除术：所有先天性 LQTS 可采用 β 受体阻滞剂治疗。有些权威专家认为高位左胸交感神经节切除术在单纯药物治疗失败的病例中可作为首选或辅助治疗。在心脏神经支配中占优势的左侧交感神经被认为是先天性 LQTS 的发病基础。在临床上，β 受体阻滞剂禁忌用于后天性 LQTS，因其可减慢心率。

（8）电复律器-除颤器的植入：伴有先天性 LQTS 的高危患者或不能去除诱因的后天性 LQTS 患者，可能需要埋植一个电复律器-除颤器。有复发性晕厥、有过心脏停搏而幸存的或内科治疗无效的患者应被视为高危患者。

（三）加速性室性自主心律

加速性室性自主心律又称为加速性室性自搏心律、室性自主性心动过速、非阵发性室性心动过速或心室自律过速、加速性室性逸搏心律、心室自搏性心动过速、缓慢的室性心动过速等。

加速性室性自主心律是由于心室的异位节律点自律性增高而接近或略微超过窦性起搏点的自律性而暂时控制心室的一种心动过速。其频率大多为 60～130 次/分。由于室性异位起搏点周围不存在保护性的传入阻滞，因此会受到主导节律的影响。只有当异位起搏点自律性增高又无传出阻滞并超过窦性心律的频率时，心电图才显示室性自主心律，一旦窦性心律的频率增快而超过异位起搏点的自律性即可激动心室而使这种心动过速被窦性心律取代。与折返性室速不同，加速性室性自主心律的心室搏动有逐渐"升温-冷却"的特征，不会突然发生或终止。由于其频率不快，与窦性心律接近，因此可与窦性心律竞争，出现心室夺获或室性融合波。

心电图特征是：①宽大畸形的 QRS 波群连续出现 3 个或 3 个以上，频率为 60～130 次/分；②心动过速的持续时间较短，大多数患者的发作仅仅为 4～30 个心搏；③心动过速常常以舒张晚期的室性期前收缩或室性融合波开始，QRS 波群的前面无恒定的 P 波，部分 QRS 波群之后可见逆行性 P' 波，有时以室性融合波结束，并随之过渡到窦性心律；④室速可与窦性心律交替出现，可出现心室夺获或室性融合波（图 4-10）。

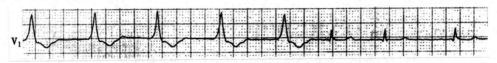

图 4-10　加速性室性自主心律

QRS 波群宽大畸形，心率 66 次/分，窦性激动夺获心室后，加速的室性心律被抑制

加速性室性自主心律在临床上比较少见，绝大多数发生在器质性心脏病如急性心肌梗死、心

肌炎、洋地黄中毒或高钾血症等患者,偶见于正常人。在急性心肌梗死溶栓再灌注治疗时,若出现加速性室性自主心律,可视为治疗有效的指标之一。其发作时间短暂,多在 4～30 个室性心搏后消失,一般不会发展为心室颤动,也无明显血流动力学障碍,因此这类心律失常本身是良性的,预后较好,不需要治疗。治疗主要针对原有的基础心脏病。

(四)束支折返性室性心动过速

束支折返性室性心动过速是由左右束支作为折返环路的组成部分而构成的大折返性室性心动过速,其折返环由希氏束-普肯耶系统和心室肌等组成,具有明确的解剖学基础。其心动过速也表现为持续性单形性室性心动过速。自从 1980 年首次报道 1 例束支折返性心动过速以后,临床报道逐渐增多。一般仅见于器质性心脏病患者,最多见于中老年男性扩张型心肌病患者,也可见于缺血性心脏病、瓣膜病、肥厚型心肌病、Ebstein 畸形患者,此外也可见于希氏束-普肯耶系统传导异常伴有或不伴有左心室功能异常患者。其发生率约占室性心动过速的 6%。因此,在临床上并不少见。

心电图上束支折返性室性心动过速发作时,频率较快,一般在 200 次/分以上,范围 170～250 次/分;多呈完全性左束支传导阻滞图形,电轴正常或左偏,少数可呈右束支传导阻滞图形(图 4-11);若出现束支阻滞,心动过速即终止。平时室速不发作时,一般均有房室传导功能障碍,如 PR 间期延长,呈一度房室传导阻滞;QRS 波群增宽,多呈类似左束支传导阻滞图形。

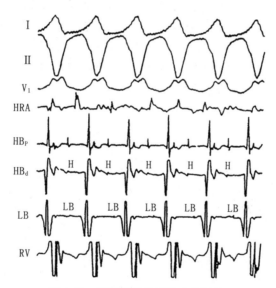

图 4-11 束支折返性室性心动过速

呈右束支阻滞型,束支折返性激动由右束支逆传,通过希氏束,然后经由左束支下传,希氏束电位(H)在左束支电位(LB)之前

由于绝大多数束支折返性室性心动过速患者都有较严重的器质性心脏病,心功能常常有不同程度的恶化,因此一旦室速发作,患者常常有明显的临床症状,如心慌、胸闷、胸痛、低血压、黑蒙、晕厥,甚至发生心脏性猝死。体格检查主要是原发性心脏病的体征,束支折返性室性心动过速发作时,常常出现心功能不全的体征。其确诊有赖于心内电生理检查。束支折返性室性心动过速发作时如不能得到及时有效的控制,常常呈加速的趋势,易转化为心室扑动或心室颤动。

束支折返性室性心动过速的治疗手段与其他类型室速相类似,但是药物疗效不佳;而射频导管消融阻断右束支是根治左束支传导阻滞型室速的首选方法,成功率近 100％;极少数患者需安装 ICD。

(司　垒)

第三节　室上性心动过速

室上性心动过速(supraventricular tachycardia,SVT)是临床上最常见的心律失常之一。经典的定义是指异位快速激动形成和/或折返环路位于希氏束分叉以上的心动过速,传统上分为起源于心房和房室交界区的室上性快速性心律失常。包括许多起源部位、传导径路和电生理机制及临床表现、预后意义很不相同的一组心律失常。临床实践中,室上性心动过速包括多种类型,发生部位除了涉及心房、房室结、希氏束外,心室也参与房室折返性心动过速的形成,后者也归属于室上性心动过速的范畴。因此,有学者将其重新定义为激动的起源和维持需要心房或房室交界区参与的心动过速。

按照新定义,室上性心动过速包括窦房结折返性心动过速、房性心动过速、房室结折返性心动过速、房室折返性心动过速、房扑、房颤及其他旁路参与的心动过速。

心电图上室上性心动过速除了功能性和原有的束支阻滞、旁路前传引起 QRS 波群增宽(QRS 时限≥0.12 秒)外,表现为窄 QRS 波群(QRS 时限<0.12 秒)。虽然室上性心动过速的名称应用较广,"窄 QRS 波群心动过速"这一术语较之更合适,且有临床价值。从心电图形态上可以将窄 QRS 波群心动过速和宽 QRS 波群心动过速容易地区别开来。

电生理研究表明,室上性心动过速的发生机制包括折返性、自律性增高和触发活动,其中绝大多数为折返性。

本节主要叙述房室结折返性心动过速、房室折返性心动过速,及其他旁路参与的心动过速。窦房结折返性心动过速、房性心动过速、房扑和房颤在其他章节讨论。

一、房室结折返性心动过速

(一)病因

房室结折返性心动过速(atrioventricular nodal reentrant tachycardia,AVNRT)是阵发性室上性心动过速(paroxysmal supraventricular tachycardia,PSVT)最常见的类型。患者通常无器质性心脏病的客观证据,不同年龄和性别均可发病,但 20～40 岁是大多数患者的首发年龄,多见于女性。

(二)发生机制

AVNRT 的电生理基础是房室结双径路(DAVNP)或多径路。Mines 在 1913 年就首次提出 DAVNP 的概念,以后由 Moe 等证实在房室结内存在电生理特性不同的两条传导路径,其中一条传导速度快(AH 间期短),但不应期较长,称为快径路(β径路),另外一条传导速度慢(AH 间期长),但不应期较短,称为慢径路(α径路)。正常窦性心律时,心房激动沿快径路和慢径路同时下传,因快径路传导速度快,沿快径路下传的激动先抵达希氏束,当沿慢径路下传的激动抵达时,因希氏束正处于不应期而传导受阻。由于 DAVNP(或多径路)的存在,并且传导速度和不应期

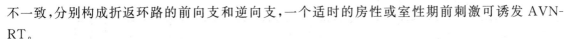

不一致,分别构成折返环路的前向支和逆向支,一个适时的房性或室性期前刺激可诱发 AVN-RT。

AVNRT 有 3 种不同的临床类型。一种是慢-快型,又称为常见型,其折返方式是激动沿慢径路前传、快径路逆传;另一种是快-慢型,又称为少见型,其折返方式是激动沿快径路前传、慢径路逆传。此外,还有一种慢-慢型,是罕见的类型,折返方式是激动沿一条慢径路前传、再沿另一条电生理特性不同的慢径路逆传。

典型的 AVNRT(慢-快型)是最常见的类型,占 90%。当一个适时的房性期前收缩下传恰逢快径路不应期时,激动不能沿快径路传导,但能沿不应期较短的慢径路缓慢传导,当激动抵达远端共同通路时,快径路因获得足够时间再次恢复应激性,激动从快径路远端逆传抵达近端共同通路,此时慢径路可再次应激折返形成环形运动。若反复折返便形成慢-快型 AVNRT。

非典型 AVNRT(快-慢型)较少见,占 5%~10%。当快径路不应期短于慢径路,并且适时的房性期前收缩或程序期前刺激下传恰遇慢径路不应期时,激动便由快径路前传再沿慢径路逆传,若反复折返形成环形运动,则形成快-慢型 AVNRT。

慢-慢型 AVNRT 的形成是由于多径路的存在,房性期前收缩下传恰逢快径路不应期而不能下传,只能沿慢径路下传,因快径路没有逆传功能或者不应期太长,激动便沿另一条慢径路逆传,若反复折返形成环形运动,则形成慢-慢型 AVNRT。

DAVNP 是否有解剖学基础一直存在争议。近年的研究显示,快径路纤维主要位于房室结前上方与心房肌相连,而慢径路纤维主要位于下后方与冠状窦口相连,两者在近端和远端分别形成近端、远端共同通路,组成折返环。导管消融的实践证实,在快、慢径路所在的区域进行消融能选择性地阻断快、慢径路的传导。由于房室结快、慢径路在组织学上尚无明显差别,目前仍然以房室结功能性纵向分离为主导学说进行解释,认为 DAVNP 可能与房室结的复杂结构形成了非均一的各向异性传导有关。

(三)临床表现

AVNRT 患者心动过速发作呈突然发作、突然终止的特点,症状包括心悸、紧张、焦虑,可出现心力衰竭、休克、心绞痛、眩晕甚至晕厥。症状的严重程度取决于心动过速的频率、持续时间及有无基础心脏病等。心动过速的频率通常在 160~200 次/分,有时可低至 110 次/分、高达240 次/分。每次发作持续时间为数秒至数小时,可反复发作。持续时间较长的患者常自行尝试通过兴奋迷走神经的方法终止心动过速,包括 Valsalva 动作、咳嗽、平躺后平静呼吸、刺激咽喉催吐等。

心脏体检听诊可发现规则快速的心率(律),心尖区第一心音无变化。

(四)心电图和电生理特点

1.慢-快型 AVNRT

(1)房性或室性期前收缩能诱发和终止心动过速,诱发心搏的 P'R 间期或 AH 间期突然延长≥50 毫秒,呈 DAVNP 的跳跃现象(图 4-12~图 4-14)。

(2)心动过速呈窄 QRS 波群,少数因功能性或原有的束支阻滞,QRS 波群增宽(QRS 时限≥0.12 秒)、畸形;RR 周期匀齐,心室率大多在 160~200 次/分。

(3)由于快速逆传,心房、心室几乎同时除极,体表心电图 P'波多埋藏在 QRS 波群中而无法辨认,少数情况下逆行 P'波(Ⅱ、Ⅲ、aVF 导联倒置)位于 QRS 波群终末部分,在 Ⅱ、Ⅲ、aVF 导联出现假性 S 波,在 V_1 导联出现假性 r'波,RP'间期<70 毫秒,RP'间期<P'R 间期。

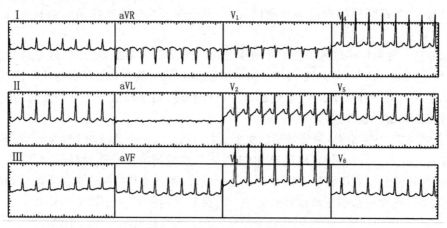

图 4-12 慢-快型 AVNRT(1)

心动过速 RR 周期匀齐,窄 QRS 波群,QRS 波群前后无逆行 P 波,V_1 导联出现假性 r′波

(4)心动过速时逆行 A′波呈向心性激动,即最早心房激动点位于希氏束附近,希氏束电图上 VA 间期<70 毫秒。

(5)兴奋迷走神经、期前收缩或期前刺激可使心动过速终止。

(6)心动过速时,心房与心室多数呈 1∶1 传导关系。由于折返环路局限于房室交界区及其周围的组织,心房、希氏束和心室不是折返环的必需组成部分。因此,心动过速时房室和室房可出现文氏型和 2∶1 传导阻滞,或出现房室分离。

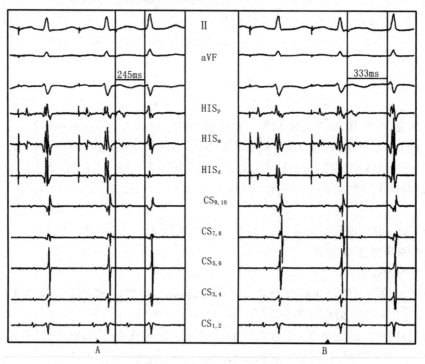

图 4-13 房室结跳跃性前传

同一病例,自上至下依次为体表心电图Ⅱ、aVF、V_1 导联和希氏束近中远(HISp、HISm、HISd)和冠状静脉窦由近至远(CS9,10～CS1,2)心内记录。A 图为心房 S1S1/S1S2＝500/290 毫秒刺激,AV 间期＝245 毫秒;B 图为心房 S1S1/S1S2＝500/280 毫秒刺激时房室结跳跃性前传,AV 间期＝333 毫秒

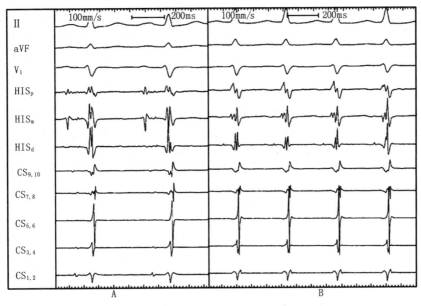

图 4-14 慢-快型 AVNRT(2)

同一病例,A 图为窦性心律记录,B 图为心动过速记录。心动过速周长 320 毫
秒,希氏束部位逆行心房激动最早,希氏束部位记录(HISd)呈 HAV 关系,VA
间期=0,HA 间期=50 毫秒,AH 间期=270 毫秒,符合典型 AVNRT 诊断

2.快-慢型 AVNRT

(1)不需要期前刺激,心率增快时即可诱发,且反复发作,发作时无 P'R 间期或 AH 间期突
然延长;房性或室性期前收缩也能诱发和终止心动过速,一些患者可出现室房传导的跳跃现象
(图 4-15~图 4-16)。

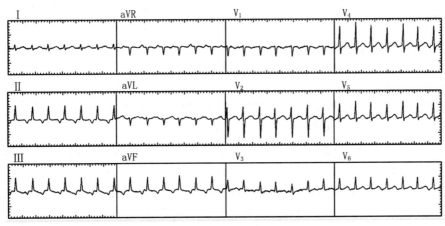

图 4-15 快-慢型 AVNRT(1)

心动过速周长 365 毫秒,RR 周期匀齐,窄 QRS 波群,Ⅱ、Ⅲ、aVF
导联 P 波倒置,aVL 导联 P 波直立,RP'间期>P'R 间期

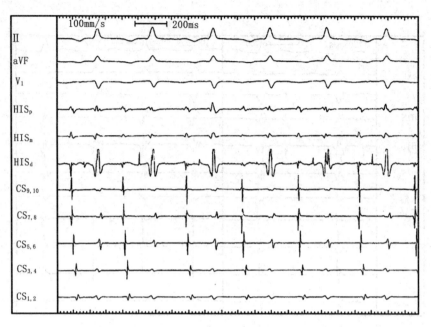

图 4-16　快-慢型 AVNRT(2)

同一病例,心动过速周长 365 毫秒,希氏束部位记录(HIS$_d$)呈 HVA 关系,HA 间期
=270 毫秒,AH 间期=95 毫秒,类似快-慢型 AVNRT,但是希氏束部位与冠状窦近端的
心房激动均为最早,不很符合快-慢型 AVNRT,可能与冠状静脉窦电极位置过深有关

(2)心动过速呈窄 QRS 波群,少数因功能性或原有的束支阻滞,QRS 波群增宽(QRS 时限
≥0.12 秒)、畸形;RR 周期匀齐,心室率大多在 100~150 次/分。

(3)由于前传较快、逆传较慢,逆行 P′波(Ⅱ、Ⅲ、aVF 导联倒置)出现较晚,与 T 波融合或在
T 波上,位于下一个 QRS 波群之前,故 RP′间期>P′R 间期。

(4)心动过速时逆行 A′波的最早激动点位于冠状窦口附近,希氏束电图上 HA′间期>A′H
间期。

(5)刺激迷走神经、期前收缩或期前刺激可使心动过速终止,药物治疗效果较差,但可自行
终止。

3.慢-慢型 AVNRT

(1)房性或室性期前收缩能诱发和终止心动过速,诱发心搏的 P′R 间期或 AH 间期突然延
长≥50 毫秒,常有一次以上的跳跃现象(图 4-17)。

(2)心动过速呈窄 QRS 波群,少数因功能性或原有的束支阻滞,QRS 波群增宽(QRS 时限
≥0.12 秒)、畸形;RR 周期匀齐。

(3)逆行 P′波(Ⅱ、Ⅲ、aVF 导联倒置)出现稍晚,位于 ST 段上,RP′间期<P′R 间期。

(4)心动过速时逆行 A′波的最早激动点位于冠状窦口附近,希氏束电图上 HA′间期>A′H
间期。

(五)治疗

1.急性发作的处理

根据患者有无器质性心脏病、既往的发作情况及患者的耐受程度作出适当的处理。有些患
者仅需休息或镇静即可终止心动过速发作,有些患者采用兴奋迷走神经的方法就能终止发作,但

大多数患者需要进一步的处理,包括药物治疗、食管心房调搏甚至直流电复律等。洋地黄制剂、钙通道阻滞剂、β受体阻滞剂和腺苷等可通过抑制慢径路的前向传导而终止发作,Ⅰa、Ⅰc类抗心律失常药物则通过抑制快径路的逆向传导而终止心动过速。

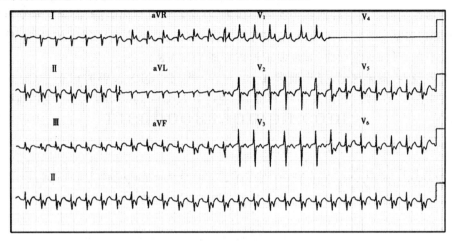

图 4-17 慢-慢型 AVNRT

心动过速周长 370 毫秒,RR 周期匀齐,窄 QRS 波群,Ⅱ、Ⅲ、aVF
导联 P 波倒置,V$_1$ 导联 P 波直立,RP'间期<P'R 间期

2.预防发作

频繁发作者可选用钙通道阻滞剂(维拉帕米)、β受体阻滞剂(美托洛尔或比索洛尔)、Ⅰc类抗心律失常药物(普罗帕酮)、洋地黄制剂等作为预防用药。

3.射频导管消融

反复发作、症状明显而又不愿服药或不能耐受药物不良反应的患者,进行射频导管消融能达到根治的目的,是治疗的首选。目前,AVNRT 的射频导管消融治疗成功率达 98％以上,复发率低于 5％,二度和三度房室传导阻滞的发生率低于 1％。

二、房室折返性心动过速

房室折返性心动过速(atrioventricular reentrant tachycardia,AVRT)是预激综合征最常见的快速性心律失常。其发生机制是由于预激房室旁路参与房室折返环的形成。折返环包括心房、房室交界区、希普系统、心室和旁路。按照折返过程中激动的运行方向,AVRT 分为两种类型:顺向型房室折返性心动过速(orthodromic AVRT,O-AVRT)和逆向型房室折返性心动过速(antidromic AVRT,A-AVRT)。前者的折返激动运行方向是沿房室交界区、希普系统前向激动心室,然后沿房室旁路逆向激动心房;后者的折返激动运行方向正相反,经房室旁路前向激动心室,然后经希普系统、房室交界区逆向传导或沿另一条旁路逆向激动心房。

房室旁路及其参与的 AVRT 具有以下电生理特征。①心室刺激时,房室旁路的室房传导表现为"全或无"的传导形式,而无文氏现象。②心室刺激或心动过速发作时,室房传导呈偏心性,即希氏束旁记录的 A 波激动较其他部位晚(希氏束旁旁路例外)。③心动过速发作时,在希氏束不应期给予心室期前收缩刺激,可提早激动心房。④心动过速发作时,体表心电图大多可见逆传P 波,且 RP'间期>80 毫秒。⑤发生旁路同侧束支阻滞时,心动过速的心率减慢。⑥心房和心室是折返环的组成部分,两者均参与心动过速,不可能合并房室传导阻滞。

(一)顺向型房室折返性心动过速

O-AVRT 是预激综合征最常见的心动过速,占 AVRT 的 90%～95%。房室交界区和希普系统作为折返环的前传支,而房室旁路作为逆传支。心动过速多由房性(或室性)期前收缩诱发,一个适合的房性期前收缩恰好遇到旁路的不应期,在旁路形成单向阻滞,而由房室交界区下传心室,由于激动在房室交界区传导缓慢,心室除极后旁路已脱离不应期恢复了传导性,激动便沿旁路逆传激动心房,形成折返回波,如反复折返即形成 O-AVRT。

心电图表现:心室律规则,频率通常在 150～240 次/分;QRS 波群时限正常(除非有功能性或原有束支阻滞),无 δ 波;如出现逆行 P' 波,则逆行 P' 波紧随 QRS 波群之后,RP' 间期＜$P'R$ 间期(图 4-18)。

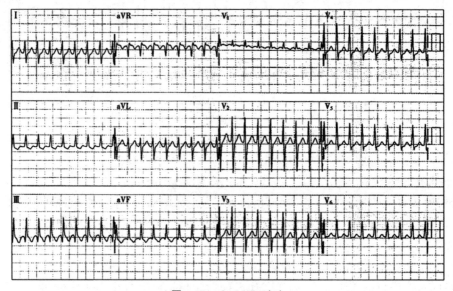

图 4-18　O-AVRT(1)

RR 周期匀齐,窄 QRS 波群,在 Ⅱ、aVF 导联 QRS 波群后隐约可见 P 波

本型应与 P' 波位于 QRS 波群之后的慢-快型 AVNRT 鉴别。后者心动过速时心电图 RP' 间期及希氏束电图上 VA 间期＜70 毫秒,逆行 A' 波呈向心性激动,即最早心房激动点位于希氏束附近;而 O-AVRT 患者心动过速时心电图 RP' 间期及希氏束电图上 VA 间期大多＞80 毫秒,逆行 A' 波呈偏心性激动(图 4-19)。

(二)逆向型房室折返性心动过速

A-AVRT 是预激综合征较少见的心动过速,占 AVRT 的 5%～10%,有此类心动过速发作的患者多旁路的发生率较高。其发生机制与 O-AVRT 相似,心动过速多由房性(或室性)期前收缩诱发,房室旁路作为折返环的前传支,而逆传支可以是房室交界区、希普系统,但更多见的是另一条旁路作为逆传支,因此多旁路折返是 A-AVRT 的重要特征。期前收缩诱发 A-AVRT 需具备以下条件:完整的旁路传导、房室交界区或希普系统的前向阻滞、完整的房室交界区和希普系统逆向传导功能。

心电图表现:心室律规则,频率通常在 150～240 次/分;QRS 波群宽大、畸形,起始部分可见到 δ 波;如出现逆行 P' 波,则逆行 P' 波在下一个 QRS 波群之前,RP' 间期＞$P'R$ 间期(图 4-20)。

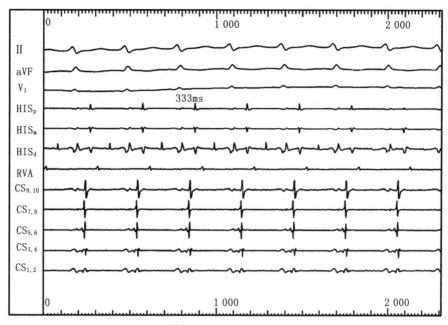

图 4-19 O-AVRT(2)

同一病例,心动过速时,可见 CS7,8 记录的逆行心房激动最早,希氏束部位逆行激动较晚

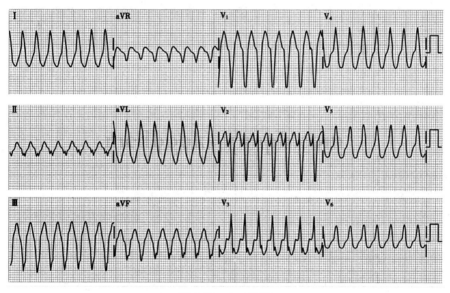

图 4-20 A-AVRT

一例右后侧壁显性旁路前传发生逆向型 AVRT,呈完全预激图形

本型因 QRS 波群为完全预激图形难与室性心动过速鉴别。如心动过速时 P 波在宽 QRS 波群之前而窦性心律的心电图表现为心室预激,则提示 A-AVRT 的诊断;如心动过速时出现房室分离或二度房室传导阻滞则可排除 AVRT 的诊断。

(三)治疗

AVRT 的治疗包括心动过速发作期的治疗及非发作期的治疗两方面。治疗方法有药物治疗、物理治疗、导管消融和外科手术等。

AVRT 发作时的治疗原则是采取有效的措施终止心动过速或控制心室率。多数患者在心动过速发作后的短时间内不会复发，部分患者可反复发作，或发作后心室率很快，血流动力学不稳定或症状严重，应选择适当的治疗预防复发。心动过速发作频繁、临床症状严重、抗心律失常药物治疗无效或不愿接受药物治疗的患者，可施行射频导管消融房室旁路以达到根治的目的。并存先天性心脏病或其他需外科手术纠治的器质性心脏病患者，在外科治疗前可试行射频导管消融，成功阻断房室旁路可降低外科治疗的难度、缩短手术时间。

1.药物治疗

药物治疗是目前终止 AVRT 发作或者减慢心动过速心率的主要方法。

(1)O-AVRT：电生理检查和临床观察心动过速的终止证实房室交界区是大多数 O-AVRT 的薄弱环节，有效抑制房室交界区传导的药物更易终止心动过速发作。希普系统、房室旁路、心房、心室也是折返环的必需成分，抑制这些部位的药物也可终止心动过速的发作。

腺苷或三磷酸腺苷(ATP)、钙通道阻滞剂、β 受体阻滞剂、洋地黄制剂、升压药物等，通过抑制房室交界区的前向传导终止心动过速的发作；而普罗帕酮、胺碘酮等通过抑制 O-AVRT 折返环的多个部位终止心动过速的发作。

(2)A-AVRT：A-AVRT 的药物治疗不同于 O-AVRT。单纯抑制房室交界区传导的药物对 O-AVRT 有良好的效果，但对 A-AVRT 的治疗作用较差甚至有害。一方面，多数 A-AVRT 系多房室旁路折返，房室交界区和希普系统不是心动过速的必需成分；另一方面，多数抑制房室交界区的药物对其逆向传导的抑制作用不如对前向传导的抑制作用强，单纯抑制房室交界区效果也欠佳。因此，药物治疗应针对房室旁路。

Ⅰa、Ⅰc 和Ⅲ类抗心律失常药物均可抑制房室旁路的传导，其中以普鲁卡因胺、普罗帕酮、胺碘酮较常用。这 3 种药物除可抑制房室旁路传导外，还可抑制房室交界区的传导。国内常以普罗帕酮、胺碘酮为首选终止 A-AVRT 的发作。A-AVRT 常对血流动力学有影响，所以对于心动过速引起血压下降、心功能不全、心绞痛，或既往有晕厥病史的患者，当药物不能及时有效终止心动过速时，应考虑体表直流电复律。有效复律后应继续使用抗心律失常药物以预防复发。

2.物理治疗

主要有手法终止 O-AVRT、心脏电脉冲刺激、体表直流电复律。

(1)手法终止 O-AVRT：某些手法如 Valsalva 动作、咳嗽、刺激咽喉催吐等通过兴奋刺激迷走神经以抑制房室交界区的传导，使部分患者 O-AVRT 终止于房室交界区。

(2)心脏电脉冲刺激：主要机制是利用适时的刺激引起心房或心室侵入心动过速折返环的可激动间隙，造成前向或逆向阻滞而使心动过速终止。

食管心房调搏刺激终止 AVRT 成功率达 95% 以上，操作简便、安全，是终止 AVRT 的有效方法。但该技术并没有作为 AVRT 患者的常规治疗措施，大多数时候只是在药物治疗无效时才考虑使用。

食管心房调搏终止 AVRT 的适应证有：①抗心律失常药物治疗无效的 AVRT，尤其是经药物治疗后心动过速频率减慢但不终止者，此时食管心房调搏易使心动过速终止并转复为窦性心律。②并存有窦房结功能障碍或部分老年人，尤其是既往药物治疗心动过速后继发严重窦性心动过缓、窦性停搏或窦房传导阻滞者，或者心动过速自发终止后出现黑蒙或晕厥者，这类患者宜选择食管心房调搏终止心动过速，如果心动过速终止后继发心动过缓，可经食管临时起搏予以保

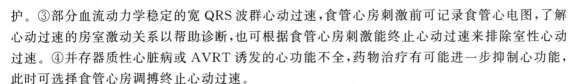

护。③部分血流动力学稳定的宽 QRS 波群心动过速，食管心房刺激前可记录食管心电图，了解心动过速的房室激动关系以帮助诊断，也可根据食管心房刺激能终止心动过速来排除室性心动过速。④并存器质性心脏病或 AVRT 诱发的心功能不全，药物治疗有可能进一步抑制心功能，此时可选择食管心房调搏终止心动过速。

刺激的方式可选择短阵(8～10 次)猝发脉冲刺激(较心动过速频率快 20～40 次)，如不能终止心动过速，可重复多次或换用其他刺激方式如程控期前刺激，大多能奏效。

(3)体表直流电复律：是各种快速性心律失常引起血流动力学异常的首选措施。主要适用于 AVRT 频率较快伴有血压下降、心功能不全等需立即终止心动过速或各种治疗方法无效者(非常少见)。

3.外科手术

最早的非药物治疗是外科开胸手术切断旁路，此后又经历了 20 世纪 80 年代的直流电消融房室交界区或直接毁损旁路，但效果不令人满意且并发症较多，目前已基本被射频导管消融取代。

4.射频导管消融

1985 年以后开展的射频导管消融治疗可有效阻断房室旁路，具有成功率高、并发症少等诸多优点，且技术已相当成熟，是目前国内许多大型医疗机构治疗预激综合征合并房室折返性心动过速及房颤的首选治疗。

（司　　垒）

第四节　心房颤动

心房颤动简称房颤，是指心房无序除极、电活动丧失，产生快速无序的颤动波，导致心房无有效收缩，是最严重的心房电活动紊乱。有学者研究表明，30 岁以上患者20 年内发生心房颤动的总概率为 2%，60 岁以后发病率显著增加，平均每 10 年发病率增加 1 倍。目前国内房颤的流行病学资料较少，一项对 14 个自然人群房颤现状的大规模流行病学调查显示，房颤发生率为 0.77%。在所有房颤患者中，房颤发生率按病因分类，非瓣膜性、瓣膜性和孤立性房颤所占比例分别为 65.2%、12.9%和21.9%。非瓣膜性房颤发生率明显高于瓣膜性房颤和孤立性房颤，其中 1/3 为阵发性房颤，2/3 为持续或永久性房颤。

一、病因和发病机制

房颤的病因与房扑相似。阵发性房颤可见于无器质性心脏病患者，而持续性房颤则多伴有器质性心脏病，如高血压心脏病、风湿性心脏病、冠心病、心肌病等。其他病因尚有房间隔缺损、肺栓塞，二尖瓣、三尖瓣狭窄或关闭不全，慢性心功能不全使心房扩大，及涉及心脏的中毒性、代谢性疾病，如甲状腺功能亢进性心脏病、心包炎、酒精中毒等。亦可见于胸腔手术后、胸部外伤，甚至子宫内的胎儿亦可发生。少数患者病因不明，称为特发性房颤。

房颤的发生机制主要涉及两个方面。其一是房颤的触发因素，包括交感神经和副交感神经刺激、心动过缓、房性期前收缩或心动过速、房室旁路和急性心房牵拉等。其二是房颤发生和维持的基质,这是房颤发作和维持的必要条件,以心房有效不应期的缩短和心房扩张为特征的电重构和解剖重构是房颤持续的基质,重构变化可能有利于形成多发折返子波。此外,还与心房某些电生理特性变化有关,包括有效不应期离散度增加、局部阻滞、传导减慢和心肌束的分隔等。

随着对局灶驱动机制、心肌袖、电重构的认识,及非药物治疗方法的不断深入,目前认为房颤是多种机制共同作用的结果。①折返机制:包括多发子波折返学说和自旋波折返假说。②触发机制:由于异位局灶自律性增强,通过触发和驱动机制发动和维持房颤,而绝大多数异位兴奋灶(90%以上)在肺静脉内,尤其是左、右上肺静脉。组织学上可看到肺静脉入口处的平滑肌细胞中有横纹肌成分,即心肌细胞呈袖套样延伸到肺静脉内,而且上肺静脉比下肺静脉的袖套样结构更宽、更完善,形成心肌袖。肺静脉内心肌袖是产生异位兴奋的解剖学基础。腔静脉和冠状静脉窦在胚胎发育过程中也可形成肌袖,并有可以诱发房颤的异位兴奋灶存在。异位兴奋灶也可以存在于心房的其他部位,包括界嵴、房室交界区、房间隔、Marshall 韧带和心房游离壁等。③自主神经机制:心房肌的电生理特性不同程度地受自主神经系统的调节,自主神经张力改变在房颤中起着重要作用。部分学者称其为神经源性房颤,并根据发生机制的不同将其分为迷走神经性房颤和交感神经性房颤两类。前者多发生在夜间或餐后,尤其多见于无器质性心脏病的男性患者;后者多见于白昼,多由运动、情绪激动和静脉滴注异丙肾上腺素等诱发。迷走神经性房颤与不应期缩短和不应期离散性增高有关;交感神经性房颤则主要是由于心房肌细胞兴奋性增高、触发激动和微折返环形成。而在器质性心脏病中,心脏生理性的迷走神经优势逐渐丧失,交感神经性房颤更为常见。

二、房颤的分类

临床上常根据病因、起病时间、心室率、自主神经作用、发生机制及部位等对房颤进行分类。然而,到目前为止仍没有一种分类方法能满足所有的要求。目前,临床上常将房颤分为初发房颤、阵发性房颤、持续性房颤、永久性房颤。①初发房颤:首次发现,不论其有无症状和能否自行复律;②阵发性房颤:持续时间<7 天,一般<48 小时,多为自限性;③持续性房颤:持续时间>7 天,常不能自行复律,药物复律的成功率较低,常需电转复;④永久性房颤:复律失败或复律后 24 小时内又复发的房颤,可以是房颤的首发表现或由反复发作的房颤发展而来,对于持续时间较长、不适合复律或患者不愿意复律的房颤也归于此类。有些房颤患者不能获得准确的房颤病史,尤其是无症状或症状轻微者,常采用新近发生的或新近发现的房颤来命名,新近发生的房颤也可指房颤持续时间<24 小时。房颤的一次发作事件是指发作持续时间>30 秒。

三、临床表现

房颤是临床上最为常见的心律失常之一。充血性心力衰竭、瓣膜性心脏病、卒中病史、左心房扩大、二尖瓣和主动脉瓣功能异常、经治疗的高血压及高龄是房颤发生的独立危险因素。阵发性房颤可见于器质性心脏病患者,尤其在情绪激动时,或急性酒精中毒、运动、手术后,但更多见于器质性心脏病患者。持续性房颤患者多有心血管疾病,最常见于二尖瓣病变、高血压性心脏病、房间隔缺损、冠心病、肺心病等。新近发生的房颤则应考虑甲状腺功能亢进等代谢性疾病。

心房无序的颤动失去了有效的收缩与舒张,心房泵血功能恶化或丧失,加之房室结对快速心房激动的递减传导,引起心室极不规则的反应。因此,心室律(率)紊乱、心功能受损和心房附壁血栓形成是房颤患者的主要病理生理特点。房颤可有症状,也可无症状,即使对于同一患者也是如此。房颤引起的症状由多种因素决定,包括发作时的心室率、心功能、伴随的疾病、房颤持续时间及患者感知症状的敏感性等,其危害主要有三方面:①引起胸闷、心悸、体力下降等症状;②降低心泵功能;③导致系统栓塞等严重并发症。严重时可出现低血压、心绞痛、急性肺水肿、昏厥甚至猝死。

大多数患者有心悸、呼吸困难、胸痛、疲乏、头晕和黑蒙等症状,由于心房利钠肽的分泌增多还可引起多尿。部分房颤患者无任何症状,偶然的机会或者出现房颤的严重并发症如卒中、栓塞或心力衰竭时才被发现。有些患者有左心室功能不全的症状,可能继发于房颤时持续的快速心室率。晕厥并不常见,但却是一种严重的并发症,常提示存在窦房结功能障碍及房室传导功能异常、主动脉瓣狭窄、肥厚型心肌病、脑血管疾病或存在房室旁路等。

典型的房颤体征为心律绝对不规则、第一心音强弱不等、脉搏短绌。如果房颤患者心室率突然变得规整,应怀疑它可能转变成窦性心律、房性心动过速、下传比例固定的心房扑动或交界性、室性心动过速。

四、心电图诊断

房颤的心电图特点为:①P波消失,仅见心房电活动呈振幅不等、形态不一的小的不规则的基线波动,称为f波,频率为350~600次/分;②QRS波群形态和振幅略有差异,RR间期绝对不等。其原因在于大量心房冲动由于波振面的冲突而相互抵消,或侵入房室结,使房室结对后来的冲动部分地不起反应,阻滞在房室交界区未下传到心室(即隐匿性传导,导致心室律不规则),此时决定心室反应速率的主要因素是房室结的不应期和最大起搏频率(图4-21)。

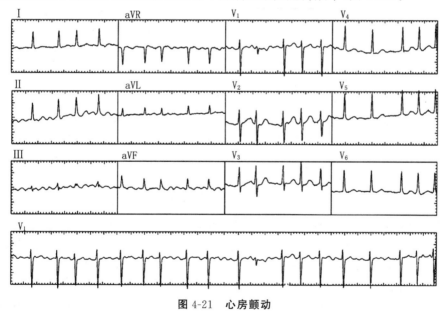

图 4-21　心房颤动

各导联P波消失,代之以不规则的f波,以Ⅱ、Ⅲ、aVF和V₁导联为明显,QRS波群形态正常,RR间期绝对不等

房颤时的心室率取决于房室结的电生理特性、迷走神经和交感神经的张力水平,及药物的影响等。在未经治疗的房室传导正常的患者,则伴有不规则的快速心室反应,心室率通常在100~160次/分。当患者伴有预激综合征时,房颤的心室反应有时超过300次/分,可导致心室颤动。如果房颤合并房室传导阻滞,由于房室传导系统发生不同程度的传导障碍,可以出现长RR间

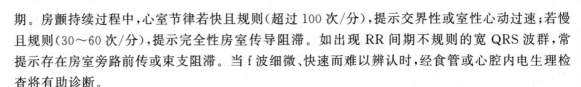

期。房颤持续过程中,心室节律若快且规则(超过100次/分),提示交界性或室性心动过速;若慢且规则(30~60次/分),提示完全性房室传导阻滞。如出现RR间期不规则的宽QRS波群,常提示存在房室旁路前传或束支阻滞。当f波细微、快速而难以辨认时,经食管或心腔内电生理检查将有助诊断。

五、治疗

房颤患者的治疗目标是减少血栓栓塞和控制症状。后者主要是控制房颤时的心室率和/或恢复及维持窦性心律。其治疗主要包括以下5方面。

(一)复律治疗

对阵发性、持续性房颤和经选择的慢性房颤患者,转复为窦性心律是所希望的治疗终点。

初发48小时内的房颤多推荐应用药物复律,时间更长的则采用电复律。对于房颤伴较快心室率并且症状重、血流动力学不稳定的患者,包括伴有经房室旁路前传的房颤患者,则应尽早或紧急电复律。伴有潜在病因的患者,如甲亢、感染、电解质紊乱等,在病因未纠正前,一般不予复律。

1.药物复律

新近发生的房颤用药物转复为窦性心律的成功率可达70%以上,但持续时间较长的房颤复律成功率较低。静脉注射依布利特复律的速度最快,用2 mg可使房颤在30分钟内或以后的30~40分钟内转复为窦性心律,比静脉注射普鲁卡因胺或索他洛尔的疗效更好。依布利特的主要不良反应是尖端扭转型室性心动过速,对心动过缓、低钾血症、低镁血症、心室肥厚、心力衰竭者及女性患者应慎用。静脉应用普罗帕酮、普鲁卡因胺和胺碘酮也可复律。胺碘酮复律的速度较慢,虽然控制心室率的效果在给予300~400 mg时已达到,但静脉给药剂量≥1 g约需要24小时才能复律。对持续时间较短的房颤,Ⅰc类抗心律失常药物氟卡尼和普罗帕酮在2.5小时复律的效果优于胺碘酮,而氟卡尼和普罗帕酮的复律效果无差异。快速静脉应用艾司洛尔对复律房颤有效,而洋地黄制剂对复律无效。

目前最常用于复律的静脉药物有普罗帕酮、胺碘酮和依布利特。静脉应用抗心律失常药物时应行心电监护。如有心功能不良或器质性心脏病,首选胺碘酮;如心功能正常或无器质性心脏病,可首选普罗帕酮,也可用氟卡尼或索他洛尔。对于症状不明显的房颤患者也可口服抗心律失常药物进行复律。

对新近发生的房颤采用药物复律,需要仔细分析患者的临床情况,对拟用的抗心律失常药物的药理特性要有充分了解。无器质性心脏病的房颤患者静脉应用或口服普罗帕酮是有效和安全的,而对有缺血性心脏病、左心室射血分数降低、心力衰竭或严重传导障碍的患者,应该避免应用Ⅰc类药物。胺碘酮、索他洛尔和新Ⅲ类抗心律失常药物如依布利特和多菲利特,复律是有效的,但有少数患者(1%~4%)可能并发尖端扭转型室性心动过速,因此在住院期间进行复律较为妥当。对房颤电复律失败或早期复发的病例,在择期行电复律前应先应用胺碘酮、索他洛尔等药物以提高房颤复律的成功率。对房颤持续时间≥48小时或持续时间不明的患者,在复律前后均应常规应用华法林抗凝治疗。

2.直流电复律

(1)体外直流电复律:体外(经胸)直流电复律对房颤转复为窦性心律十分有效和简便,并且只要操作得当则相对安全。主要的适应证是药物复律失败的阵发性或持续性房颤且必须维持窦性心律者,对于心室率快、症状重且有血流动力学恶化倾向的房颤患者常作为一线治疗。起始能量以 150～200 J 为宜,如复律失败,可用更高的能量。电复律必须与 R 波同步。

房颤患者经适当的准备和抗凝治疗,电复律并发症很少,但也可发生包括体循环栓塞、室性期前收缩、非持续性或持续性室性心动过速、窦性心动过缓、低血压、肺水肿及暂时性 ST 段抬高等症状、体征。体外电复律对左心室功能严重损害的患者要十分谨慎,因为有发生肺水肿的可能。体外直流电复律的禁忌证包括洋地黄毒性反应、低钾血症、急性感染性或炎性疾病、未代偿的心力衰竭及未满意控制的甲状腺功能亢进等。恢复窦性心律后可进一步了解窦房结功能状况或房室传导情况。如果患者疑有房室传导阻滞或窦房结功能低下,电复律前应有预防性心室起搏的准备。

(2)心内直流电复律:自 1993 年以来,复律的低能量(<20 J)心内电击技术已用于临床。该技术采用两个表面积大的导管电极,分别置于右心房(负极)和冠状静脉窦(正极)。其中一根电极导管也可置于左肺动脉作为正极,或者因冠状静脉窦插管失败作为替代(正极)。对房颤的各种亚组患者,包括体外直流电复律失败的房颤患者,复律的成功率可达 70%～89%。该技术也可用于对电生理检查或导管消融过程中发生的房颤进行复律,但放电必须与 R 波准确同步。

(3)电复律与药物联合应用:对于反复发作的持续性房颤,约 25% 的患者电复律不能成功,或虽复律成功,但窦性心律仅能维持数个心动周期或数分钟后又转为房颤,另 25% 的患者复律成功后 2 周内复发。若电复律失败,可在应用抗心律失常药物后再次体外电复律,必要时考虑心内电复律。与电复律前给予安慰剂或频率控制药物比较,胺碘酮可提高电复律的成功率,复律后房颤复发的比例也降低。给予地尔硫䓬、氟卡尼、普鲁卡因胺、普罗帕酮和维拉帕米并不提高复律的成功率,对电复律成功后预防房颤复发的作用也不明确。有研究提示,在电复律前 28 天给予胺碘酮或索他洛尔,两者对房颤自发复律和电复律的成功率效益相同($P=0.98$)。对房颤复律失败或早期复发的病例,推荐在择期复律前给予胺碘酮、索他洛尔。

(4)植入型心房除颤器:心内直流电复律的研究已近 20 年,为了便于重复多次尽早复律,20 世纪 90 年代初已研制出一种类似植入型心律转复除颤器(implantable cardioverter defibrillator,ICD)的植入型心房除颤器(implantable atrial defibrillator,IAD)。IAD 发放低能量(<6 J)电击,以尽早有效地终止房颤,恢复窦性心律,尽可能减少患者的不适感觉。尽管动物实验和早期的临床经验表明,低能量心房内除颤对阵发性房颤、新近发生的房颤或慢性房颤患者都有较好的疗效(75%～80%),能减少房颤负荷和住院次数,但由于该技术为创伤性的治疗方法、费用昂贵,且不能预防复发,因此不推荐常规使用。

(二)维持窦性心律

无论是阵发性还是持续性房颤,大多数房颤在转复成功后都会复发,因此,通常需要应用抗心律失常药物预防房颤复发以维持窦性心律。常选用 Ⅰa、Ⅰc 及 Ⅲ类(胺碘酮、索他洛尔)抗心律失常药物及导管消融预防复发。

在使用抗心律失常药物前,应注意检查有无心血管疾病和其他相关因素。首次发现的房颤、偶发房颤或可以耐受的阵发性房颤,很少需要预防性用药。β受体阻滞剂对仅在运动时发生的房颤比较有效。

在选择抗心律失常药物进行窦性心律的长期维持治疗时,首先要评估药物的有效性、安全性及耐受性。有研究提示,现有的抗心律失常药物在维持窦性心律中,虽可改善患者的症状,但有效性差,不良反应较多,且不降低总病死率。

在考虑疗效的同时,药物选择还需密切注意和妥善处理以下问题。

1.对脏器的毒性作用

普罗帕酮、氟卡尼、索他洛尔、多菲利特、丙吡胺对脏器的毒性作用相对较低,如患者应用胺碘酮治疗,则需注意并尽可能防止胺碘酮对脏器的毒性作用。

2.致心律失常作用

一般说来,在结构正常的心脏,Ⅰc类抗心律失常药物很少诱发室性心律失常。在有器质性心脏病的患者,致心律失常作用的发生率较高,其发生率及类型与所用药物和本身心脏病的类型有关。Ⅰ类抗心律失常药物一般应当避免在心肌缺血、心力衰竭和显著心室肥厚的情况下使用。选择药物的原则如下。

(1)若无器质性心脏病,首选Ⅰc类抗心律失常药物;索他洛尔、多菲利特、丙吡胺和阿齐利特可作为第二选择。

(2)若伴高血压,药物的选择与第一条相同。若伴有左心室肥厚,有可能引起尖端扭转型室性心动过速,故胺碘酮可作为第二选择。但对有显著心室肥厚(室间隔厚度≥14 mm)的患者,Ⅰ类抗心律失常药物不适宜使用。

(3)若伴心肌缺血,避免使用Ⅰ类抗心律失常药物。可选择胺碘酮、索他洛尔,也可选择多菲利特与β受体阻滞剂合用。

(4)若伴心力衰竭,应慎用抗心律失常药物,必要时可考虑应用胺碘酮,或多菲利特,并适当加用β受体阻滞剂。

(5)若合并预激综合征(WPW综合征),应首选对房室旁路行射频消融治疗。

(6)对迷走神经性房颤,丙吡胺具有抗胆碱能活性,疗效肯定;不宜使用胺碘酮,因该药具有一定的β受体阻断作用,可加重该类房颤的发作。对交感神经性房颤,β受体阻滞剂可作为一线治疗药物,此外还可选用索他洛尔和胺碘酮。

(7)对孤立性房颤可先试用β受体阻滞剂;普罗帕酮、索他洛尔和氟卡尼的疗效肯定;胺碘酮和多菲利特仅作为替代治疗。

在药物治疗过程中,如出现明显不良反应或患者要求停药,则应该停药;如药物治疗无效或效果不肯定,应及时停药。

鉴于目前已有的抗心律失常药物的局限性和现有导管消融研究的结果,在维持窦性心律方面经导管消融优于药物治疗。

(三)控制过快的心室率

药物维持窦性心律和控制心室率的研究显示,没有发现控制心室率在死亡率和生活质量方面逊于维持窦性心律的治疗。主要原因可能是复律并维持窦性心律治疗过程中的风险,尤其是抗心律失常药物的不良反应,抵消了维持窦性心律所带来的益处,故在降低房颤复发率的同时并没有改善患者的预后。因此,长期用药时应评价抗心律失常药物的益处和风险。对于部分房颤患者而言,心室率控制后可显著减轻或消除症状,改善心功能,提高生活质量。控制心室率在以下情况下可作为一线治疗:①无转复窦性心律指征的持续性房颤;②房颤已持续数年,在没有其他方法干预的情况下(如经导管消融治疗),即使转复为窦性心律也很难维持;③抗心律失常药物复律和维持窦性心律的风险大于房颤本身;④心脏器质性疾病,如左心房内径大于55 mm、二尖瓣狭窄等,如未纠正,很难长期保持窦性节律。

控制房颤患者过快心室率,使患者静息时心室率维持在60～80次/分,运动时维持在90～

115 次/分,可采用洋地黄制剂、钙通道阻滞剂(地尔硫革、维拉帕米)及 β 受体阻滞剂单独应用或联合应用、某些抗心律失常药物。β 受体阻滞剂是房颤时控制心室率的一线药物,钙通道阻滞剂如维拉帕米和地尔硫革也是常用的一线药物,对控制运动时快速心室率的效果比地高辛好,β 受体阻滞剂和地高辛合用控制心室率的效果优于单独使用。洋地黄制剂(如地高辛)对控制静息时的心室率有效,但对控制运动时的心室率无效,仅用于伴有慢性心力衰竭的房颤患者,对其他房颤患者不单独作为一线药物。对伴有房室旁路前传的房颤患者,禁用钙通道阻滞剂、洋地黄制剂和 β 受体阻滞剂,因房颤时心房激动经房室结前传受到抑制后可使其经房室旁路前传加快,致心室率明显加快,产生严重血流动力学障碍,甚或诱发室性心动过速和/或心室颤动。对伴有房室旁路前传且血流动力学不稳定的房颤患者,首选直流电复律;血流动力学异常不明显者,静脉注射普罗帕酮、胺碘酮或普鲁卡因胺。为了迅速地控制心室率,可经静脉应用 β 受体阻滞剂或维拉帕米、地尔硫革。

对于发作频繁、药物不能控制的快速心室率患者或不能耐受药物治疗且症状严重的患者,可考虑导管消融改良房室结以减慢心室率、消融房室结阻断房室传导后植入永久性人工心脏起搏器治疗。

(四)抗凝治疗

房颤是卒中的独立危险因素,房颤患者发生卒中的危险是窦性心律者的 5～6 倍。在有血栓栓塞危险因素的房颤患者中,应用华法林进行抗凝治疗是目前唯一可明确改善患者预后的药物治疗手段。任何有血栓栓塞危险因素的房颤患者如无抗凝治疗禁忌证均应给予长期口服华法林治疗,并使其国际标准化比率(INR)维持在 2.0～3.0,而最佳值为 2.5 左右,75 岁以上患者的 INR 宜维持在 2.0～2.5。INR<1.5 不可能有抗凝效果;INR>3.0 出血风险明显增加。对年龄<65 岁无其他危险因素的房颤患者可不予以抗凝剂,65～75 岁无危险因素的持续性房颤患者可给予阿司匹林 300～325 mg/d 预防治疗。

对阵发性或持续性房颤,如行复律治疗,当房颤持续时间在 48 小时以内,复律前不需要抗凝。当房颤持续时间不明或≥48 小时,临床可有两种抗凝方案。一种是先开始华法林抗凝治疗,使 INR 达到 2.0～3.0 三个星期后复律。在 3 周有效抗凝治疗之前,不应开始抗心律失常药物治疗。另一种是行经食管超声心动图检查,且静脉注射肝素,如果没有发现心房血栓,可进行复律。复律后肝素和华法林合用,直到 INR≥2.0 停用肝素,继续应用华法林。在转复为窦性心律后几周,患者仍然有全身性血栓栓塞的可能,不论房颤是自行转复为窦性心律或是经药物或直流电复律,均需再行抗凝治疗至少 4 周,复律后在短时间内心房的收缩功能尚未完全恢复。

华法林抗凝治疗可显著降低缺血性脑卒中的发生率,但应注意其出血性事件的危险,对每例患者应当评估风险/效益比。华法林初始剂量 2.5～3 mg/d,2～4 日起效,5～7 日达治疗高峰。因此,在开始治疗时应隔天监测 INR,直到 INR 连续 2 次在目标范围内,然后每周监测 2 次,共1～2 周。稳定后,每月复查 2 次。华法林剂量根据 INR 调整,如果 INR 低于 1.5,则增加华法林的剂量,如高于 3.0,则减少华法林的剂量。华法林剂量每次增减的幅度一般在 0.625 mg/d 以内,剂量调整后需重新监测 INR。由于华法林的药代动力学受多种食物、药物、酒精等的影响,因此,华法林的治疗需长期监测和随访,将 INR 控制在治疗范围内。

阿司匹林有预防血栓栓塞事件的作用,但其效果远比华法林差,仅应用于对华法林有禁忌证或者脑卒中的低危患者。因阿司匹林与华法林联合应用的抗凝作用并不优于单独应用华法林,而出血的危险却明显增加,因此不建议两者联用。氯吡格雷也可用于预防血栓形成,临床多用

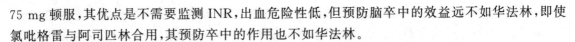

75 mg 顿服,其优点是不需要监测 INR,出血危险性低,但预防脑卒中的效益远不如华法林,即使氯吡格雷与阿司匹林合用,其预防卒中的作用也不如华法林。

(五)非药物治疗

对一部分反复发作、症状较重而药物治疗效果不理想的患者,可选择进行非药物治疗,包括心房起搏、导管消融及心房除颤器等。

(司　垒)

第五节　房室传导阻滞

房室间的传导障碍统称房室传导阻滞,是指冲动从心房传到心室的过程中异常延迟,传导被部分阻断或完全阻断。

房室传导过程中(即心房内、房室结、房室束及束支-普肯耶系统),任何部位的传导阻滞都可以引起房室传导阻滞。从解剖生理的角度看,房室结、房室束与束支的近端为传导阻滞的好发部位。房室结的结区传导速度慢而且不均匀,房室束的主干(或称穿入部分)位于两个房室瓣的瓣环间,手术损伤、先天性缺损或瓣环钙化均可累及这个部分,并且房室束的主干、分支、终末部分及左束支前后分支与右束支的近端均呈小束支状,范围不大的病变可以累及全支,甚至同时累及二、三支。

来自心房的冲动经房室束及三分支快速地同时传导至左右心室。三分支的一支或两支传导阻滞并不引起房室传导阻滞,当三分支同时发生同等或不同程度的传导阻滞时,可以形成不同程度的房室传导阻滞合并束支传导阻滞。

房室传导阻滞的分类。①按照阻滞程度分类:分为不全性与完全性房室传导阻滞;②按照阻滞部位分类:分为房室束分支以上与房室束分支以下阻滞两类,其病因、临床表现、发病规律和治疗各不相同;③按照病程分类:分为急性和慢性房室传导阻滞,慢性还可以分为间断发作型与持续发作型。④按照病因分类:分为先天性与后天性房室传导阻滞。从临床角度看,按阻滞程度和阻滞部位分类不但有利于估计阻滞的病因、病变范围和发展规律,还能指导治疗,比较切合临床实际。

一、病因

(一)先天性房室传导阻滞

主要见于孤立性先天性房室传导阻滞、合并其他心脏畸形的先天性心脏传导系统缺损、Kearns-Sayre 综合征。

(二)原发性房室传导阻滞

主要见于特发性双束支纤维化、特发性心脏支架退行性变。

(三)继发性房室传导阻滞

主要见于各种急性心肌炎性病变(如急性风湿热、细菌性和病毒性心肌炎)、急性心肌缺血或坏死性病变(如急性心肌梗死)、迷走神经功能亢进、缺氧、电解质紊乱(如高血钾)、药物作用(如洋地黄、奎尼丁、普鲁卡因胺等)、损伤性病变(心脏外科手术及射频消融术)及传导系统钙化等原因导致的房室传导阻滞。

儿童及青少年房室传导阻滞的主要原因为急性心肌炎和炎症所致的纤维性病变,少数为先天性。老年人持续房室传导阻滞的病因以原因不明的传导系统退行性变较为多见。

二、病理

一度及二度Ⅰ型房室传导阻滞,其阻滞部位多在房室结(或房室束),病理改变多不明显或为暂时性的房室结缺血、缺氧、水肿或轻度炎症;二度Ⅱ型房室传导阻滞部位多在两侧束支;三度房室传导阻滞部位多在两侧束支,病理改变较广泛而严重,且持久存在,包括传导系统的炎症或局限性纤维化。急性大面积心肌梗死时,累及房室束、左右束支,引起坏死的病理改变。如果病理改变为可逆的,则阻滞可以在短期内恢复,否则呈持续性。此外,先天性房室传导阻滞患者中可见房室结或房室束的传导组织完全中断或缺如。

三、分型

房室传导阻滞可以发生在窦性心律或房性、交界性、室性异位心律中。冲动自心房向心室方向发生传导阻滞(前向传导或下传阻滞)时,心电图表现为PR间期延长,或部分甚至全部P波后无QRS波群。

(一)一度房室传导阻滞

一度房室传导阻滞(A-VB)是指激动从窦房结发出后,可以经心房传导到心室,并产生规则的心室律,仅传导时间延长。心电图上PR间期在成人超过0.20秒,老年人超过0.21秒,儿童超过0.18秒。一度房室传导阻滞可以发生于心房、房室结、房室束、左右束支及末梢纤维的传导系统中的任何部位。据统计发生在房室结的阻滞约占90%,因为房室结的传导纤维呈网状交错,激动在传导中相互干扰,易使传导延迟。在房室束中,由于传导纤维呈纵行排列,所以传导速度较快,正常不易受到阻滞,但在房室束发生病变时,也可使房室传导延迟。发生在束支及末梢部位的阻滞约占6%,发生机制多为传导系统相对不应期的病理性延长。心房率的加速或颈动脉窦按摩引起的迷走神经张力增高可导致一度房室传导阻滞转化为二度Ⅰ型房室传导阻滞,反之,二度Ⅰ型房室传导阻滞在窦性心律减慢时可以演变为一度房室传导阻滞。

1.心电图特点

PR间期大于0.20秒,每次窦性激动都能传到心室,即每个P波后都有一个下传的QRS波(图4-22)。PR间期显著延长时,P波可以隐伏在前一个心搏的T波内,引起T波增高、畸形、切迹,或延长超过PP间距,而形成一个P波越过另一个P波传导。后者多见于快速房性异位心律。显著窦性心律不齐伴二度Ⅰ型房室传导阻滞时,PR间期可以随着其前面的RP间期的长或短而相应地缩短或延长。如果体表心电图显示QRS波群的时间与形态正常,则房室传导延迟几乎均发生于房室结,而非希氏束本身;如果QRS波群呈现束支阻滞图形,传导延迟可能发生于房室结和/或希普系统,希氏束电图有助于后一类型的传导阻滞的正确定位。

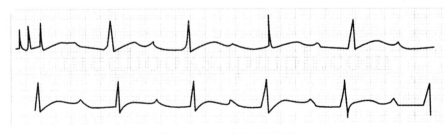

图4-22　一度房室传导阻滞

2.希氏束电图特点

希氏束电图可反映阻滞部位:①心房内阻滞:PA 间期＞60 毫秒,而 AH 和 HV 间期都正常;②房室结传导阻滞(最常见):AH 间期延长(＞140 毫秒),而 PA、HV 间期正常;③希氏束内阻滞:HH′间期延长(＞20 毫秒);④束支阻滞:HV 间期延长＞60 毫秒。

3.鉴别希氏束近端阻滞与希氏束远端阻滞的临床意义

绝大多数一度房室传导阻滞系希氏束近端阻滞,见于各种感染性心肌炎、风心病和冠心病患者,或迷走神经张力亢进的正常人,表现为 AH 间期延长而 HV 间期正常,预后良好。而当希氏束电图示 HV 间期延长,则提示希氏束远端阻滞,预后较前者差。

(二)二度房室传导阻滞

二度房室传导阻滞是激动自心房至心室的传导有中断,即一部分室上性激动因阻滞而发生 QRS 波群脱漏,同时也可伴有房室传导的现象,属于不完全性房室传导阻滞中最常见的一种类型。P 波与 QRS 波群可成规则的比例(如 3∶1,5∶4 等)或不规则比例。二度房室传导阻滞的心电图表现可以分为两型,即莫氏Ⅰ型(MobitzⅠ型)和莫氏Ⅱ型(MobitzⅡ型)。

1.莫氏Ⅰ型房室传导阻滞

莫氏Ⅰ型房室传导阻滞又称文氏型阻滞。心电图的基本特点是 PR 间期逐渐延长,以致出现一个 P 波后的 QRS 波脱漏,其后的 PR 间期重新回到最短(可以正常,也可不正常)。从 PR 间期最短的心动周期开始到出现 QRS 波脱漏的心动周期为止,称为一个文氏周期。这种文氏周期反复出现,称为文氏现象。

(1)心电图特点:P 波和下传的 QRS 波的比例可以用数字表示,如 4∶3 阻滞,表示每 4 个 P 波有 3 个下传,脱漏 1 个。其特征可归纳为:①PR 间期逐渐延长,直至脱漏一次,脱漏前 PR 间期最长,脱漏后的 PR 间期最短;②PR 间期逐渐延长的增加量逐次减少,由此出现 RR 间期逐渐缩短的现象;③含有未下传的 QRS 波的 RR 间期小于最短的 RR 间期的 2 倍(图 4-23)。

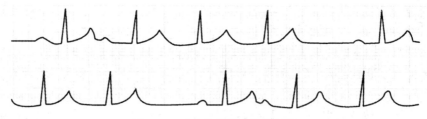

图 4-23　二度Ⅰ型房室传导阻滞

(2)希氏束电图特点:莫氏Ⅰ型房室传导阻滞的部位约 80% 在希氏束的近端,表现为 AH 间期进行性延长,直至完全阻滞,而 HV 间期正常。少数患者也可以在希氏束本身或希氏束远端阻滞,H-H′间期或 HV 逐渐延长直至完全阻滞。

(3)临床意义:注意鉴别不典型的文氏阻滞。对于 PR 间期不是逐渐延长而是相对稳定的文氏阻滞,易误诊为莫氏Ⅱ型房室传导阻滞,此时应仔细测量 QRS 波脱落前的一个 PR 间期与脱落后的一个 PR 间期,如果后者短于前者,应属于莫氏Ⅰ型房室传导阻滞。莫氏Ⅰ型房室传导阻滞一般预后良好,只需针对病因治疗而不需要特殊处理。对于远端阻滞而伴有晕厥等临床症状者,应引起重视,随访观察。

2.莫氏Ⅱ型房室传导阻滞

房、室呈比例的传导中断,多发生于房室结以下的传导系统病变时,其次为房室结,主要由于心脏的传导系统绝对不应期呈病理性延长,少数的相对不应期也有延长,致使 PR 间期延长。如房室呈 3∶1 或3∶1以上阻滞,称为高度房室传导阻滞。

(1)心电图特点:PR 间期固定(多数情况下 PR 间期正常,但也可以延长),若干个心动周期后出现一个 QRS 波脱漏,长 RR 间期等于短 RR 间期的 2 倍。房室传导比例可固定,如 3∶1 或3∶2,也可不定,如 3∶2 到 5∶4 等。下传的 QRS 波可正常或宽大畸形(图 4-24)。

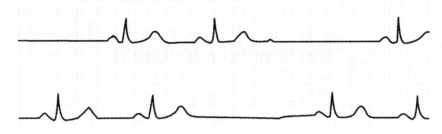

图 4-24 二度Ⅱ型房室传导阻滞

(2)希氏束电图特点:莫氏Ⅱ型阻滞部位大多在希氏束远端,约占 70%。①希氏束近端阻滞的特点:AH 间期延长,但下传的 HV 间期正常,QRS 波也正常,说明冲动可下传,在房室结呈不完全阻滞,而QRS波不能下传时 A 波后无 V 波,无 V 波。②希氏束远端阻滞:AH 间期正常,HV 间期延长,冲动不能下传时,心搏的 H 波后无 V 波。

(3)临床意义:莫氏Ⅱ型房室传导阻滞多发生在希氏束远端,常为广泛的不可逆性病变所致,易发展为持续的高度或完全性房室传导阻滞。预后较莫氏Ⅰ型房室传导阻滞差,有晕厥者需安装心脏起搏器治疗。

莫氏Ⅰ型和莫氏Ⅱ型房室传导阻滞需进行鉴别,尽管两者都属于二度房室传导阻滞,但是由于阻滞部位多不相同,前者大部分在房室结,而后者几乎都在希氏束-普肯野系统,因而,两者的治疗和预后显著不同。在心电图中的鉴别关键是有下传的 QRS 波的 PR 间期是否恒定。在 PP 间期恒定的情况下,凡PR 间期固定不变者,可判断为莫氏Ⅱ型房室传导阻滞。如果 PP 间期不恒定,PR 间期在莫氏Ⅱ型房室传导阻滞中的变化也不会超过 5 毫秒。具体鉴别见表 4-2。

表 4-2 二度房室传导阻Ⅰ型和Ⅱ型的比较

	Ⅰ型	Ⅱ型
病变性质	多见于功能改变、炎症、水肿	多见于坏死、纤维化、钙化、退行性病变
病因	下壁心肌梗死、心肌炎、药物、迷走神经功能亢进	前间壁心肌梗死、原发性传导系统疾病、心肌病
PR 间期	脱漏前 PR 间期逐渐延长,至少脱漏前 PR 间期比脱漏后的第一次 PR 间期延长	下传搏动的 PR 间期固定
QRS 波群	多正常	长宽大畸形(可呈束支阻滞图形)
对血流动力学影响	较少,症状不明显	较严重,可出现晕厥、黑蒙、阿-斯综合征
治疗	病因治疗,一般不需人工起搏器	病因治疗和对症治疗,必要时考虑人工起搏
预后	常为一过性,多能恢复,预后较好	多为永久性并进行性加重,预后较差

(三)近乎完全性房室传导阻滞

绝大多数 P 波后无 QRS 波群,心室基本由房室交界处或心室自主心律控制,QRS 波群形态正常或呈束支传导阻滞型畸形增宽。在少数 P 波后有 QRS 波群,形成一个较交界处或心室自主心律提早的心搏,称为心室夺获。心室夺获的 QRS 波群形态与交界处的自主心律相同,而与心室自主心律不同。

(四)三度房室传导阻滞

三度房室传导阻滞又称完全性房室传导阻滞。心房的冲动完全不能下传到心室,因此心房受窦房结或房颤、房扑、房速控制而独自搏动,心室则受阻滞部位以下的逸搏点控制,形成缓慢而匀齐的搏动,在心电图表现为 P 波与 QRS 波完全无关,各自搏动的现象,即房室分离。

三度房室传导阻滞多发生在房室交界部,房室束分叉以上(高位)约占 28%,房室束分叉以下(低位)约占 72%。三度房室传导阻滞多为严重的传导系统病变,少数为暂时性的完全性房室传导阻滞,多为高位阻滞,即 QRS 波群不增宽,可由传导系统暂时缺血引起。而低位的完全性房室传导阻滞 QRS 波群增宽畸形,且心室频率缓慢,几乎都是持久性的完全性房室传导阻滞。常见于冠心病、心肌炎后心肌病变、心脏手术后或其他器质性心脏病等。

1.心电图特点

心房激动完全不能下传到心室。即全部 P 波不能下传,P 波和 QRS 波没有固定关系,PP 间距和 RR 间距基本规则,心房频率较快,PP 间期较短,而心室由低位起搏点激动,心室频率缓慢,每分钟 30~50 次。心室自主心律的 QRS 波群形态与心室起搏部位有关。如果完全阻滞在房室结内,则起搏点在希氏束附近,心电图特点是 QRS 波不宽,心室率在 40 次/分以上。如果完全阻滞在希氏束以下或三束支处,则起搏点低,QRS 波增宽畸形,心室率在 40 次/分以下,且易伴发室性心律失常(图 4-25,图 4-26)。如起搏点位于左束支,QRS 波群呈右束支传导阻滞型;如起搏点位于右束支,QRS 波群呈左束支传导阻滞型。心室起搏点不稳定时,QRS 波形态和 RR 间距可多变。心室起搏点自律功能暂停则引起心室停搏,心电图上仅表现为一系列 P 波。在房颤的心电图中,如果出现全部导联中 RR 间期都相等,则应考虑有三度房室传导阻滞的存在。完全性房室传导阻滞时偶有短暂的超常传导表现。心电图表现为一次交界处或心室逸搏后出现一次或数次 P 波下传至心室的现象,称为韦金斯基现象。发生机制为逸搏作为对房室传导阻滞部位的刺激,可使该处心肌细胞的阈电位降低,应激性增高,传导功能短暂改善。

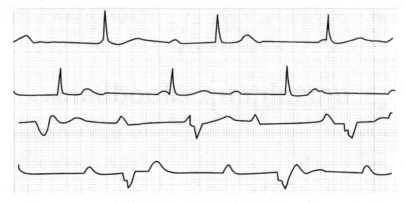

图 4-25　三度房室传导阻滞

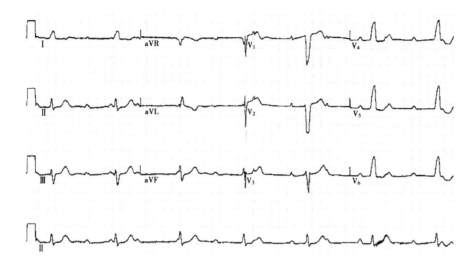

图 4-26　心电图诊断
1.窦性心律不齐;2.三度房室传导阻滞,室性逸搏心律

2.希氏束电图特点

完全性房室传导阻滞的希氏束电图可以确定阻滞的具体部位,分为希氏束近端、希氏束内和希氏束远端。①希氏束近端阻滞:少见,多为先天性疾病引起。希氏束电图表现为 AH 阻滞(房室结内阻滞),A 波后无 H 波,而 V 波前有 H 波,HV 固定,A 波与 V 波无固定关系。②希氏束内阻滞:A 波后有 H 波,AH 固定且正常,A 波与 V 波无关,HH′中断,每个 V 波前有 H′波,V波可以正常。③希氏束远端阻滞:表现为 HV 阻滞,绝大多数为完全性房室传导阻滞。特征为A 波后无 V 波,AH 固定,但 H 波不能下传,其后无 V 波,完全阻滞于 HV 之间。

3.鉴别诊断

希氏束近端阻滞和远端阻滞的鉴别。①临床症状:有晕厥或阿-斯综合征者,多为希氏束远端阻滞;长期稳定,症状轻的多为希氏束近端阻滞。②心电图 QRS 波宽大畸形者多为远端阻滞,而 QRS 波小于 0.11 秒多为近端阻滞。③室性逸搏心率>45 次/分多为近端阻滞,而心率在40 次/分左右或以下者多为远端阻滞。三度房室传导阻滞还应与干扰性房室分离相鉴别,后者是一种生理性传导阻滞。二者的鉴别要点在于前者的心房率大于心室率,而后者的心房率小于心室率。

四、临床表现

一度房室传导阻滞很少有症状,听诊第一心音可略减弱。二度房室传导阻滞可有心脏停顿或心悸感,听诊可有心音脱漏,脉搏也相应脱漏,心室率缓慢时可有头晕、乏力、易疲倦、活动后气促,甚至短暂晕厥。三度房室传导阻滞时症状较明显,除上述症状外,还可以进一步出现心脑供血不足的表现,如智力减退、心力衰竭等。三度房室传导阻滞造成血流动力学的影响取决于心室逸搏频率的快慢。在希氏束分支以上的三度房室传导阻滞起搏点频率较快,可达 40～60 次/分,且心室除极顺序正常,对血流动力学影响较小,患者多不出现晕厥。而在希氏束分支以下的三度房室传导阻滞,逸搏心率缓慢,20～40 次/分,甚至更低,且心室收缩协调性差,血流动力学影响显著,患者出现晕厥、阿-斯综合征,甚至猝死,此外尚可有收缩压增高、脉压增宽、颈静脉搏动、心音不一致,及心脏增大等体征,偶可闻及心房音。三度房室传导阻滞的特异性体征是心室率缓慢且规则,并伴有第一心音强弱不等,特别是突然出现的增强的第一心音,即"大炮音",是由于房室收缩不同步造成的,当房室收缩相距较近时(PR 间期 0.04~0.10 秒),第一心音明显增强。

心室率过慢、心室起搏点不稳定或心室停搏时,可有短暂的意识丧失。当心室停搏较长时间,可出现晕厥、抽搐和发绀,即所谓的阿-斯综合征发作。迅速恢复心室自主心率可立即终止发作,神志也可立即恢复,否则将导致死亡。

五、治疗

房室传导阻滞的治疗方法原则上取决于房室传导阻滞发生的原因(病因是否能消除)、病程(急性还是慢性)、阻滞的程度(完全性阻滞还是不完全性阻滞)及伴随症状。房室束分支以上阻滞形成的一至二度房室传导阻滞并不影响血流动力学状态,主要针对病因治疗。房室束分支以下阻滞者,不论是否引起房室传导阻滞,均必须结合临床表现和阻滞的发展情况慎重考虑电起搏治疗。

急性房室传导阻滞的病因常为急性下壁心肌梗死,急性心肌炎或其他心外因素,如药物影响或电解质紊乱等。多数情况传导系统的损伤是可以恢复的。因此,对于无明显血流动力学障碍的一度或二度Ⅰ型房室传导阻滞可以不必处理。二度Ⅱ型和三度房室传导阻滞应根据阻滞部位和心室率采取相应的措施。如果心率能达到 50 次/分、QRS 波正常者,可以给予阿托品,每 4 小时口服 0.3 mg,尤其适于迷走神经张力过高引起的阻滞,必要时肌内或静脉注射,每 4~6 小时 0.5~1.0 mg;对于血压偏低的患者可以选用异丙肾上腺素滴注;对于心室率不足 40 次/分、QRS 波宽大畸形者,房室传导阻滞部位在希氏束以下的,对药物反应差,应考虑临时起搏器治疗。预防或治疗房室传导阻滞引起的阿-斯综合征发作,宜用异丙肾上腺素溶液静脉滴注,使心率控制在 60~70 次/分。

慢性房室传导阻滞的治疗,主要视阻滞部位、阻滞程度及伴随症状而定,无症状的一度或二度Ⅰ型房室传导阻滞一般不需治疗。若下传的 QRS 波宽大,不能排除有双束支阻滞的,应加强观察,定期随访,必要时进行心电生理检查,特别是已经发生晕厥的患者。慢性二度Ⅱ型房室传导阻滞,因阻滞部位多在希氏束分支以下,心室率缓慢,常伴有头晕、乏力等症状,当发展为三度房室传导阻滞时,易发生阿-斯综合征,故应早期植入永久起搏器治疗。慢性三度房室传导阻滞,心室率不超过 60 次/分,在希氏束分支以下者心率仅为 20~40 次/分,可频繁发生晕厥,应尽快安装永久心脏起搏器治疗。

(王玮玮)

第六节　逸搏和逸搏心律

窦房结或其他高位起搏点自律性降低或丧失或传导阻滞时,次级起搏点受上级起搏点的高频抑制现象得以解除,次级起搏点按其固有频率被动地发出冲动而产生心搏,仅发放 1~2 个心搏时,称之为逸搏;而连续发放 3 个或 3 个以上的心搏时,称逸搏心律。

逸搏和逸搏心律是一种被动性异位心搏及异位心律,其自律性强度属 2 级,都是继发于窦房

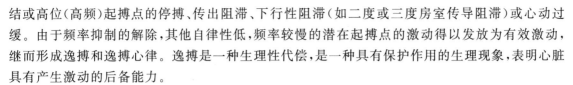

结或高位(高频)起搏点的停搏、传出阻滞、下行性阻滞(如二度或三度房室传导阻滞)或心动过缓。由于频率抑制的解除,其他自律性低,频率较慢的潜在起搏点的激动得以发放为有效激动,继而形成逸搏和逸搏心律。逸搏是一种生理性代偿,是一种具有保护作用的生理现象,表明心脏具有产生激动的后备能力。

逸搏和逸搏心律常见于窦房结自律性减低或二度以上窦房或房室传导阻滞时,亦见于迷走神经张力增高、病态窦房结综合征、麻醉、洋地黄及奎尼丁等药物中毒、冠心病、心肌病和心肌炎等。

心脏四大起搏点(窦房结、心房、交界区和心室)本身都有固定周期。其中窦房结自律性最高。在没有保护机制的作用下,通过其频率抑制作用使窦房结占据优势地位,而形成单一的窦性心律。单一心律的本质是频率抑制现象,即高频起搏点的激动侵入低频起搏点,抑制了低频激动的形成,使其激动始终不能聚集成熟而发放,故低频起搏点成为无效起搏点。换言之,正常时的窦性心律实际上是高频起搏点窦房结对低频的异位起搏点实施了一系列的节律重整来实现的。当窦房结或其他高频起搏点的激动未能到达低频起搏点时,由于频率抑制作用的解除,其他自律性较低、频率较慢的起搏点的潜在激动得以成熟而发放冲动,形成逸搏或逸搏心律。

根据不同起搏点的位置,逸搏和逸搏心律可以分为房性、房室交界区性及室性3种。最常见的是房室交界区性逸搏,室性或房性逸搏少见。常见逸搏心律的特点:①QRS波前无P波;②各个QRS波的形态相同;③心率较慢,起搏点的位置越靠下心率越慢,QRS波的形态越畸形。

一、房性逸搏与房性逸搏心律

(一)房性逸搏

当窦房结激动的形成或传导发生阻滞时,心房中的异位起搏点将从正常的频率抑制效应中解脱出来,以其固有频率产生舒张期自动除极,形成1次或连续2次激动,该激动仍经正常的房室传导系统下传到心室,这种逸搏称为房性逸搏。

1.心电图特征

房性逸搏常出现在两阵窦性心律或两阵异位心律之间。

(1)在较一基本心动周期为长的间歇之后出现一个房性 P'、QRS、T 波群。

(2)P'波形态与窦性 P 波不同,其形态特点视房性异位起搏点而异,可直立、双相或倒置,频率在50~60 次/分。

(3)P'R 间期>0.12 秒。

(4)QRS 波群形态与窦性心律下传者相同(图 4-27)。P'波形态相同者,为单源性房性逸搏。P'形态在两种以上者,称为多源性房性逸搏。

2.临床意义

房性逸搏属于被动性房性心律失常,表明心房有潜在的起搏功能,对机体有保护作用。房性逸搏的临床意义取决于原发性心律失常。

(二)房性逸搏心律

当窦性停搏时间较长,房性逸搏连续出现3次或3次以上,称为房性逸搏心律。其特点是在窦性心律减慢以后出现,又于窦性心律加快后消失。

1.心电图特征

(1)窦性 P 波消失,连续出现 3 次或 3 次以上的房性 P'波,其特征与房性逸搏相同。

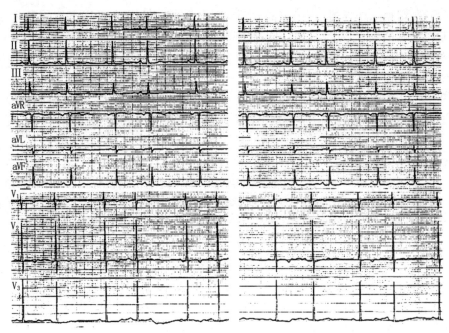

图 4-27　房性逸搏

(2)心房率与心室率相同,缓慢而规则,伴有房性心律不齐者例外。

(3)PP'间期与逸搏前间歇相同,频率为 50～60 次/分。

(4)P'波常呈多源性,一般房室传导(P'R 间期)与室内传导(QRS 波群)和窦性激动相同。

2.临床意义

房性逸搏心律常发生于夜间睡眠或午休时。多无临床意义,发生于窦性停搏基础上的房性心律见于多种类型心脏病。

三导联同步记录。各导联 PP 间期不等,长短交替出现,长 PP 间期相等;而短 PP 间期不等,各有其固定形态的 P 波及 PR 间期(0.16 秒及 0.18 秒),提示为心房逸搏-夺获心律,本图极易误诊为房性期前收缩二联律。

二、交界性逸搏与交界性逸搏心律

(一)交界性逸搏

当窦性停搏、窦性心动过缓及不齐、窦性阻滞、不完全性房室传导阻滞及期前收缩动后的代偿间歇等使心室搏动发生过长的间歇时,交界性起搏点便逃脱窦房结的控制而发出 1～2 次异位搏动,其逸搏周期在 1.0～1.5 秒者,称为交界性逸搏。

1.心电图特征

(1)在一个较长的间歇后出现一个 QRS 波群。

(2)QRS-T 波的形态与由窦性下传者相同,偶伴有室内差异性传导则可宽大畸形。

(3)QRS 波群前后可见逆行 P'波,P'波在 QRS 波群前 P'R 间期<0.12 秒,P'波在 QRS 波群后 P-P'间期<0.20 秒,或 QRS 波群前后无 P'波可见,此时 QRS 波群形态应正常。

(4)交界性逸搏前偶尔可以出现窦性 P 波,但 PR 间期<0.10 秒,表明两者无关,此系交界性逸搏与窦性激动发生了房性干扰所致(图 4-28)。

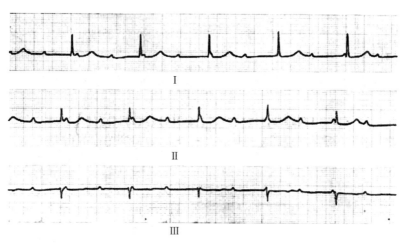

I

II

III

图 4-28 交界性逸搏

2.临床意义

交界性逸搏继发于其他心律失常之后,对机体具有保护作用。其临床意义取决于病因和原发性心律失常。

(二)交界性逸搏心律

当交界性逸搏连续出现 3 次或 3 次以上时,称为交界性逸搏心律。

1.心电图特征

(1)窦性 P 波消失,或虽有窦性 P 波,但有高度或完全性房室传导阻滞,出现 3 次或 3 次以上的室上性 QRS-T 波,其特点与交界性逸搏相同。

(2)心室率缓慢,节律均匀,频率在 40~60 次/分,RR 间期与逸搏前间歇相同。若有两种不同的逸搏频率则应考虑为交界区内游走心律。

2.临床意义

交界性逸搏心律是一种生理性的保护机制,与室性逸搏心律比较,交界性逸搏心律具有较强的自律性、稳定性、可靠性和有效性。有成千上万的房室传导阻滞患者依靠交界性逸搏心律维持着日常生活和工作。与窦性心律并存或有逆行 P′波的交界性逸搏心律可见于正常人,也可见于器质性心脏病患者。无心房波的交界性逸搏心律易见于器质性心脏病,如冠心病、心肌梗死、病窦综合征、洋地黄中毒、心脏手术后等。

三、室性逸搏与室性逸搏心律

(一)室性逸搏

当窦房结与交界区均处于抑制状态而自律性异常降低时,室性起搏点被动地发出激动,引起心室除极和复极,而产生一个或两个延迟出现的室性 QRS 波群,其逸搏周期在 1.5~3.0 秒,称为室性逸搏。室性逸搏具有保护作用,可以避免因较长时间的停搏引起的循环功能障碍。

1.心电图特征

(1)在一个较窦性周期长的间歇后,出现一个宽大畸形的室性 QRS 波,QRS 波群时间多在 0.12~0.16 秒,ST 段、T 波方向与 QRS 波群主波方向相反。

(2)QRS 波群宽大畸形,但其程度与激动点位置及室内传导快慢有关。位置高或室内传导良好则畸形不明显。

(3)室性逸搏的 QRS 波群前后多无相关的 P 波。偶有室性融合波,但 PR 间期亦短于其他的窦性 PR 间期,QRS 波群形态则介于窦性与室性 QRS 波群之间。

(4)室性逸搏偶有逆传至心房者,此时畸形 QRS 波群后有逆行 P 波,$R'P'$ 间期>0.20 秒(图 4-29)。

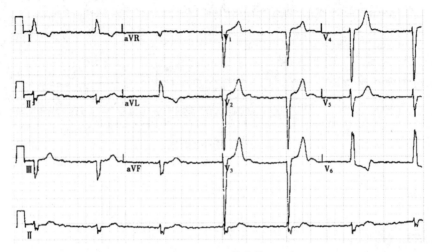

图 4-29　室性逸搏

患者,女,82 岁,晕厥。ECG 示:P 波消失,代之以房颤波,心室率

缓慢而规则(33 次/分),QRS 波宽大畸形,为室性逸搏

2.临床意义

室性逸搏是继发的被动性心律失常,对机体有保护作用,其临床意义取决于病因及原发性心律失常。基础心律异常缓慢,伴发室性逸搏,心室长间歇或晕厥发作者应植入人工心脏起搏器。

(二)室性逸搏心律

室性逸搏连续出现 3 次或 3 次以上,频率在 20~40 次/分,称为室性逸搏心律。

1.心电图特征

(1)心室率缓慢,频率在 20~40 次/分,节律可规则。起搏点越低,则频率越慢且节律越不规则,越易继发心室停搏或全心停搏。

(2)QRS 波群宽大畸形,时限大于等于 0.12 秒,ST 段、T 波方向与 QRS 波群主波方向相反。起搏点越低,QRS 波群宽大畸形越明显,尤其是在严重心脏病临终期,QRS 波群时限超过 0.16 秒。如果在心室内有两个以上的逸搏起搏点,则可产生两种以上形态不同的 QRS 波。

2.临床意义

室性逸搏心律多见于器质性心脏病患者,也见于高血钾、奎尼丁中毒、完全性房室传导阻滞或临终期患者,一旦出现,多提示预后不良。

3.治疗

室性逸搏心律的自律性极不稳定,易导致心室停搏。高血钾或临终前的心室逸搏心律极慢且不规则,心排血量显著下降,可引起低血压、休克或阿-斯综合征,紧急对症治疗可在心肺复苏的基础上静脉推注乳酸钠或异丙肾上腺素。由希氏束分支以下阻滞所致完全性房室传导阻滞而产生的心室逸搏心律容易突发心室停搏,引起阿-斯综合征,应安装人工起搏器治疗。

(王玮玮)

第七节　急性左心衰竭

急性心力衰竭是指由于急性(短期内)心脏病变引起心脏前向排血量显著、急骤下降导致组织器官灌注不足和后向急性淤血的临床综合征。根据解剖部位分两大类型,即急性左心衰竭和急性右心衰竭,而急性全心心力衰竭者则十分罕见。急性心力衰竭可以突然起病或在原有慢性心力衰竭基础上急性加重;大多数表现为收缩性心力衰竭,也可以表现为舒张性心力衰竭;发病前患者多数合并有器质性心血管疾病。急性右心衰竭的主要病因是大面积肺栓塞和急性右心室心肌梗死。急性左心衰竭较常见,是本节的主要内容。

一、病因

心脏解剖和功能突发异常均可作为急性左心衰竭的病因。

(一)心肌急剧损伤、坏死

急性广泛前壁心肌梗死、重症病毒性心肌炎、药物和毒物所致的心肌损伤与坏死等。

(二)快速而严重负荷增加

血压急剧增高、过快过多输液、瓣膜穿孔、腱索断裂、严重瓣膜脱垂、乳头肌断裂、室间隔穿孔等。

(三)突然发生严重诱因

严重感染、大量负性肌力药物、快速或严重缓慢型心律失常等。

二、病理生理

主要病理生理改变是心排血量急剧减少和左心室舒张末期压力迅速增加。前者反射性引起交感神经兴奋,后者则通过肺静脉传递引起肺毛细血管压增高,血管内液体渗入到肺间质及肺泡形成急性肺水肿。

三、临床表现

突发急性重度呼吸困难,严重时张口呼吸,呼吸频率常达 30～40 次/分,被迫端坐、面色灰白、发绀;大汗、烦躁不安并有恐惧感,同时频繁咳嗽,咳粉红色泡沫状痰。极重者因脑缺氧而神志模糊。肺水肿早期可因交感神经兴奋而血压一度升高,但随病情的进展,血管反应和心排血量下降,血压下降,终致心源性休克。心源性休克时可有组织低灌注的表现。听诊双肺满布粗、中、细湿性啰音和哮鸣音,有时不用听诊器亦可听见。心尖部第一心音减弱,心率加快,可闻及室性奔马律,有时肺动脉瓣第二心音可增强。

四、诊断与鉴别诊断

根据病史、典型症状与体征,一般诊断并不困难。BNP 或 N-末端 B 型利钠肽原有助于既往心脏病史不明而突发呼吸困难的鉴别诊断,当心脏体征被肺部体征掩盖时,应与支气管哮喘鉴别;当出现休克时应与其他原因的休克鉴别。

五、治疗

急性左心衰竭严重威胁患者生命,一旦确诊应立即予以治疗。缓解缺氧、高度呼吸困难和纠正心力衰竭是急性左心衰竭治疗的关键。

(一)患者取坐位或半卧位

下垂双腿以减少静脉回流,减轻心脏负荷。

(二)高流量给氧

立即鼻管给氧,每分钟 6～8 L,需要时给予面罩加压给氧,使患者 $SaO_2 \geqslant 95\%$ (伴慢性阻塞性肺疾病者 $SaO_2 > 90\%$)。严重者可采用无创性或气管插管呼吸机正压给氧,使肺泡内压在吸气时增加,气体交换加强,亦可以对抗组织液向肺泡内渗透。应用乙醇吸氧(50%～70%乙醇湿化瓶)或有机硅消泡剂,使肺泡表面张力降低,有利于肺泡通气的改善。

(三)吗啡

2.5～5.0 mg 静脉缓慢注射,亦可皮下或肌内注射,具有镇静、减少肺牵张反射和舒张小血管功能,可减少躁动对心脏造成的额外负荷和静脉回流,同时缓解呼吸困难。必要时 15 分钟后可重复 1 次,共 2～3 次。老年患者静脉注射每次不宜超过 3 mg。严密观察疗效和呼吸抑制不良反应,低血压、休克、慢性肺部疾病、神志障碍、晚期危重患者伴有呼吸抑制者禁用吗啡。

(四)快速利尿

首选呋塞米,先静脉注射 20～40 mg,继以静脉滴注每小时 5～40 mg,其总剂量在起初 6 小时不超过 80 mg,起初 24 小时不超过 200 mg。具利尿、扩张血管作用,肺水肿缓解常在利尿作用之前发生。亦可应用托拉塞米 10～20 mg 或依他尼酸 25～50 mg 静脉注射。

(五)血管扩张剂

减轻心脏负荷,以静脉注射为主。

1.硝普钠

扩张动、静脉,同时减轻心脏前、后负荷。静脉注射 2～5 分钟起效,一般起始剂量为每分钟 0.3 $\mu g/kg$,根据血压每 5 分钟调整用量,使收缩压维持在 13.3 kPa(100 mmHg)左右,原有高血压患者收缩压降低幅度不得超过 10.7 kPa(80 mmHg),否则会引起心、脑、肾等重要器官灌流不足。维持量多为每分钟 50～100 μg,但应根据个体情况而定。如肺水肿并低血压或休克时,可用硝普钠和多巴胺联合静脉滴注,两者联合用药可降低前、后负荷,又可避免血压过度下降。

2.硝酸甘油

扩张小静脉,降低回心血量。起始剂量每分钟 10 μg,根据血压每 10 分钟调整 1 次,每次每分钟增加 5～10 μg,以血压达上述水平为度。维持量多为每分钟 50～100 μg,但该药个体差异大,故应根据具体情况而定。

3.重组人脑钠肽

先给予负荷剂量 1.5 $\mu g/kg$,静脉缓慢推注,继以每分钟 0.007 5～0.015 0 $\mu g/kg$ 静脉滴注;也可以不用负荷剂量而直接静脉滴注。疗程一般为 3 天,不超过 7 天。

4.正性肌力药物

适用于低心排血量的急性心力衰竭患者,可缓解组织低灌注所致的症状,保证重要脏器的血液供应。

（1）毛花苷 C：对于快速心房颤动且有心室扩大者最为合适，对于急性心肌梗死，24 小时内不宜应用洋地黄类药物，但如果急性心肌梗死前已有心室扩大者合并快速心房颤动亦可慎重使用。单纯二尖瓣狭窄且为窦性心律者不宜应用洋地黄，但合并快速心房颤动时亦可应用。首剂给予 0.2～0.4 mg，2 小时后可再给予 0.2～0.4 mg。

（2）多巴胺和多巴酚丁胺：见慢性收缩性心力衰竭治疗相关部分。

（3）磷酸二酯酶抑制剂：见慢性收缩性心力衰竭治疗相关部分。

（4）左西孟坦：见慢性收缩性心力衰竭治疗相关部分。

5.氨茶碱

氨茶碱可解除支气管痉挛，有一定正性肌力及利尿作用。0.25 g 加 5％葡萄糖 20 mL，缓慢静脉推注。

6.其他

四肢近端轮流结扎法可减少静脉回心血量，结扎时不宜过紧，应触到远端动脉搏动，松开时间不超过 20 分钟，以保证四肢血供及静脉回流。应用皮质激素可降低外周血管阻力和解除支气管痉挛。主动脉内气囊反搏术对药物治疗无效或伴有低血压及休克者可取得较好的疗效。机械辅助通气治疗能有效缓解肺淤血所致的低氧血症。

急性左心衰竭缓解后，应针对诱因和基本病因治疗。

（王玮玮）

第八节　急性右心衰竭

急性右心衰竭是由于某些原因使患者的心脏在短时间内发生急性功能障碍，同时其代偿功能不能满足实际需要而导致的以急性右心排血量减低和体循环淤血为主要表现的临床综合征。该病很少单独出现，多见于急性大面积肺栓塞、急性右心室心肌梗死等，或继发于急性左心衰竭及慢性右心功能不全者由于各种诱因病情加重所致。因临床较为多见，若处理不及时也可威胁生命，故需引起临床医师特别是心血管病专科医师的足够重视。

一、病因

（一）急性肺栓塞

在急性右心衰竭的病因中，急性肺栓塞占有十分重要的地位。患者由于下肢静脉曲张、长时间卧床、机体高凝状态及手术、创伤、肿瘤甚至矛盾性栓塞等原因，使右心或周围静脉系统内栓子（矛盾性栓塞除外）脱落，回心后突然阻塞主肺动脉或左右肺动脉主干，造成肺循环阻力急剧升高，心排血量显著降低，引起右心室迅速扩张，一般认为栓塞造成肺血流减少＞50％时临床上即可发生急性右心衰竭。

（二）急性右心室心肌梗死

在急性心肌梗死累及右心室时，可造成右心排血量下降，右心室充盈压升高，容量负荷增大。上述变化发生迅速，右心室尚无代偿能力，易出现急性右心衰竭。

(三)特发性肺动脉高压

特发性肺动脉高压的基本病变是致丛性肺动脉病,即由动脉中层肥厚、细胞性内膜增生、向心性板层性内膜纤维化、扩张性病变、类纤维素坏死和丛样病变形成等构成的疾病,迄今其病因不明。该病存在广泛的肺肌型动脉和细动脉管腔狭窄和阻塞,导致肺循环阻力明显增加,可超过正常的 12～18 倍,由于右心室后负荷增加,右心室肥厚和扩张,当心室代偿功能低下时,右心室舒张末期压和右心房压明显升高,心排血量逐渐下降,病情加重时即可出现急性右心衰竭。

(四)慢性肺源性心脏病急性加重

慢性阻塞性肺疾病(COPD)由于低氧性肺血管收缩、继发性红细胞增多、肺血管慢性炎症重构及血管床的破坏等原因可造成肺动脉高压,加重右心室后负荷,造成右心室肥大及扩张,形成肺源性心脏病。当存在感染、右心室容量负荷过重等诱因时,即可出现急性右心衰竭。

(五)瓣膜性心脏病

肺动脉瓣狭窄等造成右心室流出道受阻的疾病可增加右心室收缩阻力;三尖瓣大量反流增加右心室前负荷并造成体循环淤血;二尖瓣或主动脉病变使肺静脉压增高,间接增加肺血管阻力,加重右心后负荷。上述原因均可导致右心功能不全,严重时出现急性右心衰竭。

(六)继发于左心系统疾病

如冠心病急性心肌梗死、扩张型心肌病、急性心肌炎等这些疾病由于左心室收缩功能障碍,造成不同程度的肺淤血,使肺静脉压升高,晚期可引起不同程度的肺动脉高压,形成急性右心衰竭。

(七)心脏移植术后急性右心衰竭

急性右心衰竭是当前困扰心脏移植手术的一大难题。据报道,移植术前肺动脉高压是移植的高危因素,因此术前需常规经 Swan-Ganz 导管测定血流动力学参数。肺血管阻力大于 4 wu ($32×10^3$ Pa·s/L),肺血管阻力指数大于 6 wu/m² ([$48×10^3$ Pa·s/(L·m²)]),肺动脉峰压值大于 8.0 kPa(60 mmHg)或跨肺压力差大于 2.0 kPa(15 mmHg)均是肯定的高危人群,而有不可逆肺血管阻力升高者其术后病死率较可逆者高 4 倍。术前正常的肺血管阻力并不绝对预示术后不发生右心衰竭。因为离体心脏的损伤,体外循环对心肌、肺血管的影响等,也可引起植入心脏不适应绝对或相对的肺动脉高压、肺血管高阻力而发生右心衰竭。右心衰竭所致心腔扩大,心肌缺血、肺循环血量减少及向左偏移的室间隔等又能干扰左心回血,从而诱发全心衰竭。

二、病理生理

正常肺循环包括右心室、肺动脉、毛细血管及肺静脉,其主要功能是进行气体交换,血流动力学有以下 4 个特点:第一,压力低,肺动脉压力为正常主动脉压力的 1/10～1/7;第二,阻力小,正常人肺血管阻力为体循环阻力的 1/10～1/5;第三,流速快,肺脏接受心脏搏出的全部血液,但其流程远较体循环为短,故流速快;第四,容量大,肺血管床面积大,可容纳 900 mL 血液,约占全血量的 9%。由于肺血管有适应其生理需要的不同于体循环的自身特点,所以其血管的组织结构功能也与体循环血管不同。此外,右心室室壁较薄,心腔较小,心室顺应性良好,其解剖结构特点有利于右心室射血,适应高容量及低压力的肺循环系统,却不耐受高压力。同时右心室与左心室拥有共同的室间隔和心包,其过度扩张会改变室间隔的位置及心腔构形,影响左心室的容积和压力,从而使左心室回心血量及射血能力发生变化,因此左、右心室在功能上是相互依赖的。

当各种原因造成体循环重度淤血,右心室前/后负荷迅速增加,或原有的异常负荷在某种诱因下突然加重,及右心室急性缺血功能障碍时,均可出现急性右心衰竭。临床常见如前负荷增加的急性水和钠潴留、三尖瓣大量反流,后负荷增加的急性肺栓塞、慢性肺动脉高压急性加重,急性左心衰竭致肺循环阻力明显升高,及右心功能受损的急性右心室心肌梗死等。急性右心衰竭发生时肺毛细血管楔压和左心房压可正常或升高,多数出现右心室肥厚和扩张,当超出心室代偿功能时(右心室心肌梗死则为右心室本身功能下降),右心室舒张末期压和右心房压明显升高,表现为体循环淤血的体征,扩大的右心室还可压迫左心室造成心排血量逐渐下降,重症患者常低于正常的50%以下,同时体循环血压下降,收缩压常降至12.0~13.3 kPa(90~100 mmHg)或更低,脉压变窄,组织灌注不良,甚至会出现周围性发绀。对于心脏移植的患者,术前均存在严重的心力衰竭,肺动脉压力可有一定程度的升高,受体心脏(尤其是右心室)已对其产生了部分代偿能力,而供体是一个完全正常的心脏,当开始工作时右心室对增加的后负荷无任何适应性,加之离体心脏的损伤,体外循环对心肌、肺血管的影响等,也可引起植入心脏不适应绝对或相对的肺动脉高压、肺血管高阻力而发生右心衰竭。

三、临床表现

(一)症状

1.胸闷气短,活动耐量下降

可由于肺通气/血流比例失调,低氧血症造成,多见于急性肺栓塞、肺心病等。

2.上腹部胀痛

上腹部胀痛是右心衰竭较早的症状。常伴有食欲缺乏、恶心、呕吐,此多由于肝、脾及胃肠道淤血所引起,腹痛严重时可被误诊为急腹症。

3.周围性水肿

右心衰竭早期,由于体内先有水、钠潴留,故在水肿出现前先有体重的增加,随后可出现双下肢、会阴及腰骶部等下垂部位的凹陷性水肿,重症者可波及全身。

4.胸腔积液

急性右心衰竭时,由于静脉压的急剧升高,常出现胸腔积液及腹水,一般为漏出液。胸腔积液可同时见于左、右两侧胸腔,但以右侧较多,其原因不甚明了。由于壁层胸膜静脉回流至腔静脉,脏层胸膜静脉回流至肺静脉,因而胸腔积液多见于全心衰竭者。腹水大多发生于晚期,由于心源性肝硬化所致。

5.发绀

右心衰竭者可有不同程度的发绀,最早见于指端、口唇和耳郭,较左心衰竭者为明显。其原因除血液中血红蛋白在肺部氧合不全外,常因血流缓慢,组织从毛细血管中摄取较多的氧而使血液中还原血红蛋白增加有关(周围型发绀)。严重贫血者发绀可不明显。

6.神经系统症状

可有神经过敏、失眠、嗜睡等症状,重者可发生精神错乱。此可能由于脑出血、缺氧或电解质紊乱等原因引起。

7.不同原发病各自的症状

如急性肺栓塞可有呼吸困难、胸痛、咯血、血压下降;右心室心肌梗死可有胸痛;慢性肺心病可有咳嗽、咳痰、发热;瓣膜病可有活动耐力下降等。

(二)体征

1.皮肤及巩膜黄染

长期慢性肝淤血缺氧,可引起肝细胞变性、坏死、最终发展为心源性肝硬化,肝功能呈现不正常,胆红素异常升高并出现黄疸。

2.颈静脉曲张

颈静脉曲张是右心衰竭的一个较明显征象。其出现常较皮下水肿或肝大为早,同时可见舌下、手臂等浅表静脉异常充盈,压迫充血肿大的肝脏时,颈静脉曲张更加明显,此称肝-颈静脉回流征阳性。

3.心脏体征

主要为原有心脏病表现,由于右心衰竭常继发于左心衰竭,因而左、右心均可扩大。右心室扩大引起三尖瓣关闭不全时,在三尖瓣听诊可听到吹风性收缩期杂音,剑突下可有收缩期抬举性搏动。在肺动脉压升高时可出现肺动脉瓣区第二心音增强及分裂,有响亮收缩期喷射性杂音伴震颤,可有舒张期杂音,心前区可有奔马律,可有阵发性心动过速,心房扑动或颤动等心律失常。由左心衰竭引起的肺淤血症状和肺动脉瓣区第二心音亢进,可因右心衰竭的出现而减轻。

4.胸腹水

可有单侧或双侧下肺呼吸音减低,叩诊呈浊音;腹水征可为阳性。

5.肝脾大

肝脏肿大、质硬并有压痛。若有三尖瓣关闭不全并存,触诊肝脏可感到有扩张性搏动。

6.外周水肿

由于体内水、钠潴留,可于下垂部位如双下肢、会阴及腰骶部等出现凹陷性水肿。

7.发绀

慢性右心功能不全急性加重时常因基础病的不同存在发绀,甚至可有杵状指。

四、实验室检查

(一)血常规

缺乏特异性。长期缺氧者可有红细胞、血红蛋白的升高,白细胞计数可正常或增高。

(二)血生化

血清丙氨酸氨基转移酶及胆红素常升高,乳酸脱氢酶、肌酸激酶亦可增高,常伴有低蛋白血症、电解质紊乱等。

(三)凝血指标

血液多处于高凝状态,国际标准化比值(INR)可正常或缩短,急性肺栓塞时 D-二聚体明显升高。

(四)血气分析

动脉血氧分压、氧饱和度多降低,二氧化碳分压在急性肺栓塞时降低,在肺心病、先天性心脏病时可升高。

五、辅助检查

(一)心电图检查

多显示右心房、室的增大或肥厚。此外还可见肺型 P 波、电轴右偏、右束支传导阻滞和Ⅱ、Ⅲ、aVF 及右胸前导联 ST-T 改变。急性肺栓塞时心电图变化由急性右心室扩张所致,常示电轴

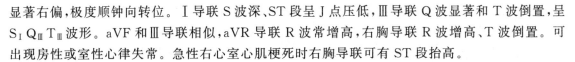

显著右偏,极度顺钟向转位。Ⅰ导联 S 波深、ST 段呈 J 点压低,Ⅲ导联 Q 波显著和 T 波倒置,呈 $S_ⅠQ_ⅢT_Ⅲ$ 波形。aVF 和Ⅲ导联相似,aVR 导联 R 波常增高,右胸导联 R 波增高、T 波倒置。可出现房性或室性心律失常。急性右心室心肌梗死时右胸导联可有 ST 段抬高。

(二)胸部 X 线检查

急性右心衰竭 X 线表现的特异性不强,可具有各自基础病的特征。肺动脉高压时可有肺动脉段突出(>3 mm),右下肺动脉横径增宽(>15 mm),肺门动脉扩张与外围纹理纤细形成鲜明的对比或呈"残根状";右心房、室扩大,心胸比率增加,右心回流障碍致奇静脉和上腔静脉扩张。肺栓塞在起病 12~36 小时后肺部可出现肺下叶卵圆形或三角形浸润阴影,底部常与胸膜相连;也可有肋膈角模糊或胸腔积液阴影;膈肌提升及呼吸幅度减弱。

(三)超声心动图检查

急性右心衰竭时,UCG 检查可发现右心室收缩期和舒张期超负荷,表现为右心室壁增厚及运动异常,右心排血量减少,右心室增大(右心室舒张末面积/左心室舒张末面积比值>0.6),室间隔运动障碍,三尖瓣反流和肺动脉高压。常见的肺动脉高压征象有:右心室肥厚和扩大,中心肺动脉扩张,肺动脉壁顺应性随压力的增加而下降,三尖瓣和肺动脉瓣反流。右心室心肌梗死除右心室腔增大外,常出现左心室后壁或下壁运动异常。心脏瓣膜病或扩张型心肌病引起慢性左心室扩张时,不能通过测定心室舒张面积比率评价右心室扩张程度。某些基础心脏病,如先心病、瓣膜病等心脏结构的异常,也可经超声心动图明确诊断。

(四)其他检查

肺部放射性核素通气/灌注扫描显示不匹配及肺血管增强 CT 对肺栓塞的诊断有指导意义。CT 检查亦可帮助鉴别心肌炎、心肌病、COPD 等疾病,是临床常用的检查方法。做选择性肺动脉造影可准确地了解栓塞所在部位和范围,但此检查属有创伤性,存在一定的危险,只宜在有条件的医院及考虑手术治疗的患者中做术前检查。

六、鉴别诊断

急性右心衰竭是一组较为常见的临床综合征,包括腹胀、肝脾大、胸腔积液、腹水、下肢水肿等。由于病因的不同,其主要表现存在一定的差异。除急性右心衰竭表现外,如突然发病、呼吸困难、窒息、心悸、发绀、剧烈胸痛、晕厥和休克,尤其是发生于长期卧床或手术后的患者,应考虑大块肺动脉栓塞引起急性肺源性心脏病的可能;如胸骨后呈压榨性或窒息性疼痛并放射至左肩、臂,一般无咯血,心电图有右心导联 ST-T 特征性改变,伴心肌酶学或特异性标志物的升高,应考虑急性右心室心肌梗死;如既往有慢性支气管炎、肺气肿病史,此次为各种诱因病情加重,应考虑慢性肺心病急性发作;如结合体格检查及超声心动图资料,发现有先天性心脏病或瓣膜病证据,应考虑为原有基础心脏病所致。限制型心肌病或缩窄性心包炎等疾病由于心室舒张功能下降或心室充盈受限,使得静脉回流障碍,在肺静脉压升高的同时体循环重度淤血,某些诱因下(如入量过多或出量不足)即出现肝脾大、下肢水肿等症状,也应与急性右心衰竭相鉴别。

七、治疗

(一)一般治疗

应卧床休息及吸氧,并严格限制入液量。若急性心肌梗死或肺栓塞剧烈胸痛时,可给予吗啡 3~5 mg 静脉推注或罂粟碱 30~60 mg 皮下或肌内注射以止痛及解痉。存在低蛋白血症时应静脉输入清蛋白治疗,同时注意纠正电解质及酸碱平衡紊乱。

(二)强心治疗

心力衰竭时应使用直接加强心肌收缩力的洋地黄类药物,如快速作用的去乙酰毛花苷注射液 0.4 mg 加入 5% 的葡萄糖溶液 20 mL 中,缓慢静脉注射,必要时 2~4 小时再给 0.2~0.4 mg;同时可给予地高辛 0.125~0.25 mg,每天 1 次治疗。

(三)抗休克治疗

出现心源性休克症状时可应用直接兴奋心脏 β-肾上腺素受体,增强心肌收缩力和每搏输出量的药物,如多巴胺 20~40 mg 加入 200 mL 5% 葡萄糖溶液中静脉滴注,或 2~10 μg/(kg·min) 以微量泵静脉维持输入,依血压情况逐渐调整剂量;也可用多巴酚丁胺 2.5~15 μg/(kg·min) 微量泵静脉输入或滴注。

(四)利尿治疗

急性期多应用襻利尿药,如呋塞米(速尿)20~80 mg、布美他尼(丁尿胺)1~3 mg、托拉塞米(特苏尼)20~60 mg 等静脉推注以减轻前负荷,并每天口服上述药物辅助利尿。同时可服用有醛固酮拮抗作用的保钾利尿药,如螺内酯(安体舒通)20 mg,每天 3 次,以加强利尿效果,减少电解质紊乱。症状稳定后应应用噻嗪类利尿药,如氢氯噻嗪 50~100 mg 与上述襻利尿药隔天交替口服,减少耐药性。

(五)扩血管治疗

应从小剂量起谨慎应用,以免引起低血压。若合并左心衰竭可应用硝普钠 6.25 μg/min 起微量泵静脉维持输入,依病情及血压数值逐渐调整剂量,起到同时扩张小动脉和静脉的作用,有效地减低心室前、后负荷;合并急性心肌梗死可应用硝酸甘油 5~10 μg/min 或硝酸异山梨酯 50~100 μg/min 静脉滴注或微量泵维持输入,以扩张静脉系统,降低心脏前负荷。口服硝酸酯类或 ACEI 类等药物也可根据病情适当加用,剂量依个体调整。

(六)保肝治疗

对于肝脏淤血肿大,肝功能异常伴黄疸或腹水的患者,可应用还原型谷胱甘肽 600 mg 加入 250 mL 5% 葡萄糖溶液中每天 2 次静脉滴注,或多烯磷脂酰胆碱(易善复)465 mg(10 mL)加入 250 mL 5% 葡萄糖溶液中每天 1~2 次静脉滴注,可同时静脉注射维生素 C 5~10 g,每天 1 次,并辅以口服葡醛内酯(肝太乐)、肌苷等药物,加强肝脏保护作用,逆转肝细胞损害。

(七)针对原发病的治疗

由于引起急性右心衰竭的原发疾病各不相同,治疗时需有一定的针对性。如急性肺栓塞应考虑 rt-PA 或尿激酶溶栓及抗凝治疗,必要时行急诊介入或外科手术;特发性肺动脉高压应考虑前列环素、内皮素-1 受体拮抗剂、磷酸二酯酶抑制剂、一氧化氮吸入等针对性降低肺动脉压及扩血管治疗;急性右心室心肌梗死应考虑急诊介入或 rt-PA、尿激酶溶栓治疗;慢性肺源性心脏病急性发作应考虑抗感染及改善通气、稀释痰液等治疗;先心病、瓣膜性心脏病应考虑在心力衰竭症状改善后进一步外科手术治疗;心脏移植患者,术前应严格评价血流的动力学参数,判断肺血管阻力及经扩血管治疗的可逆性,并要求术前肺血管处于最大限度的舒张状态,术后长时间应用血管活性药物,如前列环素等。

总之,随着诊断及治疗水平的提高,急性右心衰竭已在临床工作中得到广泛认识,且治疗效果明显改善,对患者整体病情的控制起到了一定的帮助。

(王玮玮)

第九节 慢性收缩性心力衰竭

慢性收缩性心力衰竭亦称为射血分数减少性心力衰竭,是指 EF 值<45% 的慢性心力衰竭,是大多数心血管疾病的最终归宿,也是最主要死亡原因。美国心脏学院和美国心脏学会 2005 年公布美国的心力衰竭患者约有 500 万,每年新增 55 万。我国尚缺乏心力衰竭的流行病学资料。尽管心力衰竭的治疗有很大的进展,但死于心力衰竭的患者数目还在逐年上升,其部分原因是冠心病患病人群的增加和急性心肌梗死治疗的进步,存活者增多所导致的缺血性心肌病患者显著增加。人口的老龄化也是心力衰竭发生率增加的原因。在西方国家,冠状动脉性疾病、高血压和扩张型心肌病是心力衰竭的主要原因,在我国,瓣膜病仍是心力衰竭的常见原因。

一、临床诊断

(一)临床表现

左心衰竭和全心衰竭常见,单纯右心衰竭较少见。心力衰竭临床表现主要有四个方面:心排血量减低、肺淤血(左心衰竭)、体循环淤血(右心衰竭)、原发心脏病本身的表现。

1.左心衰竭

(1)症状。

不同程度的呼吸困难:①劳力性呼吸困难为最早出现的症状,最先出现在重体力活动时,随后出现如上楼梯、爬坡时呼吸困难,休息后可缓解。主要原因是运动时回心血量增加,衰竭心脏不能等量将血液泵入主动脉,使左心室舒张末期压力及左心房压力上升,加重肺淤血,肺顺应性下降及呼吸膜水肿,气体(主要是氧气)交换障碍。②端坐呼吸为休息时亦有肺淤血,患者不能平卧,需端坐以减少静脉回心血量和膈肌上抬,从而减轻呼吸困难程度。③夜间阵发性呼吸困难为患者入睡后突然憋气而惊醒,被迫采取端坐位,呼吸深快,严重的可伴哮鸣音,称为"心源性哮喘"。但如发生于老年冠状动脉粥样硬化性心脏病(简称冠心病)患者往往很快发展为急性肺水肿,预后较差。其发生机制与平卧时回心血量增加、膈肌高位致肺活量减少、夜间迷走神经张力增高、小支气管收缩以及熟睡后对肺淤血的感知能力下降等因素有关。④急性肺水肿见于急性心力衰竭。

咳嗽、咳痰:初期常于卧位发生,坐位或立位可减轻。晚期坐位、立位也可发生,白色浆液性泡沫痰为其特点。为肺泡和支气管黏膜淤血所致。

咯血:痰中带血丝多为支气管黏膜毛细血管破裂所致。长期肺淤血可在肺循环和支气管循环之间形成侧支循环,支气管黏膜下血管扩张,一旦破裂可引起大咯血,多见于风湿性心脏病二尖瓣狭窄及左向右分流的先天性心脏病。咳粉红色泡沫血痰是急性左心衰竭、急性肺水肿的特异性表现。

乏力、疲倦、头昏、心慌:这些症状与心排血量下降,组织器官灌注不足及代偿性心率加快有关。

少尿、水肿及肾功损害症状:严重左心衰竭时,血流再分配,肾血流量减少,故尿量减少、水和钠潴留而出现水肿,此即所谓"前向衰竭"。严重时可引起肾前性肾衰竭及相应症状。

(2)体征。

肺部湿啰音:肺淤血致肺毛细血管静水压增高大于胶体渗透压时,血浆成分可渗出到肺泡而引起湿性啰者。心力衰竭由轻到重,其湿性啰者可从局限肺底到全肺。如侧卧位则先发生在下垂的一侧,与体位相关的肺部湿啰音是心力衰竭与肺部感染湿啰音的区别点。

心脏体征:①基础心脏病的体征。②与心力衰竭有关的体征:心脏扩大(舒张性心力衰竭除外),心率加快,奔马律,部分患者有肺动脉瓣第二心音亢进,特别是风湿性心脏病二尖瓣狭窄、左向右分流的先天性心脏病引起的心力衰竭明显。

发绀:主要由于呼吸膜水肿、增厚,氧气交换障碍,氧分压下降,还原血红蛋白增加引起,属中央型发绀。

2.右心衰竭

(1)症状。

消化道症状:腹胀、食欲缺乏常见,偶有恶心、呕吐,是胃肠淤血所致。肝淤血肿大可导致右上腹饱胀不适、肝区疼痛,长期肝淤血可发生心源性肝硬化。

劳力性呼吸困难:继发于肺部疾病及左心衰竭者呼吸困难明显。单纯右心衰竭常见于某些先天性心脏病、原发或者继发性肺动脉高压、右心室型心肌病以及右心室心肌梗死,可出现劳力性呼吸困难,但仍可平卧。其原因主要是心排血量下降以及缺氧。此与左心衰竭时肺淤血引起的呼吸困难不同。

乏力、疲倦、头昏、心慌:与左心衰竭一样,主要由心排血量减少,组织器官灌注不足及代偿性心率加快引起。

(2)体征。

颈静脉曲张及肝颈静脉回流征阳性:颈静脉曲张及肝颈静脉回流征阳性为体循环静脉压增高引起。

肝大:肝大常伴压痛,质地中等,如伴有三尖瓣反流则有肝脏搏动。持续慢性右心衰竭可引起心源性肝硬化,此时压痛不明显,质硬,缘锐,心力衰竭纠正后缩小不明显,三尖瓣反流时,肝脏搏动也不明显,脾大及食管静脉曲张少见。

水肿:当体循环静脉压升高大于胶体渗透压时可出现水肿,此即所谓"后向衰竭"。其特征为首先出现于下垂部位,常为对称性,可压陷。

胸腔积液和腹水:胸腔积液为漏出液,双侧多见,如为单侧,则首先出现于右侧。由于胸膜静脉部分回流到肺静脉,故胸腔积液多见于全心衰竭时。严重右心衰竭,由于肝静脉回流受阻,可出现腹水。有心源性肝硬化时,由于门静脉压力增高,可出现大量腹水,腹水为漏出液。

心脏体征:①基础心脏病的体征。②右心衰竭心脏体征:心率增快,右心室舒张期奔马律,右心扩大,三尖瓣相对关闭不全的反流性杂音,该杂音有时含有乐性成分,吸气时乐性成分更明显,是右心衰竭较特异的体征,但应与感染性心内膜炎瓣膜穿孔及腱索断裂的乐性杂音相鉴别,后者有感染性心内膜炎其他临床表现可资鉴别。

3.全心衰竭

全心衰竭同时表现为左心衰竭和右心衰竭的相关症状及体征。大多数全心衰竭的右心衰竭是由左心衰竭发展而来,此时右心排血量减少,呼吸困难等肺淤血症状反而有所减轻。原发性扩张型心肌病左右心室同时衰竭者,肺淤血表现往往不严重。

(二)实验室和辅助检查

1.常规实验室检查

血常规检查、尿常规检查、粪常规检查以确定是否有感染、贫血、肾脏损伤等;肝功能检查确定是否有肝酶增高判断肝脏淤血;肾脏功能检查判断是否同时合并肾脏功能不全,动态检查尚可以判断是肾前性还是肾性肾脏功能不全,以辅助判断心力衰竭的严重程度;电解质检查判断是否存在电解质紊乱,特别是确定是否存在低血钾、低血镁、低血钠,对心力衰竭的严重程度的判断和治疗具重要意义。

2.脑钠肽和氨基末端脑钠肽前体测定

脑钠肽和氨基末端脑钠肽前体测定有助于心力衰竭诊断和预后、治疗效果的判断。症状性和无症状性左心室功能障碍患者血浆 BNP 水平均升高,BNP 诊断心力衰竭的敏感性、特异性、阴性预测值和阳性预测值分别为 97%、84%、97% 和 70%。血浆 BNP 可用于鉴别心源性和肺源性呼吸困难,BNP 正常的呼吸困难,基本可除外心源性。血浆高水平 BNP 预示严重心血管事件,包括死亡的发生。心力衰竭经治疗,血浆 BNP 水平下降提示预后改善。大多数心力衰竭呼吸困难的患者 BNP 在 400 pg/mL 以上;BNP<100 pg/mL 时不支持心力衰竭的诊断;BNP 在 100~400 pg/mL 还应考虑其他原因,如肺栓塞、慢性阻塞性肺疾病、心力衰竭代偿期等。

N-末端 B 型利钠肽原是 BNP 激素原分裂后没有活性的 N-末端片段,与 BNP 相比,半衰期更长,更稳定,其浓度可反映短暂时间内新合成的而不是贮存的 BNP 释放,因此更能反映 BNP 通路的激活。血浆 N-末端 B 型利钠肽原水平与年龄、性别和体重有关,老龄和女性升高,肥胖者降低,肾功能不全时升高。血浆 N-末端 B 型利钠肽原水平也随心力衰竭程度加重而升高,在伴急性冠脉综合征、慢性阻塞性肺疾病、肺动脉高压、高血压、心房颤动(AF)时也会升高。N-末端 B 型利钠肽原临床应用中国专家共识推荐:采用"双截点"策略,如就诊时 N-末端 B 型利钠肽原 <300 pg/mL,则该患者急性心力衰竭的可能性很小。如高于相应年龄层次的截点(50 岁以下、50 岁和 75 岁以上者分别为 450 pg/mL、900 pg/mL 和 1 800 pg/mL),则该患者急性心力衰竭的可能性很大。如检测值介于上述两截点之间的"灰区",可能是程度较轻的急性心力衰竭或是非急性心力衰竭所致,此时应结合其他检查结果进一步鉴别诊断。

3.心电图检查

心电图检查对心力衰竭诊断无意义,窦性心律时 V1 导联 P 波末期负值增加是左心房负荷过重表现,可供参考。心力衰竭有多种心电图表现,包括原发疾病的表现,如心肌梗死临床表现,也可以出现各种心律失常,包括:①室性期前收缩最常见,几乎所有心力衰竭患者均可发生;②各种心动过速;③各种室内传导阻滞;④房室传导阻滞等。

4.X 线检查

(1)心影大小及外形:心力衰竭时心影常扩大,心影增大的程度取决于原发的心血管疾病。此外,心影大小及外形还可为心脏病的病因诊断提供重要线索。

(2)肺淤血及肺水肿表现:肺淤血的程度可判断左心衰竭的严重程度,典型者上肺静脉影增粗,较下肺静脉影明显,呈鹿角样;当肺静脉压>3.3 kPa(25 mmHg)时可见 KerleyB 线,为肺野外侧水平线状影,是肺小叶间积液的表现,为肺淤血的特征性 X 线征象;急性肺泡性肺水肿时,肺门呈蝴蝶状阴影,肺野可见大片融合的模糊、毛玻璃样阴影;严重时可见右侧胸腔积液或双侧胸腔积液。

5.超声心动图

(1)比 X 线更准确地提供心脏病的病因及心腔大小、结构等资料。

(2)估计心脏功能。

收缩功能:主要有 EF、周径缩短速度和短径缩短率等指标,以 EF 最常用,正常值≥55％,左心室射血分数≤40％为收缩性心力衰竭的诊断标准,但是当患者存在二尖瓣反流时,EF 常常高估,需要注意。

舒张功能:超声心动图是临床上最常用的判断舒张功能的方法。舒张早期心室充盈形成 E峰,舒张晚期心房收缩形成 A 峰,正常 E 峰＞A 峰,E/A 比值＞1.2。当舒张功能下降时,E 峰下降,A 峰增加,E/A 比值降低。如舒张功能下降是继发于收缩功能下降,随着收缩功能的恶化,E/A 比值可假性正常化,最后 A 峰极小甚至消失。

6.^{99m}Tc-RBC 核素心血池显像

利用放射性核素 ^{99m}Tc 结合在人红细胞上,通过单光子发射计算机断层技术,可以测定左右心室收缩末期和舒张末期容积,据此可计算 EF 及每搏量等容量指标。并可通过记录放射活性-时间曲线,计算左心室舒张期最大充盈率和充盈分数,以及收缩期最大射血率等。

7.磁共振成像检查

磁共振成像(magnetic resonance imaging,MRI)的三维成像技术,可克服心室几何形态对体积计算的影响,故能更精确计算收缩末期和舒张末期心室容积,据此计算射血分数、每搏量。MRI 对右心室分辨率亦较好,可提供右心室上述参数。此外,MRI 可清晰分辨心内膜和心外膜边缘,故还可测定左心室重量。

8.心-肺吸氧运动试验

运动时机体耗氧量增加,心排血量相应增加,耗氧量是动-静脉氧差与心排血量的乘积,正常人氧耗量每增加 100 mL/(min·m²),心排血量增加 600 mL/(min·m²)。当心排血量不能满足机体需要,组织就会从流经的血液中摄取更多的氧,以满足代谢需要,结果使动-静脉氧差增大。仍不能满足代谢需要时,出现无氧代谢,血乳酸含量增加,呼气中 CO_2 含量增加。当运动量继续增加,氧耗量不再增加,此时的氧耗量即为最大氧耗量[VO_2max,单位 mL/(min·kg)],表明心排血量已不能再增加,故可反映心脏的排血功能。心功能正常时,此值应＞20,轻中度心功能损害时(NYHA Ⅱ级)为 16～20,中重度损害(NYHA Ⅲ级)为 10～15,极重度损害(NYHA Ⅳ级)为＜10。

9.创伤性血流动力学检查

常用漂浮导管床旁测定的方法,此外亦可通过左心导管,左心室造影的方法。漂浮导管可测量心排血量、心脏指数、肺毛细血管嵌压、肺动脉压、右心室压、右心房压及各压力曲线。PCWP在无二尖瓣及肺静脉病变的前提下,间接反映左心室舒张末期压力。左心导管可测左心室压和主动脉压及其压力曲线;左心室造影可测左心室舒张末期容积、左心室收缩末容积以及据此计算出的射血分数、心排血量、心脏指数每搏量等。常用心脏指数值:2.6～4 L/(min·m²),当＜2.2 L/(min·m²)即出现低心排血量症状。PCWP:0.8～1.6 kPa(6～12 mmHg),PCWP＞2.4 kPa(18 mmHg)出现轻度肺淤血;PCWP＞4.0 kPa(30 mmHg)出现肺水肿(表 4-3)。

表 4-3　常用血流动力学参数及临床意义

参数	正常值	临床意义
中心静脉压	0.6～1.2 kPa(6～12 cmH$_2$O)	↑血容量增多、右心衰竭
肺动脉压	0.5～1.7 kPa(4～13 mmHg)	↑肺动脉高压、左心衰竭
肺毛细血管楔压	0.8～1.6 kPa(6～12 mmHg)	↑肺淤血、左心衰竭
每搏输出量	60～70 mL	↓前负荷不足、心脏压塞、心肌收缩力下降、心排阻力上升
心搏指数	41～51 mL/m^2	同上
心排血量	5～6 L/min	↓心力衰竭
心排指数	2.6～4.0 L/(min·m^2)	↓心肌收缩力减低、心力衰竭
射血分数	0.5～0.6	↓心室收缩力减低

二、临床治疗

(一)治疗原则

慢性心力衰竭的治疗在 20 世纪 90 年代以来有了重大的转变:从短期血流动力学/药理学措施转为长期的、修复性的策略,目的是改变衰竭心脏的生物学性质。心力衰竭的治疗目标不仅仅是改善症状、提高生活质量,更重要的是针对心肌重构的机制,防止和延缓心肌重构的发展,从而降低心力衰竭的死亡率和住院率。

1.治疗目的

(1)阻止心肌损害的进一步恶化。

(2)延长寿命、降低死亡率。

(3)提高运动耐量,改善生活质量。

2.治疗原则

(1)心力衰竭基本病因及诱因的防治。

(2)改善血流动力学。

(3)拮抗过度激活的神经内分泌系统。

(4)改善心肌能量代谢,保护心肌细胞。

3.治疗方法

在治疗目的和治疗原则的指导下,结合心力衰竭病因及发病机制制订总的方案,根据患者的具体情况(如心力衰竭的基本病因和诱因、心功能状态等个体特点)选择、调整治疗方案。

(二)病因治疗

1.基本病因治疗

大多数心力衰竭基本病因明确,如高血压、冠心病、瓣膜病、先天性心脏病等。在心力衰竭发生的早期尚有治疗的机会,但当进入心力衰竭的晚期阶段,则失去了治疗机会。因此,基本病因的治疗一定要强调一个"早"字,积极控制血压、改善冠脉血供、用介入或手术方法矫正慢性心瓣膜病及先天畸形的血流动力学紊乱。有些心力衰竭基本病因不明确,如原发性心肌病,或者是纵使病因明确,目前尚缺乏针对性治疗方法,如遗传性心肌病等,基本病因治疗无法实施。

2.诱因治疗

最常见的诱因为肺部感染,应选择适当的抗生素。对于有基础心脏病变,尤其是瓣膜病和先

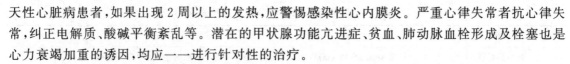

天性心脏病患者,如果出现2周以上的发热,应警惕感染性心内膜炎。严重心律失常者抗心律失常,纠正电解质、酸碱平衡紊乱等。潜在的甲状腺功能亢进症、贫血、肺动脉血栓形成及栓塞也是心力衰竭加重的诱因,均应一一进行针对性的治疗。

(三)慢性心力衰竭C期急性血流动力学恶化阶段的治疗

慢性心力衰竭的临床过程多表现为血流动力学恶化阶段即失代偿阶段和稳定阶段交替出现,血流动力学恶化临床上主要表现是短期内心力衰竭症状明显加重,患者往往不能平卧,水肿明显加重,心脏功能Ⅳ级。多是诱因引起,部分患者去除诱因后血流动力学又转为稳定阶段,一部分患者心功能极差,如不及时改善恶化的血流动力学,则无机会去除诱因,而因血流动力学恶化致死,或恶化的血流动力学是促使诱因出现的原因,如肺淤血加重易引起肺部感染或感染难控制。因此,改善血流动力学是大多数慢性心力衰竭患者住院首要解决的问题,亦是改善心脏重构治疗措施落实的前提保障。其方法为减轻心脏负荷和增加心脏收缩功能。

1.减轻心脏负荷

(1)休息:控制体力活动,避免精神紧张均能减低心脏负荷,有利于血流动力学紊乱的改善。但长期卧床易发生静脉血栓形成、肺栓塞、消化功能减退等并发症,同时引起肌肉萎缩、肌肉血供进一步减少而致运动耐量下降,因此,目前认为,心力衰竭患者血流动力学稳定后应该适量运动,有利于提高患者的生活质量,甚至延长生存时间。

(2)监测体重:每天测定体重对早期发现液体潴留非常重要。如在3天内体重突然增加2 kg以上,应考虑患者有水、钠潴留(隐性水肿),需加大利尿剂剂量。

(3)限盐:适当限盐有利于减轻水肿及心脏负荷,但过分严格限盐同时应用强效排钠利尿剂易导致低钠血症。正常成年人每天钠的摄入量为3~6 g,轻度心力衰竭患者钠盐摄入应控制在每天2~3 g,中到重度心力衰竭患者应<2 g每天。

(4)利尿剂:是治疗心力衰竭最常用的药物,可减少血容量、减轻周围组织和内脏水肿、减轻心脏前负荷、减轻肺淤血;利尿后大量排钠,使血管壁张力降低,减轻心脏后负荷,增加心排血量而改善左心室功能。对有液体潴留的心力衰竭患者,利尿剂是唯一能充分减少心力衰竭患者液体潴留的药物。合理使用利尿剂是其他治疗心力衰竭药物取得成功的关键环节之一。如利尿剂用量不足造成液体潴留,会降低对机体对血管紧张素转化酶抑制剂的反应,增加使用β受体阻滞剂的风险。另一方面,不恰当的大剂量使用利尿剂则会导致血容量不足,增加ACEI和血管扩张剂发生低血压的危险,以及血管紧张素转化酶抑制剂(angiotensin converting enzyme inhibitor,ACEI)和血管紧张素Ⅱ受体阻滞剂(angiotensin Ⅱ receptor blocker,ARB)出现肾功能不全的风险。

噻嗪类利尿剂:以氢氯噻嗪(双氢克尿噻)为代表。抑制近曲小管髓襻升支皮质部和远曲小管前段,抑制Na$^+$及水重吸收增加其排出,通过钠-钾交换作用,使钾重吸收减少,同时抑制尿酸排泄,干扰糖及胆固醇代谢,故长期大量使用有引起低钾、血尿酸增加、糖尿病、高胆固醇血症等不良反应。氢氯噻嗪为中效利尿剂,轻中度心力衰竭首选。可以25 mg,每周2次、隔天1次、每天1~3次等不同剂量应用,最大剂量可用到每天100 mg,分3次口服。如无效,再加大剂量很少能增加疗效。

襻利尿剂:以呋塞米为代表,作用于Henle襻的升支,在排钠的同时亦排钾。为强效利尿剂,口服剂量20~200 mg/d,分2~3次。效果不佳或病情危急可用20~40 mg静脉注射。低血钾为其主要不良反应,故必须注意补钾。

直接作用于远曲肾小管保钾利尿剂。①氨苯蝶啶:直接作用于远曲小管,抑制远曲小管和集合管皮质段对 Na^+ 的重吸收,增加 Na^+、Cl^- 排泄而利尿,排钠保钾,利尿作用不强,常与噻嗪类及襻利尿剂合用。50～100 mg,每天 2 次。②阿米诺利:抑制肾脏远端小管和集合管的 Na^+-K^+ 和 Na^+-H^+ 交换,从而使 Na^+ 和水排出增多,而 K^+ 和 H^+ 排出减少,Ca^{2+} 和 Mg^{2+} 排泄减少。利尿作用较强,保钾作用弱,可单独用于轻型心力衰竭患者,5～10 mg,每天 2 次。

醛固酮系统拮抗剂。①螺内酯(安体舒通):其与醛固酮受体有很强的亲和力,能与受体结合,但无内在活性,故可以竞争性拮抗醛固酮的作用。作用于远曲小管,排钠保钾。作用于心脏可改善心室重构。尽管利尿作用不强,但由于其能延长患者生存时间,是目前应用最广泛的醛固酮拮抗剂。多与噻嗪类及襻利尿剂同时应用。一般用 20 mg,每天 1～3 次。②盐皮质激素受体拮抗剂:依普利酮,依普利酮与醛固酮受体结合后直接抑制醛固酮受体活性,是醛固酮受体抑制剂。与螺内酯一样可作用于远曲小管,排钠保钾,亦可作用于心脏可改善心室重构,延长患者生存时间,改善患者生活质量。起始剂量每天 25 mg 口服,最大剂量每天 50 mg。亦可与噻嗪类及襻利尿剂同时应用。二者均治疗适用于中、重度心力衰竭,NYHA Ⅲ、Ⅳ 级患者。高钾血症和肾功能异常为禁忌,如血 K^+ >5.0 mmol/L,应停用或减量。两者不能同时应用,以防止高钾血症的发生。

醛固酮系统拮抗剂既可以用于慢性心力衰竭急性血流动力学恶化期的治疗,减轻心脏负荷,改善血流动力学,亦可用于慢性心力衰竭血流动力学稳定期的治疗,改善心脏的重建,延长患者生存时间,改善患者生活质量。

直接作用于远曲肾小管和醛固酮系统拮抗剂均为保钾利尿剂,但是其作用机制和临床应用差别较大,仅仅根据其是否保钾归于同一类不符合临床应用要求。前者仅仅有利尿保钾作用,后者尚有改善心脏重建和心力衰竭后者预后的作用。具有保钾作用的利尿剂一般应与排钾利尿剂合用,否则会引起高钾血症,特别同时应用 ACEI 或者同时应用 ARB 者更易引起高钾血症,亦不宜同时服用钾盐,应注意监测血钾。

血管升压素 V_2 受体拮抗剂:托伐普坦,主要通过阻断过度分泌的精氨酸升压素(arginine vasopressin,AVP)与其 V_2 受体结合,使净水(非溶质水)排出增加,达到升高血浆渗透压和利尿的作用。

V_2 受体位于肾脏集合管细胞的基底侧膜,介导水的重吸收;在血管内皮及血管平滑肌细胞表达,介导血管扩张效应。正常情况下,体液渗透压降低是抑制 AVP 分泌的主要因素,同时迷走神经张力增高亦是抑制 AVP 分泌的因素。慢性心力衰竭患者,由于排钠利尿剂的使用及肾小球滤过率降低导致水排泄受限,容易产生低钠血症,同时由于交感神经兴奋、迷走神经相对抑制以及利钠肽等因素刺激 AVP 分泌,使得体液渗透压降低引起的抑制 AVP 分泌作用减少,AVP 释放不下降,甚至增加,从而导致水潴留和低钠血症,产生抗利尿激素分泌失调综合征,其是指由于多种原因引起的内源性 AVP 分泌异常增多,血浆抗利尿激素浓度与体液渗透压比例失衡,从而导致水潴留、尿排钠增多以及稀释性低钠血症等临床表现的一组综合征。

托伐普坦可改善心力衰竭患者的低钠血症,降低死亡率,且在合并有肾功能异常或严重循环充血的患者更为明显。11%的心力衰竭抗利尿激素分泌失调综合征患者出现药物抵抗,即用药后血钠水平升高不超过 5 mmol/L。用法用量:每天 15 mg,用药一般不能超过 30 天,以防止肝功能损伤。

心力衰竭时利尿剂的应用要点:①所有心力衰竭患者,有液体潴留的证据或原先有过液体潴留者,均应给予利尿剂。②利尿剂不能作为心力衰竭单一治疗措施,应与 ACEI 和 β 受体阻滞剂等联合应用。③氢氯噻嗪类利尿剂适用于轻度液体潴留、肾功能正常的心力衰竭患者,如有显著液体潴留,特别当有肾功能损害时,宜选用襻利尿剂如呋塞米。④利尿剂通常从小剂量开始(呋塞米每天 20 mg,或托拉塞米每天 10 mg,氢氯噻嗪每天 25 mg)并逐渐增加剂量直至尿量增加,体重每天减轻 0.5～1.0 kg 为宜。氢氯噻嗪每天 100 mg 已达最大剂量,呋塞米剂量不受限制。⑤一旦病情控制(肺部啰音消失、水肿消退、体重稳定),即可以最小有效量长期维持,一般需无限期使用。在长期维持期间,仍应根据液体潴留情况随时调整剂量,每天体重的变化是最可靠的监测利尿剂效果和调整利尿剂剂量的指标。⑥在应用利尿剂过程中,如出现低血压和氮质血症而患者已无液体潴留,则可能是利尿过量、血容量减少所致,应减少利尿剂剂量。⑦在应用利尿剂过程中,如患者有持续液体潴留,则低血压和氮质血症很可能是心力衰竭恶化,终末器官灌注不足的表现,利尿剂可改为静脉使用,并短期使用能增加肾灌注的药物如多巴胺或多巴酚丁胺,可以增加利尿效果。⑧利尿剂联合用药方法:噻嗪类利尿剂与襻利尿剂联合应用可以增加利尿效果,但是容易造成低血钾,前二者单独或者同时与作用于远曲肾小管保钾利尿剂联合应用,既可以增加利尿效果,也可以减少低血钾发生;噻嗪类利尿剂与襻利尿剂亦可以与醛固酮系统拮抗剂联合应用,亦有增加利尿效果,同时减少低血钾发生的作用;同类药物联合应用一般不增加利尿效果,故不主张联合应用;不主张作用于远曲肾小管保钾利尿剂与醛固酮系统拮抗剂联合应用,亦不主张醛固酮拮抗剂与醛固酮受体拮抗剂联合应用,这两种联合均增加高血钾风险;低血钠时可以联合应用血管升压素 V_2 受体拮抗剂,以保钠利水。

2.血管扩张剂

大样本、多中心、随机、双盲、安慰剂对照临床研究结果表明,血管扩张剂尽管可一过性地改善血流动力学,但多增加心力衰竭死亡率,如 α 受体阻滞剂、钙通道阻滞剂等,因此血流动力学的改善并不完全与心力衰竭预后一致。在以血管扩张为主要作用的药物中,仅肼屈嗪合用硝酸异山梨酯有降低心力衰竭死亡率的循证医学证据,目前能提供 NO 的药物无增加心力衰竭死亡率的证据,故临床应用广泛。

(1)提供 NO 类药物。①硝普钠:为常用静脉滴注制剂,在体内直接经化学反应提供 NO,从而同时扩张小动脉和小静脉,减轻心脏前、后负荷。此外,尚有改善心脏舒张功能的作用。用法用量:每分钟 20 μg 开始,根据血压和心率调整用量,每 5 分钟可增加每分钟 5～10 μg,直到产生疗效。最大量可用到每分钟 300 μg。由于硝普钠见光易氧化,故应避光使用,且每次配制后不能超过 8 小时。长期大量使用可使高铁血红蛋白增加,但很少出现氰化物中毒。②硝酸酯类:在体内经酶促反应提供 NO,小剂量扩张小静脉为主,大剂量动静脉同时扩张。按给药方法分为静脉给药和口服或舌下含服两种剂型,按作用时间长短分为短效、中效及长效 3 类。常用的有硝酸甘油、硝酸异山梨酯、戊单硝基异山梨醇酯等。硝酸甘油静脉滴注每分钟 10 μg 开始,逐渐加量,维持每分钟 50～100 μg。硝酸酯类药物由于提供 NO 需巯基酶,故易产生耐药性。供 NO 类药物,由于有较强的扩血管作用,故对于心内严重梗阻性疾病,如严重二尖瓣狭窄(尤其是无右心衰竭)、主动脉瓣狭窄及肥厚梗阻型心肌病应慎用。

(2)其他:α 受体阻滞剂可短期用于改善症状,不宜长期应用。

3.增加心肌收缩性

增加心肌收缩性药物主要有洋地黄和非洋地黄类,可通过提高心肌收缩性能而提高心排血量。

(1)洋地黄类药物:一系列前瞻性研究结果表明洋地黄类药物不减少也不增加心力衰竭患者死亡率,但可明显改善患者的生活质量,故仍然是目前治疗心力衰竭的主要药物。但它是正性肌力药中唯一的长期治疗不增加死亡率的药物,且可降低因心力衰竭恶化再次住院的危险。因此,地高辛作为洋地黄类药物之一,用于心力衰竭的主要获益是可以减轻和改善临床症状,在不影响生存率的情况下降低因心力衰竭再次住院的危险。

药理作用。①正性肌力作用:通过抑制细胞膜上 Na^+-K^+-ATP 酶,使细胞内 Na^+ 浓度增高,K^+ 浓度降低,经 Na^+-Ca^{2+} 交换,细胞 Ca^{2+} 增加而发挥正性肌力作用。而细胞内 K^+ 减少是洋地黄中毒的重要原因。②负性频率作用:通过直接或间接兴奋迷走神经抑制心脏的传导系统,主要抑制房室交界区,使心力衰竭心率减慢。迷走神经兴奋尚可对抗心力衰竭时交感神经过度激活的不良反应。

适应证:用于中、重度心力衰竭,对心脏扩大或伴有快速心房颤动者疗效更佳。

禁忌证:①洋地黄中毒者;②预激综合征伴心房颤动;③病态窦房结综合征;④二度或高度房室传导阻滞;⑤单纯舒张性心力衰竭;⑥窦性心律的单纯二尖瓣狭窄无右心衰竭者;⑦急性心肌梗死,心脏不大且无心房颤动,或心肌梗死前已用过洋地黄,在 24 小时内不宜使用;⑧肥厚性梗阻型心肌病。

洋地黄制剂及选择:地高辛是唯一经过安慰剂对照临床试验评估的洋地黄制剂,服用后经小肠吸收,2～3 小时血清浓度达高峰,4～8 小时获最大效应,85% 由肾脏排出,半衰期为 36 小时,连续口服相同剂量经 5 个半衰期(约 7 天后)血清浓度可达稳态。目前多采用维持量疗法(每天 0.125～0.25 mg),即自开始便使用固定的剂量,并继续维持;对于 70 岁以上或肾功能受损者,地高辛宜用小剂量 0.125 mg 每天 1 次或隔天 1 次。毛花苷 C 为静脉注射制剂,注射后 10 分钟起效,1～2 小时达高峰,每次 0.2～0.4 mg,24 小时总量 0.8～1.2 mg。适用于急性心力衰竭或心力衰竭伴快速房颤者。

洋地黄中毒及处理:电解质紊乱、酸碱平衡失调、肾脏功能不全以及严重心脏扩张患者容易出现洋地黄中毒。①洋地黄中毒表现:包括心脏表现、胃肠道表现和中枢神经系统表现。心脏表现主要是心律失常和心肌收缩力减弱,心力衰竭加重。心律失常分为快速心律失常和缓慢心律失常两类。快速心律失常几乎所有类型均可发生,最常见的是室性期前收缩,最严重的是心室扑动、心室颤动。对洋地黄中毒诊断特异性最高的是室性期前收缩二联律、非阵发性房室交界性心动过速和伴房室传导阻滞的房性自律性增加的心动过速。缓慢心律失常以房室传导阻滞多见,亦具诊断价值。胃肠道表现主要是恶心、呕吐,需与心力衰竭加重、胃肠淤血的症状鉴别。神经系统表现有视力模糊、倦怠、黄视、绿视等。洋地黄单体应用后比较少见。尽管血地高辛浓度 >2.0 mg/mL 有助于洋地黄中毒的诊断,但必须结合临床表现确定其诊断意义。②洋地黄中毒处理。快速心律失常处理:停用洋地黄,补充钾及应用利多卡因或苯妥英钠。除心室扑动、心室颤动外,一般不主张电复律。如为室性心动过速,上述处理收效不大,且有血压下降者亦可考虑同步直流电复律。缓慢心律失常处理:停药,但不宜补钾,阿托品 0.5～1 mg 静脉注射或皮下注射。效果不佳者可考虑安装临时起搏器。

维持用药与停药:维持用药多用地高辛 0.125～0.25 mg,患者血流动力学稳定一定时间后可以逐步停药,停药后仔细观察患者血流动力学状态,如果血流动力学恶化,则表明目前暂时尚不能停药,仍然继续维持使用量。

(2)非洋地黄类正性肌力药物:主要有肾上腺素能受体兴奋剂、磷酸二酯酶抑制剂和 Ca^{2+} 增敏剂。肾上腺素能受体兴奋剂通过 β 受体兴奋,经 G 蛋白-腺苷酸环化酶使 cAMP 生成增多;磷酸二酯酶抑制剂通过抑制 cAMP 分解而使 cAMP 增多。cAMP 通过下游激酶使细胞内效应分子磷酸化而发挥强心、扩张血管作用。两者均有良好的改善血流动力学功效,使外周阻力下降,心肌收缩力增强,心排血量增加,改善心力衰竭症状。但长期应用后均使心力衰竭死亡率增加,因此仅能短期应用于难治性心力衰竭和心脏直视手术后低心排血量状态。可短期应用 3～5 天。新近应用于临床的 Ca^{2+} 增敏剂左西孟旦,具 Ca^{2+} 浓度依赖性结合 TnC 和轻度抑制磷酸二酯酶的效应,增强心肌收缩力,并激活血管平滑肌的 ATP 敏感 K^+ 通道,扩张组织血管,能改善急性血流动力学恶化期心力衰竭症状及血流动力学,目前认为不增加死亡率,但是还需要更可靠的证据证明。其与 β 受体阻滞剂联合应用,可以提高射血分数,改善症状。

肾上腺素能受体兴奋剂。多巴胺:微小剂量每分钟<2 μg/kg 激动多巴胺受体,可降低外周阻力,扩张肾血管、冠脉和脑血管;小剂量每分钟 2～5 μg/kg 静脉滴注兴奋 β 受体和多巴胺受体,心肌收缩力增强,肾动脉扩张,能显著改善心力衰竭的血流动力学异常;大剂量每分钟 5～10 μg/kg 同时兴奋 α 受体,外周阻力增加,故一般应用小剂量。多巴酚丁胺对心脏选择作用较强,对血管作用较弱,用法用量与多巴胺相同。

磷酸二酯酶抑制剂:目前临床应用较多的制剂为米力农,静脉负荷量为 25～75 μg/kg,5～10 分钟缓慢静脉注射,继以每分钟 0.25～1.0 μg/kg,静脉给予维持。

左西孟旦:在欧美国家应用近 10 年,已经被指南推荐为慢性心力衰竭急性失代偿和心肌梗死等所致急性心力衰竭的治疗药物。负荷量 12 μg/kg,10 分钟内静脉注射,随后每分钟 0.1 μg/kg 静脉滴注 50 分钟,耐受者剂量每分钟增加 0.2 μg/kg,继续静脉滴注 23 小时,最大不超过0.5 μg/kg。

(王玮玮)

第十节　舒张性心力衰竭

心力衰竭是一个包括多种病因和发病机制的临床综合征。其中,舒张性心力衰竭(diastolic heart failure,DHF)是近年来才得到研究和认识的一类心力衰竭。其主要特点是有典型的心力衰竭的临床症状、体征和实验室检查证据(如胸部 X 线检查肺淤血表现),而超声心动图等影像检查显示左心室射血分数(LVEF)正常,并除外了瓣膜病和单纯右心衰竭。研究发现,DHF 患者约占所有心力衰竭患者的 50%。与收缩性心力衰竭(SHF)比较,DHF 有更长的生存期,而且两者的治疗措施不尽相同。

一、舒张性心力衰竭的临床特点

(一)病因特点

DHF 通常发生于年龄较大的患者,女性比男性发病率和患病率更高。最常发生于高血压患者,特别是有严重心肌肥厚的患者。冠心病也是常见病因,特别是由一过性缺血发作造成的可逆性损伤及急性心肌梗死早期,心肌顺应性急剧下降,左心室舒张功能损害。DHF 还见于肥厚型心肌病、糖尿病性心肌病、心内膜弹力纤维增生症、浸润型心肌病(如心肌淀粉样变性)等。DHF

急性发生常由血压短期内急性升高和快速心率的心房颤动发作引起。DHF 与 SHF 可以合并存在,这种情况见于冠心病心力衰竭,既可以因心肌梗死造成的心肌丧失或急性缺血发作导致心肌收缩力急剧下降而致 SHF,也可以由非扩张性的纤维瘢痕替代了正常的可舒张心肌组织,心室的顺应性下降而引起 DHF。长期慢性 DHF 的患者,如同 SHF 患者一样,逐渐出现劳动耐力、生活质量下降。瓣膜性心脏病同样会引起左心室舒张功能异常,特别是在瓣膜病的早期,表现为舒张时间延长,心肌僵硬度增加,甚至换瓣术后的部分患者,舒张功能不全也会持续数年之久,即使此刻患者的收缩功能正常。通常所说的 DHF 是不包括瓣膜性心脏病等的单纯 DHF。

(二)病理生理特点

心脏的舒张功能取决于心室肌的主动松弛和被动舒张的特性。被动舒张特性的异常通常是由心脏的质量增加和心肌内的胶原网络变化共同导致的,心肌主动松弛性的异常与各种原因造成的细胞内钙离子调节异常有关。其结果是心肌的顺应性下降,左心室充盈时间变化,左心室舒张末压增加,表现为左心室舒张末压力与容量的关系曲线变得更加陡直。在这种情况下,中心血容量、静脉张力或心房僵硬度的轻度增加,或它们共同增加即可导致左心房或肺静脉压力骤然增加,甚至引起急性肺水肿。

心率对舒张功能有明显影响,心率增快时心肌耗氧量增加,同时使冠状动脉灌注时间缩短,即使在没有冠心病的情况下,也可引起缺血性舒张功能不全。心率过快时舒张期缩短,使心肌松弛不完全,心室充盈压升高,产生舒张功能不全。

舒张功能不全时的血流动力学改变和代偿机制:舒张功能不全时舒张中晚期左心室内压力升高,左心室充盈受限,虽然射血分数正常,但每搏输出量降低,心排血量减少。左心房代偿性收缩增强,以增加左心室充盈。长期代偿结果是左心房内压力增加,左心房逐渐扩大,到一定程度时发生心房颤动。在前、后负荷突然增加,急性应激,快速房颤等使左心室充盈压突然升高时,发生急性失代偿心力衰竭,出现急性肺淤血、水肿,表现出急性心力衰竭的症状和体征。

舒张功能不全的患者,不论有无严重的心力衰竭临床表现,其劳动耐力均是下降的,主要有两个原因:一是左心室舒张压和肺静脉压升高,导致肺的顺应性下降,这可引起呼吸做功增加或呼吸困难的症状;二是运动时心排血量不能充分代偿性增加,结果导致下肢和辅助呼吸肌的显著乏力。这一机制解释了较低的运动耐力和肺毛细血管楔压(PCWP)变化之间的关系。

(三)临床表现

舒张性心力衰竭的临床表现与收缩性心力衰竭近似,主要为肺循环淤血和体循环淤血的症状和体征,如劳动耐力下降,劳力性呼吸困难,夜间阵发性呼吸困难,颈静脉曲张,淤血性肝大和下肢水肿等。X 线胸片可显示肺淤血,甚至肺水肿的改变。超声心动图显示 LVEF 大于 50％和左心室舒张功能减低的证据。

(四)诊断

对于有典型的心力衰竭的临床表现,而超声心动图显示左心室射血分数正常(LVEF ＞50％)或近乎正常(LVEF 40％～50％)的患者,在除外了瓣膜性心脏病、各种先天性心脏病、各种原因的肺心病、高动力状态的心力衰竭(严重贫血、甲状腺功能亢进、动静脉瘘等)、心脏肿瘤、心包缩窄或压塞等疾病后,可初步诊断为舒张性心力衰竭,并在进一步检查获得左心室舒张功能不全的证据后,确定舒张性心力衰竭的诊断。

超声心动图在心力衰竭的诊断中起着重要的作用,因为物理检查、心电图、X 线胸片等都不能够提供用于鉴别收缩或舒张功能不全的证据。超声心动图所测的左心室射血分数正常

（LVEF＞50％)或近乎正常(LVEF 40％～50％)是诊断 DHF 的必需条件。超声心动图能够简便、快速地用于鉴别诊断,如明确是否有急性二尖瓣、主动脉瓣反流或缩窄性心包炎等。

多普勒超声能够测量心内的血流速度,这有助于评价心脏的舒张功能。在正常窦性心律条件下,穿过二尖瓣的血流频谱从左心房到左心室有两个波形,E 波:反映左心室舒张早期充盈;A 波:反映舒张晚期心房的收缩。因为跨二尖瓣的血流速度有赖于二尖瓣的跨瓣压差,E 波的速率受到左心室早期舒张和左心房压力的影响。而且,研究发现,仅在轻度舒张功能不全时可以看出 E/A＜1,一旦患者的舒张功能达到中度或严重损害,则由于左心房压的显著升高,其超声的表现仍为 E/A＞1,近似于正常的图像。由此也可以看出,二尖瓣标准的血流模式对容量状态(特别是左心房压)极度敏感,但是这一速率的变化图像还是能够部分反映左心室的舒张功能(特别是在轻度左心室舒张功能减低时)。其他评价舒张功能的无创检测方法有:多普勒超声评价由肺静脉到左心房的血流状态,组织多普勒显像能够直接测定心肌长度的变化速率。而对于缺血性心脏病患者,心导管技术则可以反映左心室充盈压的增高,在实际应用中,更适合于由心绞痛发作诱发的心力衰竭患者的评价。

DHF 的诊断标准目前还不完全统一。美国心脏病学会和美国心脏病协会(ACC/AHA)建议的诊断标准是有典型的心力衰竭症状和体征,同时超声心动图显示患者没有心脏瓣膜异常,左心室射血分数正常。欧洲心脏病学会建议 DHF 的诊断应当符合下面 3 个条件:①有心力衰竭的证据;②左心室收缩功能正常或轻度异常;③左心室松弛、充盈、舒张性或舒张僵硬度异常的证据。欧洲心力衰竭工作组和ACC/AHA使用的术语"舒张性心力衰竭"有别于广义的"有正常射血分数的心力衰竭",后者包括了急性二尖瓣反流和其他原因的循环充血状态。

在实际工作中,临床医师诊断 DHF 时常常面临挑战。主要是要取得心力衰竭的临床证据,其中,胸片在肺水肿的诊断中有很高的价值。血浆 BNP 和 NT-pro BNP 的检测也有重要诊断价值,心源性呼吸困难患者的血浆 BNP 水平升高,尽管有资料显示,DHF 患者的 BNP 水平增加不如 SHF 患者的增加显著。

二、舒张性心力衰竭的治疗

DHF 的治疗目的同其他各种心力衰竭,即缓解心力衰竭的症状,减少住院次数,增加运动耐量,改善生活质量和预后。治疗措施也同其他心力衰竭,包括三方面的内容:①对症治疗,缓解肺循环和体循环淤血的症状和体征。②针对病因和诱因的治疗,即积极治疗导致 DHF 的危险因素或原发病,如高血压、左心室肥厚、冠心病、心肌缺血、糖尿病等,及心动过速等,对阻止或延缓 DHF 的进展至关重要。③针对病理生理机制的治疗。在具体的治疗方法上 DHF 有其自己的特点。

(一)急性期治疗的特点

在急性肺水肿时,可以给予氧疗(鼻导管或面罩吸氧)、吗啡、静脉用利尿药和硝酸甘油。需要注意的是,对于 DHF 患者过度利尿可能会导致严重的低血压,因为 DHF 时左心室舒张压与容量的关系呈一个陡直的曲线。如果有严重的高血压,则有必要使用硝普钠等血管活性药物。如果有缺血发作,则使用硝酸甘油和相关的药物治疗。心动过速能够导致心肌耗氧量增加和降低冠状动脉的灌注时间,容易导致心肌缺血,即使在非冠心病患者;还可因缩短了舒张时间而使左心室的充盈受损,所以,在舒张功能不全的患者,快心室率的心房颤动常常会导致肺水肿和低血压,在一些病例中需要进行紧急心脏电复律。预防心动过速的发生或降低患者的心率,可以积极应用β受体阻滞剂(如比索洛尔、美托洛尔和卡维地洛)或非二氢吡啶类钙通道阻滞药(如地尔硫草),剂量依据患者的心率和血压调整,这点与 SHF 时不同,因为 SHF 时 β 受体阻滞剂要谨慎应用、逐渐加量,并禁用非二氢吡啶类钙通道阻滞药。对大多数 DHF 患者,无论在急性期与慢性期都不能从正性肌力药物治疗中获益。重组人脑钠尿肽(rh-BNP)是近年来用于治疗急性心力衰竭疗效显著的药物,它具有排钠利尿和扩展血管的作用,对那些急性发作或加重的 SHF 的临床应用收到了肯定的疗效。但对 DHF 的临床研究尚不多。从药理作用上看,它有促进心肌早期舒张的作用,加上排钠利尿、减轻肺淤血的作用,对 DHF 的急性发作可收到显著效果。

(二)长期药物治疗的特点

1.血管紧张素转化酶抑制剂(ACEI)和血管紧张素Ⅱ受体阻断药(ARB)

不但可降低血压,而且对心肌局部的 RAAS 也有直接的作用,可减轻左心室肥厚,改善心肌松弛性。非常适合用于治疗高血压合并的 DHF,在血压降低程度相同时,ACEI 和 ARB 减轻心肌肥厚的程度优于其他抗高血压药物。

2.β 受体阻滞剂

具有降低心率和负性肌力作用。对左心室舒张功能障碍有益的机制可能是:①降低心率可使舒张期延长,改善左心室充盈,增加舒张期末容积。②负性肌力作用可降低耗氧量,改善心肌缺血及心肌活动的异常非均一性。③抑制交感神经的血管收缩作用,降低心脏后负荷,也可改善冠状动脉的灌注。④能阻止通过儿茶酚胺引起的心肌损害和灶性坏死。已有研究证明,此类药物可使左心室容积-压力曲线下移,具有改善左心室舒张功能的作用。

目前认为,β 受体阻滞剂对改善舒张功能最主要的作用来自减慢心率和延长舒张期。在具体应用时可以根据患者的具体情况选择较大的初始剂量和较快地增加剂量。这与 SHF 有明显的不同。在 SHF 患者,β 受体阻滞剂的机制是长期应用后上调 β 受体,改善心肌重塑,应从小剂量开始,剂量调整常需要 2～4 周。应用 β 受体阻滞剂时一般将基础心率维持在 60～70 次/分。

3.钙通道阻滞药

可减低细胞质内钙浓度,改善心肌的舒张和舒张期充盈,并能减轻后负荷和心肌肥厚,在扩张血管降低血压的同时可改善心肌缺血,维拉帕米和地尔硫草等还可通过减慢心率而改善心肌的舒张功能。因此在 DHF 的治疗中,钙通道阻滞药发挥着重要的作用。这与 SHF 不同,由于钙通道阻滞药有一定程度的负性肌力作用而不宜应用于 SHF 的治疗。

4.利尿药

通过利尿能减轻水、钠潴留,减少循环血量,降低肺及体循环静脉压力,改善心力衰竭症状。当舒张性心力衰竭为代偿期时,左心房及肺静脉压增高虽为舒张功能障碍的结果,但同时也是其重要的代偿机制,可以缓解因心室舒张期充盈不足所致的舒张末容积不足和心排血量的减少,从而保证全身各组织的基本血液供应。如此时过量使用利尿药,可能加重已存在的舒张功能不全,使其由代偿转为失代偿。当 DHF 患者出现明显充血性心力衰竭的临床表现并发生肺水肿时,利尿药则可通过减少部分血容量使症状得以缓解。

5.血管扩张药

由于静脉血管扩张药能扩张静脉,使回心血量及左心室舒张期末容积减小,故对代偿期 DHF 可能进一步降低心排血量;而对容量负荷显著增加的失代偿期患者,可减轻肺循环、体循环压力,缓解充血症状。动脉血管扩张药能有效地降低心脏后负荷,对周围血管阻力增加的患者(如高血压心脏病)可能有效改善心室舒张功能,但对左心室流出道梗阻的肥厚型心肌病患者可

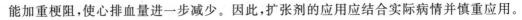

能加重梗阻,使心排血量进一步减少。因此,扩张剂的应用应结合实际病情并慎重应用。

6.正性肌力药物

由于单纯 DHF 患者的左心室射血分数通常正常,因而正性肌力药物没有应用的指征,而且有使舒张性心功能不全恶化的危险,尤其是在老年急性失代偿 DHF 患者中。例如,洋地黄类药物通过抑制 Na^+-K^+-ATP酶,并通过 Na^+-Ca^{2+} 交换的机制增加细胞内钙离子浓度,在心脏收缩期增加能量需求,而在心脏舒张期增加钙负荷,可能会促进舒张功能不全的恶化。DIG 研究的数据也显示,在使用地高辛过程中,与心肌缺血及室性心律失常相关的终点事件增加。对于那些伴有快室率房颤的 DHF 患者,应用洋地黄是有指征也有益处的。因为可以通过控制心室率改善肺充血及心排血量。

7.抗心律失常药物

心律失常,特别是快速性心律失常对 DHF 患者的血流动力学常产生很大影响,故预防心律失常的发生对 DHF 患者有重要意义:①快速心律失常增加心肌氧耗,减少冠状动脉供血时间,从而可诱发心肌缺血,加重 DHF,在左心室肥厚者尤为重要;②舒张期缩短使心肌舒张不完全,导致舒张期心室内容量相对增加;③DHF患者,左心室舒张速度和心率呈相对平坦甚至负性关系,当心率增加时,舒张速度不增加甚至减慢,从而引起舒张末期压力增加。因此当 DHF 患者伴有心律失常时,应根据其不同的病因和病情特点来选用抗心律失常药物。

8.其他药物

抑制心肌收缩的药物如丙吡胺,具有较强的负性肌力作用,可用于左心室流出道梗阻的肥厚型心肌病。此药缩短射血时间,增加心排血量,降低左心室舒张期末压。多数患者长期服用此药有效。丙吡胺的另一个作用是抗心律失常,而严重肥厚型心肌病患者,尤其是静息时有流出道梗阻者,常有心律失常,此时用丙吡胺可达到一举两得的效果。

目前,我们尚无充分的随机临床试验来评价不同药物对 CHF 或其他心血管事件的疗效,也没有充分的证据说明某一单药或某一组药物比其他的优越。已经建议,将那些有生物学效应的药物用于 DHF 的治疗,治疗心动过速和心肌缺血,如 β 受体阻滞剂或非二氢吡啶类钙通道阻滞药;逆转左心室重塑,如利尿药和血管紧张素转化酶抑制剂;减轻心肌纤维化,如螺内酯;阻断肾素-血管紧张素-醛固酮系统的药物能够产生这样一些生物学效应,还需要更多的资料来说明这些生物学效应能够降低心力衰竭的危险。

总之,在现阶段,对于 DHF 的发病机制、病理生理、直到诊断和治疗还需要有更多的临床试验和实验证据来不断完善。

(王玮玮)

第十一节　ST 段抬高型心肌梗死

ST 段抬高型心肌梗死(ST segment elevation myocardial infarction,STEMI)是指在冠状动脉病变的基础上,冠状动脉血流中断,使相应的心肌出现严重而持久的急性缺血,最终导致心肌的缺血性坏死。在临床上常有持久的胸骨后压榨性疼痛、发热、白细胞计数增高、血清心肌损伤标志物升高,以及特征性心电图动态演变,并可出现多种心律失常、心源性休克或心力衰竭。

STEMI 是动脉粥样硬化患者的主要死亡原因之一。

一、病因和发病机制

冠状动脉内阻塞性血栓形成的最初事件是动脉粥样硬化斑块的破裂或溃疡形成。斑块破裂导致斑块中的致栓物质暴露于循环中的血小板,如胶原纤维蛋白、血管病性血友病因子、玻璃体结合蛋白、纤维蛋白原、纤维连接蛋白等。血小板黏附在溃疡表面,随之引起血小板激活与聚集,导致血栓形成,纤维蛋白原转变成纤维蛋白,继而激活血小板及引起血管收缩,这其中部分也是由于血小板源性血管收缩物质所致。这种血栓前的外环境促进了一个活动血栓(包括血小板、纤维蛋白、凝血酶及红细胞)的形成和建立,引起梗死相关动脉的阻塞,心肌缺血坏死。

由于心外膜冠状动脉前向血流的中断,相应血管供应的心肌缺血,立即失去了正常的收缩功能,异常的心肌收缩方式包括运动不协调、运动减弱、运动消失和运动障碍,其严重程度主要取决于梗死部位、梗死程度及范围。缺血区心肌功能失调可通过增强功能正常的心肌运动来弥补,这主要通过急性代偿机制(包括交感神经系统活性增强)及 Frank-Starling 机制(即增加心脏前负荷,使回心血量增多,心室舒张末容积增加,从而增加心排血量及提高心脏做功)来实现。急性心肌梗死引起的心力衰竭也称泵衰竭,按 Killip 分级可分为 4 级,见表 4-4。

表 4-4 急性心肌梗死 Killip 分级

Killip 分级	定义
Ⅰ级	尚无明显心力衰竭
Ⅱ级	有左心衰竭,肺部啰音<50%肺野
Ⅲ级	有急性肺水肿,全肺大、小、干、湿啰音
Ⅳ级	心源性休克

二、临床表现

(一)前驱症状

患者发病前几天或几周内会出现典型前驱症状。其中以新发心绞痛和原有心绞痛加重最为突出。心绞痛发作较前频繁、程度加重、持续时间延长、硝酸甘油效果差等较常见。

(二)症状

1.疼痛

胸痛是 STEMI 患者最早出现、最为突出的症状,但患者疼痛程度不一,通常都较为严重,在某些情况下是患者无法忍受的,疼痛持续时间较长,通常超过 30 分钟,甚至可持续达数小时。这种不适可描述为:紧缩感、烧灼感、压迫感或压缩感。常位于胸骨后或心前区,可向左肩、左臂及左手尺侧及后背部放射,引起左手臂、手指及后背部不适感。在部分 STEMI 患者中,疼痛最初发生于上腹部,引起腹部的一系列症状而被误认为消化道疾病。某些患者可出现疼痛向肩背部、上肢颈部、下颚甚至肩胛区放射。STEMI 引起的胸痛通常持续时间长,多在 30 分钟以上,甚至可达数小时,休息或含服硝酸甘油后不能缓解,患者常有濒死感。但有 8%～10%的 STEMI 患者为无痛性的,尤其多见于老年患者,一般有较高的心力衰竭发生率。

2.全身症状

常有大汗、发热、心动过速及白细胞计数增高等表现。发热常出现在发病后 1～2 天,主要是

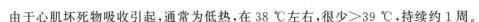

由于心肌坏死物吸收引起,通常为低热,在 38 ℃左右,很少>39 ℃,持续约 1 周。

3.消化道症状

50%以上的 STEMI 患者有恶心、呕吐,可能由于迷走神经反射或与左心室内的机械刺激感受器有关。下壁 STEMI 患者比前壁 STEMI 患者这些症状更为多见。

4.心律失常

心律失常见于绝大多数 STEMI 患者,分为快速性心律失常和缓慢性心律失常,多发生于发病后 1~2 天。前壁 STEMI 多数易引起快速性心律失常(如室性期前收缩、室性心动过速、心房扑动、心房纤颤等),以室性期前收缩最为常见,如室性期前收缩连续出现短阵室速,甚至出现 R-on-T 现象,为室颤发生的先兆。部分患者入院前死亡的主要原因为室颤。下壁 STEMI 易引起缓慢性心律失常(如窦性心动过缓、房室传导阻滞、束支传导阻滞、窦性停搏等),主要与右冠闭塞引起窦房结或房室结血供减少有关。

5.急性左心衰竭或心源性休克

在部分患者,尤其是老年人,STEMI 的临床表现通常不是疼痛而是表现为更严重的急性左心衰竭和/或心源性休克,这些症状可能同时伴有出汗、呼吸困难、恶心和呕吐、意识不清等。

(三)体征

心脏听诊常有心动过速、心动过缓、各种心律失常。第一心音、第二心音减弱以及第四心音也较常见,提示心脏收缩力和左心室顺应性降低。在 STEMI 以及二尖瓣功能失调(乳头肌功能不全,二尖瓣关闭不全)引起的二尖瓣反流患者可闻及收缩期杂音。第三心音通常反映为左心室充盈压力增加,左心室功能严重失调。右心室 STEMI 患者常表现出明显的颈静脉曲张和 V 波,以及三尖瓣反流。大面积心肌缺血患者及既往有心肌梗死患者常在心肌梗死早期就存在左心功能不全表现,如呼吸困难、咳嗽、发绀、肺部啰音等。

三、诊断和鉴别诊断

(一)诊断

1.病史及体格检查

(1)病史:STEMI 患者临床表现多变,有些患者症状较轻,未能引起患者重视,而有些患者发病急骤,病情严重,以急性左心衰竭、心源性休克甚至猝死为主要表现。但大多数有诱发因素,最常见有情绪变化(紧张、激动、焦虑等)和过度体力活动,其他的如血压升高、休克、脱水、出血、外科手术、严重心律失常等。这些诱发因素能促发不稳定的粥样斑块发生破裂,形成血栓,从而导致 STEMI 的发生。对于典型的心肌梗死引起的胸痛诊断难度不大,但对于不典型胸痛(如上腹痛、呼吸困难、恶心、呕吐等)、无痛性心肌梗死以及其他不典型症状均应引起高度重视,特别多见于女性、老年患者、糖尿病患者,因为这些症状常不易让医师联想到与心脏疾病有关,从而延误诊治。STEMI 常见非典型表现有:①新发生或恶化的心力衰竭;②典型心绞痛,但性质不严重,无较长持续时间;③疼痛部位不典型的心绞痛;④中枢神经系统症状;⑤过度焦虑,突发狂躁等;⑥晕厥;⑦休克;⑧急性消化道症状。

(2)体格检查:所有 STEMI 患者应密切注意生命体征,并观察患者有无外周循环衰竭的表现,如面色苍白、皮肤湿冷等。血压除早期升高外,绝大多数患者血压下降,有高血压的患者,血压常在未服药的情况下降至正常。前壁 STEMI 多表现为交感神经兴奋引起的心率增快及快速性心律失常,而下壁 STEMI 多表现为副交感神经兴奋引起的心率减慢及缓慢性心律失常。心脏听诊可出现第一心音、第二心音减弱以及第四心音。

2.心电图

(1)心电图的特征：心电图不仅是诊断 STEMI 的重要手段之一，而且还可以起到定位、定时的作用。ST 段弓背向上抬高，尤其是伴随 T 波改变以及相对应导联的 ST 段压低("镜像改变")以及病理性 Q 波，并伴有持续超过 20 分钟的胸痛，强烈支持 STEMI 的诊断。2012 年第 3 版《心肌梗死全球统一定义》推荐 STEMI 的心电图诊断标准为：两个相邻导联新出现 J 点抬高；在 V_2、V_3 导联，男性(>40 岁)$\geqslant 0.2$ mV，男性(<40 岁)$\geqslant 0.25$ mV，女性$\geqslant 0.15$ mV；在其他导联$\geqslant 0.1$ mV。

(2)动态演变：ST 段的动态演变及 T 波改变伴随病理性 Q 波出现对 STEMI 的诊断具有高度特异性。主要分为超急性期、急性期、亚急性期和陈旧期。

(3)定位诊断：根据心电图特征性改变的导联可对急性心肌梗死进行定位诊断。但是许多因素限制了心电图对于 STEMI 的诊断和定位：心肌损伤的范围、梗死的时间、梗死的部位(如12导联心电图对于左心室后外侧区敏感程度较差)、传导异常、既往梗死或急性心包炎、电解质浓度的改变以及心血管活性药物的使用。心电图诊断前壁及下壁 STEMI 意见统一，对侧壁及后壁 STEMI 无统一依据。另外，在部分 STEMI 患者中，由于梗死位置的因素，心电图并不能出现典型的 ST 段改变。因此，即使缺乏 STEMI 的典型心电图改变，也需要立即开始针对心肌缺血进行必要的治疗，并尽可能完善相关检查排除 STEMI，避免恶性心律失常的发生。

所有疑似 STEMI 的患者入院后 10 分钟内必须完成一份 12 导联心电图。如为下壁心肌梗死，需加做后壁及右胸导联。如早期心电图不能确诊，需 5～10 分钟后重复行心电图检查，并注意动态观察。

3.心脏生化标志物

心肌损伤标志物呈动态升高改变是 STEMI 诊断的标准之一。敏感的心脏标志物测定可发现尚无心电图改变的小灶性梗死，对于疑似 STEMI 的患者，建议于入院即刻、2～4 小时、6～9 小时、12～24 小时行心肌损伤标志物测定，以进行诊断并评估预后。

(1)心肌肌钙蛋白(cTn)：是诊断心肌坏死特异性和敏感性最高的心肌损伤标志物，主要有 cTnI 和 cTnT，STEMI 患者症状发生后 2～4 小时开始升高，10～24 小时达到峰值，cTnI 持续 5～10 天，cTnT 持续 5～14 天，但 cTnI/cTnT 不能对超过 2 周的心肌梗死患者进行诊断。需要注意的是，cTn 的灵敏度相当高，但在某些情况(如肾衰竭、充血性心力衰竭、心脏创伤、电复律后、射频消融后、病毒感染等)下 cTn 也同样可以升高，出现假阳性情况。因此，不能单凭 cTnI/cTnT升高而诊断急性心肌梗死，还应结合心电图、患者临床情况等进行全面分析。

(2)肌酸激酶同工酶：对判断心肌坏死的临床特异性较高，STEMI 后 6 小时即升高，24 小时达到高峰，持续 3～4 天。由于首次 STEMI 后 cTn 将持续升高一段时间(7～14 天)，肌酸激酶同工酶更适于诊断再发心肌梗死。连续测定肌酸激酶同工酶还可作为判断溶栓治疗效果的指标之一，血管再通时肌酸激酶同工酶峰值前移(14 小时以内)。

(3)其他：天门冬氨酸氨基转移酶、乳酸脱氢酶对诊断 STEMI 特异性差，已不再推荐用于诊断 STEMI。肌红蛋白测定有助于早期诊断，敏感性较高，但特异性差，并且检测的时间窗较短。STEMI 后 1～2 小时即升高，4～8 小时达到高峰，持续 12～24 小时。

4.影像学检查

超声心动图可作为早期诊断急性心肌梗死的辅助检查之一，可发现节段性室壁运动异常和室壁反常运动,收缩时室壁运动变薄是心肌缺血的典型表现。同时,超声心动图能检测 STEMI 患者的心功能情况,对其预后进行评估。在 STEMI 患者出现心源性休克时,超声心动图可用于检测导致低心排血量的机械性因素(如新出现的室间隔穿孔或乳头肌功能失调),并将之与左心室收缩功能障碍相互鉴别。超声心动图可作为 STEMI 患者常用的影像学检查,但注意急性心肌梗死早期患者必须行床旁超声心动图检查。X 线检查能够早期发现心力衰竭和心脏扩大的迹象,以及急性左心衰竭引起肺水肿时的改变,即肺血管周围的渗出液可使纹理模糊、肺门阴影不清楚,相互融合呈不规则片状模糊影,弥漫分布或局限于一侧或一叶,或见于肺门两侧,由内向外逐渐变淡,形成所谓"蝶形肺门",同时小叶间隔中的积液可使间隔增宽,形成小叶间隔线,即 Kerley A 线和 B 线等。放射性核素心肌显像可评判心肌灌注情况,同时可评价患者的心功能情况。STEMI 强调早期再灌注治疗,因此影像学检查在急性 STEMI 的应用受到了很大的限制。必须指出,不应该因等待患者血清心脏生化标志物测定和影像学检查结果而延迟再灌注治疗。

(二)鉴别诊断

STEMI 的持续性胸痛应与以下疾病相鉴别,特别是危重疾病。

1.主动脉夹层

胸痛呈撕裂样、剧烈且很快达到高峰,常放射至肩背部及下肢,心率增快、血压升高,心脏彩超、主动脉增强 CT 有助于鉴别。

2.肺动脉栓塞

常表现为突发呼吸困难、胸痛、咯血、晕厥等,肺动脉瓣第二心音亢进,心肌损伤标志物常不高,血气分析、D-二聚体、肺动脉 CT 有助于鉴别。

3.急性心包炎

胸痛常伴发热,深呼吸时加重,早期可闻及心包摩擦音,心电图有 ST 段弓背向下型抬高,心肌损伤标志物常不高。

4.不稳定型心绞痛

胸痛时间较短,一般少于 20 分钟,心电图常呈 ST 段下移,T 波倒置,但变异型心绞痛有 ST 抬高,但无病理性 Q 波,心肌损伤标志物常不高。

5.急腹症

如食管反流伴痉挛、消化道穿孔、急性胰腺炎、急性胆囊炎等急腹症常与 STEMI 混淆,但一般无心电图改变和心肌损伤标志物增高。

四、治疗和预后

(一)初始处理

1.持续心电、血压和血氧饱和度监测

所有 STEMI 患者到院后应立即予以心电、血压和血氧饱和度监测,并建立静脉通路,必要时开通大静脉。

2.吸氧

所有 STEMI 患者到院后应立即予以鼻导管吸氧,急性左心衰竭、肺水肿或有机械并发症的患者常伴有严重低氧血症,需面罩加压给氧或气管插管并机械通气。

3.绝对卧床休息

所有 STEMI 患者入院后应绝对卧床休息,可以降低心肌氧耗量。一般患者卧床休息 1~

3 天,如有血流动力学不稳定、心力衰竭、心肌梗死后并发症的患者应延长卧床时间。

4.镇痛

STEMI 患者常伴剧烈胸痛,引起交感神经过度兴奋,产生心动过速、血压升高,从而增加心肌氧耗量,并易诱发快速室性心律失常。因此,应迅速给予有效镇痛剂,可静脉注射吗啡 3 mg,必要时 5 分钟重复 1 次,总量不宜超过 15 mg。吗啡不仅可以起到镇痛作用,还能扩张血管,降低左心室前后负荷,减少心肌氧耗量。吗啡的不良反应有恶心、呕吐、低血压和呼吸抑制,一旦出现呼吸抑制,可每隔 3 分钟静脉注射纳洛酮 0.4 mg(最多 3 次)拮抗。

5.饮食和排便

STEMI 患者需禁食至胸痛消失,然后给予流质、半流质饮食,逐步过渡到普通饮食。必要时使用缓泻剂,以防止便秘产生,排便用力,导致心律失常或心力衰竭,甚至心脏破裂。

(二)再灌注治疗

STEMI 通常是在冠状动脉粥样硬化的基础上突发斑块破裂、血栓形成,引起冠状动脉急性闭塞,从而导致血供中断,心肌出现缺血性坏死。在冠状动脉急性闭塞后的 20 分钟,心肌开始由内膜向外膜坏死,这一过程需 4～6 小时。心肌再灌注治疗开始越早,心肌坏死面积越小,预后相对越好。但单纯的心外膜血管开通不等于有效的再灌注,组织水平的再灌注才是任何再灌注治疗的终极目标。因此,早期、迅速、完全、持续和有效的再灌注治疗是 STEMI 最有效的治疗。再灌注治疗的方法主要有溶栓治疗、PCI 和 CABG。

1.溶栓治疗

在纤溶酶原激活剂的作用下,纤溶酶原可转变成纤溶酶,降解血栓上的不溶性纤维蛋白,从而使血栓溶解,梗死血管再通。早期大规模临床研究结果表明,溶栓治疗可显著降低 STEMI 患者的病死率。在 PCI 成为标准治疗之前,溶栓治疗是再灌注治疗的优先选择。在没有介入治疗的社区医院或者转诊到可开展介入治疗的医院需要很长时间的情况下,溶栓治疗是 STEMI 的首选。尽管溶栓治疗后 90 分钟内 80% 以上患者的梗死相关动脉可以再通,但是 40%～70% 的患者梗死相关动脉不能达到正常冠状动脉血流(TIMI3 级),而且即使是成功的再灌注后,至少 20% 的患者会发生再闭塞,再梗死率达到 19%。因此,使用溶栓治疗的患者大约只有 25% 可以达到理想且稳定的血流。

(1)溶栓治疗有严格的适应证,指南推荐:①发病 12 小时以内到不具备急诊 PCI 治疗条件的医院就诊、不能迅速转运、无溶栓禁忌证的 STEMI 患者均应进行溶栓治疗;②患者就诊早(发病≤3 小时)而不能及时进行 PCI 介入治疗者,或虽具备急诊 PCI 治疗条件,但就诊至球囊扩张时间与就诊至溶栓开始时间相差>60 分钟,且就诊至球囊扩张时间>90 分钟者应优先考虑溶栓治疗;③对再梗死患者,如果不能立即(症状发作后 60 分钟内)进行冠状动脉造影和 PCI,可给予溶栓治疗;④对发病 12～24 小时仍有进行性缺血性疼痛和至少 2 个胸导联或肢体导联 ST 段抬高>0.1 mV 的患者,若无急诊 PCI 条件,在经过选择的患者也可溶栓治疗;⑤STEMI 患者症状发生 24 小时,症状已缓解,不应采取溶栓治疗。

(2)溶栓治疗的禁忌证。

绝对禁忌证:①既往任何时间出血性脑卒中病史;②已知的脑血管结构异常(如动静脉畸形);③3 个月内有缺血性脑卒中发作(除外 4.5 小时内急性缺血性脑卒中);④已知的颅内恶性肿瘤(原发或转移);⑤未排除的主动脉夹层;⑥活动性出血或者凝血功能障碍者;⑦3 个月内严重头部闭合性创伤或面部创伤;⑧2 个月内颅内或者脊柱外科手术。

相对禁忌证:①慢性的、严重的、没有得到良好控制的高血压史或者目前血压增高;②缺血性脑卒中病史超过 3 个月;③痴呆;④外伤或持续＞10 分钟的心肺复苏;⑤3 周内大手术史,2～4 周内的内出血;⑥已知的颅内病理学改变(不包括在绝对禁忌证内);⑦不能压迫止血部位的大血管穿刺;⑧妊娠;⑨活动性的消化道溃疡;⑩目前正在应用抗凝剂。另外,根据综合临床判断,患者的风险/效益比不利于溶栓治疗,尤其是有出血倾向者,包括严重肝肾疾病、恶病质、终末期肿瘤等。由于流行病学调查显示中国人群的出血性脑卒中发病率高,因此,年龄≥75 岁的 STEMI 患者应首选 PCI,选择溶栓治疗时应慎重,酌情减少溶栓药物剂量。

(3)溶栓药物的选择、剂量及用法:溶栓药物目前有三代,可分为非特异性纤溶酶原激活剂和特异性纤溶酶原激活剂,前者有链激酶和尿激酶,后者包括人重组组织型纤溶酶原激活剂、替奈普酶、阿替普酶和瑞替普酶。应严格掌握溶栓药物的用法及剂量,通常优先选择特异性纤溶酶原激活剂。主要溶栓药物用法及剂量见表 4-5。

表 4-5　主要溶栓药物剂量及用法

溶栓剂	用法及剂量	抗原性	血管开通率*
特异性纤溶酶原激活剂			
替奈普酶	一般为 30～50 mg 溶于 10 mL 生理盐水静脉推注。根据体重调整剂量:如体重＜60 kg,剂量为 30 mg;体重每增加 10 kg,剂量增加 5 mg,最大剂量为 50 mg(尚缺乏国人的研究资料)	否	85%
阿替普酶	①全量 90 分钟加速给药法:首先静脉推注 15 mg,随后 0.75 mg/kg 在 30 分钟内持续静脉滴注(最大剂量不超过 50 mg);继之 0.5 mg/kg 60 分钟持续静脉滴注(最大剂量不超过 35 mg)②半量给药法:50 mg 溶于 50 mL 专用溶剂,首先静脉推注 8 mg,之后 42 mg 于 90 分钟内滴完	否	84%
瑞替普酶	10 U 溶于 5～10 mL 注射用水,静脉推注＞2 分钟,30 分钟后重复上述剂量	否	73%～84%
非特异性纤溶酶原激活剂			
链激酶	1.5×10^6 U,60 分钟内静脉滴注	是	60%～68%

注:＊,指 90 分钟 TIMI2～3 级。

(4)疗效评估:GUSTO-Ⅰ研究表明,TIMI 3 级血流者的预后明显好于 TIMI 2 级者。TIMI 3 级血流对预测 STEMI 患者近期和远期的死亡率非常重要。因此,早期溶栓的目的就是迅速达到并维持 TIMI 3 级血流。溶栓开始后 60～180 分钟内应监测临床症状、心电图 ST 段抬高和心律/心率的变化。梗死相关动脉再通的间接判定指标包括:①60～90 分钟内抬高的 ST 段至少回落 50%;②cTn 峰值提前至发病 12 小时内,肌酸激酶同工酶酶峰提前到 14 小时内;③2 小时内胸痛症状明显缓解;④治疗后的 2～3 小时内出现再灌注性心律失常,如加速性室性自主心律、房室传导阻滞或束支传导阻滞,之后突然改善或消失;或者下壁 STEMI 患者出现一过性窦性心动过缓、窦房传导阻滞伴或不伴低血压。上述 4 项中,心电图变化和心肌损伤标志物峰值前移最重要。冠状动脉造影判断标准:TIMI 2 或 3 级血流表示梗死相关动脉再通,TIMI 3 级为完全性再通,溶栓失败则梗死相关动脉持续闭塞(TIMI 0~1 级)。TIMI 血流分级见表 4-6。

表 4-6　TIMI 血流分级

分级	冠状动脉造影结果
0 级	血管闭塞远端无前向血流
1 级	造影剂部分通过闭塞部位,但不能充盈远端血管床
2 级	造影剂可完全充盈梗死相关动脉远端血管床,但造影剂充盈及排空的速度较正常冠状动脉延缓
3 级	造影剂可完全充盈梗死相关动脉远端血管床,且充盈及排空的速度正常

2.PCI 治疗

近年来已经证实急诊 PCI 在 STEMI 患者中比溶栓治疗更有益处,因为 PCI 比溶栓治疗能获得更高的梗死相关动脉再通率及 TIMI 3 级血流。长期随访结果显示,急诊 PCI 患者较溶栓治疗,其死亡率、再梗死率及再缺血发生率低。心肌梗死后早期冠状动脉造影检查还可以带来额外的获益,可对发生再梗死或者心血管并发症的患者进行早期危险分层及鉴别。对于 STEMI 患者在急诊 PCI 同时行支架植入,特别是药物涂层支架,可使患者进一步获益。急诊 PCI 优于溶栓治疗,即便是转移到专科医院需要较长时间,同样优先选择急诊 PCI 治疗。研究表明,如果 STEMI 患者可在 2 小时内转运至可行 PCI 的临床中心,即使延误了开始的治疗,行 PCI 的患者较之溶栓治疗的患者也会有较好的预后。

(1)直接 PCI:指 STEMI 患者不进行溶栓治疗,而直接对梗死相关动脉进行球囊扩张和支架植入。指南对直接 PCI 推荐如下。

Ⅰ类推荐:①如果即刻可行,且能及时进行(就诊-球囊扩张时间<90 分钟),对症状发病 12 小时内的 STEMI(包括正后壁心肌梗死)或伴有新出现或可能新出现左束支传导阻滞的患者应行直接 PCI。急诊 PCI 应当由有经验的医师(每年至少独立完成 50 例 PCI),并在具备条件的导管室(每年至少完成 100 例 PCI)进行。②年龄<75 岁,在发病 36 小时内出现心源性休克,病变适合血管重建,并能在休克发生 18 小时内完成者,应行直接 PCI,除非患者拒绝、有禁忌证和/或不适合行有创治疗。③症状发作<12 小时,伴有严重心功能不全和/或肺水肿(Killip Ⅲ级)的患者应行直接 PCI。④常规支架植入。

Ⅱa 类推荐:①有选择的年龄≥75 岁、在发病 36 小时内发生心源性休克、适于血管重建并可在休克发生 18 小时内进行者,如果患者既往心功能状态较好、适于血管重建并同意介入治疗,可考虑行直接 PCI;②如果患者在发病 12~24 小时内具备以下 1 个或多个条件时可行直接 PCI 治疗:严重心力衰竭、血流动力学或心电不稳定、持续缺血的证据。

Ⅲ类推荐:①无血流动力学障碍患者,在直接 PCI 时不应该对非梗死相关血管进行 PCI 治疗;②发病>12 小时,无症状、血流动力学和心电稳定的患者不宜行直接 PCI 治疗。

(2)转运 PCI:高危 STEMI 患者就诊于无直接 PCI 条件的医院,尤其是有溶栓禁忌证或虽无溶栓禁忌证但已发病>3 小时的患者,可在抗栓(抗血小板或抗凝)治疗的同时,尽快转运至可行 PCI 的医院。根据我国国情,也可尽快请有资质的医师到有 PCI 硬件条件的医院行直接 PCI。STEMI 患者如溶栓失败或有溶栓禁忌证时,应迅速转院行 PCI,尽快开通梗死相关动脉。

(3)溶栓后紧急 PCI。

Ⅰ类推荐:接受溶栓治疗的患者具备以下任何一项,推荐其接受冠状动脉造影及 PCI 治疗:①年龄<75 岁、发病 36 小时内的心源性休克,适合接受再血管化治疗;②发病 12 小时内的严重心力衰竭和/或肺水肿(KillipⅢ级);③有血流动力学障碍的严重心律失常。

Ⅱa 类推荐:①年龄≥75 岁、发病 36 小时内已接受溶栓治疗的心源性休克,适合进行血运重建的患者,进行冠状动脉造影及 PCI;②溶栓治疗后血流动力学或心电不稳定和/或有持续缺血表现者;③溶栓 45～60 分钟后仍有持续心肌缺血表现的高危患者,包括中等或大面积心肌处于危险状态(前壁心肌梗死,累及右心室下壁的心肌梗死或胸前导联 ST 段下移)的患者急诊 PCI 是合理的。

Ⅱb 类推荐:对于不具备上述Ⅰ类和Ⅱa 类适应证的中高危患者,溶栓后进行冠状动脉造影和 PCI 治疗的策略也许是合理的,但其益处和风险尚待进一步确定。

Ⅲ类推荐:对于已经接受溶栓治疗的患者,如果不适宜 PCI 或不同意接受进一步有创治疗,不推荐进行冠状动脉造影和 PCI 治疗。

(4)早期溶栓成功或未溶栓患者(>24 小时)PCI。在对此类患者进行详细临床评估后,择期 PCI 的推荐指征为:①病变适宜 PCI 且有再发心肌梗死表现;病变适宜 PCI 且有自发或诱发心肌缺血表现;②病变适宜 PCI 且有心源性休克或血流动力学不稳定;③左心室射血分数(左心室射血分数)<0.40、心力衰竭、严重室性心律失常,常规行 PCI;④急性发作时有临床心力衰竭的证据,尽管发作后左心室功能尚可(LVFF>0.40),也应考虑行 PCI 治疗;⑤对无自发或诱发心肌缺血的梗死相关动脉的严重狭窄于发病 24 小时后行 PCI;⑥对梗死相关动脉完全闭塞、无症状的 1～2 支血管病变,无心肌缺血表现,血流动力学和心电稳定患者,不推荐发病 24 小时后常规行 PCI。

3.CABG

对治疗急性期的 STEMI 有一定的限制,对下列情况可行急诊 CABG:①STEMI 患者行 PCI 失败,如合并持续性或反复心肌缺血、心源性休克、严重心力衰竭或者有高危特征者;②对于有机械性并发症(如心室游离壁破裂、乳头肌断裂、室间隔穿孔)的 STEMI 者;③左主干狭窄>50% 或三支病变,且存在危及生命的室性心律失常者;④年龄<75 岁,严重左主干病变或者三支病变,STEMI 后 36 小时发生心源性休克,并能在休克发生 18 小时内行 CABG 者;⑤STEMI 患者血流动力学不稳定和需要紧急 CABG 时机械循环支持是合理的。

抗血小板及抗凝药物在行 CABG 前应调整,指南推荐:①急诊 CABG 前阿司匹林不应用;②紧急辅助泵 CABG 前氯吡格雷或替格瑞洛应至少停用 24 小时;③急诊 CABG 前 2～4 小时应停用 GPⅡb/Ⅲa 受体拮抗剂。

在临床上,如果患者出现 STEMI 的临床症状,心电图表现符合 STEMI 诊断标准,应该立即开始治疗。在这种情况下,等待血清心脏标志物检查结果是错误的,因为患者在出现症状后立即查血清标志物可能结果并不高。直接 PCI 和溶栓治疗是急诊再灌注的方法,应根据具体情况选择。

(三)药物治疗

正确选择治疗方案可以降低急性 STEMI 的死亡率,包括早期再灌注治疗(PCI 或溶栓治疗)和阿司匹林的使用和/或其他抗血小板药物、β 受体阻滞剂、血管紧张素转换酶抑制剂/血管紧张素受体拮抗剂和他汀类药物。

1.抗血小板治疗

冠状动脉内斑块破裂诱发局部血栓形成,是导致 STEMI 的主要原因。在急性血栓形成中血小板活化起着十分重要的作用,抗血小板治疗已成为急性 STEMI 的常规治疗,溶栓前即应使用。常用的抗血小板药物有:阿司匹林、P2Y12 受体抑制剂、血小板糖蛋白 Ⅱb/Ⅲa 受体拮抗剂等。

(1)阿司匹林:通过抑制血小板环氧化酶使血栓素 A_2 合成减少,达到抑制血小板聚集的作用。虽然目前阿司匹林的最佳剂量仍未确定,各国指南推荐也不一样,但 STEMI 急性期所有患者只要无禁忌证,均应立即口服水溶性阿司匹林或嚼服肠溶阿司匹林,我国指南推荐负荷量300 mg,继以每天 100mg 长期维持。2013 年美国心脏学院/美国心脏协会指南推荐负荷量162～325 mg,继以 81～325 mg 维持,推荐 81 mg 维持。

(2)P2Y12 受体抑制剂:主要包括氯吡格雷、普拉格雷、替格雷洛,主要抑制 ADP 诱导的血小板聚集,口服后起效快。CLARITY 研究和 COMMIT/CCS-2 研究均证实阿司匹林联合氯吡格雷优于单用阿司匹林。指南对溶栓治疗、直接 PCI 和溶栓后 PCI 使用 P2Y12 受体抑制剂的推荐见表 4-7～表 4-9。若服用 P2Y12 受体抑制剂治疗时,出血风险大于预期疗效导致病死率增高时,则应提前停药。对阿司匹林禁忌者,可长期服用氯吡格雷。

表 4-7 指南对溶栓治疗使用氯吡格雷的推荐

溶栓治疗	推荐,证据
年龄<75 岁,负荷量 300 mg,维持量 75 mg	Ⅰ,A
持续 14 天至 1 年	Ⅰ,A(14 天) Ⅰ,C(1 年)
年龄≥75 岁,无负荷量,直接 75 mg,维持量 75 mg	Ⅰ,A
持续 14 天至 1 年	Ⅰ,A(14 天) Ⅰ,C(1 年)

表 4-8 指南对直接 PCI 使用 P2Y12 受体抑制剂的推荐

直接 PCI	推荐,证据
氯吡格雷:负荷量 600 mg,维持量 75 mg 每天 1 次	Ⅰ,B
普拉格雷:负荷量 60 mg,维持量 10 mg 每天 1 次	Ⅰ,B
禁用于有卒中或者 TIA 病史者	Ⅲ,B
替格雷洛:负荷量 180 mg,维持量 90 mg 每天 2 次	Ⅰ,B
接受支架(BMS 或 DES)植入者,要用 1 年的 P2Y12 受体抑制剂	Ⅰ,B
未植入支架患者,应使用氯吡格雷 75 mg 每天 1 次,至少 28 天,条件允许者也可用至 1 年	Ⅱa,C

(3)GPⅡb/Ⅲa 受体拮抗剂:是目前最强的抗血小板药物,主要有阿昔单抗、依替巴肽和替罗非班。一般用于急诊 PCI 中,一方面可以减少支架植入后的支架内血栓形成,另一方面可以减少梗死相关动脉的无复流,改善心肌供血。Meta 分析显示,急性心肌梗死 PCI 术中使用 GPⅡb/Ⅲa 受体拮抗剂可减少死亡率。指南对拟行直接 PCI 的 STEMI 患者使用 GPⅡb/Ⅲa 受体拮抗剂的推荐见表 4-10。在当前双重抗血小板治疗及有效抗凝治疗的情况下,GPⅡb/Ⅲa 受体

拮抗剂不推荐常规应用,可选择性用于血栓负荷重的患者和噻吩并吡啶类药物未给予适当负荷量的患者。静脉溶栓联合 GPⅡb/Ⅲa 受体拮抗剂可提高疗效,但出血并发症增加,使用时应权衡利弊。

表 4-9　指南对溶栓后 PCI 使用 P2Y12 受体抑制剂的推荐

溶栓后 PCI	推荐,证据
氯吡格雷:溶栓时已负荷,继续 75 mg 维持	
DES 至少 1 年,BMS 30 天至 1 年	
未接受负荷量,溶栓后 24 小时内 PCI 者,负荷量 300 mg	Ⅰ,C
溶栓后 24 小时后 PCI 者,负荷量 600 mg	
普拉格雷:非特异性纤溶酶原激活剂溶栓 24 小时后,特异性纤溶酶原激活剂	Ⅱa,B
溶栓 48 小时后,负荷量 60 mg,维持量 10 mg	Ⅲ,B
禁用于卒中和 TIA 史者	Ⅱa,B
DES 至少 1 年,BMS 30 天至 1 年	

表 4-10　指南对直接 PCI 使用 GPⅡb/Ⅲa 受体拮抗剂的推荐

直接 PCI	推荐,证据
阿昔单抗:负荷量 0.25 mg/kg,维持量每分钟 0.125 μg/kg,最大每分钟 10 μg,维持 12 小时	Ⅱa,A
依替巴肽:负荷量 180 μg/kg×2 次,间隔 10 分钟,维持量每分钟 2 μg/kg,维持 18 小时;肌酐清除率每分钟<50 mL 者减半,禁用于透析者	Ⅱa,B
替罗非班:负荷量 25 μg/kg,维持量每分钟 0.15 μg/kg,维持 12~18 小时;肌酐清除率每分钟<30 mL 者减半	Ⅱa,B
导管室之前应用	Ⅱb,B

2.抗心肌缺血及其他药物

(1)硝酸酯类:可通过扩张血管及冠状动脉,降低心脏前负荷,增加冠状动脉血流,降低心肌氧耗量,改善心肌缺血,并可预防和解除冠状动脉痉挛。常用的硝酸酯类药物包括硝酸甘油、硝酸异山梨酯和 5-单硝酸异山梨酯。静脉滴注硝酸甘油应从低剂量(每分钟 5~10 μg)开始,酌情逐渐增加剂量(每 5~10 分钟增加 5~10 μg,最大剂量每分钟 100 μg),直至症状控制、收缩压降低 1.3 kPa(10 mmHg)(血压正常者)或 4.0 kPa(30 mmHg)(高血压患者)的有效治疗剂量。在静脉滴注硝酸甘油过程中应密切监测血压(尤其大剂量应用时),如果出现心率明显加快或收缩压<12 kPa(90 mmHg),应减量或停药。最初 24 小时静脉滴注硝酸甘油一般不会产生耐药性,若 24 小时后疗效减弱或消失,可酌情增加滴注剂量。硝酸酯类药物的不良反应有头痛、反射性心动过速和低血压等。当该类药物造成血压下降而限制 β 受体阻滞剂的应用时,则不应使用硝酸酯类药物。此外,硝酸酯类药物会引起青光眼患者眼压升高。

(2)β受体阻滞剂:通过抑制交感神经系统、减慢心率、降低体循环血压和减弱心肌收缩力,以减少心肌氧耗量和改善缺血区的氧供需失衡,缩小心肌梗死面积,减少复发性心肌缺血、再梗死、室颤及其他恶性心律失常,可改善 STEMI 患者的预后。常用的 β 受体阻滞剂有阿替洛尔、美托洛尔、

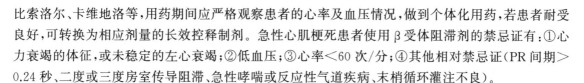

比索洛尔、卡维地洛等,用药期间应严格观察患者的心率及血压情况,做到个体化用药,若患者耐受良好,可转换为相应剂量的长效控释制剂。急性心肌梗死患者使用β受体阻滞剂的禁忌证有:①心力衰竭的体征,或未稳定的左心衰竭;②低血压;③心率<60次/分;④其他相对禁忌证(PR间期>0.24秒、二度或三度房室传导阻滞、急性哮喘或反应性气道疾病、末梢循环灌注不良)。

(3)ACEI和ARB:ACEI主要通过影响心室重构、减轻心室过度扩张,从而减少充血性心力衰竭的发生,降低病死率。几项大规模临床随机试验(如ISIS-4、GISSI-3、CCS-1和SMILE)已明确STEMI早期使用ACEI能降低病死率(尤其是前6周的病死率降低最显著),高危患者应用ACEI临床获益明显,前壁STEMI伴有左心功能不全的患者获益最大。STEMI早期ACEI应从低剂量开始,逐渐加量。另外,不推荐常规联合应用ACEI和ARB;对能耐受ACEI的患者,不推荐常规用ARB替代ACEI。

(4)醛固酮受体拮抗剂:通常在ACEI治疗的基础上使用。对于左心室射血分数≤0.40、有症状的心力衰竭或有糖尿病的STEMI患者,醛固酮拮抗剂应给予已接受β受体阻滞剂和ACEI的患者。ACEI和螺内酯联合应用较ACEI和ARB联合应用有更好的价效比,一般不建议三者联合应用。

(5)钙通道阻滞剂:主要通过降低血压、减慢心率和减弱心肌收缩力来减少心肌氧耗,但同时会反射性引起交感神经活性增高。临床研究表明,在急性心肌梗死早期或者晚期使用钙通道阻滞剂均不能降低患者的死亡率,对部分患者甚至不利。因此,指南不推荐钙通道阻滞剂作为STEMI的一线用药。

(6)他汀类药物:除调脂作用外,他汀类药物还具有抗炎、改善内皮功能、减少炎症反应、稳定斑块、改善糖耐量、抑制血小板聚集、逆转左心室肥厚等作用。因此,指南推荐:①所有无禁忌证的STEMI患者入院后应尽早开始强化他汀类药物治疗;②24小时内明确STEMI患者血脂情况是合理的;③所有STEMI患者均应使用他汀类药物使低密度脂蛋白胆固醇目标值达到<2.6 mmol/L(100 mg/dL)。调脂治疗不仅对血脂异常的STEMI患者有益,对血脂正常,甚至基线低密度脂蛋白胆固醇<1.8 mmol/L(70 mg/dL)的患者仍有益。低密度脂蛋白胆固醇达标后,长期维持治疗有利于冠心病的二级预防。

(四)干细胞移植

目前干细胞移植治疗大多采用骨髓间充质干细胞或骨骼肌成纤维细胞。Meta分析表明干细胞移植治疗STEMI可轻度提高患者左心室射血分数。但由于样本量较小,不同临床试验结果存在较大差异,大部分临床终点(如死亡、靶血管血运重建、因心力衰竭再次住院率等)均无显著改善,因此,安全性和有效性尚需多中心、大样本随机双盲对照研究证实,目前不宜作为常规治疗选择。尽管目前干细胞在心肌再生的动物和临床试验中取得了令人鼓舞的结果,但是干细胞治疗心肌梗死目前仍处于起步阶段,仍有许多问题亟待解决。

(五)并发症及处理

1.心力衰竭和心源性休克

(1)心力衰竭:多见于大面积心肌梗死的患者,如广泛前壁心肌梗死。左心室舒张功能不全可导致肺静脉高压及肺淤血,收缩功能不全可导致心排血量明显降低与心源性休克。急性左心衰竭时患者常表现为烦躁、呼吸困难、端坐呼吸、面色发绀、咳粉红色泡沫痰,血压增高、心率增快,听诊两肺满布湿啰音及哮鸣音,第一心音减弱、肺动脉瓣第二心音亢进及奔马律。如病情进一步发展,血压可持续性下降,直至心源性休克甚至死亡。

（2）心源性休克：是急性心肌梗死后泵衰竭最严重的并发症。绝大多数是由于梗死后心肌坏死所致，但也有部分是机械性因素引起，如游离壁破裂、假性动脉瘤破裂、室间隔穿孔或乳头肌断裂等。患者呈严重的低血压及低灌注状态，表现为意识不清、四肢厥冷、少尿等。心源性休克患者死亡率极高，预后极差。

综上，急性左心衰竭和心源性休克是 STEMI 的严重并发症，是致命性的，必须立即进行有效处理。

2.心律失常

由于心肌严重缺血，导致心肌细胞电不稳定性，STEMI 患者可发生室性期前收缩、室性心动过速、心室颤动或加速自主心律等；窦性心动过缓，有时伴有房室传导阻滞与低血压，可能与迷走神经活动性增强有关；交感神经兴奋可引起窦性心动过速、房性期前收缩、心房纤颤等；缺血性损伤可发生房室传导阻滞或室内传导阻滞。应及时消除心律失常，以免演变为严重的恶性心律失常甚至猝死。首先应排除患者是否存在再发心肌梗死、严重电解质紊乱和代谢异常等诱因。发生心室颤动或持续多形性室性心动过速时，应尽快非同步直流电除颤；持续单形性室性心动过速可先予以药物治疗，如胺碘酮 150 mg 静脉推注，然后每分钟 1 mg，6 小时后每分钟 0.5 mg 维持，或者利多卡因 50～100 mg 静脉推注，必要时重复；频发室性期前收缩、非持续性室速也可使用利多卡因；对窦性心动过缓者可给予阿托品 0.5～1.0 mg 静脉推注，3～5 分钟可重复，最大量 2～3 mg；高度房室传导阻滞或严重的束支传导阻滞可行临时起搏。

3.其他

STEMI 后其他并发症，包括再发胸部不适、缺血及再梗死、机械并发症（如左心室游离壁破裂、室间隔穿孔、乳头肌功能不全或断裂等）等。此外，心包积液、心肌炎及 Dressler 综合征也可能发生。STEMI 患者（尤其是前壁 STEMI）5％～10％发生左心室室壁瘤，心电图可出现 ST 段持续抬高，应及时行超声心动图明确。

（六）二级预防

所有 STEMI 患者出院前应接受健康教育，包括生活方式改变和药物治疗。STEMI 患者的家属应监督患者进行生活方式的改变，STEMI 患者及家属同时还应学会识别常见心脏病（如心绞痛、心肌梗死）的症状以及院前处理措施。STEMI 患者出院后，应继续进行科学合理的二级预防，以降低心肌梗死复发、心力衰竭以及心源性死亡等主要不良心血管事件的危险性，并改善患者的生活质量。STEMI 患者的二级预防措施包括生活方式改善、药物治疗以及心血管危险因素的综合防控。

1.生活方式改变

（1）戒烟：吸烟是一项主要的危险因素。在 STEMI 患者住院期间，烟草依赖者常常能主动或被动的暂时停止吸烟，而出院后能否永久戒烟并避免被动吸烟是戒烟能否成功的关键。医务人员应在出院前对 STEMI 患者及家属进行宣教，指导并制订正规的戒烟计划，督促其戒烟，必要时可给予适当的药物治疗（尼古丁替代品等）。

（2）运动：适量的运动对 STEMI 患者是有益的，指南推荐 STEMI 患者以运动锻炼为主的心脏康复训练。STEMI 患者出院前应做运动耐量评估，并制订个体化运动方案。对病情稳定的患者建议每天进行 30～60 分钟中等强度的有氧运动（如快步行走等），每周至少坚持 5 天，应循序渐进，避免过度运动。

（3）控制体重：肥胖是一项重要的危险因素。出院前以及出院后随诊时应监测体重，并建议其通过合理饮食与运动将体重指数控制在 24 kg/m² 以下。

2.药物治疗

(1)抗血小板治疗:若无禁忌证,所有 STEMI 患者出院后均应长期服用阿司匹林(每天 75~150 mg)治疗。

(2)ACEI 和 ARB:若无禁忌证,所有伴有心力衰竭(左心室射血分数<0.40)、高血压、糖尿病或慢性肾脏疾病的 STEMI 患者均应长期服用 ACEI 治疗。

(3)β 受体阻滞剂:在 STEMI 患者二级预防中的价值已经被广泛证实。若无禁忌证,所有 STEMI 患者均应长期服用 β 受体阻滞剂治疗,并根据患者耐受情况确定个体化的治疗剂量。

(4)醛固酮拮抗剂:无明显肾功能损害和高血钾的 STEMI 患者,经过有效剂量的 ACEI 与 β 受体阻滞剂治疗后其左心室射血分数<0.40,可考虑应用醛固酮拮抗剂治疗,但须密切观察相关不良反应(特别是高钾血症)的发生。

3.控制心血管危险因素

(1)控制血压:STEMI 患者出院后应继续进行有效的血压管理。对于一般患者,应将其血压控制于<18.7/12.0 kPa(140/90 mmHg),合并慢性肾病者应将血压控制于<17.3/10.7 kPa(130/80 mmHg)。近来有证据显示,冠心病患者血压水平与不良事件发生率之间可能存在 J 形曲线关系,即血压水平过高或过低均可对其预后产生不利影响,因此在保证血压(特别是收缩压)达标的前提下,需避免患者舒张压<9.3 kPa(70 mmHg)。

(2)调脂治疗:STEMI 患者出院后应坚持使用他汀类药物,将低密度脂蛋白胆固醇控制在<2.60 mmol/L(100 mg/dL),并可考虑达到更低的目标值[低密度脂蛋白胆固醇<2.08 mmol/L(80 mg/dL)]。对于合并糖尿病者,应将低密度脂蛋白胆固醇控制在<2.08 mmol/L(80 mg/dL)以下。达标后需要进行随访来调整剂量,不可盲目停药或减小剂量。

(3)血糖管理:对所有 STEMI 患者均应询问其有无糖尿病病史,并常规检测空腹血糖,对糖尿病患者应严格控制血糖。

(4)植入式心脏除颤器的应用:对于心脏性猝死复苏成功者,植入式心脏除颤器可以显著降低其心脏性死亡发生率以及总病死率。研究显示,以下两类患者使用植入式心脏除颤器可以显著获益:①左心室射血分数<0.40,且伴有自发非持续性室速和/或电程序刺激可诱发出单形持续性室速者;②STEMI 至少 40 天后患者仍存在心力衰竭症状(NYHA 心功能Ⅱ~Ⅳ级),且左心室射血分数<0.30 者。STEMI 后虽经最佳药物治疗仍存在轻度心力衰竭症状且左心室射血分数<0.35 者也可考虑植入式心脏除颤器。为保证患者心功能有充分的时间恢复,应在 STEMI 患者接受血运重建至少 3 个月后方需评估其是否需要植入式心脏除颤器。

(王玮玮)

第十二节 非 ST 段抬高型心肌梗死

一、病因和发病机制

非 ST 段抬高型心肌梗死患者共同的病理生理机制主要包括以下两种。①斑块破裂:导致急性、非闭塞性的血栓形成;②斑块腐蚀:以血栓黏附于斑块表面而无斑块破裂为特征,尸检发现这种斑块腐蚀在非 ST 段抬高型心肌梗死中占 25%～40%,女性多于男性。

(一)斑块破裂

动脉粥样硬化病变存在于全身所有主要的血管,主要包括脂核和纤维帽。与稳定斑块相比,具有破裂危险的易损斑块形态学特征有:①大而富含脂质的核心(≥40%斑块体积);②胶原和平滑肌细胞缺少的薄纤维帽,血管外层扩张伴正向重塑;③纤维帽、脂质核心周围炎性细胞浸润(单核-巨噬细胞、T 细胞、树突状细胞、脱颗粒的肥大细胞等);④斑块内新生血管增加及斑块内出血。斑块破裂的主要机制包括:单核巨噬细胞或肥大细胞分泌的蛋白酶(如胶原酶、凝胶酶、基质溶解酶等)消化纤维帽;斑块内 T 细胞通过合成 γ-干扰素抑制平滑肌细胞分泌间质胶原,使斑块纤维帽变薄;动脉壁压力、斑块位置和大小、血流对斑块表面的冲击;冠状动脉内压力升高、血管痉挛、心动过速时心室过度收缩和扩张所产生的剪切力以及斑块滋养血管破裂,诱发与正常管壁交界处的斑块破裂。斑块的大小、管腔的狭窄程度与斑块破裂的危险程度无关,回顾性分析发现,近 2/3 的斑块破裂发生在管腔狭窄<50%的部位,几乎所有破裂发生在管腔狭窄<70%的部位。同时,冠状动脉造影发现,具有相同斑块数目及冠状动脉狭窄程度的患者,有些患者可长期无症状,而有些患者能发生严重的心脏事件。非 ST 段抬高型心肌梗死患者通常存在多部位斑块破裂,因此多种炎症、血栓形成及凝血系统激活的标志物增高。

(二)斑块腐蚀

通常指血栓黏附于斑块表面(无斑块破裂),但斑块与血栓连接处内皮缺失。这些斑块通常被认为相对容易形成血栓,但实际上,血栓发生的诱因常位于斑块外部,而并非斑块本身。多见于女性、糖尿病和高血压患者,易发生于轻度狭窄和右冠状动脉病变处。

继发性非 ST 段抬高型心肌梗死患者常有稳定型冠心病病史,冠状动脉外疾病导致心肌氧需与氧供不平衡,剧烈活动、发热、心动过速(如室上性心动过速、房颤伴快速心室率)、甲状腺功能亢进、高肾上腺素能状态、精神压力、睡眠不足、过饱进食、左心室后负荷增高(高血压、主动脉瓣狭窄)等均可增加心肌需氧量;而低血压、严重贫血、正铁血红蛋白血症及低氧血症等减少心肌氧供。另外,少数非 ST 段抬高型心肌梗死由非动脉硬化性疾病所致(如动脉炎、外伤、夹层、血栓栓塞、先天异常、滥用可卡因或心脏介入治疗并发症等)。

二、临床表现

(一)症状

绝大多数非 ST 段抬高型心肌梗死患者有典型的缺血性心绞痛表现,通常表现为深部的、定位不明确的、逐渐加重的发作性胸骨后或者左胸部闷痛,紧缩感,可放射至左侧颈肩部、手臂及下颌部等,呈间断性或持续性,通常因体力活动和情绪激动等诱发,常伴有出汗、恶心、呼吸困难、窒息甚至晕厥,一般可持续数分钟至 20 分钟,休息后可缓解。以加拿大心血管病学会的心绞痛分级为判断标准,不稳定型心绞痛患者的临床特点包括:①静息时心绞痛发作>20 分钟(不服用硝酸甘油的情况下);②初发心绞痛:严重、明显及新发心绞痛(就诊前 1 个月内),表现为自发性心绞痛或劳力型心绞痛;③恶化型心绞痛:原来的稳定型心绞痛最近 1 个月内症状加重,时间延长及频率增加。表现为不稳定型心绞痛的患者,如心肌损伤标志物(如肌酸激酶同工酶、cTn)阳性,则应考虑非 ST 段抬高型心肌梗死。

心绞痛发作时伴低血压或心功能不全,常提示预后不良。贫血、感染、炎症、发热和内分泌紊乱(特别是甲状腺功能亢进)易促进疾病恶化与进展。非 ST 段抬高型心肌梗死的不典型临床表现有:右胸或者肩胛部疼痛、胸背部疼痛、牙痛、咽痛、上腹隐痛、消化不良、胸部针刺样痛或仅有呼吸困难等(图4-30),这些常见于老年、女性、糖尿病、慢性肾功能不全或痴呆症患者,应注意鉴别。临床缺乏典型胸痛,特别是当心电图正常或临界病变时,常易被忽略和延误治疗,应注意连续观察。

(二)体征

绝大多数非 ST 段抬高型心肌梗死患者无明显的体征。但常有出汗、焦虑,甚至坐立不安、期前收缩增多、心率加快等情况。患者血压通常正常,但如果患者疼痛和/或焦虑严重,血压会由于肾上腺素释放而增高。不稳定型心绞痛患者体温通常不高,但心肌梗死患者(包括 STEMI 和非 ST 段抬高型心肌梗死)通常在心肌梗死 4～8 小时后出现低热,持续 4～5 天。心脏听诊常无阳性体征,但如出现第一心音减弱,则要注意有无急性左心功能不全或者房室传导阻滞的存在;第四心音常在胸骨旁能听到,表明左心室顺应性降低;如出现全收缩期杂音,应考虑有无二尖瓣反流。高危患者心肌缺血引起心功能不全时,可有新出现的肺部啰音或啰音增加、第三心音。

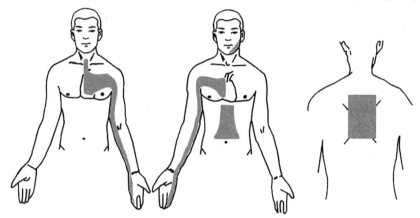

图 4-30　常见心绞痛部位及不典型心绞痛部位

三、诊断和鉴别诊断

(一)诊断

1.病史及体格检查

(1)病史:对病史认真的询问是明确胸痛患者诊断的重要部分,大约80％的非 ST 段抬高型心肌梗死患者有冠状动脉疾病史,且本次胸痛发作常有诱因,如过量运动、情绪激动等,但是许多非 ST 段抬高型心肌梗死症状不典型,因此单纯的依赖病史是不够的。尽管典型心绞痛的胸部不适常被描述为胸闷或压迫感,但研究发现缺血相关胸痛的患者中有 1/4 表现为锐痛或刺痛。所有非 ST 段抬高型心肌梗死患者中 13％表现为胸膜炎样疼痛,7％触诊时可产生疼痛。

(2)体格检查:绝大多数是正常的,包括胸部检查、听诊、心率及血压测定。体格检查的目的是发现外部诱因和排除非心源性胸痛表现(如主动脉夹层、急性肺动脉栓塞、气胸、肺炎、胸膜炎、心包炎、心瓣膜疾病),焦虑惊恐症状等。

2.心电图

静息 12 导联心电图是对疑诊非 ST 段抬高型心肌梗死患者进行筛查和评估的重要首选方法。ST-T 动态变化是非 ST 段抬高型心肌梗死最有诊断价值的心电图表现:症状发作时可记录到一过性 ST 段改变(常表现为 2 个或 2 个以上相邻导联 ST 下移≥0.1 mV),症状缓解后 ST 段缺血性改变改善,或者发作时倒置 T 波呈"伪正常化",发作后恢复至原倒置状态更具有诊断意义,并提示有急性心肌缺血或严重冠状动脉疾病。陈旧性束支传导阻滞提示患者有潜在的冠状动脉疾病,但新出现的或可能为新出现的束支传导阻滞是高危患者的标志。有无症状时均应记录心电图,症状发作时的 12 导联心电图非常有价值。必要时应将不同时间的心电图做前后比较,如果有动态 ST-T 变化,应考虑可能存在非 ST 段抬高型心肌梗死。但有胸痛症状的患者即使心电图正常也不能除外非 ST 段抬高型心肌梗死。研究发现,60%的非 ST 段抬高型心肌梗死患者心电图无变化。

发作时心电图显示胸前导联 T 波对称性深倒置并呈动态改变,多提示左前降支严重狭窄。有冠心病病史的患者如出现胸前导联和/或 aVL 导联的 ST 段改变时应加做后壁导联心电图,以明确是否存在后壁心肌梗死。变异型心绞痛常呈一过性 ST 段抬高。胸痛明显发作时心电图完全正常,还需考虑非心源性胸痛。非 ST 段抬高型心肌梗死的心电图 ST 段压低和 T 波倒置比不稳定型心绞痛更加明显和持久,并可有一系列演变过程(如 T 波倒置逐渐加深,再逐渐变浅,部分还出现异常 Q 波)。约 25%的非 ST 段抬高型心肌梗死可演变为 Q 波心肌梗死,其余75%则为非 Q 波心肌梗死。反复胸痛的患者需进行连续多导联心电图监测,才能发现 ST-T 波变化及无症状性心肌缺血。

心电图不仅对非 ST 段抬高型心肌梗死的诊断非常关键,其类型及变化幅度也能为预后提供重要参考信息。ST 段压低的患者在未来 6 个月内死亡风险最大;仅有单纯的 T 波变化的患者相比心电图正常的患者,长期风险并不增加;ST 段压低的患者,随着压低的程度及 ST 段最低水平点的数目增加,其死亡风险或再发心肌梗死的概率也将增加。

3.心肌损伤标志物

心肌细胞损伤后坏死,细胞膜完整性破坏,导致这些细胞内大分子释放入循环血液,从而能够被检测到。主要的心肌坏死标志物包括肌红蛋白、肌酸激酶、肌酸激酶同工酶、心肌肌钙蛋白(cTnT、cTnI),在非 ST 段抬高型心肌梗死患者的诊断和预后判断中十分重要。

(1)肌酸激酶、肌酸激酶同工酶:迄今为止,肌酸激酶、肌酸激酶同工酶仍是评估胸痛患者的重要生化指标。但由于它们在正常患者血中也有一定低水平的浓度;除心脏外还存在于其他组织中,特别是骨骼肌;这些特点限制了它们的预测价值。

(2)cTnT、cTnI:与传统的心肌酶(如肌酸激酶、肌酸激酶同工酶)相比,cTn 具有更高的特异性和敏感性,是理想的心肌坏死标志物。cTn 在正常人体的血液中含量极少,因此具有高度的特异性。cTn 的检测使我们能够发现 1/3 的肌酸激酶同工酶正常的不稳定型心绞痛患者的心肌坏死,目前已成为非 ST 段抬高型心肌梗死患者诊断和危险分层的必备条件,也为非 ST 段抬高型心肌梗死的早期诊断和预后提供了新的评估内容。高敏肌钙蛋白敏感性为 cTn 的 10～100 倍,胸痛发作 3 小时后即可检测到,因此,2011 年指南首次推荐高敏肌钙蛋白对非 ST 段抬高型心肌梗死患者进行快速诊断筛查。

床旁生化标志物能快速提供非 ST 段抬高型心肌梗死的早期诊断及治疗指导。如果症状发作后 3～4 小时内 cTn 测定结果为阴性,应该在症状出现后 6～9/12～24 小时再次监测。但是cTn 升高也可见于以胸痛为表现的主动脉夹层和急性肺动脉栓塞、非冠状动脉性心肌损伤(如慢性和急性肾功能不全、严重心动过速和过缓、严重心力衰竭、心肌炎、脑卒中、骨骼肌损伤及甲状腺功能减退等疾病),应注意鉴别。

4.影像学检查

冠状动脉CTA推荐用于没有明确冠心病病史,肾功能正常者检查,应考虑CT检查的辐射以及造影剂对患者的影响。超声心动图能发现严重心肌缺血引起的左心室射血分数(左心室射血分数)降低和室壁节段性运动异常。利用影像学技术(如MRI、PET等)能进行心肌核素显像,评价心肌灌注、心肌细胞活力及心功能。

(二)鉴别诊断

主动脉夹层是首先要鉴别的疾病,当夹层累及冠状动脉开口时可伴发急性冠状动脉综合征,心脏彩超、主动脉增强CT有助于鉴别。肺动脉栓塞常表现为突发呼吸困难、胸痛、咯血、晕厥等,血气分析、D-二聚体、肺动脉CT有助于鉴别。还应与以下疾病相鉴别。①其他心脏疾病:如心包炎、肥厚型心肌病伴发的非典型心绞痛;②骨骼肌肉疾病:颈椎、肩部、肋、胸骨等骨骼肌损伤,可表现为非特异性胸部不适,类似心绞痛的症状,但通常为局部疼痛;③病毒感染,如带状疱疹;④消化道疾病:如食管反流伴痉挛、消化道溃疡、胆囊炎等,常与心绞痛混淆;⑤胸腔内疾病:如肺炎、胸膜炎、气胸等都可导致胸部不适;⑥神经精神相关疾病:可表现为惊恐发作及过度通气,也可被误认为非ST段抬高型心肌梗死。

四、治疗和预后

非ST段抬高型心肌梗死冠状动脉病变为未完全闭塞的富含血小板的白血栓,纤维蛋白溶解剂可进一步激活血小板和凝血酶,促进血栓再形成,从而使原来未完全闭塞冠状动脉病变完全闭塞,使非ST段抬高型心肌梗死恶化为STEMI,甚至发生死亡。因此,非ST段抬高型心肌梗死不宜溶栓治疗,而是进一步评估发展为心肌梗死和死亡的潜在危险程度,并根据危险度分层采取不同的治疗策略。

(一)危险分层

对非ST段抬高型心肌梗死患者进行危险分层有助于早期干预策略的选定,同时也能早期发现高危患者并给予积极药物或早期介入治疗,降低不良心血管事件的发生率,节约后期治疗的投入。因此,早期危险分层已成为非ST段抬高型心肌梗死处理策略的首要任务。一般来讲,危险分为血栓事件所导致的急性期危险,与基于动脉粥样硬化程度的远期危险。风险评估应根据具体情况个体化进行,并分为早期风险评估和出院前风险评估,前者目的是明确诊断并识别高危患者,以采取不同的治疗策略(保守或血运重建),并初步评估早期预后;后者则着眼于中远期严重心血管事件的复发,以选择合适的二级预防。

1.早期风险评估

评估患者的风险,包括冠状动脉疾病发生危险因素在内的年龄、性别、冠状动脉疾病家族史、吸烟史、血脂异常、高血压、糖尿病、肾功能障碍、既往冠状动脉疾病病史和吸毒史。12导联心电图、心肌损伤标志物以及炎性标志物(C反应蛋白、纤维蛋白原、IL-6)都是进行危险分层的重要辅助检查手段。指南要求对疑似非ST段抬高型心肌梗死的患者,应据病史、症状、体格检查、心电图和生物标志物结果进行诊断及短期缺血/出血危险分层。患者早期死亡及心血管事件的风险评估是一个复杂的过程,并非一成不变。大量研究结果显示,cTn浓度升高有重要的判断意义,而且治疗获益与cTn水平有持续的相关性。对cTn阴性的非ST段抬高型心肌梗死患者,高敏C反应蛋白升高程度可预测其6个月至4年的死亡风险。研究表明N-末端B型利钠肽原水平与非ST段抬高型心肌梗死患者死亡率密切相关,连续测量N-末端B型利钠肽原水平与单次测量相比显著增加其预测价值。BNP 和/或 N-末端 B 型利钠肽原与其他风险评分系统（TIMI 积分系统）联合使用，则可提高评估非 ST 段抬高型心肌梗死患者预后的价值。对低危患者可考虑负荷试验，中低危患者可考虑冠状动脉 CTA 检查。

（1）缺血评估：非 ST 段抬高型心肌梗死风险评估涉及多个因素，可采用多种方法进行危险分层，目前多采用 TIMI 积分系统。Antman 等开发的 TIMI 风险评分是一种简单的工具，由就诊时 7 个方面的分数总和决定，有下述情况者分别计 1 分：年龄≥65 岁、至少 3 个冠心病危险因素、既往冠状动脉狭窄≥50%、心电图有 ST 段变化、24 小时内至少有 2 次心绞痛发作、7 天内曾使用过阿司匹林、心肌坏死标志物水平升高。随着 TIMI 风险得分的增加，联合终点（14 天全因死亡率、新发或复发心肌梗死或复发心肌缺血需要行血运重建治疗）的发生率也相应增加（表 4-11）。

表 4-11　TIMI 危险积分及心血管事件风险

危险因素： （有下述情况者各计 1 分）	心血管事件风险 *	
	危险因素分值	发生率（%）
年龄≥65 岁	0～1	4.7
≥3 个冠心病危险因素	2	8.3
既往冠状动脉狭窄≥50%	3	13.2
24 小时内≥2 次心绞痛发作	4	19.9
既往 7 天内使用阿司匹林	5	26.2
ST 段改变	6	41
心肌坏死标志物阳性		

注：*，心肌梗死、心源性死亡、持续缺血；低危：0～2 分；中危：3～4 分；高危：5～7 分。

（2）出血评估：非 ST 段抬高型心肌梗死既存在缺血导致的心血管风险，同时也存在使用抗凝、抗血小板药物导致的出血风险（如消化道出血、脑出血等）。

2.出院前风险评估

出院前危险分层主要着眼于中远期再发严重冠状动脉事件的风险评估。应就临床病程的复杂性、左心室功能、冠状动脉病变严重程度、血运重建状况及残余缺血程度进行仔细评估，以选择适当的二级预防（具体见"二级预防"），减少再住院率，提高患者的生存率及生活质量。

（二）药物治疗

药物治疗是非 ST 段抬高型心肌梗死患者抗心肌缺血的基础措施和最重要的内容之一，不仅可缓解缺血症状，更重要的是改善预后，提高远期生存率。

1.抗缺血和抗心绞痛药物治疗

（1）硝酸酯类药物：主要通过介导一氧化氮的产生，刺激鸟苷酸环化酶增加循环环鸟苷酸水平，减少缩血管物质，扩张静脉血管，降低心脏前负荷，减少心肌氧需量。同时扩张冠状动脉血管，增加冠状动脉血流。所有血流动力学稳定的胸痛患者应在进行心电图检查后给予舌下含服硝酸甘油片剂。早期的心电图检查对于观察是否存在动态演变及右心室梗死是非常重要的。如果存在右心室梗死，硝酸酯类应禁用。硝酸酯类主要的不良反应为低血压及反射性心动过速，从而增加心肌氧耗量。如患者症状缓解不满意需应用其他治疗，如 β 受体阻滞剂和静脉硝酸酯类药物，硝酸酯类药物与 β 受体阻滞剂联合应用可以增强抗心肌缺血作用，并相互抵消药物的不良反应（如心动过速）。磷酸二酯酶抑制剂能明显加强和延长硝酸甘油介导的血管扩张，可导致严重的低血压、心肌梗死甚至死亡。急性期持续给予硝酸酯类药物可能会由于巯基消耗而出现耐药,因此,应维持每天至少8小时的无药期。硝酸酯类药物可以减轻症状和心肌缺血程度,但并不能降低死亡率。硝酸酯类对非ST段抬高型心肌梗死患者远期临床终点事件的影响尚缺乏随机双盲试验证实。

(2)β受体阻滞剂:通过减慢心率、降低体循环血压和减低心肌收缩力从而降低心肌氧耗量,改善缺血区氧供;同时,通过延长心肌有效不应期,提高心室颤动阈值,可减低恶性心律失常发生率。β受体阻滞剂在缓解心绞痛症状的同时,还能降低急性期患者的死亡率。因此,非ST段抬高型心肌梗死患者排除禁忌后应早期(24小时内)给予口服的β受体阻滞剂,并将其作为常规治疗,从小剂量开始,逐渐加量,注意观察患者的心率及血压。口服药治疗要将静息心率降至50～60次/分。首选具有心脏选择性的β受体阻滞剂,有阿替洛尔、美托洛尔、比索洛尔、卡维地洛等。如患者不能耐受β受体阻滞剂,可考虑应用非二氢吡啶类钙通道阻滞剂。非ST段抬高型心肌梗死患者使用β受体阻滞剂的禁忌证:①心力衰竭的体征,或未稳定的左心衰竭;②低心排状态;③发生心源性休克的危险性高;④其他相对禁忌证(PR间期>0.24秒,二度或三度房室传导阻滞,急性哮喘或反应性气道疾病)。

(3)肾素-血管紧张素-醛固酮系统抑制剂:主要作用机制是通过影响心肌重构、减轻心室过度扩张而减少充血性心力衰竭的发生。大量临床试验证实,血管紧张素转换酶抑制剂可以对非ST段抬高型心肌梗死患者发挥心肌保护作用,并降低左心室收缩功能障碍者、糖尿病伴左心功能不全者和包括左心室功能正常的高危患者的死亡率。随访显示在心肌梗死伴心功能不全患者中使用ACEI,死亡率和住院率的长期受益可维持10～12年。研究证实血管紧张素受体阻滞剂对于心肌梗死后高危患者与ACEI同样有效,对于不能耐受ACEI的患者可使用ARB替代,但联合使用ACEI和ARB可增加不良事件。EPHESUS研究显示选择性醛固酮受体阻滞剂可降低心肌梗死合并心功能不全或糖尿病患者的致残率和死亡率。在无禁忌证的情况下,抗凝、抗血小板治疗后血压稳定即可开始使用,剂量和时限根据患者情况而定,一般从小剂量开始,逐渐增加,长期应用。

(4)钙通道阻滞剂:主要通过减轻心脏后负荷、降低心肌收缩力、减慢心率,从而缓解心绞痛症状和/或控制血压,但目前尚无证据显示钙通道阻滞剂可以改善非ST段抬高型心肌梗死患者的长期预后。主要不良反应为头痛、脸红、低血压、反射性心动过速及周围血管扩张导致的心肌氧耗量增加。因短效钙通道阻滞剂能引起血压波动及交感兴奋,故禁用于非ST段抬高型心肌梗死患者。指南推荐:①在应用β受体阻滞剂和硝酸酯类药物后患者仍然存在心绞痛症状或难以控制的高血压,可加用长效的二氢吡啶类钙通道阻滞剂;②如患者不能耐受β受体阻滞剂,应将非二氢吡啶类钙通道阻滞剂与硝酸酯类合用;③非二氢吡啶类钙通道阻滞剂不宜用于左心室收缩功能不良的非ST段抬高型心肌梗死患者,并尽量避免与β受体阻滞剂合用。

(5)吗啡:对于硝酸酯类药物不能控制胸痛的非ST段抬高型心肌梗死患者,如无禁忌证可予静脉应用吗啡控制缺血症状。虽然吗啡也在血流动力学方面带来益处,其最主要的益处仍然是缓解疼痛和抗焦虑,从而使患者平静,减少儿茶酚胺的释放,对非ST段抬高型心肌梗死患者有潜在的益处。但镇痛的作用可能掩盖持续心肌缺血的表现。因此,对于应用吗啡后症状缓解的患者,应密切观察是否存在持续心肌缺血的证据,以免延误治疗。

2.抗凝治疗

非ST段抬高型心肌梗死患者的初始治疗给予阿司匹林及足量的静脉肝素,能使心肌梗死及死亡的发生危险降低30%～40%。有证据显示,在抗血小板基础上联合抗凝治疗较单一用药更为有效。抗凝和双联抗血小板治疗被推荐为非 ST 段抬高型心肌梗死初始阶段的一线用药。因此,所有非 ST 段抬高型心肌梗死患者如无禁忌证,均应接受抗凝治疗。

(1)低分子肝素:肝素和低分子肝素间接抑制凝血酶的形成和活性,从而减少血栓的形成和促进血栓的溶解。与普通肝素相比,低分子肝素有更高的抗 Ⅹa/Ⅱa 活性比。低分子肝素的优势在于无须监测,可皮下注射给药。各种低分子肝素之间是有差别的,它们的抗 Ⅹa/Ⅱa 活性不同。这种差别是否意味着治疗获益的差别目前尚不清楚,但在非 ST 段抬高型心肌梗死患者的治疗中依诺肝素是唯一有证据优于普通肝素的低分子肝素。

(2)磺达肝癸钠:是目前临床使用的唯一选择性 Ⅹa 因子抑制剂,为人工合成戊糖,通过抗凝血酶介导选择性抑制 Ⅹa 因子,对凝血酶本身无抑制作用。在 OASIS 5 研究中,磺达肝癸钠较依诺肝素在 30 天和 6 个月的严重出血发生率都有显著降低,6 个月联合终点事件发生率也显著降低,但磺达肝癸钠组 PCI 术中导管内血栓发生率高于依诺肝素组,因此,对于 PCI 术前使用磺达肝癸钠治疗的患者,术中应在此基础上加用标准剂量普通肝素或 GPⅡb/Ⅲa 受体拮抗剂。

(3)直接凝血酶抑制剂:比伐芦定是一种人工合成的拟水蛭素,能够可逆性地结合凝血酶,从而抑制血栓的形成。ACUITY 研究比较了比伐芦定和肝素合并糖蛋白Ⅱb/Ⅲa(GPⅡb/Ⅲa)受体拮抗剂的疗效。在术前接受氯吡格雷负荷组的患者中,单独使用比伐芦定的缺血发生率低于联合使用肝素和 GPⅡb/Ⅲa 受体拮抗剂,且严重出血事件的发生率降低。但在术前未接受氯吡格雷负荷治疗的患者中,单独使用比伐芦定的联合缺血终点事件发生率高于肝素合并 GPⅡb/Ⅲa 受体拮抗剂治疗组。因此,比伐芦定推荐用于非 ST 段抬高型心肌梗死患者需急诊或择期 PCI 术的抗凝替代治疗。

(4)华法林:一些临床试验将长期口服华法林抗凝加用或不加用阿司匹林及单独应用阿司匹林进行了比较,目前的研究结果并不能明确说明非 ST 段抬高型心肌梗死患者在阿司匹林的基础上加用华法林长期抗凝能够带来获益。目前非 ST 段抬高型心肌梗死的治疗中并不推荐服用华法林,但对有明确使用华法林指征的非 ST 段抬高型心肌梗死患者(中高危心房颤动、人工机械瓣或静脉血栓栓塞者),可与阿司匹林和/或氯吡格雷合用,但需严密监测,建议将国际标准化比值控制在 2.0～2.5。

3.抗血小板治疗

(1)阿司匹林:通过不可逆的抑制血小板环氧化酶减少血栓素 A_2 的生成,从而抑制血小板的活化。在所有阿司匹林的临床研究中,针对非 ST 段抬高型心肌梗死的治疗作用最为突出。所有入院的非 ST 段抬高型心肌梗死患者,如无禁忌,立即给予阿司匹林。对于植入支架的患者,则建议使用较大剂量的阿司匹林维持,依据支架获准的临床试验,并根据出血风险和研究资料的更新,建议初始剂量为每天 150～300 mg,金属裸支架植入术后维持 1 个月,药物洗脱支架植入术后维持 3 个月。阿司匹林的治疗不仅能够在急性期带来获益,长期治疗还可以带来长期益处。因此,阿司匹林是非 ST 段抬高型心肌梗死患者抗血栓治疗的基石。

(2)P2Y12 受体拮抗剂:噻氯吡啶和氯吡格雷均为 ADP 受体拮抗剂,通过特异性抑制 P2Y12-ADP 受体而阻断 ADP 诱导的血小板激活途径,从而抑制血小板的活化和聚集。噻氯吡啶的不良反应(血小板减少、骨髓衰竭等)限制了其使用,氯吡格雷成为应用最广泛的 P2Y12 受体拮抗剂。由于达到完全的抗血小板作用需要一段时间,现有的研究表明给予 1 次负荷剂量氯吡格雷可缩短达到有效抗血小板效果的时间。随着负荷剂量的增加,对血小板抑制的程度增加、发挥作用所需的时间缩短,但最佳的负荷剂量尚未确定。氯吡格雷不可逆的抑制血小板 P2Y12-

ADP 受体,从而抑制血小板活性。CAPRIEC 研究结果显示氯吡格雷的疗效等于或大于阿司匹林。作为合理的二级抗血小板药物,当患者存在阿司匹林禁忌时,优先选用氯吡格雷。

氯吡格雷和阿司匹林通过不同的机制抑制血小板活性,因此两者合用其抗血小板的效应相加。两者合用所带来的临床获益在 CURE 研究中得到了证实,在用药早期即可出现,并且平均随访 9 个月,可以观察到获益的持续增加。因此,无论选择介入治疗还是保守治疗,排除禁忌后,均应使用阿司匹林+氯吡格雷(负荷量+维持量)。

美国心脏学院/美国心脏协会基于 TRITON-TIMI 38 研究和 PLATO 研究结果在 2012 年的不稳定型心绞痛/USTEMI 治疗指南更新增加了普拉格雷和替格瑞洛用于非 ST 段抬高型心肌梗死的抗血小板治疗,2011 年 ESC 指南也强烈推荐普拉格雷和替格瑞洛两种 P2Y12 受体拮抗剂,推荐力度甚至高于氯吡格雷。我国 2012 年指南也推荐普拉格雷和替格瑞洛用于非 ST 段抬高型心肌梗死。另一种可静脉应用的、选择性的、可逆的 P2Y12 受体拮抗剂坎格雷洛目前正在进行 Ⅱ 期临床试验。

(3)GPⅡb/Ⅲa 受体拮抗剂:与血小板激活机制无关,血小板的聚集依赖于血小板之间通过血小板表面的 GPⅡb/Ⅲa 受体及纤维蛋白原的相互作用。GPⅡb/Ⅲa 受体拮抗剂通过阻止血小板表面 GPⅡb/Ⅲa 受体与纤维蛋白原的结合,从而抑制血小板聚集。CAP-TURE 研究和 ISAR-REACT-2 研究证实,非 ST 段抬高型心肌梗死患者给予阿昔单抗治疗后,PCI 术后 30 天死亡和心肌梗死的发生率均明显降低。ESPRIT 研究证实依替巴肽可显著降低 PCI 术后 48 小时死亡、心肌梗死和需紧急血运重建的发生率,上述获益可维持 30 天甚至 6 个月。RESTORET 研究证实替罗非班降低非 ST 段抬高型心肌梗死患者 48 小时及 7 天的缺血事件的发生风险。因此,当非 ST 段抬高型心肌梗死患者行 PCI 治疗前,在应用其他抗凝药物的基础上 GPⅡb/Ⅲa 受体拮抗剂(阿昔单抗、替罗非班、依替巴肽)可作为一线药物使用。

对于 GPⅡb/Ⅲa 受体拮抗剂使用时间,EARLY ACS 研究和 ACUITY 研究结果均表明早期使用 GPⅡb/Ⅲa 受体拮抗剂和 PCI 术中使用在主要终点上无显著差异,但 EARLY ACS 研究还表明早期使用组患者 TIMI 大出血风险显著增加。因此,新指南推荐在已经使用双联抗血小板的基础上,GPⅡb/Ⅲa 受体拮抗剂可在 PCI 术中选择性应用,特别在处理高度血栓负荷的急性病变时。

4.他汀类药物

目前所有指南均把低密度脂蛋白胆固醇作为首要干预的靶点,而未把高密度脂质白作为干预靶点。如无禁忌证,无论基线低密度脂蛋白胆固醇水平如何,所有非 ST 段抬高型心肌梗死患者(包括 PCI 术后)均应尽早给予他汀类药物治疗。我国 2007 年《血脂异常管理指南》建议患者低密度脂蛋白胆固醇目标值达到<2.07 mmol/L(80 mg/dL)或原基线上下降 40%,2011 年 ESC 血脂异常管理指南建议低密度脂蛋白胆固醇目标值更低,达到<1.8 mmol/L(70 mg/dL)或原基线上下降 50%。低密度脂蛋白胆固醇达标后,长期维持治疗,有利于冠心病二级预防。他汀类药物所带来的临床获益与低密度脂蛋白胆固醇降低程度有关,与他汀种类无关,因此他汀类药物选择依赖于低密度脂蛋白胆固醇降低程度。

(三)血运重建治疗

心肌血运重建使非 ST 段抬高型心肌梗死患者缓解症状、缩短住院时间和改善预后。其指征和最佳时间以及优化采用的方法(PCI 或 CABG)取决于临床情况、危险分层、并发症和冠状动脉病变的程度和严重性。但目前非 ST 段抬高型心肌梗死患者行血运重建的时机与预后关系的研究尚较少,其最佳时机目前仍存在争论。

1.侵入性策略(冠状动脉造影/PCI)

早期的 TIMIⅡB 研究和 VANQWISH 研究将介入治疗与传统治疗相比,未见更多获益,甚至提示可能有害。近期 FRISCⅡ研究和 TACTICS-TIMI18 研究得到了一致的结论,肯定了介入治疗的获益,对于高危的,尤其是 cTn 升高的患者,介入治疗获益明显。循证医学证据表明,对危险度高的患者,早期介入治疗策略显示出了明显的优势。应在危险分层的基础上明确这些患者 PCI 治疗的指征。如前所述,危险分层的方法常用有 TIMI 危险积分和 GRACE 预测积分,这些危险分层的指标都是将患者的症状、体征、心电图、心肌坏死标志物及其他辅助检查指标进行分析,权重后总结得出。其中胸痛持续时间过长、有心力衰竭表现、血流动力学不稳定、心肌坏死标志物显著升高和心电图提示 ST 段显著压低等方面更为重要(表 4-12)。对于低危和早期未行 PCI 的非 ST 段抬高型心肌梗死患者,出院前应进行必要的评估,根据心功能、心肌缺血情况和再发心血管事件的危险采取相应的治疗。对中、高危以上的非 ST 段抬高型心肌梗死患者行 PCI 应遵循首先进行危险分层,合理规范的术前、术中用药和恰当的 PCI 策略,危险度越高的患者越应尽早行 PCI,术前、术中的用药如抗血小板治疗、抗凝治疗等也随着危险度的增加应适当加强(表 4-13)。

表 4-12　非 ST 段抬高型心肌梗死患者分层

分级	符合以下一项或多项
极高危	1.严重胸痛持续时间长、无明显间歇或＞30 分钟,濒临心肌梗死表现 2.心肌坏死标志物显著升高和/或心电图 ST 段显著压低(≥0.2 mV)持续不恢复或范围扩大 3.有明显血流动力学变化:严重低血压、心力衰竭或心源性休克表现　4.严重恶性心律失常:室性心动过速、心室颤动
中、高危	1.心肌损伤标志物升高 2.心电图有 ST 段压低(＜0.2 mV) 3.强化抗缺血治疗 24 小时内反复发作胸痛 4.有心肌梗死病史 5.冠状动脉造影显示冠状动脉狭窄病史 6.PCI 后或 CABG 后 7.左心室射血分数＜40% 8.糖尿病 9.肾功能不全(肾小球滤过率每分钟＜60 mL)

表 4-13　非 ST 段抬高型心肌梗死患者 PCI 指征推荐

指征	推荐,证据
对极高危患者行紧急 PCI(2 小时内)	Ⅱa,B
对中高危患者行早期 PCI(72 小时)	Ⅰ,A
对低危患者不推荐常规 PCI	Ⅲ,C
对 PCI 患者常规支架植入	Ⅰ,C

2.CABG

约 10％的非 ST 段抬高型心肌梗死患者在病情稳定后需要行 CABG，非 ST 段抬高型心肌梗死选择血运重建的原则与 STEMI 相同。①左主干病变、三支病变的患者（尤其是合并糖尿病），优先选择 CABG；②前降支病变累及前降支近段且伴 LVEF＜50％或无创性检查提示心肌缺血的患者宜 CABG 或 PCI；③强化药物治疗下不适宜行 PCI 的可考虑 CABG。为防止出血等并发症，CABG 前应进行抗凝及抗血小板药物调整，具体要求见表 4-14。

表 4-14 CABG 前抗凝及抗血小板药物调整要求

要求	推荐，证据
继续使用阿司匹林	I，A
术前停用氯吡格雷至少 5 天	I，B
术前停用替格瑞洛至少 5 天	I，C
术前停用普拉格雷至少 7 天	I，C
术前 4 小时停用依非巴肽或替罗非班	I，C
继续使用 UFH	I，B
术前 12~24 小时停用依诺肝素以 UFH 代替	I，B
术前 24 小时停用磺达肝素以 UFH 代替	I，B
术前 3 小时停用比伐芦定以 UFH 代替	I，B

(四)二级预防

1.控制血脂

大量的证据表明，降低胆固醇治疗可以减少冠心病合并高胆固醇血症患者的心血管事件发生率和死亡率。新近的临床试验证实，无论基线低密度脂蛋白胆固醇水平是否升高，他汀类药物治疗均可使患者受益。PROVE-IT TIMI 22 研究支持非 ST 段抬高型心肌梗死后早期强化降脂可获益。因此，指南作出如下推荐。

(1)所有患者入院 24 小时应评估空腹血脂谱。

(2)所有非 ST 段抬高型心肌梗死后的患者（包括血运重建治疗后的患者），如无禁忌证，无论基线低密度脂蛋白胆固醇和饮食改善情况如何，均应给予他汀类药物治疗。

(3)住院患者出院前应开始使用降脂药；建议降低非高密度脂蛋白胆固醇包括强化降低低密度脂蛋白胆固醇的治疗；对于低密度脂蛋白胆固醇＞2.6 mmol/L(100 mg/dL)的非 ST 段抬高型心肌梗死患者，应该开始降低胆固醇治疗或强化达标至低密度脂蛋白胆固醇＜2.6 mmol/L(100 mg/dL)，可以进一步降低至＜1.8 mmol/L(70 mg/dL)；低密度脂蛋白胆固醇达标后，若甘油三酯＞2.26 mmol/L，则联合使用贝特类或烟酸类药物。

(4)可以鼓励使用 ω-3 脂肪酸降低风险，降低甘油三酯治疗时可以使用大剂量（每天 2~4 g）降低风险。

2.控制血压

指南建议血压控制在＜17.3/10.7 kPa(130/80 mmHg)，治疗和控制血压的方法：①患者应开始改变生活方式；②对于血压＞18.7/12.0 kPa(140/90 mmHg)的患者，首先使用 β 受体阻滞剂和/或 ACEI（必要时加用其他药物如噻嗪类）有助于血压达标。

3.其他

(1)强调戒烟,建议戒烟并避免二手烟。

(2)控制体重,强调控制饮食和适量运动,体重指数控制在 $18.5\sim24.9\ kg/m^2$。

(3)积极治疗糖尿病,使糖化血红蛋白<6.5%。

(4)根据过去的体力活动情况或运动试验制订运动方案,鼓励非 ST 段抬高型心肌梗死后的患者每天参加 $30\sim60$ 分钟的体力活动。

(5)叶酸、维生素不再用于二级预防。

(6)发病前已开始使用雌激素替代治疗的绝经后女性应继续该治疗。

(7)可筛查是否存在精神抑郁,使用抗抑郁药治疗抑郁。

（王玮玮）

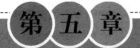

肾内科疾病的临床诊疗

第一节 急性肾小球肾炎

急性肾小球肾炎(APGN)简称急性肾炎,是内、儿科的常见病、多发病,大多数发生在感染后,尤其是溶血性链球菌感染之后。5～14 岁为好发年龄,小于 2 岁少见,成人少见,男女之比约为 2:1。临床上具有血尿、水肿、高血压三大主要症状。

一、病因与发病机制

大多数与溶血性链球菌感染有关,在我国上呼吸道感染占 60%～70%,皮肤感染占 1%～20%。某些肾炎致病性链球菌,主要指咽部感染的 4 型、12 型、18 型,皮肤感染的 2 型、49 型、55 型及 60 型。除链球菌之外,葡萄球菌、肺炎链球菌、脑膜炎双球菌及伤寒杆菌等感染都可引起肾小球肾炎。

本病主要是由感染所诱发的免疫反应引起,链球菌胞质或分泌蛋白的某些成分可能为主要致病抗原,导致免疫反应后可通过循环免疫复合物沉积于肾小球,或种植于肾小球的抗原与循环中的特异抗体相结合形成原位免疫复合物而致病,肾小球内的免疫复合物可激活补体,导致肾小球内皮细胞及系膜细胞增生,并吸引中性粒细胞及单核细胞浸润,导致肾脏病变。

二、临床表现

(一)潜伏期

链球菌感染后发生急性肾炎的潜伏期,通常为 1～2 周,平均为 10 天。一般上呼吸道感染所致急性肾炎多为 6～12 天,而皮肤感染所致者为 14～28 天。急性感染症状减轻或消退后才出现肾炎症状。

(二)典型表现

起病时可有头痛、食欲缺乏、恶心、呕吐、低热、乏力等一般症状。典型表现有以下几点。

(1)血尿:肉眼血尿为常见初起症状,40%～70%的患者可见到。尿呈浓茶样或洗肉水样,一般在数天内消失,也可持续 1～2 周转为镜下血尿。镜下血尿一般持续 3～6 个月,也有持续 1～

3年才完全消失。

(2)水肿:约占70%。发生水肿之前,患者都有少尿。水肿多先出现于面部,特别以眼睑为著,面部及眼睑肿胀及皮肤苍白,呈现肾炎面容,下肢及阴囊水肿亦显著。水肿一般在2~3周开始消退。少数患者可无明显水肿,但有水、钠潴留,尿量减少,体重增加。

(3)高血压:大多数患者有高血压,常为中等程度,收缩压及舒张压均增高,一般为(18.7~22.7)/(12.0~14.7) kPa[(140~170)/(90~110) mmHg],少数病例超过 24.0/14.7 kPa(180/110 mmHg)。血压增高往往与水肿及血尿同时发生,一般持续2~3周,多随水肿消退而降至正常,也可经利尿治疗后,恢复正常。

(三)并发症

急性肾炎临床经过时间长短不一,急性期各种并发症的发生常影响预后。

(1)急进性肾小球肾炎:由于急性期肾小球囊腔的壁层上皮细胞形成新月体,肾小球毛细血管内皮细胞及系膜细胞大量增生,出现急进性肾小球肾炎,肾功能进行性恶化,很快出现尿毒症,病情危重。

(2)急性左心衰竭:由于尿量显著减少,水、钠潴留,全身水肿,血容量增加,出现液体负荷过多的征象,如呼吸短促、心率加快、不能平卧、胸闷、咳嗽、烦躁不安等。听诊两侧肺底可闻及细小湿啰音,心前区可闻及奔马律等。

(3)高血压脑病:血压骤升,超过脑血管代偿性收缩机制,使脑组织血液灌注急剧增多而致脑水肿。临床表现有剧烈头痛、烦躁不安、恶心、呕吐、视力障碍、惊厥和昏迷等症状。

(4)急性肾衰竭:急性肾炎急性期,肾小球内皮细胞及系膜细胞大量增生,毛细血管狭窄及毛细血管内凝血,患者尿量减少,蛋白质分解代谢产物潴留,出现尿毒症,还可出现电解质紊乱及代谢性酸中毒等表现。

(5)感染:由于全身抵抗力降低,易继发感染,肺部感染和尿路感染常见。

三、实验室检查

(一)尿液检查

尿蛋白++~+++,定量常为1~3 g/d。尿红细胞++~+++,可出现肉眼血尿。尿沉渣见变形红细胞占80%以上,可见红细胞管型、透明管型和颗粒管型。

(二)血常规检查

常有轻、中度贫血,与血液稀释有关。细菌感染时白细胞计数及中性粒细胞比例常增高。

(三)肾功能检查

肾功能可一过性受损,表现为血尿素氮和血肌酐增高,随利尿消肿后多数逐渐恢复正常。少数病例肾功能损害严重而表现为急性肾衰竭。

(四)免疫学检查

抗链球菌溶血素O(ASO)可增高,占70%~80%,提示近期内曾有过链球菌感染。80%~95%的患者血清补体C3降低,6~8周内大多数恢复正常。C3持续降低不恢复,提示有膜增殖性肾炎的可能。

(五)其他检查

尿液纤维蛋白降解产物(FDP)反映肾血管内凝血,也能反映增生性肾小球肾炎的活动性和严重性。

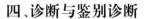

四、诊断与鉴别诊断

根据有 1～3 周前驱感染史,发生血尿、蛋白尿、水肿、少尿、高血压等临床表现,ASO 效价增高,C3 浓度降低,B 超双肾体积增大,可做出诊断。急性肾炎主要与下列疾病相鉴别。

(一)急进性肾小球肾炎

与急性肾小球肾炎起病过程相似,但多病情发展快,早期迅速出现少尿、无尿、进行性肾功能恶化、贫血等,血清 C3 正常,血清抗 GBM 抗体或 ANCA 阳性。肾脏体积正常或增大,肾活检证实肾小球有大量新月体形成,可明确诊断。按免疫病理学分类可分为三型:Ⅰ型为抗肾小球基膜抗体型,肾小球基膜可见 IgG 呈线状均匀沉积,新月体形成数量多,血清中可检测到抗 GBM 抗体,预后很差。Ⅱ型为免疫复合物型,IgG 及 C3 呈颗粒状沉积在肾小球基膜和系膜区,血清免疫复合物阳性,预后较Ⅰ型为好。Ⅲ型为血管炎型,血清抗中性粒细胞胞质抗体阳性,肾小球有局灶性节段性纤维素样坏死,是急进性肾小球肾炎中最多见的类型,预后较Ⅰ型为好。治疗上主张积极行糖皮质激素和 CTX 冲击治疗,应用抗凝、抗血小板解聚药,有条件可行血浆置换疗法,应早期进行血液透析治疗,为免疫抑制剂的使用创造条件。

(二)IgA 肾病

好发于青少年,男性多见,典型患者常在呼吸道、消化道或泌尿道感染后 24～72 小时出现肉眼血尿,持续数小时至数天。肉眼血尿有反复发作的特点。还有一部分患者起病隐匿,主要表现为无症状镜下血尿,可伴或不伴有轻度蛋白尿。免疫病理学检查:肾小球系膜区或伴毛细血管壁以 IgA 为主的免疫球蛋白呈颗粒样或团块状沉积。临床表现多样化,治疗方案各不一样。

五、治疗

本病为自限性疾病,不宜应用糖皮质激素及细胞毒药物,治疗以休息和对症治疗为主。

(一)一般治疗

急性期应卧床休息,肉眼血尿消失、水肿消退及血压恢复正常后可下床活动。急性期应予低盐(每天 3 g 以下)饮食。尿少的急性肾衰竭患者需要限制液体入量。氮质血症期时应限制蛋白质摄入,以优质动物蛋白为主。

(二)抗感染治疗

常用青霉素肌内注射,连用 10～14 天,过敏者可用大环内酯类抗生素。一些慢性感染病灶,如扁桃体炎、咽炎、鼻窦炎、中耳炎等应彻底治疗。反复发作的慢性扁桃体炎,待尿蛋白少于(+),每高倍镜视野尿沉渣红细胞少于 10 个,可考虑行扁桃体摘除,术前、术后需注射青霉素两周。

(三)对症治疗

1.水肿

本病多数于起病 1～2 周自发利尿消肿,一般不必使用利尿剂。尿少、水肿明显者常用氢氯噻嗪25 mg,每天 2～3 次;螺内酯 20 mg,每天 3 次。利尿治疗效果欠佳时,可选用襻利尿剂如呋塞米每天20～120 mg,分次口服或静脉注射。

2.高血压

轻度高血压(舒张压<13.3 kPa)可不使用降压药,控制水盐摄入可使血压恢复正常。有水、钠潴留容量依赖性高血压患者可选用氢氯噻嗪 12.5～50 mg/d,对肾素依赖性高血压则首选ACEI 制剂,如卡托普利 25～100 mg/d,分次口服,或贝那普利 10～20 mg,每天 1 次;也可用钙

通道阻滞剂,氨氯地平5～10 mg,每天1次。肾衰竭时慎用 ACEI 制剂,以免导致高钾血症。

(四)并发症的治疗

(1)急性左心衰竭:应严格限制水、钠入量,用强利尿剂促使液体排出。如已发生肺水肿则可用硝普钠扩张血管降压,适当使用强心药,毛花苷 C 0.2～0.4 mg 静脉加管。

(2)高血压脑病:可用硝普钠静脉滴注降血压,同时给予镇静、防治惊厥、降颅压和脱水治疗。

(3)急性肾衰竭:严格控制液体入量,以及时处理水过多、高钾血症和低钠血症等危及生命的水、电解质紊乱。必要时采用透析治疗帮助患者渡过急性期,一般不需要长期维持性透析。

六、预后

多数病例预后良好,可完全治愈,6%～18%病例遗留尿异常和高血压而转为"慢性",或临床治愈后多年又出现肾炎表现。避免劳累、防治感冒、避免淋雨受凉、减少进入公共聚集的场所、预防感染等是预防本病的关键。

(孙中坤)

第二节　肥胖相关性肾病

1997年世界卫生组织明确宣布肥胖是一种疾病。近20年其发病率明显升高,已成为当今世界一个非传染病性流行病。2004年10月卫生健康委员会公布我国成人超重和肥胖人数已分别为2亿和6 000多万,大城市成人超重率与肥胖率分别高达30.0%和12.3%。而且青少年的肥胖率也在逐年升高,2010年教育部公布的全国学生体质与健康调研结果显示,7～22岁城市男、女生及农村男、女生的肥胖检出率分别为13.33%、5.64%,和7.83%、3.78%;超重检出率分别为14.81%、9.92%和10.79%、8.03%。现已明确肥胖是许多疾病的起源,它不仅能诱发代谢综合征、糖尿病、高血压及动脉粥样硬化,而且它还能导致及加重肾脏病。

肥胖引起的肾脏病被称为"肥胖相关性肾小球病"(obesity related glomerulopathy,ORG),包括"肥胖相关性肾小球肥大症"(obesity associated glomerulomegaly,OB-GM)及"肥胖相关性局灶节段性肾小球硬化"(obesity associated focal and segmental glomerulosclerosis,OB-FSGS)。该病最早由 Weisinger 等于1974年报道。近年随着肥胖患者日益增多,ORG 发病率也在迅速增加。Kambham 等对1986—2000年间6 818例肾活检资料进行分析,发现 ORG 患者所占比例已从0.2%(1986—1990年)上升至2.0%(1996—2000年)。有学者曾对卫生健康委员会中日友好医院肾内科2005—2008年两年半所做的1 186例肾穿刺病例进行分析,发现 ORG 患者占3.8%,因此对 ORG 必须充分重视。本文即拟对此病作一讨论。

一、肥胖相关性肾小球病的临床病理表现、诊断及应思考的问题

(一)临床表现

患者肥胖(尤其是呈腹型肥胖),肾脏病起病隐袭。OB-GM 病初仅出现微量清蛋白尿,而后逐渐增多,直至出现大量蛋白尿(尿蛋白＞3.5 g/d),肾小球滤过率(GFR)增高(提示出现肾小球高滤过)或正常;OB-FSGS 常呈现中、大量蛋白尿,GFR 逐渐下降,而后血清肌酐增高,直至进入

终末肾衰竭,但是与原发性局灶节段性肾小球硬化(FSGS)相比,其肾功能坏转速度较慢。ORG镜下血尿发生率低(约 1/5 患者),不出现肉眼血尿,呈现大量蛋白尿时,很少发生低清蛋白血症及肾病综合征,伴随出现的脂代谢紊乱常为高甘油三酯血症,胆固醇增高不显著。这些特点均可在临床上与其他肾小球疾病鉴别。

在目前绝大多数有关 ORG 的报道中,肥胖都只用体重指数(body mass index,BMI)来判断,并认为要达到肥胖标准才可能发生 ORG。西方国家常用美国国立卫生研究院(NIH)1998 年制订的标准,即成人 BMI 25～29.9 为超重,30～34.9 为Ⅰ度肥胖,35～39.9 为Ⅱ度肥胖,>40 为Ⅲ度肥胖。我国常用中国肥胖问题工作组 2002 年制订的标准,即 BMI 24～27.9 为超重,>28 为肥胖。但是,应用 BMI 此指标来判断肥胖存在如下问题。①BMI 是测量整个身体质量,其结果能受肌肉、骨骼等因素影响,而出现“假性”降低或升高,此时即不可能准确反映肥胖。②即使 BMI 增高是由肥胖引起,它也不能区分此肥胖是内脏脂肪或皮下脂肪增多引起,不能反映脂肪分布。

近代研究显示,身体脂肪的分布与肥胖相关性疾病(代谢综合征、糖尿病、高血压、高脂血症、心血管疾病及肾脏病等)的发生密切相关。现已了解内脏脂肪组织与皮下脂肪组织在结构及功能方面存在极大差异,只有腹型肥胖(又称内脏性肥胖或中心性肥胖)才易诱发胰岛素抵抗,引发各种肥胖相关性疾病,包括 ORG。因此,在临床上已涌现出不少能反映腹型肥胖的检测指标,它们包括腰围(waist circumference,WC)、腰围臀围比率(waist-tohip ratio,WHR)、腰围身高比率(waist-to-height ratio,WHtR)等人体测量指标,以及腹腔计算机断层扫描(computerized tomography scanning,于第 4～5 腰椎平面做 CT 扫描测量其皮下及腹腔脂肪组织面积)和空气置换体积描记(air displacement plethysmography,用全身光密度测定法去检测身体成分)等器械检查。用器械检查判断腹型肥胖的敏感性及特异性均较高,但是需要相应设备,检查费用较贵,无法应用于流行病学调查。人体测量指标无须特殊设备,操作容易,在流行病学调查中已广泛应用,但是这些检查较易出现误差,而且具体应用它们预测肥胖相关性疾病风险时,不同人体检测指标的敏感性及特异性仍有不同,需要注意。

资料显示,有的患者 BMI 并未达到肥胖标准,只在超重水平,但是具有腹型肥胖,且临床呈现 GFR 增高和/或微量清蛋白尿,此时做肾穿刺病理检查证实已罹患 ORG。所以对 ORG 患者肥胖的判断,腹型肥胖似乎更重要。

(二)病理表现

光学显微镜检查是确诊 ORG 的关键检查,并能清楚地区分 OB-GM(仅呈现肾小球肥大,有时可伴轻度系膜细胞增生及基质增加)与 OB-FSGS(在肾小球肥大基础上出现局灶节段性肾小球硬化病变,有时可伴少数球性硬化)。此 FSGS 绝大多数为门周型 FSGS(旧称经典型 FSGS),其形成可能与肾小球高滤过相关,但是有时也能见到其他类型的 FSGS,如非特殊型 FSGS 等。免疫荧光检查 OB-GM 为阴性,而 OB-FSGS 与原发性 FSGS 相似,有时在病变肾小球的受累节段上见到 IgM 和 C3 沉积。电子显微镜检查于呈现大量蛋白尿的患者可见不同程度的肾小球足突融合。

通过光学显微镜检查,确定肾小球肥大是诊断 ORG 的病理基础,因此如何判断肾小球肥大就极为重要。这会涉及如下 3 个问题。

第一,用什么方法来测量肾小球大小。文献报道的测量方法有 Cavalieri 测量法、Weibel-Gomez 测量法、数密度测量法、肾小球两平行剖面测量法及肾小球最大剖面测量法等。一般认为 Cavalieri 测量法获得的结果最可靠,可以作为测量肾小球容积的“金指标”,但是此方法需要做肾组织连续切片，较耗费肾组织，难以应用于组织块较小的肾穿刺标本检查。目前应用得最多的是肾小球最大剖面测量法，此方法简单易行，而且其检测获得的肾小球容积结果与 Cavalieri 法所获结果具有很强的相关性。Kambham 等改良了肾小球最大剖面测量法，他们不再计算肾小球容积，而以此剖面上的肾小球毛细血管襻直径来反映肾小球大小，更为简单实用。我们在光学显微镜下用计算机图像分析系统测量肾小球直径，包括直接测量法检测（直接测量毛细血管襻最大剖面上相互垂直的两条最长直径，求平均值），以及间接测量法检测（从毛细血管襻的边缘勾画出肾小球最大剖面，测其面积然后计算直径，取平均值），都同样获得了良好结果。

第二，成人肾小球大小的正常值是多少。不同种族人群的在肾小球大小常不同。早在 20 世纪 90 年代，Moore 等即发现，澳大利亚土著人 Aborigine 的肾小球容积显著大于非土著人。同样，Lane 等发现，美国亚利桑那州的比马人（印第安人的一个部落）肾小球容积显著大于白种人，而黑种人及非比马部落印第安人的肾小球大小在上述二者之间。所以，检查获得国人自己的肾小球大小正常值范围十分重要。欲用正常人肾组织标本来检测肾小球大小几无可能，怎么办？一般都是用肾小球几无病变的肾穿刺标本作为替代来进行测量。医学统计学讲："所谓'正常人'不是指完全健康的人，而是指排除了影响所研究指标的疾病和有关因素的同质人群"，所以这样测量是合理和允许的。Kambham 等以孤立性血尿或轻度蛋白尿的患者来替代正常人进行测量，测获肾小球直径的正常值范围为 $(168\pm12)\mu m$，所以 >192 μm（均数加 2 倍标准差）为肾小球肥大。我们选择临床为无症状性血尿和/或轻度蛋白尿、病理诊断为肾小球轻微病变或薄基底膜肾病、血糖及体重正常的患者替代正常人进行检测，肾小球直径的正常值范围直接测量法为 $(147.1\pm19.4)\mu m$，间接测量法为 $(146.6\pm19.5)\mu m$，无论用哪种测量法若肾小球直径 >186 μm 即为肾小球肥大。所以，不考虑人种区别，盲目挪用国外的生理正常值于国人是不可取的。

第三，要检测多少肾小球才能下 ORG 诊断。至今没有明确规定。但是正如肾穿刺标本中的肾小球数一样，肾小球越多，代表性越大，诊断越可靠。为了获得更多的具有最大剖面的肾小球[指具有血管极和/或尿极的肾小球，以及大于上述最小含极肾小球的无极肾小球]，可以多切切片，但是这会耗费宝贵的肾穿刺标本。无法这样做时，至少要仔细看完各种染色的全部病理片，来找寻最多的最大剖面肾小球。

(三)诊断及鉴别诊断

1.诊断

ORG 目前尚无统一的诊断标准，可以参考如下标准进行诊断。①肥胖（尤其是腹型肥胖）。②临床以蛋白尿为主，从呈现微量清蛋白尿直至大量蛋白尿，但是大量蛋白尿患者很少出现肾病综合征；OBGM 患者早期 GFR 可增高，而 OB-FSGS 患者晚期可出现肾功能损害。③病理检查呈现肾小球肥大，不伴或伴局灶节段性硬化（前者为 OB-GM，后者为 OB-FSGS）。④能排除其他肾脏疾病。

在上述诊断标准中，需要明确应该用什么指标来判断肥胖。目前不少研究都仅用 BMI 来判断，正如前述，这有很大局限性。我认为可以参考代谢综合征诊断标准中判断肥胖的指标，将其应用到 ORG 诊断中来。代谢综合征判断肥胖的指标有一衍变过程。1998 年世界卫生组织（WHO）最早制定的代谢综合征诊断标准中，肥胖用了 BMI、WC 及 WHR 三个指标判断；2001 年美国胆固醇教育计划成人治疗组第三次报告（NCEP-ATPⅢ）制定的标准，已将其改为 WC 一个指标。而 2005 年国际糖尿病联盟（IDF）制定的新标准，不仅仍然沿用 WC 一个指标，而且强调 WC 增高是诊断代谢综合征的必备条件。为什么会有这样的衍变呢？这与对腹型肥

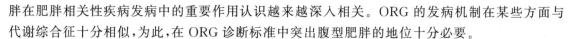

胖在肥胖相关性疾病发病中的重要作用认识越来越深入相关。ORG 的发病机制在某些方面与代谢综合征十分相似,为此,在 ORG 诊断标准中突出腹型肥胖的地位十分必要。

2.鉴别诊断

最需要与 ORG 鉴别的肾脏病是早期糖尿病肾损害,两者都能由腹型肥胖引起,而且临床-病理表现有重叠。糖尿病肾损害第 1 期呈现 GFR 增高,第 2 期间断(常在应激时)出现微量清蛋白尿,此时做肾穿刺病理检查,主要见肾小球肥大,出现微量清蛋白尿后还可能见到轻度肾小球基底膜增厚及系膜基质增宽(常需电镜检查才能发现)。除基底膜轻度增厚外,OB-GM 完全可以呈现上述全部表现。鉴别要点是看临床有没有糖尿病存在,如果有糖尿病,特别是电镜检查见到肾小球基底膜明显增厚时,应该诊断早期糖尿病肾损害,否则诊断 OB-GM。

另外,还需要注意,其他非 ORG 的肾小球疾病导致较多肾小球硬化时,残存肾小球也会代偿性肥大,此时不要误认为 ORG,应结合临床资料全面分析。

二、肥胖相关性肾小球病发病机制的研究现状及思索

(一)ORG 是肾小球足细胞病

肾小球疾病似有这样一个规律,临床以肾炎综合征(血尿,轻、中度蛋白尿,水肿,高血压,乃至肾功能损害)为主要表现者,病理常呈现为肾小球系膜细胞或系膜及内皮细胞病变(细胞增生等);而临床上以大量蛋白尿或肾病综合征为主要表现者,病理常表现为足细胞病变(足突融合等)。

ORG 以蛋白尿为主要临床表现,早期出现微量清蛋白尿,后期呈现大量蛋白尿。电镜检查可以见到各种足细胞损伤表现,包括足细胞肿胀、肥大,胞质空泡变性,足突宽度增加,轻度足突融合,足细胞密度及数量减少,足细胞从基底膜上剥脱等。而且这些足细胞损伤(如足细胞密度及数量减少和足突形态改变)与临床上的蛋白尿及肾功能损害密切相关。因此,ORG 是一个足细胞病,现在已成共识。

绝大多数的足细胞病在表现大量蛋白尿后,即很快出现肾病综合征,但是 ORG 与它们不同,呈现大量蛋白尿却很少发生肾病综合征,这是为什么? 有学者认为这与肾小球足细胞损伤程度、蛋白尿严重度和选择性相关,与肾小管上皮细胞重吸收及降解滤过蛋白的能力相关,与本病尿蛋白增加缓慢,机体足以动员代偿机制抗衡蛋白尿的后果相关,并认为这现象在肾小球高滤过性肾病中普遍存在。上述机制的解释已被一些文献转载,但是它们都具有足够说服力吗? 第一个解释似乎认为 ORG 患者足细胞病变轻所以不出现肾病综合征,但是从上述电镜检查所见及患者蛋白尿程度看,这一解释不能成立;第二个解释推测与近端肾小管上皮细胞处置滤过蛋白的能力增强相关,支持此推测的实验证据足吗? 肾小管又为什么会出现这一代偿反应? 有待说明;第三个解释可能最合理,但是 ORG 时机体产生了哪些代偿机制去抗衡蛋白尿后果并未详述。上述第二种解释是否正是这个代偿机制之一,都非常值得今后深入研究。

(二)脂肪细胞因子在 ORG 发病中的作用

肥胖时常见脂肪细胞数量增多和/或体积肥大。既往认为脂肪细胞仅是一个能量储存场所,而近代研究发现,它更是一个非常活跃的内分泌器官。脂肪细胞能分泌许多被称为脂肪细胞因子的活性物质,它们包括一些主要由脂肪细胞分泌的因子,如瘦素、脂联素、抵抗素、内脏脂肪素、网膜素、降脂素、酰化刺激蛋白(acylation-stimulating protein,ASP)、禁食诱导脂肪因子、adiponutrin、apelin 等;同时也包括一些已在其他细胞发现的因子,如肾素、血管紧张素Ⅱ(AngⅡ)、

纤溶酶原激活物抑制物(PAI-1)、转化生长因子-β_1(TGF-β_1)、肿瘤坏死因子-α(TNF-α)、白介素-1β(IL-1β)、白介素-6(IL-6)、白介素-8(IL-8)、白介素-10(IL-10)等。

脂肪细胞因子在ORG(包括OB-GM及OBFSGS)的发病中发挥什么作用?现在已有一些认识。

1.脂肪细胞因子与足细胞损伤

足细胞损伤能够表现为形态和/或功能异常,并由此引起蛋白尿。脂肪细胞因子失调是足细胞损伤的一个重要原因。现有资料已有如下发现。

脂联素基因敲除小鼠能出现肾小球足突融合及清蛋白尿,而给予脂联素后上述病变能够逆转,提示脂联素在维持足细胞正常功能上具有重要作用。进一步研究显示,脂联素的足细胞保护效应是通过活化AMPK及抑制活性氧而获得。

Ang Ⅱ能增加足细胞胞质游离钙,进而活化氯离子通道,使足细胞去极化。Ang Ⅱ还能使足细胞过度表达瞬时受体电位阳离子通道蛋白6(TRPC6,它定位于足细胞裂孔隔膜,参与足细胞信号传导),导致足细胞肌动蛋白细胞骨架重组,足细胞受损,发生蛋白尿。

另外,现已知Ang Ⅱ抑制剂及过氧化酶体增殖体激活受体 γ(PPARγ)激动剂的肾脏保护效应,部分系通过抑制PAI-1而发挥,由此提示PAI-1对足细胞也可能有害。

2.脂肪细胞因子与肾小球节段性硬化

OB-FSGS是ORG的一个重要病理类型,肾小球节段性硬化的发生也与脂肪细胞因子密切相关。现有研究资料有如下发现。

瘦素能促进肾小球内皮细胞增殖,上调其TGF-β_1和TGF-βⅡ型受体表达,增加Ⅰ型胶原和Ⅳ型胶原合成;并能刺激肾小球系膜细胞肥大,上调其TGF-βⅡ型受体表达和Ⅰ型胶原合成。肾小球细胞外基质蓄积是OB-FSGS发生的基础。动物实验显示,给大鼠输注瘦素可诱发肾小球硬化;瘦素转基因小鼠的肾组织Ⅳ型胶原及纤连蛋白mRNA的表达显著上调。进一步证实了瘦素的致病作用。

Ang Ⅱ能致高血压,系统高血压传入肾小球即能诱发球内高压、高灌注及高滤过(所谓"三高")。Ang Ⅱ能收缩肾小球入、出球小动脉,对出球小动脉作用更强,也能使球内"三高"发生。肾小球内"三高"对OB-FSGS发病具有重要作用。Ang Ⅱ还能与胰岛素协同,显著上调系膜细胞TGF-β_1及细胞外基质表达,参与OB-FSGS致病。

新近发现肾素可以不依赖Ang Ⅱ,而通过与前肾素/肾素受体结合,刺激系膜细胞合成TGF-β_1、PAI-1、Ⅰ型胶原及纤连蛋白,因此肾素也能直接对OB-FSGS发病发挥作用。

TGF-β_1可促进细胞外基质合成,PAI-1可抑制细胞外基质降解,均促进OB-FSGS发病,这已为共识不再详述。

(三)内分泌素在ORG发病中的作用

肥胖患者常出现胰岛素抵抗等内分泌功能紊乱,它们也参与ORG致病。

1.胰岛素的致病作用

脂肪细胞因子能通过"脂肪胰岛素轴"对胰岛素发挥重要调控作用,其中瘦素、抵抗素、ASP、PAI-1、TNF-α及IL-6能促进胰岛素抵抗,而脂联素、内脏脂肪素和网膜素则能拮抗胰岛素抵抗,如果它们的调控作用发生紊乱,即会出现胰岛素抵抗及高胰岛素血症。

胰岛素能刺激胰岛素样生长因子(IGF)产生。胰岛素和IGF-1可通过磷脂酰肌醇激酶/蛋白激酶(PI3K/Akt)信号转导途径,活化内皮细胞一氧化氮合成酶,导致一氧化氮合成增加;同时,还能减少血管平滑肌细胞内钙离子(Ca^{2+})浓度及 Ca^{2+}-肌球蛋白轻链敏感性,而导致血管舒张。肾小球前小动脉的扩张,即能导致肾小球内"三高"。持续的肾小球内"三高"将促进 OB-FSGS 发生。

此外,胰岛素还能直接上调系膜细胞的 TGF-β_1 及细胞外基质(Ⅰ型胶原、Ⅳ型胶原、纤连蛋白及层连蛋白)表达,致 OB-FSGS。

2.醛固酮的致病作用

脂肪细胞能够分泌醛固酮释放因子(ARF),ARF 能刺激肾上腺皮质合成醛固酮,因此肥胖患者常出现高醛固酮血症。而肾小球足细胞表面具有盐皮质激素受体,醛固酮能通过此受体作用及损伤足细胞。SHR/cp 代谢综合征大鼠常出现足细胞损伤及蛋白尿,醛固酮是其致病因素;高盐饮食能加重肾脏病变,与其能活化醛固酮受体相关。现已知醛固酮是通过诱导效应激酶 Sgk1(即血清和糖皮质激素诱导蛋白激酶 1)、活化 NADPH 氧化酶及产生活性氧等机制而导致足细胞损伤。

(四)对 ORG 发病机制研究的一些思考

1.内分泌与自分泌及旁分泌

脂肪细胞因子的上述各种效应都是通过内分泌途径而发挥(脂肪细胞分泌这些因子入血,然后通过循环作用于远隔脏器而发挥效应)。可是,近年发现某些所谓脂肪细胞"特异"的细胞因子如脂联素,也可能被一些非脂肪细胞合成,我们即发现肾小球内皮细胞可以合成及分泌脂联素,而 Cammisotto 等发现肾小球内皮细胞、系膜细胞及足细胞都有脂联素受体,这就提示我们肾小球内皮细胞分泌的脂联素,能否在肾小球局部以自分泌及旁分泌形式对 ORG 发病发挥调节作用(包括拮抗 ORG 发生)呢?这非常值得研究。

同样,前文已谈,脂肪细胞能分泌 ARF,ARF 能通过血循环到达肾上腺皮质,刺激醛固酮分泌。而近年发现足细胞也具有合成及分泌醛固酮的功能,那么 ARF 是否也能通过血循环到达足细胞,促其合成醛固酮,然后以自分泌形式在肾小球局部发挥致病作用呢?同样值得研究。

2.致病因子与保护因子

在临床工作中我们存在着一个困惑,即同等肥胖(包括腹型肥胖)的患者为什么有的发生 ORG,有的不发生 ORG?甚至有时极度肥胖的患者不发生 ORG,而超重水平的患者却发生了 ORG?也就是说,肥胖患者在 ORG 发病上可能存在易感性差异,那么是什么因素在决定这个易感性呢?应该说机体同万物一样,永远处在矛盾的对立与统一中,肥胖时前述的许多因子在促进 ORG 发病,但是机体又一定有保护因子,能与之斗争而拮抗 ORG 发生。只有致病因子与保护因子失衡,前者占优势时 ORG 才发生。因此,在研究 ORG 的发病机制时,大力寻找可能的保护因子十分重要。现在比较肯定的是脂联素是重要的保护因子之一,我们最近的研究发现 α-klotho 也可能是另一个保护因子。若对保护因子有了充分了解,即有可能寻获新的干预治疗途径。

三、肥胖相关性肾小球病的治疗对策及防治展望

从前认为 ORG 是一个良性疾病,但是其后观察发现,部分 OB-FSGS 患者确能逐渐进展至终末肾衰竭。所以,对 ORG 应积极治疗,以尽力延缓或阻止肾脏病进展。ORG 需要综合治疗,下列措施可考虑应用。

（一）减轻体重治疗

ORG 系由肥胖导致，因此减肥是最有效治疗方法。动物实验及临床观察均证实，减轻体重可显著减少尿蛋白，延缓肾损害进展。甚至体重仅仅中度下降，数周后尿蛋白即能显著减少。Morales 等对慢性肾脏病（CKD）肥胖患者进行研究发现，患者体重从 (87.5 ± 11.1) kg 减至 (83.9 ± 10.9) kg，仅减少 4.1%（$P<0.05$），5 个月后尿蛋白即从 (2.8 ± 1.4) g/d 减至 (1.9 ± 1.4) g/d，减少 31.2%（$P<0.05$）。

1.改变饮食及生活习惯

欲减轻体重首先应改变不良生活习惯，减少饮食热量摄入，增加体力活动。但是，要做到这一点并不容易。这必须与营养师配合，由营养师亲自指导患者膳食，并应加强宣教，将疾病知识教给患者，使他们充分认识减肥重要性，自觉坚持治疗。

2.减肥药物

上述治疗无效时才考虑应用药物，而且药物治疗也需与控制饮食及增加体力活动配合，才能获得良好效果。减肥药物曾经有如下 3 种：神经末梢单胺类物质（5-羟色胺和去甲肾上腺素）再摄取抑制剂盐酸西布曲明；胃肠道脂肪酶抑制剂奥利司他；及选择性大麻素 CB1 受体阻滞剂利莫那班。临床试验已证实这些药物在减肥上确有疗效，能减少患者体重的 8%，其最大疗效常在持续服药 20～28 周时出现。

但是，这些药物的不良反应必须充分注意。盐酸西布曲明因能升高血压，增加心、脑血管事件，2010 年后已被欧盟、美国及我国药监部门禁用；奥利司他由于可能诱发肝功能损害，乃至肝衰竭，2010 年后也已被药监部门责令修改药物说明，加以警示。利莫那班也有引起患者情绪障碍的报道。

3.外科手术

对于那些极度肥胖（如 NIH 标准中 BMI>40 kg/m² 的Ⅲ度肥胖），以及应用上述各种方法减肥无效的患者，还可考虑做胃肠改道手术。几位学者报道了手术减肥后 1～2 年的治疗疗效，术后 1 年与术前比较，体重（包括 BMI）显著下降，肾小球高滤过状态减轻，尿清蛋白排泄量减少，而且此疗效能巩固至术后 2 年。

（二）胰岛素增敏剂治疗

胰岛素抵抗在 ORG 发病中占有重要地位，故可考虑应用胰岛素增敏剂对 ORG 进行治疗，包括双胍类药物如二甲双胍及噻唑烷二酮类药物如曲格列酮、罗格列酮及吡格列酮。

二甲双胍能增加组织对葡萄糖的利用，抑制肝糖原异生及肝糖输出，并能减少肠壁对葡萄糖的摄取，从而降低血糖。该药不良反应较轻，主要为胃肠反应（腹胀、腹泻、恶心、呕吐及食欲减退）。但是，肾功能不全时要减量使用（CKD3a 期）或禁用（CKD3b～5 期），因为该药系从肾脏排泄，肾功能不全时药物体内蓄积，可能引起严重乳酸酸中毒。

噻唑烷二酮类药物是通过激活 PPARγ 而发挥治疗效果，动物实验及临床观察均显示，这类药物对肥胖 Zucker 大鼠及 2 型糖尿病肾病患者均具有确凿肾脏保护效应，能减少尿清蛋白排泄，并延缓肾损害进展。但是，这类药能增加肥胖（增大脂肪细胞体积），并能导致水、钠潴留而加重心力衰竭。更重要的是，在广泛应用后还发现曲格列酮具有严重肝毒性，有诱发急性肝衰竭风险，罗格列酮能显著增加心血管事件（心肌梗死、脑卒中），增加死亡风险，所以这两个药已先后于1999 年及 2010 年被许多国家（包括我国）责令禁用或慎用。此外，2011 年美国药监部门对吡格列酮也发出了警告，认为长期服用此药有增加膀胱癌风险，应予注意。

(三)拮抗血管紧张素Ⅱ治疗

由于 AngⅡ 也参与了 ORG 发病,所以可应用血管紧张素转化酶抑制剂(ACEI)或血管紧张素 AT_1 受体阻滞剂(ARB)来进行干预治疗,同其他 CKD 治疗一样,伴随或不伴高血压的 ORG 患者均可应用,以减少尿蛋白排泄及延缓肾损害进展。临床上至今仅有少数应用 ACEI 或 ARB 治疗 ORG 的零星观察,如 2001 年 Kambham 等报道,18 例接受 ACEI 治疗的 ORG 患者,尿蛋白平均下降了 1 g/d;同年 Adelman 等报道,3 例美国非洲裔 OB-FSGS 少年接受了 ACEI 治疗,结果尿蛋白从 2.9 g/d 下降至 0.7 g/d;同年 Praga 等也报道,12 例接受 ACEI 治疗的 OB-FSGS 患者,治疗前半年尿蛋白从(4.6±3.3)g/d 下降到(2.4±1.3)g/d,但是其后尿蛋白逐渐增加,至治疗一年时已回复至治疗前水平,不过其中多数患者体重也同时增加,有学者分析体重增加可能影响了 ACEI 疗效。今后很需要进行用 ACEI 或 ARB 治疗 ORG 的大样本临床试验,观察长期治疗后患者尿蛋白及肾功能的变化,以寻获更有说服力的证据。

(四)ORG 并发症的治疗

ORG 患者常合并代谢综合征,因为两者发病都与肥胖(尤其腹型肥胖)相关。在治疗 ORG 时,对代谢综合征的其他组分如高血压、糖代谢紊乱(包括糖尿病)、脂代谢失调(主要为高甘油三酯血症及低高密度脂蛋白胆固醇血症)及高尿酸血症等也要同时治疗,因为它们都能加重肾脏损伤,加速 ORG 进展。而且,治疗这些并发症时一定要达标(医师应熟悉它们的治疗目标值,此处不再赘叙),治疗而不达标,对保护靶器官(包括肾脏)而言,与未行治疗无本质区别。

(五)对肥胖相关性肾小球病防治的展望

1.加强对 ORG 危险因素研究,对高危患者早期实施干预

正如前述,肥胖患者在 ORG 发病上存在着易感性差异,我们推论这与体内 ORG 致病因子与保护因子的体内状态相关,二者失衡且前者增多和/或后者减弱时 ORG 即易发病。因此,对这两组矛盾因子及其平衡状态进行研究,并从中寻获预测 ORG 发病的临床实验室指标,对指导 ORG 防治十分重要。已有学者在这方面做了一些探索,发现 WC 增粗和/或 $L_{4\sim5}$ 平面计算机断层扫描腹腔脂肪面积增大、胰岛素抵抗(用 HOMA-IR 评估)、血清胰岛淀粉肽(又称淀粉素)水平增高及血清脂联素水平下降等均可能影响 ORG 发病。我们最近发现血清 α-klotho 水平下降也与 ORG 发病相关。目前对 ORG 发病危险因素的了解还十分不够,研究还需要继续深入,而且单凭其中一个危险因素很难预测 ORG 发病,只有对多种危险因素进行综合分析,并做出危险分层,才可能得到良好预测效果。利用此危险分层从肥胖人群中筛选出 ORG 高危患者,早期实施干预,对 ORG 防治具有重要意义。

2.深入研究 ORG 发病机制,进一步寻获有效治疗措施

只有深入了解疾病发病机制,才能有针对性地寻找有效治疗措施。正如前述,对胰岛素抵抗在 ORG 发病中作用的了解,促使临床医师应用胰岛素增敏剂治疗 ORG。又如,对 AngⅡ(包括脂肪细胞产生的 AngⅡ)在 ORG 发病中作用的认识,又促进临床应用拮抗 AngⅡ 药物对 ORG 进行治疗。随着醛固酮在 ORG 发病中致病作用研究的深入,应用醛固酮拮抗剂对某些 ORG 患者进行治疗也将成为可能。今后欲想获得更多的 ORG 有效治疗措施,深入研究 ORG 发病机制是前提及基础。

(孙中坤)

第三节　尿酸性肾病

一、尿酸性肾病的发病机制

(一)发病机制的基本认识

1.高尿酸血症

尿酸是人体嘌呤代谢的终产物,它是一种弱有机酸,电离的尿酸很容易形成尿酸一价钠盐,以下简称为尿酸盐。在血液 pH 7.4 时,尿酸主要以尿酸盐形式分布于血浆、细胞外液和滑膜液,只有 4%～5% 的尿酸能与血浆蛋白结合。尿酸的溶解度很低,其分解产物尿囊素的溶解度是尿酸的 5～10 倍,然而人类体内无分解尿酸为尿囊素的尿酸氧化酶,因此在人体内尿酸就是嘌呤代谢的终产物。37 ℃时血浆中尿酸的饱和浓度是 420 μmol/L(7.0 mg/dL)。虽然血浆尿酸水平经常超过此值,但尿酸仍可超饱和地存在血浆中而不析出,其确切机制目前尚不清。

嘌呤代谢与尿酸合成过程需要一系列酶的参与,每种酶的异常都会导致尿酸产生异常。目前研究得比较清楚的尿酸代谢相关酶异常导致的疾病有如下几种。①磷酸核糖焦磷酸合成酶(PRS1):其基因突变可导致酶活性增高,从而生成过多的 1'-焦磷酸-5'-磷酸核糖(PRPP),导致高尿酸血症和高尿酸尿症。②次黄嘌呤-鸟嘌呤磷酸核糖转移酶(HGPRT):莱施-奈恩综合征是一种 X 性连锁的遗传性疾病,患者的 HGPRT 活性几乎完全丧失,造成嘌呤核苷酸补救合成途径障碍,次黄嘌呤和鸟嘌呤于体内堆积,生成大量尿酸。③葡萄糖-6-磷酸酶(G-6-PD):Ⅰ型糖原贮积病(冯·吉尔克病,Von Gierke disease)即为一种G-6-PD缺陷所致疾病,患者体内糖原不能分解成葡萄糖,戊糖分解增加,从而合成大量尿酸,出现高尿酸血症。

尿酸的排泄主要通过肾脏和肾外途径。每天尿酸的 2/3 经肾脏从尿中排泄,剩余的 1/3 经消化道由胆道、胃及小肠排出体外。肾功能受损时消化道的尿酸排泄会大大增加,以维持血尿酸水平稳定。尿酸在肾脏排泄的经典模型是由如下 4 步组成。①肾小球滤过(血中尿酸能 100%滤过);②肾小管重吸收(达 98%～100%);③肾小管再分泌(达 50%);④分泌后的再重吸收(达40%)。所以,最后只有 8%～12%经肾小球滤过的尿酸被尿排出体外。负责尿酸重吸收的转运蛋白主要是位于近端肾小管刷状缘侧的尿酸盐转运蛋白1(URAT$_1$)、尿酸盐转运蛋白 v$_1$(URATv$_1$)/葡萄糖转运蛋白9(GLUT$_9$)及有机阴离子转运蛋白OAT$_4$;而负责尿酸分泌的转运蛋白有多药耐药蛋白4(MRP$_4$)及有机阴离子转运蛋白OAT$_1$、OAT$_2$ 及 OAT$_3$。因此,肾脏疾病时引起高尿酸血症的机制主要有两方面:肾小球滤过率(GFR)下降导致血尿酸滤过减少;肾小管功能异常导致对尿酸的重吸收增加和/或分泌下降。

2.痛风

尿酸盐在关节等部位形成结晶沉积并进一步形成结石是痛风发作的物质基础。尿酸盐结石可以直接破坏骨与关节,而尿酸盐结晶可以诱发炎症促进痛风发作及进展。尿酸盐形成结晶甚至结石导致骨关节破坏的证据早在 20 世纪 50 年代就已被发现:Levin 等发现尿酸盐形成的结晶及结石可以导致软骨破坏及关节结构破坏;Guerra 和 Resnick 用影像学和组织化学方法证实尿酸结石可以导致侵蚀性骨破坏;Sokoloff 等发现尿酸结石不仅可直接破坏骨组织,还可以侵蚀

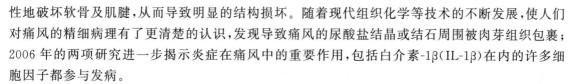

性地破坏软骨及肌腱,从而导致明显的结构损坏。随着现代组织化学等技术的不断发展,使人们对痛风的精细病理有了更清楚的认识,发现导致痛风的尿酸盐结晶或结石周围被肉芽组织包裹;2006 年的两项研究进一步揭示炎症在痛风中的重要作用,包括白介素-1β(IL-1β)在内的许多细胞因子都参与发病。

3.尿酸性肾病

高尿酸血症可以导致如下 3 种肾损害。

(1)急性尿酸性肾病:急性高尿酸血症常导致急性肾损害,呈现急性肾损伤,被称为急性尿酸性肾病。其发病机制是肾小球滤过的大量尿酸盐在肾小管及集合管析出,形成结晶堵塞管腔所致。一项报道称,正常人联用吡嗪酰胺和高嘌呤饮食数天后出现了急性高尿酸血症,但却不出现肾损害。吡嗪酰胺能抑制尿酸盐从肾脏排泄,所以即使产生了高尿酸血症,尿中尿酸盐水平仍旧很低,故无肾损害发生。为此,急性高尿酸血症时,采取措施(如碱化尿液及水化)防止肾小管中尿酸盐析出及沉积是预防其急性肾损害发生的重要措施。急性尿酸性肾病通常发生在体内大量组织破坏时,如横纹肌溶解综合征及恶性肿瘤化疗后,大量细胞破坏释放大量嘌呤导致急性高尿酸血症,而诱发肾损害。急性高尿酸血症患者不宜应用促尿酸排泄药物来降低血尿酸,这些药物抑制了尿酸在近段肾小管的重吸收,导致大量尿酸涌入远端肾小管及集合管堵塞管腔,诱发急性尿酸性肾病。许多年前应用替尼酸造成急性可逆性肾衰竭的报道就是一个实例,替尼酸是一种能促进尿酸排泄的利尿剂,在患者使用其他利尿剂已造成体液不足情况下,换用替尼酸,首次用药即可引发急性尿酸性肾病。

(2)慢性尿酸性肾病:慢性高尿酸血症引起的慢性肾脏损害称为慢性尿酸性肾病,习惯称为痛风性肾病,是最常见的高尿酸血症肾脏损害。尿酸盐结晶沉积于肾组织(主要沉积于肾间质)导致间质性肾炎及纤维化是其主要致病机制。此外,尿酸盐也可阻塞肾小管及集合管。高尿酸血症常合并肥胖、糖尿病、高血压及高脂血症等病,这些疾病也都能加重慢性尿酸性肾病的肾损害。

(3)尿酸结石:尿酸在尿路的结晶可引起结晶尿、尿路结石和梗阻。在美国尿酸结石占整个肾脏结石的 5%～10%,但是这一比例在全球不同地区各不一样,英国接近这一比例,德国和法国稍高于这一比例,以色列报道的比例最高,占结石的 75%。尿酸结石多在痛风的关节症状出现前就已形成,随着血尿酸水平升高和尿尿酸排泄增加,尿酸结石形成的概率增大。

(二)发病机制的研究现状及热点

1.高尿酸血症

如前所述,高尿酸血症的发病与嘌呤代谢异常和/或尿酸排泄障碍有关。关于嘌呤代谢异常,目前除前面提到的几个已知的先天性疾病外,知之甚少;而肾脏排泄尿酸障碍,除肾小球滤过功能减低外,人们现已十分注意肾小管尿酸转运蛋白的异常。

某些慢性肾脏病患者肾小球滤过率(GFR)已明显下降但血尿酸水平却正常,而另一些慢性肾脏病患者 GFR 并无显著下降血尿酸水平却已明显升高,这些事实即提示肾小管尿酸转运蛋白在其中发挥着重要作用。关于这些转运蛋白表达或功能异常导致高尿酸血症的研究甚少,目前研究比较明确的主要有两种转运蛋白:$URAT_1$ 和 $URATV_1/GLUT_9$。$URAT_1$ 基因突变可以导致肾小管重吸收尿酸的功能改变,临床上出现高尿酸或严重的低尿酸血症。我们通过对部分 IgA 肾病患者的分析证实了肾功能正常的 IgA 肾病也有很大一部分伴有高尿酸血症,而且发现伴有高尿酸血症的这部分 IgA 肾病患者肾脏血管病变和肾小管间质病变明显重于血尿酸正常的 IgA 肾病患者,这与 Myllymaki 等报道的一致。我们进一步用免疫组化染色检查发现伴有高尿酸血症的 IgA 肾病患者肾脏 $URAT_1$ 表达明显高于血尿酸正常的 IgA 肾病患者。体外试验证明醛固酮可以刺激肾小管上皮细胞高表达 $URAT_1$,提示肾脏疾病时局部醛固酮增加可能是刺激 $URAT_1$ 表达增加从而导致高尿酸血症的重要机制之一。$URATV_1/GLUT_9$ 的系统性敲除可引起轻至中度高尿酸血症及严重高尿酸尿症,而肝脏特异性 $URATV_1/GLUT_9$ 敲除可引起严重高尿酸血症,说明 $URATV_1/GLUT_9$ 在肝脏的尿酸转运及肾脏的尿酸重吸收中发挥着重要作用,关于 $URATV_1/GLUT_9$ 基因突变与血尿酸水平的关系已有报道。

2.痛风

尿酸盐结晶及结石及随后发现的炎症反应固然在痛风的发病及进展过程中发挥着重要作用,但是近年来的深入研究发现,痛风的发病机制远非那么简单,事实上,许多组织、细胞甚至生物分子均参与了该病的发生发展过程。

(1)慢性痛风的侵蚀性骨及关节破坏:尿酸盐结石的逐渐扩大可机械性地逐渐增加压力破坏周围骨组织,但是更为重要的是结石周围的许多细胞及其分泌的细胞因子、化学趋化因子及某些酶类,在侵蚀性骨破坏及关节损害中发挥着重要作用。这些细胞包括单核/巨噬细胞、肥大细胞、T 淋巴细胞和 B 淋巴细胞等,其中单核/巨噬细胞系统发挥决定性作用。实验研究证明尿酸盐结晶可促使单核/巨噬细胞分泌环氧化酶-2(COX-2)和前列腺素 E_2(PGE$_2$),二者均可促进破骨细胞的形成及增殖。IL-1β 是另一个介导骨破坏的重要炎症介质,IL-1β 不仅可以促进破骨细胞形成和增殖,而且可以促使间充质细胞分泌基质金属蛋白酶(MMPs)促进骨基质的降解。单核/巨噬细胞还可以表达肿瘤坏死因子(TNF-α),促进破骨细胞的形成及增殖。痛风发病过程中 IL-1β 和 TNF-α 活化破骨细胞的机制与类风湿关节炎的发病机制十分相似。

(2)破骨细胞的作用:通过对类风湿关节炎及银屑病性关节炎的研究发现,破骨细胞在侵蚀性骨及关节破坏中发挥着重要作用。随后的许多研究也证实,破骨细胞在痛风性关节炎的发病中起着与类风湿关节炎及银屑病性关节炎相似的作用。破骨细胞是一种多核的吞噬细胞,通过吸收矿化的骨组织在骨的重塑中发挥着重要作用。骨髓的造血细胞含有破骨细胞的前体细胞,这类细胞的表面有一种膜受体,称为核因子 κB 受体激活因子(RANK),当成骨细胞、骨髓间充质细胞等细胞分泌的 RANK 配体(RANKL)与破骨细胞前体细胞表面上的 RANK 结合,并有单核细胞集落刺激因子(M-CSF)参与,就能促使破骨细胞的前体细胞分化成为成熟的破骨细胞。骨保护素(osteoprotegerin,OPG)是一种由成骨细胞等细胞分泌的可溶性诱饵受体,它的配体也是 RANKL,当它与 RANKL 结合时,即能抑制 RANKL 与 RANK 结合,从而抑制破骨细胞成熟。因此机体能通过 OPG、RANK 和 RANKL 的变化来调控成骨与破骨之间的动态平衡,调控骨重塑。痛风患者外周血中破骨细胞样多核细胞明显增多,在 RANKL 及 M-CSF 存在时,这些细胞很容易被诱导成酒石酸抗酸性磷酸酶(TRAP)染色阳性的破骨细胞。虽然用尿酸盐结晶直接刺激破骨细胞前体细胞并不能使其分化为成熟的破骨细胞,但是用尿酸盐结晶刺激过的成骨细胞条件培养液却可诱导破骨细胞前体细胞分化为成熟的破骨细胞,提示尿酸盐结晶系通过体液调节来诱导破骨细胞形成。后来的实验证实,尿酸盐结晶及结石均可以诱导 RANKL 和 M-CSF 分泌、抑制 OPG 基因转录及蛋白表达,从而促进破骨细胞分化成熟。

(3)成骨细胞的作用:成骨细胞负责新骨形成,它与破骨细胞一起是调控骨重塑的两种主要细胞。成骨细胞的前体细胞分化为成熟成骨细胞的过程需要多种因子参与,这些因子包括 RUNX2、osterix、骨涎蛋白(IBSP)、骨 γ-羧基谷氨酸蛋白(BGLAP)等。尿酸盐结晶显著抑制这些因子,从而抑制成骨细胞的成熟及骨矿化;尿酸盐结晶周围招募的中性粒细胞,还能进一步抑制成骨细胞分化成熟。这些研究表明,尿酸盐结晶一方面可以直接抑制成骨细胞的形成及骨矿化从而减少新骨形成,而另一方面又可以通过调控 RANKL 与 OPG 的比例,间接促进破骨细胞分化成熟,从而使生理状态下的骨重塑平衡遭受破坏,抑制新骨形成及加快骨吸收从而导致侵蚀性骨破坏。

(4)软骨细胞的作用:软骨细胞代谢相对缓慢,在关节软骨中,软骨细胞在细胞外基质形成和维持中发挥着重要作用,这些细胞外基质包括各种胶原纤维、蛋白多糖等。尿酸盐结晶很容易沉积于关节软骨表面,导致骨关节炎。关于尿酸盐结晶导致软骨破坏的机制尚不十分清楚,但近期的研究表明,一氧化氮(NO)可能发挥着重要作用,尿酸盐结晶导致的前炎症状态可以导致软骨细胞 NO 活化,NO 可显著抑制蛋白多糖及 MMPs 的合成,加快软骨细胞的变性,导致骨关节炎,在这一过程中 Toll 样受体 2(TLR$_2$)介导的核转录因子 NF-κB 活化也发挥了重要作用。此外,COX-2 和 PGE$_2$ 也参与这一发病过程。

(5)炎症小体的作用:炎症小体是由多种蛋白组成的复合体,现已证实它在尿酸盐结晶导致的炎症反应中担负着重要角色。NALP3 炎症小体能介导尿酸盐结晶诱发的 IL-1β 和白介素-18(IL-18)分泌,促进炎症反应。NALP3 基因敲除可以显著抑制 IL-1β 和 IL-18 水平及 IL-1β 受体表达,从而减轻尿酸盐结晶导致的炎症反应。

3.尿酸性肾病

(1)急性尿酸性肾病:前已述及,这是因急性高尿酸血症致使大量尿酸从肾小球滤过涌入肾小管及集合管堵塞管腔而发病。如此可导致肾小管内压增加,肾小囊压增加,从而肾小球滤过压下降;尿酸结晶也可以通过血管外挤压肾内小静脉网,而导致肾脏血管阻力增加,肾血流量减少,肾小球滤过率降低。上述机制共同诱发急性肾损伤。关于急性尿酸性肾病发生过程中,炎症介质及细胞因子等是否参与了疾病发病过程,目前尚缺研究。

(2)慢性尿酸性肾病:许多随机对照研究证实高尿酸血症是慢性肾脏病进展的独立危险因素。早期的研究发现肾髓质间质有尿酸盐小结石形成,围绕结石会有巨细胞反应,因此认为尿酸盐结石的形成及结石导致的异物反应最终导致慢性炎症和肾脏纤维化。但是后来的多项大型研究显示,慢性高尿酸血症或痛风患者事实上鲜有尿酸盐结石甚至尿酸结晶直接沉积在肾脏,而且发现有尿酸结晶在肾脏沉积者也只有部分患者会发生难以解释的肾功能不全。因此,目前最新的假说是,高尿酸血症可能导致肾脏的自身调节能力遭到破坏,从而导致高血压、微量清蛋白尿直至显性蛋白尿,最终导致肾功能不全的持续进展。动物实验研究结果显示尿酸可以通过活化肾素-血管紧张素系统(RAS)及 COX-2 促进血管平滑肌细胞增殖,也可以通过增强单核细胞趋化蛋白-1(MCP-1)表达和活化核转录因子 NK-κB 来增强炎症,从而使肾小球前小动脉增厚,导致肾小球及球后缺血。RAS 阻断剂可以预防氧嗪酸诱导的高尿酸大鼠的肾小球前血管病变、抑制尿酸介导的血管平滑肌细胞增殖,然而,这些可能的分子机制在人体尚缺乏有力的研究证据。

(三)对痛风发病机制研究的思索

人们对痛风发病机制的认识经历了漫长的过程,最初将其多归咎于淫乱、奢靡的生活,是上帝的惩罚,后来发现尿酸盐结晶及结石是其病因,人们对其发病机制的研究才步入正轨。后来的研究证明尿酸盐结晶及其结石,以及由其导致的炎症是痛风发作的主要机制,为此,人们使用非甾体抗炎药(NSAID)治疗痛风急性发作获得成功;而通过控制血尿酸水平显著抑制了慢性痛风的发展。然而,通过对痛风发病机制的深入研究发现,痛风的发病及进展过程远非人们最初想象的那么简单,包括破骨细胞、成骨细胞、软骨细胞、中性粒细胞及单核/巨噬细胞等许多细胞都参与其中,NO、TLR_2、IL-1β、IL-18、COX-2、PGE_2等多种分子也在其中发挥着重要作用。而在痛风发病机制的研究过程中尚存一些难以解释的问题,这些问题值得我们去积极思考和探索。

1.痛风发作为什么有明显的个体差异

尿酸是一种弱有机酸,37 ℃,pH 7.4时,98%的尿酸在血浆中以一价钠盐形式存在,当其浓度超过420 μmol/L(7.0 mg/dL)时易在关节等部位析出形成结晶,导致痛风发作。但问题是某些痛风患者在血尿酸不太高甚至没有大于420 μmol/L时就能导致痛风发作,而另外一些高尿酸血症患者(如肿瘤化疗后患者)血中尿酸水平即便达到甚至远远超过1 000 μmol/L也不容易导致痛风发作,分析可能的原因是这些患者血浆中有增加尿酸溶解度的物质存在,但是这样的物质是否真存在? 是什么物质? 它们导致尿酸溶解度发生改变的确切机制是什么? 均值得我们探索。

2.对痛风发病机制的思索

尿酸的一价钠盐在关节等部位析出结晶是痛风发作的始动因素,然而痛风的严重程度与尿酸盐结晶的量及结晶形成的大小是否直接相关? 尚需进一步研究。从尿酸盐结晶形成后机械性破坏及导致炎症反应的角度看,似乎结晶形成的多少及结晶的大小与痛风的严重度相关;但是也有证据证明,一旦尿酸盐结晶促发破骨细胞、成骨细胞、软骨细胞及某些分子导致痛风发病后,炎症破坏将持续进行,与尿酸盐结晶的大小并无明显关系。这就提示我们在思考痛风发病机制的时候需要多方位、多角度地考虑,甚至通过分析现有发病机制的合理之处及尚存问题,设计更加科学的实验来解决目前尚不清楚和存在争议的问题。

二、痛风及尿酸性肾病的表现及诊断

(一)临床表现

1.痛风

急性痛风性关节炎发病前没有任何先兆。高嘌呤食物、过度饮酒、感染、手术、外伤、疲劳、情绪紧张等均可诱发痛风急性发作。夜间发作的急性单关节或多关节疼痛通常是首发症状。疼痛进行性加重。关节局部出现红肿热痛及功能障碍。足踇趾的跖趾关节最常受累,足弓、踝关节、膝关节、腕关节和肘关节等也是常见发病部位,少数情况下骶髂、胸锁或颈椎等部位关节亦可累及。全身表现包括发热及不适,化验外周血白细胞增多。开始的几次发作常只累及一个关节,且只持续数天,而后则可同时或相继侵犯多个关节,可持续数周。而后局部症状和体征消退,关节功能恢复。无症状间歇期长短差异很大,随着病情的进展越来越短。如果不进行预防,每年会发作数次,逐渐转变成慢性关节炎,发生永久性破坏性关节畸形。关节黏液囊壁与腱鞘内常能发现尿酸盐沉积。手、足可出现增大的痛风石并从皮肤破口排出白垩样尿酸盐结晶碎块。

2.尿酸性肾病

血液系统肿瘤化疗导致的急性尿酸性肾病常表现为少尿性急性肾损伤。慢性尿酸性肾病主要表现为间质性肾炎,患者出现少量蛋白尿,一般不超过++,伴或不伴少量镜下血尿。患者常出现中度高血压。肾小管浓缩功能受损一般早于肾小球功能受损,患者出现夜尿多、尿比重及渗透压降低,而后GFR下降,血清肌酐升高。病情常缓慢进展,并最终进展到终末期肾脏病,需要进行透析治疗。痛风性肾病导致的慢性肾衰竭约占尿毒症患者的1%。

(二)影像学检查

1.X线检查

X线检查具有快捷、方便、良好的天然对比度及空间分辨率等优势。痛风早期X射线仅呈现关节周围软组织肿胀,无特异性。中、晚期常可见典型征象:关节边缘波浪状或穿凿样骨质破坏;软组织偏心性肿胀及痛风石形成。晚期关节间隙明显变窄甚至消失,形成纤维性强直,可出现关节半脱位。X线检查虽有上述特征,但发现这些特征性改变时往往已到晚期,与计算机断层扫描(CT)、磁共振成像(MRI)及超声检查相比,其诊断的敏感性仅为30%左右。

2.计算机断层扫描

CT克服了X线的组织重叠、敏感性低等缺点,有成像速度快、密度分辨率高等优点,能为痛风的早期诊断提供依据。CT的高分辨率、强大的图像后处理功能、特别是三维重建技术能较完整地显示并测量痛风石体积,观察其演变及评估临床治疗效果。双源双能量CT(dual energy CT,DECT)利用不同原子序数的物质对不同能量X线产生的衰减变化不同而成像,用特殊的软件对组织进行彩色编码,借此区分尿酸盐(红色)及钙化组织(蓝色)。双源双能量CT评估痛风患者尿酸盐沉积的价值较高,尤其是鉴别无症状的痛风石。它的彩色编码信息和自动化软件可以计算痛风患者周围关节的尿酸盐沉积总量,其显示的尿酸盐沉积量可以是体格检查的4倍多,从而可以早期防治关节和骨质破坏,并在一定程度上避免关节畸形的发生。然而,部分学者对CT检查痛风性关节炎的敏感性及诊断价值仍存疑问,Chen等通过回顾性研究发现,CT及MRI难以显示通过关节镜发现的沉积在关节软骨表面的尿酸盐结晶,而DECT在一定程度上能补充上述检查。由于CT昂贵的检查费用及电离辐射,可能会限制其作为评估痛风疗效的常规检查方法。

3.磁共振成像

MRI具有较高的软组织分辨率,可以任意方位成像,无电离辐射等优点,在骨关节及软组织成像中具有独特的优势,能早期发现病变。CT相对MRI在评价骨改变及病变内钙化方面较优,而MRI在评估软组织、滑膜厚度及炎性改变方面优越。MRI显示痛风石敏感性高,但因痛风石复杂的组织结构,信号范围相对较宽,此信号代表蛋白、纤维组织、晶体及含铁血黄素等多种组织成分,易和其他骨关节病变相混淆,如巨细胞肿瘤,所以在判定痛风石上特异性较低。虽然目前还没有MRI对痛风石体积变化的敏感性研究,但MRI是一种测量痛风石大小的可靠方法;与对比增强梯度回波图像相比,平扫的自旋回波图像受伪影干扰少,更有利于痛风石大小的测量。Carter等用MRI检查X线表现正常的受试者,发现56%受试者有关节内骨质破坏,甚至在间隙期也可以观察到慢性炎性反应,在部分患者的无症状关节也能发现隐匿性关节破坏。MRI在发现这部分骨关节破坏方面比超声敏感性高。以上表明,MRI可能是发现上述早期骨破坏的最佳影像方法。

4.超声检查

在评估晶体导致的关节病中,高分辨率超声(high resolution ultrasonography,HRUS)是一种有前景的工具。在痛风骨关节改变方面,高分辨率超声(频率约13 MHz)的敏感性高于MRI,它能早期显示沉积在痛风患者关节内的尿酸盐结晶及软组织内的痛风石;这种方法无辐射、经济、方便、快捷,能动态监测痛风对治疗的反应,直接引导穿刺。缺点是对微小骨质破坏不敏感及复杂结构难以良好显示,而且目前尚没有在超声下诊断痛风的金标准。

(三)肾组织病理检查

单纯性尿酸性肾病,如果病因非常清楚,一般不需要做肾活检。但如果考虑可能伴随其他肾脏病或需与其他肾脏病鉴别时,则需要进行肾活检病理检查以明确诊断。

1.急性尿酸性肾病

短时间内大量尿酸经肾小球滤过进入原尿,导致尿酸盐结晶在肾小管及集合管内堆积,阻塞肾小管及集合管而出现急性肾损伤。显微镜检查可见肾小管及集合管管腔内大量尿酸盐结晶沉积,被阻塞的肾小管近端管腔扩张。肾小球结构正常。肾间质并无纤维化。这种肾脏损害通常可逆,治疗得当可恢复正常。

2.慢性尿酸性肾病

长期高尿酸血症可导致尿酸盐结晶在集合管和肾间质(尤其在肾髓质乳头)沉积,致成慢性间质性肾炎,其严重程度与血尿酸升高的持续时间和幅度相关。显微镜检查可见尿酸盐在集合管及肾间质内沉积,并可见白细胞、巨噬细胞及纤维物质包绕其周。尿酸盐的长时间作用,将最终导致肾间质纤维化。

(四)痛风诊断的局限性

从关节滑膜积液或痛风石中检出尿酸盐结晶对确诊痛风固然重要,但这样的检查是有创性的,在临床实际应用中受到限制,这就为痛风的确诊带来一定的困难。典型的临床表现、血尿酸水平检测、影像学检查及痛风家族史在痛风的诊断起着重要作用,事实上有这些典型表现者在没有创伤性检查时也能确诊,但遇到临床表现不很典型而又需要与其他疾病进行鉴别时就有一定困难,这时就需要综合尽量多的信息来分析。创伤性检查有其弊端,而使用 CT、MRI 等大型仪器检查又费用昂贵,因此未来仍需要进一步开发无创伤性、简便、廉价、高敏感和高特异性的诊断手段。

三、痛风及痛风性肾病的治疗

(一)一般治疗

1.饮食治疗

人体尿酸主要来自如下两方面。①内源性:为人体细胞核分解代谢产生,约占体内尿酸总量的 80%。②外源性:由摄入的富含嘌呤食物(如动物内脏及某些肉类及海鲜)分解代谢产生,约占尿酸总量的 20%。外源性来源可控,为此高尿酸血症患者应严格限制高嘌呤饮食摄入。

也应限制高热量食物的摄入,肥胖患者应减肥。肥胖(特别是腹型肥胖)易导致代谢综合征,高尿酸血症是其组分之一。而且高尿酸血症引起尿酸性肾病时,代谢综合征的其他组分如肥胖、高血压、高血糖及脂代谢紊乱还能加重其肾损害。痛风患者还应少食蔗糖或甜菜糖,因为它们分解后一半能成为果糖,而果糖能增加尿酸生成,蜂蜜含果糖较多,痛风患者也不宜食用。

另外,还应限制饮酒,乙醇能使体内乳酸堆积,乳酸对肾小管排泄尿酸具有竞争性抑制作用,可使血尿酸急剧增高,诱发痛风急性发作。啤酒除具有上述作用外,还因为嘌呤含量高,更易导致高尿酸血症。

2.碱化尿液

服用碳酸氢钠碱化尿液能增加尿酸溶解,防止尿酸结石形成。宜将尿 pH 维持在 6.5~6.8 范围。但是不宜过分碱化,当尿液 pH 超过 7.0 时,钙盐容易沉淀,而形成含钙结石。患者应该多饮水,包括睡前饮水,以促尿酸从尿排出。

(二)高尿酸血症的治疗

1.抑制尿酸合成药物

抑制尿酸合成药物包括别嘌醇及非布索坦,前者是临床已应用很久的药物,而后者为近年新开发药。

(1)别嘌醇:此药为嘌呤类似物,能通过竞争性抑制黄嘌呤氧化酶,而阻断尿酸合成。此药尤其适用于促尿酸排泄药物治疗无效或不宜应用的痛风患者,临床上也常给肿瘤化疗患者预防性服用此药,以防止急性尿酸性肾病发生。患者对此药一般都能很好耐受,仅少数人会出现胃肠道不适、肝功能受损、骨髓抑制或过敏皮疹。文献报道严重的变态反应会导致 Stevens-Johnson 综合征,皮肤出现多形性红斑,乃至表皮溶解坏死。此药的代谢产物主要经肾排泄,肾功能不全患者要酌情减少药量。

(2)非布索坦:此药为非嘌呤类的选择性黄嘌呤氧化酶抑制剂,也能阻断尿酸合成。临床上别嘌醇不能耐受或用药后血尿酸不能降达目标值时,应选用此药。非布索坦的不良反应轻,偶有胃肠不适、肝功能损害及皮疹。轻、中度肾功能不全患者无须调整剂量。服药初期为避免痛风急性发作,可以同时服用秋水仙碱或萘普生进行预防。

2.促进尿酸排泄的药物

常用如下几种药物:①丙磺舒(又称羧苯磺胺);②磺吡酮(又称硫氧唑酮);③苯溴马隆。上述药物都能抑制肾小管对尿酸的重吸收,从而增加尿酸排泄,其中苯溴马龙排泄尿酸作用最强,目前临床应用较多。这类药物在肾功能不全时要慎用。

此外,降血压药物氯沙坦、扩张冠状动脉药物苯碘达隆及抗焦虑药左托非索泮也具有一定的促尿酸排泄作用。

3.尿酸氧化酶类药物

尿酸氧化酶能将尿酸氧化成无活性的尿囊素,随尿排出体外。目前商品化的尿酸氧化酶主要有两类:一类是天然的尿酸氧化酶,如从黄曲霉菌提取纯化的 uricozyme;另一类则是用基因重组技术制备的尿酸氧化酶,如拉布立酶(rasburicase,2001 年在欧洲最早批准上市)及pegloticase(2010 年美国批准上市)。目前临床上主要用于对传统药物治疗抵抗的高尿酸血症患者。拉布立酶从静脉输注给药,能有效降低血尿酸,并缩小痛风石。偶见变态反应,G-6-PD 缺乏患者禁用,以免诱发溶血。

(三)痛风急性发作的治疗

痛风急性发作时,应给予抗炎药物治疗,以缓解急性炎症及疼痛。急性期的主要治疗药物有以下三种。

(1)非甾体抗炎药:对已确诊的痛风急性发作有效。痛风发作急性期可短时间使用 NSAID如萘普生等。NSAID 通常与食物一起服用,连续服 2~5 天。NSAID 具有较多不良反应,常见胃肠不适及体液潴留,偶见变态反应及肾损害。老年人、脱水患者要慎用。

(2)糖皮质激素:不能使用 NSAID 或 NSAID 无效甚至发生多发性关节炎时,可以使用糖皮质激素。泼尼松 35 mg/d 用药 5 天的疗效与萘普生 1 000 mg/d 的疗效相当。长效糖皮质激素也可以通过关节腔注射治疗痛风。

(3)秋水仙碱:疗效常很显著,通常于治疗后 12 小时症状开始缓解,36~48 小时内完全消失。传统的秋水仙碱用法是首次给予 1.2 mg,然后每小时追加 0.6 mg 至 6 小时,累计总剂量4.8 mg。但是最近的一项临床对照研究发现,首次给予 1.2 mg 后随即 1 小时追加 0.6 mg、累计总剂量仅 1.8 mg 的小剂量治疗方法,疗效与大剂量疗法相当,但不良反应却明显减少,甚至与安慰剂相当,因此,临床也可用小剂量方法来控制痛风的急性发作。秋水仙碱的不良反应主要为胃肠道症状(恶心、呕吐、腹泻等,严重腹泻可造成严重的电解质紊乱,在老年人可导致严重后果),与用药剂量密切相关,另外也可引发严重的骨髓抑制和过敏性休克。

临床上需要注意的是,降低血清尿酸浓度的药物(包括抑制尿酸合成或促进尿酸排泄的药物)在痛风急性发作初期不要应用,否则会延长发作期和/或引起转移性痛风,一般在急性症状完全缓解 1~2 周后才用。但是,在原本服用这些降尿酸药物过程中出现急性痛风,则可不必停药而加服抗炎药治疗。

除上述药物治疗外,在急性发作期还需要注意休息,大量摄入液体。肿痛的关节可给予冷敷。

(四)痛风性肾病的治疗

患者的一般治疗及降血尿酸治疗与前述内容相同。发生急性痛风性肾病出现急性肾损伤时,或慢性痛风性肾病进入终末期肾衰竭时,均应予透析治疗,包括血液透析及腹膜透析。

(五)治疗痛风新药展望

对痛风发病机制认识的日渐深入,已推动人们去发掘新药及新途径来治疗痛风,这里拟对开发中的两类新药作一介绍。

1.IL-1β 抑制剂

IL-1β 抑制剂能减轻痛风急性发作的症状,目前已经有三种药物。①anakinra,是 IL-1β 受体的拮抗剂,最初用于治疗类风湿关节炎。②rilonacept,称为 IL-1 诱骗剂,是将两个分子的 IL-1β 受体用免疫球蛋白 Fc 段连接在一起的制剂。③canakinumab,是抗 IL-1β 的单克隆抗体。2007 年已有用 anakinra 治疗痛风急性发作的小样本报道,当用其他药物不能耐受或治疗失败时,换用 anakinra 治疗,获得了满意疗效。而近年用治疗 canakinumab 治疗痛风急性发作的临床研究已较多,包括 canakinumab 与肌内注射氟羟泼尼松龙及 canakinumab 与口服秋水仙碱或 NSAID 治疗痛风急性发作的随机对照研究,结果显示 canakinumab 具有显著的治疗作用。2011 及 2012 年完成的 rilonacept 治疗痛风急性发作的两个 3 期临床试验,均显示它在控制痛风急性发作上具有良好疗效。

2.尿酸转运蛋白抑制剂

前文已介绍 $URAT_1$ 是近端肾小管的一个尿酸转运蛋白,在重吸收尿酸上发挥重要作用,lesinurad 能抑制 $URAT_1$ 的转运尿酸功能,从而增加尿酸排泄,降低血尿酸水平。2011 年已完成 2B 期临床扩展研究。

另外,arhalofenate 能通过抑制肾小管尿酸转运蛋白 $URAT_1$ 及 OAT_4,减少尿酸重吸收,促进尿酸排泄;而且还能抑制 IL-1β 产生,发挥抗炎症效应。已完成 2 期临床试验。

3.其他在研新药

Ulodesine 为嘌呤核苷磷酸化酶抑制剂,它与别嘌醇联合应用能增强后者的降血尿酸效应。2012 年已完成 2 期临床试验。

关于这些新治疗药物的疗效及安全性尚需进一步观察,相信随着这些新药和治疗手段的不断涌现,痛风的防治将会逐渐走向更加有效、不良反应更少的未来。

(孙中坤)

第四节 糖尿病肾病

一、糖尿病的病因及发病机制

(一)1型糖尿病(T_1DM)

1.1型糖尿病是自身免疫性疾病

T_1DM在发病前胰岛素分泌功能虽然维持正常,但已经处于免疫反应活动期,血液循环中会出现一组自身抗体:胰岛细胞自身抗体(ICAs)、胰岛素自身抗体(IAA)、谷氨酸脱羧酶自身抗体(GAD_{65})。T_1DM患者的淋巴细胞上,HLA-Ⅱ类抗原DR_3、DR_4频率显著升高。患者经常与其他自身免疫性内分泌疾病如甲状腺功能亢进、桥本甲状腺炎及艾迪生病同时存在。有自身免疫病家族史,如类风湿关节炎、结缔组织病等家族史。$50\%\sim60\%$新诊断的T_1DM患者外周血细胞中,具有杀伤力的T淋巴细胞CD_{88}数量显著增加。新诊断的T_1DM接受免疫抑制剂治疗可短期改善病情,降低血糖。

2.1型糖尿病的自然病程

(1)第一阶段:具有糖尿病遗传易感性,临床上无异常征象。

(2)第二阶段:遭受病毒感染等侵袭。

(3)第三阶段:出现自身免疫性损伤,ICA阳性、IAA阳性、CAD_{65}阳性等,此阶段在葡萄糖的刺激下胰岛素的释放正常。

(4)第四阶段:胰岛β细胞继续受损,β细胞数量明显减少,葡萄糖刺激下胰岛素释放减少,葡萄糖耐量试验示糖耐量减低。

(5)第五阶段:胰岛β细胞受损大于80%,表现为高血糖及尿糖、尿酮体阳性,由于有少部分β细胞存活,血浆中仍可测出C-肽,如果病变继续发展,β细胞损失增多,血浆中C-肽很难测出。

(二)2型糖尿病(T_2DM)

2型糖尿病具有明显的遗传异质性,受到多种环境因素的影响,其发病与胰岛素抵抗及胰岛素分泌相对缺乏有关。

1.遗传因素

目前认为2型糖尿病是一种多基因遗传病。与其相关的基因有:胰岛素受体底物-1(IRS-1)基因、解偶联蛋白2基因(UCP_2)、胰高血糖素受体基因、β_3肾上腺素能受体(AR)基因、葡萄糖转运蛋白基因突变、糖原合成酶(GS)基因等。有遗传易感性的个体并不是都会发生糖尿病,环境因素在2型糖尿病的发生发展中起着重要作用,这些环境因素包括肥胖、不合理饮食、缺乏体育锻炼、吸烟、年龄、应激等。

2.肥胖

近年来有一种"节约基因"假说(图5-1),生活贫困的人群具有一种良好的本能,就是在贫困和强体力劳动的情况下,当营养充足时,体内的营养物以脂肪方式储存而节约下来,以备在饥荒时应用,当这些人进入现代社会,体力活动减少、热量充足或过剩,节约基因便成为肥胖和2型糖尿病的易感基因。

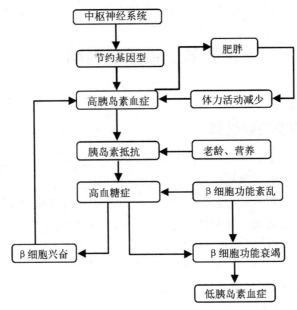

图 5-1　2 型糖尿病的节约基因假说

　　肥胖者的胰岛素调节外周组织对葡萄糖的利用明显降低,周围组织对葡萄糖的氧化、利用障碍,胰岛素对肝糖生成的抑制作用减低,游离脂肪酸(FFA)升高,高水平 FPA 可刺激胰岛 β 细胞过度分泌胰岛素而造成高胰岛素血症,并损害胰岛 β 细胞功能;FFA 可抑制胰岛 β 细胞对葡萄糖刺激的胰岛素分泌;FFA 升高可使胰岛细胞中脂酰辅酶 A 升高,从而甘油三酯(TG)合成增多;胰岛 β 细胞中脂质的增加可能影响其分泌胰岛素的功能。另外,在人类 β_3 肾上腺素能受体(β_3AR)活性下降对内脏型肥胖的形成具有重要作用。

　　肥胖者存在明显的高胰岛素血症,高胰岛素血症降低胰岛素与受体的亲和力,从而造成胰岛素作用受阻,引发胰岛素抵抗,也就需要胰岛 β 细胞分泌更多的胰岛素,又引发高胰岛素血症,形成糖代谢紊乱与 β 细胞功能不足的恶性循环,最终导致 β 细胞功能严重缺陷,引发糖尿病。

　　3.不合理饮食

　　目前认为脂肪摄入过多是 2 型糖尿病的重要环境因素之一。食物中不同类型的脂肪酸对胰岛素抵抗造成不同的影响,饮食中适量减少饱和脂肪酸和脂肪摄入有助于预防糖尿病。

　　食用水溶性纤维可在小肠表面形成高黏性液体,包被糖类,对肠道的消化酶形成屏障,延缓胃排空,从而延缓糖的吸收;食用水溶性纤维可被肠道菌群水解形成乙酸盐和丙酸盐,这些短链脂肪酸可吸收入门静脉,并在肝脏刺激糖酵解,抑制糖异生,促进骨骼肌葡萄糖转运蛋白(GLUT-4)的表达;此外水溶性纤维还可减少胃肠肽的分泌,胃肠肽可刺激胰岛分泌胰岛素,可见,多纤维饮食可改善胰岛素抵抗、降低血糖。

　　果糖可加重 2 型糖尿病患者的高胰岛素血症和高甘油三酯血症,食物中锌、铬缺乏也可使糖耐量减低,酗酒者可引发糖尿病。

　　4.体力活动不足

　　运动可改善胰岛素敏感性,葡萄糖清除率增加,而且运动也有利于减轻体重,改善脂质代谢。

　　5.胰岛素抵抗

　　胰岛素抵抗是指胰岛素分泌量在正常水平时,刺激靶细胞摄取和利用葡萄糖的生理效应显著减弱,或者靶细胞摄取和利用葡萄糖的生理效应正常进行,需要超量的胰岛素。

(1)胰岛素抵抗的发生机制:胰岛素抵抗的主要原因是胰岛素的受体和受体后缺陷,包括下列方面。①在肥胖的 2 型糖尿病中可发现脂肪细胞上胰岛素受体的数量和亲和力降低,肝细胞和骨骼肌细胞上受体结合胰岛素的能力无明显异常。②β 亚单位酪氨酸激酶的缺陷是 2 型糖尿病受体后缺陷的主要问题。③胰岛素受体基因的外显子突变造成受体结构异常,使胰岛素与受体的结合减少。④GLUT-4 基因突变也是胰岛素抵抗的原因之一,GLUT-4 基因的启动基因区突变可能与 2 型糖尿病的发生有关。⑤游离脂肪酸(FFA)增多,2 型糖尿病患者经常存在 FFA增多,从而引起胰岛素抵抗,其机制与 FFA 抑制外周葡萄糖的利用和促进糖异生有关。

(2)胰岛素抵抗的临床意义:①胰岛素抵抗是一种病理生理状态,贯穿于 2 型糖尿病发病的全过程,由单纯胰岛素抵抗到糖耐量减低(IGT)到糖尿病早期、后期。②研究发现,2 型糖尿病的一级亲属及糖尿病患者都存在胰岛素抵抗,且与血管内皮功能损伤密切相关,而血管内皮功能损伤又是动脉硬化的初始阶段,所以胰岛素抵抗还可以引起心血管疾病,它经常存在于众多心血管代谢疾病,这些疾病常集中于一身,称为胰岛素抵抗综合征。③胰岛素抵抗还见于多种生理状态和疾病,如妊娠、多囊卵巢综合征、胰岛素受体突变、肢端肥大症、皮质醇增多症、某些遗传综合征等。

(3)防治胰岛素抵抗的临床意义:防治胰岛素抵抗可预防和治疗 2 型糖尿病;预防、治疗代谢综合征;改善糖、脂代谢;改善胰岛 β 细胞功能;减少心血管并发症的发生率和病死率。

(4)肿瘤坏死因子-α(TNF-α)与胰岛素抵抗的关系:TNF-α 是由脂肪细胞产生的一种细胞因子,在胰岛素抵抗中起着重要作用。它可减低培养的脂肪细胞 GLUT-4 mRNA 的表达及GLUT-4 蛋白含量;抑制脂肪及肌肉组织中胰岛素诱导的葡萄糖摄取。TNF-α 的作用机制为抑制胰岛素受体突变,酪氨酸激酶、胰岛素受体底物-1(IRS-1)及其他细胞内蛋白质的磷酸化,使其活性降低,同时降低 GLUT-4 的表达,抑制糖原合成酶的活性,增加脂肪分解,升高 FFA 浓度,升高血浆纤溶酶原激活物抑制物-1(PAI-1)的浓度。在肥胖、2 型糖尿病患者的脂肪和肌肉组织中 TNF-α 表达量明显增加。

(5)抵抗素与胰岛素抵抗的关系:抵抗素是新近发现的由脂肪细胞分泌的一种含有 750 个氨基酸的蛋白质,具有诱发胰岛素抵抗的作用,基因重组的抵抗素能使正常小鼠的糖耐量受损,并降低胰岛素激发的脂肪细胞的糖摄取及胰岛素敏感性。目前认为它是一种潜在的联系肥胖与胰岛素抵抗及糖尿病的激素。

(6)胰岛素敏感性的检测方法。①空腹胰岛素:较好的胰岛素抵抗指数,与正糖钳夹结果有很好的相关性,适用于非糖尿病人群。②稳态模式评估法的胰岛素抵抗指数(HOMA-IR):HOMA-IR 指数=空腹血糖(mmol/L)×空腹胰岛素(mU/L)/22.5。③空腹胰岛素敏感性指数(IRI):IRI=空腹血糖(mU/L)×空腹胰岛素(mmol/L)/25。④空腹血糖与胰岛素乘积的倒数(IAI):IAI=1/[空腹血糖(mmol/L)×空腹胰岛素(mU/L)],本方法由我国学者李光伟提出。⑤空腹血糖与胰岛素比值(FPI):FPI=空腹血糖(mmol/L)/空腹胰岛素(mU/L)。⑥高胰岛素-正葡萄糖钳夹技术:在胰岛素-葡萄糖代谢平衡状态下,精确测定组织对胰岛素敏感性的方法。在指定时间内,使血浆胰岛素水平迅速升高并保持于优势浓度(100 μU/L 左右),在此期间,每5 分钟测定一次动脉的血浆葡萄糖浓度,根据测定的血糖值调整外源性的葡萄糖输注速度,使血糖水平保持在正常范围(5 mmol/L 左右),一般经过 2 小时达到胰岛素-葡萄糖代谢稳定状态。由于优势浓度的胰岛素可基本抑制肝糖的输出(内源性葡萄糖产量),因此稳定状态下的葡萄糖输注率(M)相等于外周组织的葡萄糖利用率。M 值可作为评价外周组织胰岛素敏感性的指标。本法具有精确、重复性好的特点,缺点是不能知晓肝糖产生的真实情况及葡萄糖在细胞内代谢的机制。⑦扩展葡萄糖钳夹技术:在正葡萄糖钳夹技术的基础上,联合应用放射性同位素追踪技术和间接测热技术,精确测定内源性葡萄糖生成量(肝糖)和机体葡萄糖利用率及细胞内葡萄糖氧化和合成的情况,从而全面了解机体葡萄糖的生成和利用。基本方法为:在钳夹前2～3 小时,输注一定量 3H 标记的葡萄糖,根据所标记底物的放射性,分别计算出葡萄糖消失率(又称葡萄糖利用率)、肝糖产量(HGP)。应用间接测热法得出葡萄糖氧化率和非氧化率(糖原合成率),此外,还可得知脂肪和蛋白质氧化利用的情况。该项组合技术是世界上公认的测定胰岛素敏感性的一套较完整技术。此项技术的应用为揭示胰岛素对葡萄糖、脂肪及蛋白质代谢的影响,胰岛素抵抗发生的机制、抵抗发生的部位提供了证据。目前国际上应用的扩展钳夹技术还有很多,但都以正糖钳夹为基础,如正钳夹联合局部插管法、联合局部组织活检等。⑧微小模型和静脉胰岛素耐量试验:基本方法是静脉注射葡萄糖(0.3 g/kg)以刺激内源性胰岛素分泌,在3 小时内抽血26～30 次,检测胰岛素和葡萄糖浓度,将测定值输入计算机,应用微小模型进行计算。此法的优点是能同步测定和评估胰岛素敏感性和葡萄糖自身代谢效能,并可知晓 β 细胞分泌功能,应用本法计算出的胰岛素敏感性与正糖钳夹测定的结果有很好的相关性。目前已有简化样本法和改良法。⑨短时胰岛素耐量试验:静脉注射胰岛素(0.1 U/kg),在 15 分钟内抽取血标本测定葡萄糖浓度,根据葡萄糖的下降率计算胰岛素敏感性。此法与正糖钳夹结果有很好的相关性,具有操作简单、耗时少、相对精确的特点。

(三)特殊类型糖尿病

特殊类型糖尿病共有 8 类。

1.胰岛 β 细胞功能缺陷

为单基因缺陷所致胰岛 β 细胞分泌胰岛素不足,目前发现的基因有:①*MODY3* 基因、*MODY2* 基因和*MODY1* 基因。②线粒体基因突变,线粒体 DNA 常见为 tRNALeu(UUR)基因3 243 突变(A→G)。

2.胰岛素作用的遗传缺陷

此型呈明显的高胰岛素血症,明显的胰岛素抵抗,包括 A 型胰岛素抵抗、脂肪萎缩性糖尿病、矮妖精症。

3.胰岛外分泌疾病

胰腺炎、血色病、外伤或胰腺切除、纤维钙化性胰腺病、肿瘤、囊性纤维化。

4.内分泌疾病

肢端肥大症、甲状腺功能亢进、库欣综合征、生长抑素瘤、胰高血糖素瘤、醛固酮瘤、嗜铬细胞瘤等。

5.其他

药物或化学物诱导所致糖尿病,感染所致糖尿病,免疫介导的罕见疾病,伴糖尿病的其他遗传综合征。

二、糖尿病的高危人群

(1)老龄化:随着年龄增长,体力活动减少,体重增加,胰岛素分泌能力及身体对胰岛素的敏感性下降,使糖尿病特别是 2 型糖尿病的发生机会增多,所以年龄≥45 岁的人群,是糖尿病的高危人群。

（2）肥胖：体重≥标准体重 20％，或体重指数（BMI）≥27 kg/m²。

（3）糖尿病有明显的遗传倾向，家族中有患糖尿病的一级亲属的人群也是糖尿病发病的高危人群。

（4）有妊娠糖尿病史或巨大胎儿分娩史者，妊娠期间可能有未发现的高血糖，血糖经过胎盘达到胎儿，而胎儿的胰岛功能正常，充分利用了这些多余的糖分，形成巨大儿。

（5）原发性高血压患者。

（6）高脂血症：高密度脂蛋白（HDL）≤0.9 mmol/L，甘油三酯≥2.8 mmol/L。

（7）曾经有空腹血糖受损（IFG）或糖耐量减低（IGT）史者。

三、糖尿病诊断

(一)临床表现

（1）代谢紊乱症状群："三多一少"，即多尿、多饮、多食和体重减轻。T_1DM 患者大多起病较快，病情较重，症状明显且严重。T_2DM 患者多数起病缓慢，病情相对较轻，肥胖患者起病后也会体重减轻。患者可有皮肤瘙痒，尤其外阴瘙痒。高血糖可使眼房水晶体渗透压改变而引起屈光改变致视力模糊。

（2）相当一部分患者并无明显"三多一少"症状，仅因各种并发症或伴发病而就诊，化验后发现高血糖。

（3）反应性低血糖：有的 T_2DM 患者进食后胰岛素分泌高峰延迟，餐后3～5 小时血浆胰岛素水平不适当地升高，其所引起的反应性低血糖可成为这些患者的首发表现。

(二)实验室检查

部分反映糖代谢的指标见表 5-1。

表 5-1　反映糖代谢水平的有关检查指标的意义

实验室指标	代表血糖水平时间
血糖（空腹、餐后）	瞬间
24 小时尿糖	当天
果糖胺	最近 7～10 天
糖化血红蛋白（HbA1c）	最近 2～3 个月

1.血糖测定

血糖测定是糖尿病的主要诊断依据，也是指导糖尿病治疗及判断疗效的主要指标。最常用的方法是葡萄糖氧化酶法。用血浆、血清测得的血糖比全血高 15％。如果作为诊断我们建议应用血浆或血清葡萄糖，正常值 3.9～6.0 mmol/L。

2.尿糖测定

正常人每天尿中排出的葡萄糖不超过 100 mg，一般常规的尿糖定性测不出。若每天尿中排出糖超过 100 mg，则称为糖尿。但尿糖阴性并不能排除糖尿病的可能。

3.葡萄糖耐量试验

（1）口服葡萄糖耐量试验（OGTT）：此方法是检查人体血糖调节功能的一种方法，是诊断糖尿病、糖耐量减低（IU）的最主要方法，应用非常广泛。儿童 1～1.5 岁 2.5 g/kg，1.5～3 岁 2.0 g/kg，

3～12岁1.75 g/kg,最大量不超过75 g。非妊娠成人服75 g葡萄糖。

方法:试验前一夜禁食10小时以上,16小时以下,次日清晨(7～9时)开始,把75 g葡萄糖稀释至25%的浓度,5分钟之内饮完,分别在空腹、服糖后30分钟、60分钟、120分钟、180分钟采血,测血糖,若患者有低血糖史可延长试验时间,并于第4小时及第5小时测血糖,每次采血后立即留尿查尿糖以排除肾脏因素的影响。正常人服糖后血糖迅速上升,30～60分钟内血糖达到最高峰,高峰血糖水平比空腹超过50%,此时肝脏摄取及其他组织利用与吸收进入血液的葡萄糖数量相等。在1.5～2小时血糖下降至正常水平。

口服葡萄糖耐量试验的影响因素:①饮食因素,试验前三天应该摄入足够的糖类,一天大于250 g,否则容易出现糖耐量减低而导致假阳性,特别是老年人。另外,还要注意脂肪摄入的标准化。②体力活动,试验前体力活动过少或过多都会影响糖耐量试验结果。③精神因素及应激,情绪激动及急性应激均可以引起血糖升高,试验前要避免。④生理因素,妊娠、老年都可影响糖耐量试验结果。⑤药物,口服避孕药、烟酸、某些利尿剂、水杨酸类药物可影响糖耐量试验结果,试验前应停药。⑥疾病,一些疾病,如肝脏疾病、心脏疾病、肾脏疾病、胰腺疾病、骨骼肌疾病、某些内分泌疾病、代谢紊乱等均可影响糖耐量试验结果。

(2)静脉葡萄糖耐量试验(IVGTT):由于缺乏肠道的刺激,IVGTT不符合生理条件,所以只用于有胃肠功能紊乱者。具体方法为:按每千克体重0.5 g计算,静脉注射50%葡萄糖溶液,2～3分钟注完,在注射过程中的任何时间为零点,每5分钟取静脉血验血糖1次,共60分钟。将葡萄糖值绘在半对数纸上,横坐标为时间,计算某一血糖值下降到其一半的时间作为$t_{1/2}$,再按公式$K=0.69/t_{1/2}×100$算出K值。正常人$K≥1.2$,糖尿病患者$K<0.9$。IVGTT可了解胰岛素释放第一时相的情况。

4.糖化血红蛋白

糖化血红蛋白(GHbA₁)是血红蛋白A组分的某些特殊分子部位和葡萄糖经过缓慢而不可逆的非酶促反应结合而形成的,其中以GHbA₁c最主要,它反映8～12周的血糖的平均水平,可能是造成糖尿病慢性并发症的一个重要致病因素,是糖尿病患者病情监测的重要指标,但不能作为糖尿病的诊断依据。其参考范围为4%～6%。

5.糖化血浆清蛋白

人血浆蛋白与葡萄糖发生非酶催化的糖基化反应而形成果糖胺(FA),可以评价2～3周内的血糖波动情况,其参考值为1.7～2.8 mmol/L。此项化验也不能作为糖尿病的诊断依据。

6.血浆胰岛素和C-肽测定

β细胞分泌的胰岛素原可被相应的酶水解生成胰岛素和C-肽,这两个指标可以作为糖尿病的分型诊断应用,也用于协助诊断胰岛素瘤。目前血浆胰岛素用放免法测定,称为免疫反应性胰岛素(IRI),正常参考值为空腹5～25 mU/L。C-肽作为评价胰岛β细胞分泌胰岛素能力的指标比胰岛素更为可信,它不受外源胰岛素的影响,正常人基础血浆C-肽水平为400 Pmol/L。周围血C-肽/胰岛素比例常大于5。胰岛β细胞分泌胰岛素功能受许多因素所刺激,如葡萄糖、氨基酸(亮氨酸、精氨酸)、激素(胰升糖素、生长激素)、药物(磺胺类、α受体阻滞剂、α受体激动剂)等,其中以葡萄糖最为重要。正常人口服葡萄糖(或标准馒头餐)后,血浆胰岛素水平在30～60分钟上升至高峰,可为基础值的5～10倍,3～4小时恢复到基础水平。C-肽水平则升高5～6倍。血浆胰岛素和C-肽水平测定有助于了解β细胞功能(包括储备功能)和指导治疗,但不作为诊断糖尿病的依据。

(三)诊断过程中应注意的问题

糖尿病是以糖代谢紊乱为主要表现的代谢综合征,其病因及发病机制非常复杂,发病后涉及多个脏器的并发症,所以其诊断必须统一、规范,内容项目要齐全,应包含病因诊断、功能诊断、并发症及并发症诊断。首先,要根据诊断标准确定是糖尿病还是 IGT,如果确定糖尿病还应该注意区分糖尿病的类型。其次,要明确有无急、慢性并发症,如果有慢性并发症应该注意分期。最后还应注意是否同时存在并发症,如合并妊娠、Graves 病或肝和肾疾病等,了解这些情况有助于在治疗过程中采取正确的治疗方案及正确的估计预后。另外,因为糖尿病是一种高遗传性疾病,还应该注意,一定不要忘记询问患者的家族史。体检时注意患者的营养状态、是否肥胖、甲状腺情况等,对已经确诊糖尿病者还应注意进行视网膜、肾脏及周围神经的检查,确定是否存在并发症。

(四)诊断与鉴别诊断

1.糖尿病的诊断标准

1980 年以来,国际上通用 WHO 的诊断标准,1997 年美国糖尿病协会提出修改建议,1999 年 WHO 接受了此标准,见表 5-2、表 5-3,具体内容如下。

表 5-2　WHO 诊断标准(1)

	全血(mmol/L)	
	静脉血	毛细血管血
糖尿病		
空腹和/或	≥6.1	≥6.1
糖负荷后 2 小时	≥10.0	≥11.1
IGT		
空腹	<6.1	<6.1
糖负荷后 2 小时	≥6.7 和<10.0	≥7.8 和<11.1
IFG		
空腹	≥5.6 和<6.1	≥5.6 和<6.1
糖负荷后 2 小时	<6.7	<7.8

表 5-3　1999 年 WHO 诊断标准(2)

	血浆(mmol/L)	
	静脉血	毛细血管血
糖尿病		
空腹和/或	≥7.0	≥7.0
糖负荷后 2 小时	≥11.1	≥12.1
IGT		
空腹	<7.0	<7.0
糖负荷后 2 小时	≥7.8 和<11.1	≥8.9 和<12.1
IFG		
空腹	≥6.1 和<7.0	≥6.1 和<7.0
糖负荷后 2 小时	<7.8	<8.9

(1)空腹血浆葡萄糖(FPG)的分类:FPC<6.0 mmol/L 为正常,FPG 6.0~7.0 mmol/L 为空腹血糖过高(简称 IFG),FPG≥7.0 mmol/L 为糖尿病(需另一天再次证实)。空腹的定义是至少8小时没有热量的摄入。

(2)OGTT 中 2 小时血浆葡萄糖(2 小时 PG)的分类:2 小时 PG<7.8 mmol/L 为正常,2 小时 PG 7.8~11.1 mmol/L 为糖耐量减低(IGT),2 小时 PG≥11.1 mmol/L 考虑为糖尿病(需另一天再次证实)。

(3)糖尿病的诊断标准:症状+随机血糖≥11.1 mmol/L,或 FPG≥7.0 mmol/L,或 OGTT 中 2 小时 PG ≥11.1 mmol/L。症状不典型者,需另一天再次证实。随机指一天当中任意时间而不管上次进餐时间。

对于临床工作,推荐采用葡萄糖氧化酶法测定静脉血浆葡萄糖。临床医师在做出糖尿病诊断时,应充分确定其依据的准确性和可重复性,对于无急性代谢紊乱表现,仅一次血糖值达到糖尿病诊断标准者,必须在另一天按以上标准复测核实,如复测结果未达到糖尿病诊断标准,应让患者定期复查,直至诊断明确为止。应注意在急性感染、创伤或各种应激情况下可出现暂时血糖升高,不能以此诊断为糖尿病。IFG 或 IGT 的诊断应根据 3 个月内的两次 OGTT 结果,用其平均值来判断。

2.2 型糖尿病与 1 型糖尿病的鉴别

见表 5-4。

表 5-4　1 型糖尿病与 2 型糖尿病的鉴别

鉴别要点	1 型糖尿病	2 型糖尿病
发病年龄	各年龄均见	10 岁以上多见
季节	秋冬多见	无关
发病	急骤	缓慢
家族遗传	明显	明显
肥胖	少见	多见
酮症酸中毒	多见	少见
胰岛炎	有	无
胰岛 β 细胞	减少	不一定
血胰岛素	明显减少	稍减少、正常或增多
空腹血 C-肽	<1 μg/L	>1 μg/L
血胰岛细胞抗体	＋	－
胰岛素	依赖	暂时性
口服降糖药	无效	有效

3.糖尿病的鉴别诊断

(1)其他原因所致的血糖、尿糖改变:急性生理性应激和病理性应激时,由于应激激素如肾上腺素、促肾上腺皮质激素、肾上腺皮质激素和生长激素分泌增加,可使糖耐量减低,出现一过性血糖升高,尿糖阳性,应激过后可恢复正常。

(2)其他糖尿和假性糖尿:进食过量半乳糖、果糖、乳糖,可出现相应的糖尿,肝功能不全时果糖和半乳糖利用障碍,也可出现果糖尿或半乳糖尿,但葡萄糖氧化酶试剂特异性较高,可加以区别。大量维生素 C、水杨酸盐、青霉素、丙磺舒也可引起班氏试剂法的假阳性反应。

（3）药物对糖耐量的影响：噻嗪类利尿药、呋塞米、糖皮质激素、口服避孕药、水杨酸钠、普纳洛尔、三环类抗抑郁药等可抑制胰岛素释放或拮抗胰岛素的作用，引起糖耐量减低，血糖升高，尿糖阳性。另外，降脂药物、乳化脂肪溶液、大量咖啡等也可以引起糖耐量异常。

（4）继发性糖尿病：肢端肥大症（或巨人症）、Cushing 综合征、嗜铬细胞瘤可分别因生长激素、皮质醇、儿茶酚胺分泌过多、拮抗胰岛素而引起继发性糖尿病或糖耐量减低。此外，长期服用大量糖皮质激素可引起类固醇糖尿病。

（5）胰源性糖尿病：胰腺全切除术后、慢性酒精中毒或胰腺炎等引起的胰腺疾病可伴有糖尿病，临床表现和实验室检查类似 1 型糖尿病，但血中胰高糖素和胰岛素均明显降低，在使用胰岛素或其他口服降糖药物时，由于拮抗胰岛素的胰高糖素也同时缺乏，极易发生低血糖，但不易发生严重的酮症酸中毒。无急性并发症时，患者多有慢性腹泻和营养不良。

四、糖尿病肾脏病的临床病理表现、诊断与鉴别诊断

随着肥胖人口的增加及饮食结构改变，糖尿病已成为继肿瘤、心血管疾病之后第三大威胁人类健康的慢性非传染性疾病，2007 年全球有 1.7 亿糖尿病患者，至 2010 年全球糖尿病患者已达2.8 亿，其增长速度每年达 2.2%。糖尿病的高发年龄在 40～60 岁，但有年轻化趋势。世界卫生组织（WHO）资料显示，2025 年中国和印度将有 1.3 亿糖尿病患者，该数字将消耗医疗预算的40%，将严重阻碍经济发展。目前全球患者已达 3.66 亿。我国 2007—2008 年的全国抽样流行病学调查资料显示，20 岁以上成人糖尿病及糖尿病前期患病率已分别达到 9.7% 和 15.5%；而2010 年的再次流调资料显示，18 岁以上成人糖尿病及糖尿病前期患病率已更高，分别达到11.6% 及 50.1%。按此估计，我国成年人中现已有近 1.14 亿糖尿病患者和逾 4.93 亿糖尿病前期患者。

糖尿病肾病（DN）是糖尿病常见的慢性微血管并发症之一。15%～25% 的 1 型糖尿病及30%～40% 的 2 型糖尿病将出现肾脏受累，DN 是西方国家终末期肾脏病（ESRD）及进行肾脏替代治疗的首位病因，在我国也是继慢性肾小球疾病后的第二位病因。1936 年有学者首先报道糖尿病本身病情进展能累及肾脏，导致肾损害，后命名为 DN。2007 年美国肾脏病基金会（NKF）下属组织 K/DOQI 制定的"糖尿病和慢性肾脏病临床实践指南和临床实践推荐"，建议把由于糖尿病导致的肾脏病命名为糖尿病肾脏病（DKD），来取代 DN。随着糖尿病发病率在全球范围的迅速增加及糖尿病患者生存时间的延长，DKD 在糖尿病及 ESRD 患者中的比例也在逐年增加。美国 USRDS 数据显示，糖尿病引起的 DKD 占 ESRD 的44.1%；在我国，仅以 2012 年上半年全国血液透析登记质控分析数据为例，新增血液透析患者32 000 例中，18.4% 患者的基础肾脏病为DKD；新增腹膜透析患者 9 249 例中，17.5% 为 DKD。DKD 的高发病率带来了沉重的社会经济负担。

迄今为止，DKD 发生发展的机制尚未完全明了，DKD 的防治也是医学界的难题。因此，探讨 DKD 的发病机制，寻求预防和综合治疗 DKD 的措施具有重要的社会意义和经济价值。

（一）DKD 的临床表现及早期筛查

作为糖尿病最主要的微血管并发症之一，糖尿病肾损害早期出现肾小球高滤过，实验室检查肾小球滤过率（GFR）增高，而后逐渐出现微量清蛋白尿、蛋白尿及进行性肾功能减退。2013 年美国糖尿病学会（ADA）制定的《糖尿病诊疗标准》要求对糖尿病患者需早期实施尿清蛋白排泄

和估算肾小球滤过率(eGFR)筛查,以早期发现糖尿病肾损害,以及时进行干预。

1.尿清蛋白排泄

30～299 mg/d 的持续性清蛋白尿(即微量清蛋白尿)已被认为是1型糖尿病患者出现 DKD 的早期表现及2型糖尿病患者肾脏病变进展的标志,同时,它也是糖尿病患者心血管疾病风险增高的标志。患者从微量清蛋白尿进展到更显著水平(≥300 mg/d,即显著清蛋白尿),则意味着 DKD 可能进展到终末期肾病(ESRD)。因此,2013 年 ADA 的"糖尿病诊疗标准"推荐,病程超过 5 年的1型糖尿病患者或新诊断的2型糖尿病患者均应每年进行1次尿清蛋白排泄率的筛查(证据等级 B)。

清蛋白尿的检测有3种方法:①留取任何时间点的尿液(最好留清晨首次尿),测定清蛋白和肌酐比值(ACR)。②留取24小时尿液,测定清蛋白浓度,计算全天尿清蛋白排泄量。③留取过夜8小时尿液,测定清蛋白浓度,计算8小时尿清蛋白排泄量。2013 年 ADA 制定的《糖尿病诊疗标准》推荐用 ACR 作为测定尿清蛋白排泄的检查法,并划定其正常值<30 μg/mg,≥30 μg/mg 为尿清蛋白排泄增加。

2.估算肾小球滤过率

2013 年 ADA 的《糖尿病诊疗标准》推荐,所有糖尿病患者无论其尿清蛋白排泄水平是否正常,每年均应检验一次血清肌酐水平,以估计 eGFR(证据等级 E)。由于肾脏病的并发症与肾功能水平密切相关,因此从 eGFR<60 mL/(min·1.73 m^2)起,即应筛查和处理慢性肾脏疾病的并发症(证据等级 E)。

(二)DKD 的病理表现

1.DKD 的病理改变

DKD 的主要病理表现为肾小球基膜弥散性增厚,肾小球系膜基质增宽及 Kimmelstiel-Wilson 结节形成,并可见渗出性病变(肾小囊滴和纤维素帽)及肾小球毛细血管瘤,而且肾小球入、出球小动脉常发生玻璃样变。这些组织学病变有助于 DKD 与其他类型肾小球疾病相鉴别。另外,随病变进展肾间质可出现不同程度的炎细胞浸润和纤维化,以及肾小管颗粒空泡变性和萎缩。

(1)系膜 Kimmelstiel-Wilson 结节:DKD 进展到第Ⅲ级病变时(详见后叙),即可能出现 Kimmelstiel-Wilson 结节,病变肾小球系膜基质高度增多,形成同心圆状排列的结节状硬化。在糖尿病患者中,Kimmelstiel-Wilson 结节的出现与糖尿病病程长和不良预后相关,故其被认为是 DKD 从早、中期转化为更严重阶段的一个标志。

(2)渗出性病变:渗出性病变包括肾小囊滴(出现在肾小球囊基膜与壁层上皮之间)及纤维素帽(出现在肾小球毛细血管壁基膜与内皮之间),内含血浆蛋白成分。渗出性病变常出现于 DKD 进展期。尽管它们并非 DKD 所特有,但在其他疾病时很少见。

(3)肾小球毛细血管瘤:毛细血管瘤样扩张虽然也非 DKD 特异病变,但是也主要见于糖尿病肾损害时。

2.DKD 的病理分级

DKD 不同于其他肾脏疾病,既往缺少一个统一的国际病理分级标准。直至 2010 年,由肾脏病理学会发起、多国肾脏病理学家共同完成的"糖尿病肾病病理分级"标准公布,才填补了这一空缺。此标准对1型和2型糖尿病继发的 DKD 都适用,它分成肾小球病变(表 5-5)及肾小管间质和血管病变(表 5-6)两部分讲述。

表 5-5 糖尿病肾病肾小球病变的病理分级

分级	描述	分级标准
I	轻度或非特异性光镜改变,电镜显示肾小球基膜增厚	病变未达到 II ～ IV 级标准,基膜厚度>395 nm(女性)或>430 nm(男性)
II a	轻度细末增宽高	病变未达到 III 及 IV 级标准,>25%的系膜区系膜呈轻度增宽
II b	重度系膜增宽	病变未达到 III 及 IV 级标准,>25%的系膜区系膜呈重度增宽
III	结节性硬化(Kimmelstiel-Wilson 结节)	病变未达到 IV 级标准,至少可见一个确定的 Kimmelstiel-Wilson 结节
IV	晚期糖尿病肾小球硬化	>50%的肾小球呈球性硬化

表 5-6 糖尿病肾病肾小管间质及血管病变

病变	诊断标准	评分
肾小管间质病变		
	无	0
IFAT	<25%	1
	25%～50%	2
	>50%	3
	无	0
间质炎症	仅仅润于 IFAT 相关区域	1
	无 IFAT 的区域也有浸润	2
	无	0
小动脉玻璃样变	至少 1 个区域存在	1
	多于 1 个区域存在	2
	无内膜增厚	0
动脉硬化	内膜增厚未超过中膜厚度	1
	内膜增厚过中膜厚度	2

注:IFAT 即间质纤维化与肾小管萎缩。

(三)DKD 的诊断及鉴别诊断

1.诊断

由于 1 型糖尿病的 DKD 自然史比较清晰,丹麦学者 Mogensen 1987 年将其分为 5 期。①I 期:肾小球高滤过期(仅表现为 GFR 增高);②II 期:正常清蛋白尿期(平时尿清蛋白排泄率正常,应激时出现微量清蛋白尿);③III 期:早期糖尿病肾病期(出现持续性微量清蛋白尿);④IV 期:临床糖尿病肾病期(出现蛋白尿,并在数年内进展至大量蛋白尿及肾病综合征);⑤V 期:肾衰竭期(进入肾衰竭)。

对于 2 型糖尿病所致 DKD,Mogensen 的分期标准仅能做参照,而且疾病进展速度也不一样。1 型糖尿病的肾损害约 5 年进展一期,而 2 型糖尿病肾损害却 3～4 年进展一期,这是因为后者常发生在中老年已出现退行性变的肾脏基础上,而且除高血糖外,还常有代谢综合征的其他因素如高血压、高血脂及高尿酸等共同作用损害肾脏,所以疾病进展相对较快。由于 2 型糖尿病起病较隐袭,许多患者并不知道自己糖尿病的准确起病时间,这在估计患者的病程上必须注意。

如患者糖尿病病程短、无糖尿病眼底病变、短期内 GFR 迅速下降、短期内尿蛋白急剧增多和/或尿中红细胞增多时,应高度怀疑糖尿病合并其他肾脏疾病。如果患者无禁忌证,则应进行肾穿刺病理检查。国外研究资料显示,糖尿病患者做肾穿刺病理检查能发现 12%～39% 患者并非 DKD。

2.鉴别诊断

光学显微镜检查肾小球系膜呈结节性硬化改变在 DKD 中常见,这需要与轻链沉积病、膜增生性肾炎、淀粉样变肾病等可能具有系膜结节改变的疾病相鉴别,表 5-7 为临床-病理表现的鉴别要点。

表 5-7　具有肾小球系膜结节样改变的肾脏病鉴别要点

肾脏疾病	病理学特点	临床特点
糖尿病肾脏病	系膜基质增宽及结节形成,伴基膜弥散增厚	具有长期糖尿病病史,临床呈现肾病综合征
轻链沉积肾病	系膜结节形成,刚果红染色阴性。免疫荧光检查可见轻链沉积。电镜检查于基膜内皮侧可见沙粒样电子致密物沉积	血清免疫固定电泳呈现轻链单克隆条带
膜增生性肾炎	弥散性系膜细胞增生及基质增多,广泛插入呈现双规征,严重时形成系膜结节。免疫荧光检查可见 IgG 及 C3 于系膜区及毛细血管壁呈颗粒样沉积(花瓣样分布)。电镜检查于系膜区及皮下见到电子致密物	临床常出现肾炎综合征及肾病综合征,50%～75% 患者血清补体 C3 水平持续降低
肾脏淀粉样变	可见均质无结构物质于系膜区及小动脉壁,有时形成系膜结节。刚果红染色阳性。电镜检查可见排列紊乱直径 8～10 nm 的细纤维结构	临床呈现肾病综合征,肾功能进行性减退。并常伴心脏及其他器官病变

五、糖尿病肾脏病发病机制

DKD 发生发展的机制尚未完全明了。目前公认,由胰岛素分泌和/或作用缺陷导致的长期高血糖是 DKD 发生的始动因素及关键。高血糖造成的肾脏血流动力学变化及代谢异常是造成肾损害的基础,众多细胞因子的激活及炎症递质的释放,也将作为上述机制的下游环节在 DKD 发病中发挥重要作用,而且 DKD 发生在某种程度上也有遗传因素参与,探讨 DKD 的发病机制一直是糖尿病领域的一个热点研究课题,对其深入了解将有利于发掘 DKD 的有效防治措施。

(一)DKD 的肾小球损害机制

DKD 既往被称为"糖尿病肾小球硬化症",认为它是起源于肾小球的疾病,肾小管间质病变是继发于肾小球损害的结果。虽然其后已认识到 DKD 的肾小管间质病变在肾损害早期即已出现,并非完全是肾小球损害的结果,但是仍应认为 DKD 是以肾小球病变为主。

肾小球由肾小囊及其包裹的一团毛细血管构成,是肾单位的重要组成部分。肾小球结构复杂而独特,其固有细胞包括肾小球内皮细胞、系膜细胞和壁层及脏层上皮细胞,它们在结构和功能上密切联系,相互关联。

由于系膜细胞的分离、纯化和培养相对容易,在一个相当长的时期内,对 DKD 发病机制的研究主要集中在系膜细胞上,人们进行了大量研究工作,对糖尿病状态下系膜细胞肥大、细胞外基质(ECM)产生与降解失衡有了较清楚的认识。例如,目前认为转化生长因子-β(TGF-β)是DKD发病的重要因素,研究证实DKD时TGF-β在系膜细胞表达增强,它通过调节ECM的基因表达,增加ECM蛋白积聚,而促进DKD发生。细胞肥大被认为与细胞周期蛋白、细胞周期蛋白激酶和细胞周期蛋白激酶抑制剂的调控失衡相关。P21和P27是目前已知的具有最广泛活性的细胞周期蛋白激酶抑制剂,DKD时P21和P27在系膜细胞表达增加,导致细胞周期停滞,从而引起细胞肥大。此外,公认的DKD发病机制中蛋白激酶C(PKC)途径、己糖激酶途径、醛糖还原酶途径激活及糖基化终末产物(AGEs)形成也主要在系膜细胞中有较为深入的研究。

肾小球脏层上皮细胞是一种高度分化的、贴附于肾小球基膜(GBM)外侧面的特殊细胞,它由胞体、主突起及次级突起构成,次级突起即为足突,故此细胞又被称为足细胞。其足突间的滤过裂孔是构成肾小球滤过屏障的结构之一。在生理状态下,足细胞不仅构成滤过屏障,对血浆蛋白发挥选择性滤过作用,而且还参与GBM的更新和修复。此外,在肾小球固有细胞功能调节及机体免疫应答中足细胞也起着重要作用。糖尿病的代谢和血流动力学因素是足细胞损伤的始动因素。糖尿病状态下高糖、非酶糖基化反应引起足细胞裂孔膜蛋白nephrin表达下调,导致足细胞足突消失;另一方面,肾小球高压、高灌注及高滤过(所谓"三高"现象)造成的机械牵张力进一步影响足细胞功能,削弱足细胞与GBM的附着,加速足细胞凋亡。此外,血管紧张素Ⅱ(AngⅡ)也能导致nephrin表达下调,并激活其他细胞因子如TGF-β和血管内皮生长因子(VEGF),促进系膜基质合成、GBM增厚和足细胞凋亡及脱落;高糖条件下,活性氧簇(ROS)产物过表达,氧化-抗氧化平衡遭破坏,也能诱导足细胞结构和功能损伤。足细胞损伤导致患者出现大量蛋白尿,而大量蛋白尿本身又会进一步加重足细胞损伤,形成恶性循环,最终导致肾小球硬化。有人曾将DKD归类于足细胞病,此尚存争议,但是足细胞病变在DKD发病中占有重要地位,这已是共识。

肾小球毛细血管壁由一层扁平内皮细胞构成,是肾小球滤过膜的首道屏障。糖尿病患者血糖持续升高引发细胞功能紊乱时,内皮细胞是首当其冲的受害者。由于肾小球内皮细胞难以在体外分离、纯化和培养,因此对内皮细胞参与DKD发病机制的研究起步较晚。在糖尿病及其并发症中,内皮细胞受损被认为是多种血管病变发生的重要机制。导致糖尿病血管内皮损伤的因素包括高血糖、血脂异常、氧化应激反应、炎症因子及AngⅡ活化等,其中炎症因子受到格外关注。内皮损伤可表现为内皮细胞通透性增加、舒缩功能障碍及黏附分子表达上调等。通过1型糖尿病模型大鼠的实验研究证实,在高糖刺激下,补体甘露聚糖结合凝集素(MBL)途径能被激活,最终产生补体膜攻击复合物C_{5b-9},导致肾小球内皮细胞损伤,且此MBL途径的激活与高糖浓度和时间呈依赖性。通过体外培养的人肾小球内皮细胞实验研究又证实,高糖刺激的MBL途径激活,可能导致多酶-蛋白复合物缺失和膜表面核心蛋白多配体蛋白聚糖及磷脂酰蛋白聚糖表达降低,如此造成内皮通透性增加,这可能也是DKD的发病机制之一。

总之,肾小球三种固有细胞——系膜细胞、脏层上皮细胞和内皮细胞均参与DKD的发生与发展。三种细胞之间又存在相互联系和相互影响。例如,VEGF是一种内皮特异性有丝分裂原,是内皮细胞重要的存活因子,它主要表达于足细胞的足突,而VEGF受体则以跨膜蛋白的形式表达于内皮细胞,所以足细胞可以通过旁分泌途径调节内皮细胞功能。此外内皮细胞也可以通过分泌血小板源生长因子(PDGF)对系膜细胞的功能进行调节。进一步全面阐明肾小球固有细胞之间的相互联系和作用将有助于加深对DKD发病机制的认识。

(二)DKD 的肾小管间质损害机制

在 DKD 中对占肾脏体积 90％的肾小管间质病变的研究甚少。至 1999 年 Gilbert 提出 DKD 时肾小管间质损害并不依赖于肾小球病变,而是导致 DKD 的独立因素后,对肾小管间质在 DKD 发生发展中的作用才逐渐受到重视。事实上,DKD 早期其病理特征之一的肾脏肥大,在很大程度上即与肾小管上皮细胞肥大相关,早期发生的这些结构改变正是启动和促进肾小管间质纤维化进程的一个关键因素。进一步研究还证实,糖尿病时肾小管间质病变的严重程度直接影响 DKD 的预后,因此关注 DKD 的肾小管间质病变具有十分重要的意义。高血糖是引起 DKD 肾小管间质损害的始动因素。高糖时肾小管 Na^+,K^+-ATP 酶活性增强,此酶活性的改变在一定程度上参与了肾小管间质功能和结构的改变。另外,高糖能下调阻止细胞凋亡的 Bcl2 基因表达,并上调促进细胞凋亡的 Bax 基因表达,从而引起肾小管上皮细胞凋亡。近年研究指出,Ang Ⅱ通过其受体在肾小管间质纤维化过程中扮演着重要角色。Ang Ⅱ通过 AT_1 受体刺激肾小管上皮细胞肥大,诱导肾间质成纤维细胞增生,并促使它们转分化或分化为肌成纤维细胞,合成及分泌 ECM,导致肾小管间质纤维化。

(三)发病机制的研究热点

1.炎症机制

既往 DKD 并没有被视为炎症性疾病。近来的研究显示肾脏炎症在促进 DKD 的进展中起着重要作用。有学者认为,PKC 途径激活、AGEs 形成及肾小球内"三高"是导致 DKD 发生及发展的三大致病因素,而在这些致病因素的上游是始动因素高血糖,下游则是微炎症及其致成的 ECM 聚集。

传统观点认为,单核-巨噬细胞在肾组织中浸润是炎症的特征性表现,浸润的单核-巨噬细胞通过分泌炎症递质及产生氧自由基等造成肾组织破坏,促进 DKD 进展。但是,新近研究指出,远离血流的细胞如足细胞产生的细胞因子,也能作为炎症递质,共同诱发炎症反应,所以炎症细胞不仅限于单核-巨噬细胞等。另外,参与 DKD 发病的炎症递质也多种多样,包括前炎症细胞因子如肿瘤坏死因子-α(TNF-α)、白介素-1(IL-1)及白介素-6(IL-6),趋化因子如单核细胞趋化蛋白-1(MCP-1),黏附分子如细胞间黏附分-1(ICAM-1),脂肪细胞因子如瘦素,转录因子如 NF-κB,Toll 样受体及核受体等,它们可以进入血流发挥作用,也可以通过旁分泌和自分泌途径发挥效应。

越来越多的研究显示,DKD 的发病也涉及补体系统激活。正如前述,糖尿病患者可经 MBL 途径激活补体,最终形成补体膜攻击复合物 C_{5b-9}。有报道在 DKD 患者的肾组织和尿液中能检测到高浓度的膜攻击复合物。补体激活也是导致炎症的重要因素。

2.遗传因素

研究发现 DKD 发病常呈家庭聚集性及种族差异,提示 DKD 发病存在遗传易感性。全基因组连锁分析显示 3q,7q35-36,7p15,10q26,13q33.3,18q22-23 等区域与 DKD 相关。结合基因功能研究,发现了多个与 DKD 易感性相关的候选基因,如 ADIPOQ,IGF1,IGFBP1,TIMP3,CNDP1,AGTR1,SMAD3,APOE,$SLC2A_1$ 等。利用候选基因关联分析或全基因组关联分析,也发现多个基因变异可能与 DKD 易感性相关。

Mooyaart 等对 671 篇有关 DKD 的遗传关联研究进行荟萃分析,发现有 34 个重复基因变种,通过随机效应荟萃分析显示,有 21 个变种与 DKD 显著相关,这些变种分别是或者邻近于下述基因:ACE,AKR1B1(两个变种),APOC1,APOE,EPO,NOS3(两个变种),HSPG2,VEGFA,

FRMD3（两个变种），CARS（两个变种），UNC13B，CPVL，CHN2 和 GREM1，另外四个变种未邻近特殊基因。

3.microRNA

microRNA 是一类非编码的小分子 RNA，参与调控细胞的增生、分化和凋亡，在多种疾病的发生发展过程中起到了重要的调节作用。近年研究显示 microRNA 参与了 DKD 的发生发展。研究发现 DKD 患者肾脏组织的 microRNA 表达谱与正常人存在明显差异，其中 miR-155 及 miR-146a 表达明显增高，原位杂交结果进一步证实其主要表达于肾小球系膜及内皮细胞。体外研究发现，高糖可以诱导人肾小球内皮细胞高表达 miR-155 及 miR-146a，而 miR-155 及 miR-146a 可促进该细胞产生炎症因子 TNF-α、IL-1β 及致纤维化因子 TGF-β₁ 和结缔组织生长因子（CTGF），参与 DKD 发病。除此而外，文献报道还有 miR-192、miR-216a、miR-217、miR-377、miR-93 及 miR-29a 等表达异常与 DKD 发病相关。

总之，DKD 的发病机制错综复杂，炎症与非炎症效应相互影响，许多机制尚未明了，存在宽广的研究空间。但是于不同侧面和深度探讨 DKD 的发病机制时，还应注意从系统的层面对已有的认识进行整合与分析，以便得出相对完整的概念。

六、糖尿病肾脏病的防治方案现状与探索

如何将 DKD 发病机制的研究和疾病早期诊断指标的开发成果用于指导临床治疗，优化治疗方案，改善患者预后，提高生存质量，这是医学研究的终极目标，也是每一个临床医师的职责。面对 DKD 患者日渐增多的趋势及 DKD 对人类健康的危害，加强 DKD 防治十分重要，同时也极具挑战性。

由于 DKD 病程长，并发症多，因此依据病期具体制订防治方案就很重要。近年来，人们提倡实施三级预防。①一级预防。患者一经诊断为糖尿病或发现糖耐量减低（IGT）就应积极治疗。仅为 IGT 者，应纠正 IGT 状态，防范糖尿病发生；已诊断为糖尿病者，则应竭力防止微量清蛋白尿出现。这一阶段的防治措施主要是改变生活方式（饮食管理、运动、降低体重）和严格控制血糖（合理选择和使用降糖药物），使糖化血红蛋白（HbA1c）水平达标。②二级预防。糖尿病患者出现微量清蛋白尿是其肾脏损害进展的标志，应积极加以干预以减少和延缓蛋白尿产生。这一阶段的危险因素包括血糖水平及尿清蛋白水平等，防治措施除饮食及生活方式管理和继续控制血糖达标外，还应该服用血管紧张素转化酶抑制剂（ACEI）或血管紧张素 AT₁ 受体拮抗剂（ARB），以减少尿清蛋白排泄。③三级预防。此阶段的尿蛋白量、高血压、高血糖、高血脂及高尿酸血症等都是导致肾损害持续进展的重要危险因素，所以尽力控制这些危险因素是延缓 DKD 进程、预防肾功能不全发生发展的主要措施，也是防治心血管并发症及降低病死率的主要措施。

（一）生活方式的改善和饮食管理

生活方式的改善仍然是糖尿病和 DKD 治疗的基础，如控制糖类及热量摄入减肥，适度体力活动、戒烟限酒等。

2011 年的 ADA 制定的《糖尿病诊疗标准》强调医学营养治疗对糖尿病及其肾病患者极为重要，且应根据糖尿病的类型、肥胖情况、蛋白尿的程度、肾功能的状态及有无并发症而进行个体化的食谱制订和营养管理，最好由注册营养师来进行相关辅导，并应将其纳入医保或其他第三方付款范围。

对慢性肾功能不全患者实施低蛋白饮食，能减轻胰岛素抵抗，改善蛋白、糖及脂肪代谢，并能

减少尿蛋白排泄,延缓 DKD 进展,减轻尿毒素所致症状。2005 年我国专家协作组修订的《慢性肾脏病蛋白营养治疗共识》推荐对 DKD 患者实施如下治疗方案。

(1)蛋白质入量:从出现蛋白尿起即减少饮食蛋白入量,推荐0.8 g/(kg·d);从 GFR 下降起即开始低蛋白饮食治疗,推荐蛋白入量为 0.6 g/(kg·d),并可同时补充复方-α 酮酸制剂 0.12 g/(kg·d)。

(2)热量摄入:实施低蛋白饮食治疗时,热量摄入需维持于125.5～146.4 kJ/(kg·d),即30～35 kcal/(kg·d)。但是,肥胖的 2 型糖尿病患者需适当限制热量(每天总热量摄入可比上述推荐量减少1 046～2 092 kJ,即 250～500 kcal),直至达到标准体重。由于患者蛋白入量(仅占总热量的 10%左右)及脂肪入量(仅能占总热量的 30%左右)均被限制,故所缺热量往往只能从糖类补充,必要时应注射胰岛素保证糖类利用。

慢性肾功能不全患者从 GFR 小于 60 mL/min 起即容易发生营养不良,故从此时起即应对患者进行营养状态监测;对已实施低蛋白饮食治疗的患者,为防止营养不良发生,就更应对患者营养状态进行密切监测。常用的营养状态监测指标包括摄入的热量(据饮食记录计算,连续3 天),摄入的蛋白质量(测定氮表现率蛋白相当量或蛋白分解代谢率),体重指数(BMI)、上臂肌围及皮褶厚度检测,血浆清蛋白、前清蛋白及胆固醇检验,以及主观综合营养评估(SGA)等。

(二)控制血糖

1.血糖控制目标值

近年 ADA 制定的《糖尿病诊疗标准》都对 HbA1c 的治疗目标值做了基本相同的推荐。

(1)无论1 型或 2 型糖尿病患者,将 HbA1c 水平控制在 7%左右或 7%以下,可以降低糖尿病微血管并发症发生的风险;如果在糖尿病确诊后立即将 HbA1c 水平控制达标,也能长时期地降低大血管疾病发生风险。

(2)对于糖尿病患病时间短、无心血管并发症、预期寿命长并能很好耐受治疗(无低血糖或其他不良反应)的患者,可以考虑将 HbA1c 水平控制得更严格(如低于 6.5%)。

(3)对于有低血糖病史、预期寿命短、存在较重的微血管或大血管并发症,以及多病并存的患者,应该放宽 HbA1c 水平的控制(如低于 8.0%)。所以,应个体化地制订 DKD 患者的血糖控制目标值。

这里需要强调的是,已出现肾功能不全的 DKD 患者(多为老年人,常存在糖尿病的心脑血管并发症,且常合并其他疾病,因此预期寿命较短),特别是他们的血糖水平波动大和/或曾有低血糖发生史时,均应将 HbA1c 控制水平放宽,根据我国内分泌学专家 2011 年制定的《中国成人2 型糖尿病 HbA1c 控制目标的专家共识》,此时可放宽至 7%～9%范围。对于这些患者避免因治疗引起严重低血糖反应尤为重要,否则可能诱发致命性心血管事件。

2.治疗药物的应用

(1)注射用胰岛素的应用:对于 1 型 DM 患者,以及 DKD 进入临床糖尿病肾病期或肾衰竭期的患者,应该选用胰岛素治疗。目前的胰岛素制剂有短效、中效及长效三大类。①短效者有胰岛素(RI),可供皮下及静脉注射。②中效者有低精蛋白锌人胰岛素(NPH)及慢胰岛素锌混悬液,仅供皮下注射。③长效者有精蛋白锌胰岛素(PZI)及特慢胰岛素锌混悬液,仅供皮下注射。市售商品还有不同比例的短效及中效胰岛素的预混制剂,如诺和灵 30R,为 30%RI 与 70%NPH 的混悬液;诺和灵 50R,为 50%RI 与 50%NPH 的混悬液。

除此而外,目前还有胰岛素类似物(氨基酸序列与胰岛素不同,但是能与胰岛素受体结合,发挥类似于胰岛素的功能)可供使用,包括:①速效者如赖脯胰岛素及门冬胰岛素。②长效者如甘精胰岛素。市售商品也有速效与中效双时相胰岛素类似物的预混制剂,如诺和锐 30,为 30％的可溶性门冬胰岛素与 70％的精蛋白门冬胰岛素的混悬液。

使用胰岛素时应注意个体化,从小剂量开始。多数肾功能不全患者,体内胰岛素水平高,更需要减少外源性胰岛素注射量,以免低血糖发生。建议当 eGFR 为 30～50 mL/(min・1.73 m^2)时,胰岛素用量宜减少 25％;当 eGFR<30 mL/(min・1.73 m^2)时,胰岛素用量应减少 50％。

短效或预混胰岛素餐前 15～30 分钟皮下注射,中效应餐前 1 小时给药;自行混合的胰岛素应先抽吸短效胰岛素,再抽吸中效胰岛素;动物胰岛素不与人胰岛素相混,不同厂家生产的胰岛素不能相混;动物胰岛素换用人胰岛素时,总量需减少 20％～30％。

(2)口服降糖药物的应用:临床常用的口服降糖药物如下。①促胰岛素分泌剂:包括磺胺类、格列奈类及二肽基肽酶 4(DPP4)抑制剂。②胰岛素增敏剂:包括双胍类及噻唑烷二酮类。③α-葡萄糖苷糖抑制剂:本处不拟对各种口服降糖药物的药理作用及临床应用作详细介绍,只想强调上述口服药中的某些药物,因为原药和/或代谢产物主要经肾排泄,故在肾功能不全时必须减少用量或禁止使用,否则,它们在体内蓄积可导致严重不良反应,如磺胺类药物蓄积导致严重低血糖反应,双胍类药物蓄积导致乳酸酸中毒。

(三)肾素-血管紧张素系统阻断剂治疗

虽然 DKD 发生和发展的机制尚未完全阐明,但是目前认为肾素-血管紧张素系统(RAS)激活是其重要机制之一。20 世纪 80 年代至 21 世纪初,许多临床研究都已证实,RAS 阻断剂(包括 ACEI 及 ARB)除具有降压依赖性肾脏保护作用外,尚有独立于降压效应的肾脏保护作用,是它们直接作用于肾脏的结果。因此糖尿病患者只要出现微量清蛋白尿,无论有无高血压,都应给予 ACEI 或 ARB 治疗,这已经成为共识。美国 NKF2012 年更新的《糖尿病及慢性肾脏病 KDOQI 临床实践指南》指出:对于正常血压和正常清蛋白尿的糖尿病患者不推荐使用 ACEI 或 ARB 对 DKD 做一级预防(证据强度 1A);对于正常血压,但 ACR 大于 30 mg/g 的糖尿病患者(他们处于 DKD 高危或 DKD 进展中)建议使用 ACEI 或 ARB(证据强度 2B)。

在应用 ACEI 或 ARB 的过程中应该注意监测肾功能及血钾水平。由于应用 ACEI 或 ARB后,AngⅡ效应被阻断,肾小球出球小动脉扩张,球内压、灌注及滤过降低,即有可能导致血清肌酐水平升高。若上升幅度<35％是正常反应,不应停药;但是,如果上升幅度>35％则为异常反应,主要见于肾脏有效血容量不足时(如脱水、肾病综合征、左心衰竭及肾动脉狭窄),此时应该及时停用 ACEI 或 ARB,认真寻找肾脏血容量不足原因并设法改善。如果肾脏有效血容量能改善,血清肌酐回落到用药前水平,ACEI 或 ARB 仍能重新应用;如果血容量不能改善(如肾动脉狭窄未行血管成形术),则不可再用。另外,肾功能不全时,肾脏排钾受限,此时若用 ACEI 或 ARB 可导致醛固酮生成减少,肾脏排钾进一步受阻,有可能诱发高钾血症。因此,肾功能不全患者要慎用 ACEI 或 ARB,并在整个用药过程密切监测血钾水平,一旦血钾增高必须及时处理。

(四)控制血压

高血压在 DKD 中不仅常见,同时还是导致 DKD 进展的一个重要因素。有效地控制高血压既能延缓 DKD 进展,又能改善心血管并发症。因此,对伴随 DKD 的高血压应该积极治疗。

1.降压治疗的目标值

高血压患者应该将血压降低到什么程度是个一直在探索的问题。关于糖尿病合并高血压的降压目标值,2013 年欧洲高血压学会及欧洲心血管学会(ESH/ESC)修订的《高血压治疗指南》

及 2014 年美国高血压国家联合委员会修订的《成人高血压治疗指南(JNC8)》,都推荐糖尿病的降压目标值≤18.6/12.0 kPa(140/90 mmHg)。关于 DKD 合并高血压的降压目标值,不同指南推荐值不同,2012 年 KDIGO 制定的《CKD 高血压治疗临床实践指南》的推荐可能最为合理,该指南推荐:AUE<30 mg/d 的 CKD 患者降压目标值≤18.6/12.0 kPa(140/90 mmHg)(证据强度2B),而 AUE>30 mg/d 的 CKD 患者降压目标值≤17.3/10.6 kPa(130/80 mmHg)(证据强度2DB)。所以绝大多数 DKD 属于后者,应该将高血压降达≤17.3/10.6 kPa(130/80 mmHg)。

2.降压药物的选择

在治疗糖尿病或 DKD 合并的高血压时,国内、外高血压治疗指南均一致推荐首选 ACEI 或ARB,若无禁忌均应首先使用,所以 ACEI 或 ARB 已被称为治疗糖尿病或 DKD 高血压的基石药物。

为了有效地达到降压目标值,大多数患者均需要多种药物联合治疗。指南推荐,首先与ACEI 或 ARB 配伍的降压药是钙通道阻滞剂(CCB)和/或利尿剂。如此联用能增强疗效并减少不良反应。如果血压还不能达标,则应再联合其他降压药物,包括 α 受体阻滞剂、β 受体阻滞剂(2014 年的《美国成人高血压治疗指南 JNC8》,已不推荐它为第一线降压药)及其他降压药。

这里需要强调的是,近年国内、外高血压治疗指南均不提倡 ACEI 与 ARB 联合治疗。2009 年 ESH/ESC 发表的《欧洲高血压治疗指南再评价》最先明确指出,ACEI 与 ARB 联合治疗并不能确切地增强降压疗效,但却可能增加严重不良反应,因此不提倡联用。至于两药联用能否增强减少尿蛋白及延缓肾损害的疗效,既往研究证据不足,但是 2013 年发表的两个大型随机对照试验却一致地获得了否定结论。西班牙完成的 PRONEDI 试验显示,厄贝沙坦与赖诺普利联用在减少尿蛋白及降低高血压上疗效并不比单药优越,不过不良反应也并未增加;美国完成的VANEPHRON-D 试验显示,与单药治疗比较,氯沙坦与赖诺普利联合治疗并未减少原发肾脏终点事件、心血管事件及死亡率,而高钾血症及急性肾损害不良反应却显著增加,致使试验提前终止。

(五)控制血脂

糖尿病患者常伴脂代谢紊乱,同时高脂血症能加速 DKD 的肾损害进展,促进心血管并发症发生及增加病死率,因此应该积极治疗。在调脂治疗的靶目标上,近代指南都特别强调要首先将血清低密度脂蛋白控制正常。治疗首先要改变不良生活方式,如增加体力活动,进低胆固醇饮食及戒烟等,这是有效治疗的前提。在药物治疗上,美国 2012 年更新的《糖尿病及慢性肾脏病KDOQI 临床实践指南》推荐,选用羟甲基戊二酰辅酶 A 还原酶抑制剂(他汀类药物)治疗,或用该类药与依折麦布(肠道胆固醇吸收抑制剂)进行联合治疗(证据强度 1B)。而对于已经进行维持性透析且未用他汀类药物治疗的患者,该指南不推荐开始应用(证据强度 1B),因为 4D、AU-RORA 及 SHARP 等几个大型随机对照临床试验并未提供能有效减少动脉粥样硬化事件的证据。至于透析前已经服用他汀类药物的患者是否需要停止服用,目前尚缺临床研究资料,还无法回答。

(六)其他探索中对 DKD 的治疗

1.蛋白激酶 C 抑制剂

PKC 激活参与了 DKD 发病。动物实验证实 PKCβ 亚型选择性抑制剂芦布妥林能减少肾间质巨噬细胞浸润和纤维化。2005 年 Tuttle 等通过多中心随机双盲对照研究发现芦布妥林可减轻 2 型 DKD 患者的蛋白尿,该研究对 123 例用 RAS 抑制剂治疗仍有持续性蛋白尿的 2 型糖尿

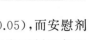

病患者,予以芦布妥林治疗,随访 1 年。芦布妥林治疗组 ACR 下降了 24%($P<0.05$),而安慰剂组仅下降了 9%($P>0.05$);芦布妥林治疗组患者 GFR 无显著降低($P>0.05$),而安慰剂组却显著降低($P>0.01$)。

2.舒洛地特

舒洛地特是高纯度的醣胺聚糖类药物,它由 80% 的肝素片断(硫酸艾杜糖糖胺聚糖)及 20% 的硫酸肤质构成。该药进入体内后能迅速附着至血管内皮,它能促进肾小球毛细血管内皮细胞合成及分泌硫酸类肝素,并竞争性抑制肝素酶-1 活性减少酶对硫酸类肝素的降解,如此维护和修复 GBM 阴电荷,因此它能减少 DKD 的尿蛋白排泄。2002 年有学者完成的、纳入了 223 例患者的 DiN.A.S 临床研究显示,伴有微量清蛋白尿或显著清蛋白尿的 1 型和 2 型糖尿病患者经过舒洛地特治疗 4 个月后,尿清蛋白排泄均显著减少。但是,2012 年发表的 Sun-MACRO 临床研究却获得了阴性结果,此试验纳入了 1 248 例 2 型糖尿病并发 DKD 和轻度肾功能不全的患者,用舒洛地特治疗观察 48 个月,试验结束时治疗组与安慰剂组在到达原发终点(血清肌酐上升 1 倍或达到 $\geqslant530.4$ $\mu mol/L$ 或进入终末肾衰竭)上并无显著差别。因此,舒洛地特的确实疗效还需要更多临床研究进行验证,疗效可能与 DKD 病期、舒洛地特用量及给药途径(口服或静脉给药)均相关。

3.吗替麦考酚酯

炎症反应参与了 DKD 的发生和发展。目前已有学者在动物模型中尝试对 DKD 进行抗感染治疗,并取得了一定效果。吗替麦考酚酯(MMF)是一种新型高效免疫抑制剂,但是它还能下调多种细胞因子表达,抑制氧化应激反应,从而具有抗炎症效应。从 2003 年首次报道开始,现在国内外已有不少动物实验研究,显示 MMF 对 DKD 大鼠模型具有肾脏保护效应(尿清蛋白排泄减少,肾组织病变改善)。但是,至今尚无用 MMF 治疗 DKD 的临床试验报告。

(七)肾脏替代治疗

一般认为,DKD 患者开始透析治疗应比非 DKD 的 ESRD 患者早,早期进入透析有利于心、脑等重要器官的保护。DKD 患者的内生肌酐清除率(CCr)下降至 20~30 mL/min 时,即可开始做透析准备,当 CCr 进一步降至 15~20 mL/min,和/或血清肌酐升至 >530 $\mu mol/L$(6 mg/dL)时,即应开始透析治疗。若出现严重尿毒症症状或合并药物难以纠正的心力衰竭时,即使 CCr 或血清肌酐没有达到上述水平也应进行透析。

DKD 患者采用血液透析为好还是腹膜透析为好,文献报道并无一致。比如,在近年的文献报道中,有学者认为从总体上讲腹膜透析较优,而有学者却认为血液透析较优。其实血透与腹透谁优于谁不应一概而论,两种透析模式各有各的适应证及禁忌证、优点及缺点,需要据患者具体情况进行个体化的分析才能决定。

DKD 的器官移植包括单独肾移植及胰肾联合移植,联合胰腺移植能使血糖、糖化血红蛋白及 C 肽浓度恢复正常。Martins 等报道胰肾联合移植、单独肾移植的 5 年存活率分别为 82%、60%,因此胰肾联合移植比单纯肾移植具有更好的效果,似应作为 1 型糖尿病 DKD 的首选治疗。

总之,随着对 DKD 发病机制认识的不断深入,DKD 的防治措施已取得了较大进展。我们深信,随着今后研究的继续深入,一定会有更多更有效的治疗药物和措施被进一步发掘,并应用于临床。

(孙中坤)

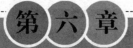

第六章
血液内科疾病的临床诊疗

第一节　再生障碍性贫血

一、病因和发病机制

(一)病因

约半数以上患者无明确病因可寻,称为原发性再障。以下所述为继发性再障的可能病因。

1.化学因素

化学因素包括种类繁多的化学物质和药物。职业暴露是继发性再障经常关联的病因。近年来苯及其相关制剂引起的再障病例有所增多,且屡有职业群体发病的情况。其他危险暴露包括除草剂和杀虫剂以及长期染发(氧化染发剂和金属染发剂)等。化学物质引发的骨髓增生不良可呈剂量相关性和剂量非相关性(个体敏感性)。药物是另一类诱发再障的可疑危险因素,但往往难以确定其因果关系。细胞毒化疗药物引起预期和可控的骨髓抑制,很少导致不可逆的骨髓衰竭和永久性再障。

2.物理因素

γ射线和X射线等高能射线产生的离子辐射能造成组织细胞损伤,阻止DNA复制。骨髓是放射敏感组织,其后抑制程度与放射呈剂量依赖性效应。全身放射1~2.5 Gy剂量可造成骨髓增生不良,4.5 Gy半数受照者死亡,10 Gy全部死亡。

3.生物因素

流行病学调查和研究表明,再障发病可能与多种病毒感染有关,其中以病毒性肝炎最为重要。肝炎相关性再障(hepatitis associated aplastic anemia,HAAA)多继发于非甲非乙型肝炎,发病率<1.0%,约占再障患者的3%。发病机制可能与病毒抑制造血细胞或免疫因素有关。HAAA患者多为青年男性,在肝炎恢复期发病,常表现为重型再障,预后较差。其他可疑相关病毒尚有EB病毒、微小病毒B19、巨细胞病毒、登革热病毒及HIV病毒等。

(二)发病机制

再障的发病机制尚未完全阐明。现有的证据表明,再障的发病机制呈明显异质性和重叠性的特征。

1.造血干细胞缺陷

造血干细胞缺陷包括造血干细胞质的异常和量的减少,以后者的证据更为充分。造血干细胞(hematopoietic stem cell,HSC)数量减少是各型再障的恒定结果,CD34 阳性细胞和长期培养原始细胞明显减少或阙如可以证明。

2.造血微环境缺陷和造血生长因子异常

再障造血微环境缺陷的证据主要来源于动物模型,Sl/Sld 小鼠缺乏 kit 配基也称干细胞因子(stem cell factor),出现再障表型。然而,在人类再障中并未发现 Sl/Sld 样的基因缺陷。由于造血微环境构成和功能的极端复杂性和体外不可模拟性,尽管有一些支持再障微环境异常的资料,但均不足以证实其在再障发病中居重要地位。相反,不少证据表明,再障造血微环境的功能并无明显受损。异基因干细胞移植后,患者造血重建可转换为供者型,但作为造血微环境基础的骨髓基质仍为受者型。另外,再障骨髓基质细胞分泌的大多数造血生长因子(hematopoietic growth factor)呈现升高,而非减低。

3.免疫功能紊乱

越来越多的证据表明,再障患者 T 细胞异常活化,造成 Th1/Th2 平衡向 Th1 方向偏移,结果造成 Th1 产生的造血抑制因子或负调节因子增多,包括 γ-干扰素(interferon-γ)、α-肿瘤坏死因子(tumor necrosis factor-α)和白细胞介素-2(interleukin-2)等,导致患者 CD34$^+$造血干/祖细胞 Fas 依赖性凋亡增加。临床上直接而有说服力的证据是免疫抑制治疗对大部分患者有效。因此,目前普遍认为获得性再障是一种 T 细胞异常活化介导的自身免疫性疾病,免疫攻击的特定靶细胞是骨髓造血干/祖细胞,最终导致骨髓衰竭。目前对于再障异常免疫攻击的始动阶段以及造血细胞的受击靶点仍所知甚少。

4.遗传学因素

再障的发病可能与某些遗传学背景有关。部分再障患者的 HLA-DR2(HLADRB1 * 1501)过表达,可能造成抗原递呈异常,并呈现对环孢素的耐药性;患者的细胞因子基因多态性(TNF2 促进子、IFN-g 编码基因)可能与免疫反应亢进有关;多数患者有调节 Th$_1$ 偏移的转录调节因子-Tbet的表达和穿孔素及 SAP 蛋白(抑制 IFN-γ 产生)水平降低,从而推测编码这些因子的基因是再障发病的危险因素。范可尼贫血的遗传背景异常提示干细胞的内在质量缺陷也可能参与再障的发病。

二、临床表现

非重型再障多呈慢性发病(国内以往称为慢性再障)。重型患者可呈急性发病(国内以往称为急性再障)也可由非重型再障进展而来。再障的临床表现与受累细胞系的减少及其程度有关。贫血和出血是再障就诊的常见原因。患者就诊时多呈中至重度贫血。患者的出血倾向主要因血小板计数减少所致。常见皮肤黏膜出血,如出血点、鼻出血、齿龈出血、血尿及月经过多等。严重者可发生颅内出血,是主要的死亡原因。患者如有发热,提示并发感染。感染的危险程度与粒细胞减少的程度相关,粒细胞<$1×10^9$/L 时感染概率增加,严重者可发生系统感染如肺炎和败血症,以细菌感染为常见,也可发生侵袭性真菌感染。如无感染,再障不出现淋巴结和肝大、脾大。

三、实验室和辅助检查

(一)血常规

特点是全血细胞减少(pancytopenia),多数患者就诊时呈三系细胞减少。少数患者表现为二系细胞减少,但无血小板减少时再障的诊断宜慎重。网织红细胞计数降低。贫血一般为正细胞正色素性,但大细胞性者并非少见。淋巴细胞计数无明显变化,但因髓系细胞减少,其比例相对升高。血涂片人工镜检对诊断和鉴别诊断均有所帮助。

(二)骨髓象

包括穿刺和活检。穿刺涂片的特点是脂肪滴增多,骨髓颗粒减少。多部位穿刺涂片增生不良,三系造血有核细胞均减少,早期细胞少见,非造血细胞成分如淋巴细胞、浆细胞、组织嗜碱性细胞和网状细胞增多。骨髓颗粒细胞构成分析也属重要内容。再障一般无明显病态造血现象,偶见病态造血者,也仅见于红系且为轻度。非重型病例骨髓中仍可残存造血增生灶,该部位穿刺涂片可见有核细胞增生良好,但伴有巨核细胞减少。在判断造血功能上,骨髓活检的主要特点是骨髓脂肪变和有效造血面积减少(<25%),无纤维化表现。

(三)其他检查

对疑难病例,为明确诊断和鉴别诊断,有时还需要:①细胞遗传学检查:包括染色体分析和荧光原位杂交(fluorescence in situ hybridization,FISH),有助于发现异常克隆。②骨髓核素扫描:选用不同放射性核素,可直接或间接判断骨髓的整体造血功能。③流式细胞术分析:计数 $CD4^+$ 造血干/祖细胞,检测膜锚连蛋白。有助于区别 MDS 和发现血细胞膜锚连蛋白阴性细胞群体。④体外造血祖细胞培养:细胞集落明显减少或阙如。⑤其他:T 细胞亚群分析(CD4+/CD8+倒置;Th1/Th2 倒置)、粒细胞碱性磷酸酶(活性升高)以及血液红细胞生成素水平(升高)等。

四、诊断和分型

(一)诊断

病史询问中应注意既往用药史及可疑化学和物理因素接触史。根据周围血全血细胞减少,骨髓增生不良,再障的诊断不难确立,但应排除其他表现为周围血全血细胞减少的疾病。体检如发现淋巴结或脾大,再障的诊断宜慎重。

(二)分型

再障是一组异质性疾病,不同类型的治疗原则及预后各异,故诊断确立后应根据病情进行分型。目前,主要依靠外周血细胞计数和骨髓形态学进行分型,其标准列于表 6-1。

五、鉴别诊断

主要与外周血血细胞减少尤其是全血细胞减少的疾病相鉴别。

(一)阵发性睡眠性血红蛋白尿症

阵发性睡眠性血红蛋白尿症(paroxysmal nocturnal hemoglobinuria,PNH)是一种获得性克隆性红细胞膜缺陷溶血病,与再障关系密切,可相互转变。临床上可有血红蛋白尿(酱油色尿)发作,实验室检查酸溶血试验阳性。血细胞(粒细胞和红细胞)免疫表型分析出现补体调节蛋白(如 CD55 和 CD59)阴性表达细胞增多(>10%)有助于明确诊断。部分再障患者有小的 PNH 克隆细胞群体(<5%)。

表 6-1 获得性再障的临床分型

特 征	非重型再障	重型再障*	极重型再障
临床症状	较轻	重	重
血象★			
网织红细胞($\times 10^9$/L)	≥15	<15	<15
中性粒细胞($\times 10^9$/L)	≥0.5	<0.5	<0.2
血小板($\times 10^9$/L)	≥20	<20	<20
骨髓象	增生低下	重度低下	重度低下
预后	较好	不良	不良

* 国内将重型再障分为2型：急性发病者为 SAAⅠ型，由非重型再障发展成重症者为 SAAⅡ型。

★3项指标中需有2项达到标准。

(二)骨髓增生异常综合征

骨髓增生异常综合征是一种造血干细胞克隆性疾病。周围血象可呈全血细胞减少，也可为一系或二系减少。多数患者骨髓增生活跃，早期细胞增多，出现病态造血为其特点。少数 MDS 表现为外周血细胞减少伴骨髓增生低下即所谓低增生 MDS，临床酷似再障，仔细寻找病态造血和异常克隆证据有助于两者的鉴别。MDS 和再障是两种本质不同的疾病，事关治疗和预后，故应尽可能地加以鉴别。

(三)非白血性白血病

典型急性白血病外周血和骨髓可见大量白血病细胞，不难区分。部分急性白血病(尤其是急性早幼粒细胞白血病)表现为外周血全血细胞减少，幼稚细胞少见，称为非白血性白血病，可能与再障混淆，但骨髓中仍可见多数原始细胞，可资鉴别。值得注意的是少数急性淋巴细胞白血病发病早期表现为类似再障的骨髓衰竭，造成诊断上的困难，应予注意。患者在短期内会毫无例外地出现白血病的表现。

(四)急性造血停滞

急性造血停滞是一种骨髓突然停止造血的现象。发病因素包括感染(尤其是微小病毒 B19)和药物。急性造血停滞(acute arrest of hematopoiesis)多见于慢性溶血性贫血的患者，称为再障危象，但也可偶见于无溶血性贫血史的患者。发病较急，贫血迅速发生或加重。血象以贫血为主，网织红细胞明显减少或阙如，少数也可有白细胞和/或血小板计数的减少，类似急性再障表现。骨髓增生度自活跃至减低不等，以红细胞系减少为著，偶可伴有其他细胞系的降低，病程中可出现特征性的巨大原始红细胞。本病呈自限性经过，多数在1个月内恢复。

(五)范可尼贫血

范可尼贫血(Fanconi anemia,FA)又称为先天性再生障碍性贫血，是少见病，但为所有遗传性骨髓衰竭综合征(inherited bone marrow failure syndrome,IBMFS)中最常见者。FA 发病机制与范可尼基因突变有关，呈常染色体隐性遗传。FA 的主要临床特征包括：早发的进行性骨髓衰竭、发育异常或畸形(约75%)及肿瘤易发倾向。骨髓衰竭多发生于儿童期(5~10岁)，并呈进行性加重。发生骨髓衰竭时与获得者相似，单纯形态学无法鉴别。发育异常表现形式多样，可累及各个系统，包括显性和隐性躯体畸形。患者的肿瘤发生率明显高于正常人群，包括血液系统肿瘤(MDS 和急性髓系白血病常见)和实体瘤(头颈部鳞癌、妇科肿瘤)，且发病年龄较早。染色体断裂试验和流式细胞术 DNA 含量和细胞周期检测有助于确立诊断。FA 基本属于儿科范畴,其中位诊断年龄为 7 岁。有躯体发育畸形者易于早期确立诊断。获得性再障与 FA 鉴别的意义在于约 1/4 的 FA 患者无躯体畸形且至成年才发病(约 10%),易误诊。鉴于两者的预后和处理原则均有所不同,故对年轻的再障患者应仔细查找有无躯体畸形,必要时进行诊断性筛查实验,以免贻误诊断。

此外,还应与其他遗传性骨髓衰竭综合征如先天性角化不良症等迟发患者相鉴别,年轻再障患者约 10% 有遗传背景。

其他需要鉴别的疾病还有淋巴瘤伴骨髓纤维化、大颗粒淋巴细胞白血病、多毛细胞白血病、恶性肿瘤骨髓转移和分枝杆菌感染等。

六、治疗

对获得性再障应仔细查找病因并加以去除,如避免与有害因素的进一步接触。再障治疗宜采用综合措施,并应强调早期正规治疗。根据分型,按照下列治疗原则进行治疗。

(一)支持治疗

适用于所有再障患者。应强调保持个人和环境卫生,减少感染机会。对有发热(>38.5 ℃)和感染征象者,应及时经验性应用广谱抗生素治疗,然后再根据微生物学证据加以调整,同时应注意系统性真菌感染的预防和治疗。粒细胞缺乏患者的感染危险度明显增加,对粒细胞计数 $<0.5×10^9/L$ 者可预防性采用广谱抗生素和抗真菌药物。输血或成分输血是支持治疗的重要内容,严重贫血者给予红细胞输注。提倡采用去白细胞成分血,长期输血依赖者应注意铁过载,必要时进行祛铁治疗。血小板计数 $<10×10^9/L$ 或有明显出血倾向者应预防性输注血小板浓缩制剂,以减少致命性出血(颅内出血)的危险。排卵型月经过多可试用雄激素或炔诺酮控制。如拟行干细胞移植,则应尽可能减少术前输血,以提高植入成功率。

(二)非重型再障的治疗

国内治疗非重型再障仍以雄激素为首选,总有效率为 50%~60%。作用机制包括提高体内红细胞生成素的水平和直接促进红系造血。雄激素类药物种类繁多,多选用口服剂型,如司坦唑醇和十一酸睾酮等。司坦唑醇 2 mg 或十一酸睾酮 40 mg,口服,每天 3 次。一般需用药 6 个月才能判断疗效。部分患者可产生药物依赖性,故病情缓解后不宜突然停药,需进行维持治疗,以减少复发。雄激素治疗的主要不良反应是雄性化和肝功能损害。雄激素联合免疫抑制剂可望提高疗效,常用者为环孢素(cyclosporin),剂量 5 mg/kg,分 2~3 次口服,应较长时间的用药(>1 年)并缓慢逐渐减量,以减少复发。部分患者对环孢素产生药物依赖性。长期应用环孢素可出现牙龈增生、手震颤和多毛症等特殊不良反应,停药后可消失。该药有肾毒性,用药期间应监测肾功能。

(三)重型再障的治疗

重型再障病情危重,应予以及时和积极的治疗,以求挽救患者生命。单用雄激素治疗重型再障效果不佳。近年来,随着对再障发病机制认识的深入,重型再障的治疗已取得了显著进展,极大地改善了患者的预后,根据情况可采用下列治疗措施。

1.异基因造血干细胞移植

年轻年龄(<40 岁)的重型或极重型初诊再障患者如有 HLA 完全相合同胞供者,可考虑将异基因造血干细胞移植(allogeneic hematopoietic stem cell transplantation,allo-HSCT)作为一

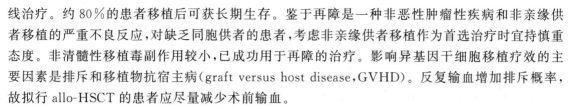

线治疗。约80%的患者移植后可获长期生存。鉴于再障是一种非恶性肿瘤性疾病和非亲缘供者移植的严重不良反应,对缺乏同胞供者的患者,考虑非亲缘供者移植作为首选治疗时宜持慎重态度。非清髓性移植毒副作用较小,已成功用于再障的治疗。影响异基因干细胞移植疗效的主要因素是排斥和移植物抗宿主病(graft versus host disease,GVHD)。反复输血增加排斥概率,故拟行 allo-HSCT 的患者应尽量减少术前输血。

2.免疫抑制治疗

对不适用 allo-HSCT 的重型或极重型再障患者可采用免疫抑制治疗(immuno-suppressive therapy,IST)。常用的免疫抑制剂有抗胸腺细胞球蛋白(antithymocyte globulin,ATG)或抗淋巴细胞球蛋白(antilymphocyte globulin,ALG)和环孢素。单独应用任一种免疫抑制剂的有效率约为50%。一种药物无效,换用另一种后,约半数患者仍可奏效。

其他免疫抑制剂如麦考酚吗乙酯和他克莫司等对再障的疗效仍缺乏有意义的循证医学数据。

除重型或极重型再障外,IST 也可应用于输血依赖性或明显粒细胞减少反复感染的非重型再障患者。

(李 文)

第二节 原发性免疫性血小板减少症

原发性免疫性血小板减少症(idiopathic thrombocytopenic purpura,ITP)也称特发性血小板减少性紫癜,是临床上最常见的一种血小板减少性疾病。主要由于抗自身血小板抗体与血小板结合,引起血小板破坏增加。ITP 的人群发病率估计约 1/10 000,女性:男性比例为(2~3):1。临床上分为急性型和慢性型,慢性型多见于成人。

一、发病机制

(一)血小板抗体

ITP 的发病机制与血小板特异性自体抗体有关。在 ITP 患者,约75%可检测出血小板相关性自体抗体,自体抗体的免疫球蛋白类型多为 IgG 或 IgA 型抗体,少数患者为 IgM 型抗体。这类抗体通过其 Fab 片段与血小板膜糖蛋白结合。与血小板自体抗体结合的血小板膜糖蛋白抗原类型包括血小板 GPⅡb/Ⅲa,GPⅠb/Ⅸ,少数情况下,也可与 GPⅣ和Ⅰa/Ⅱb 结合。结合了自体抗体的血小板通过与单核-巨噬细胞表面的 Fc 受体结合,而易被吞噬破坏。在一些难治性 ITP,抗血小板抗体对巨核细胞分化抑制作用可影响血小板的生成。

(二)血小板生存期缩短

用^{51}Cr 或^{111}In 标志 ITP 患者血小板,测定血小板体内生存期,发现在 ITP 患者,血小板生存期明显缩短至 2 天甚或数分钟,并且静脉血血小板计数与其生存期呈密切相关性。血小板生存期缩短的主要原因是脾脏对包裹抗体的血小板的"扣押"。脾在 ITP 的发病机制中有两方面作用:①脾脏产生抗血小板抗体;②巨噬细胞介导的血小板破坏。由于大部分接受脾切除的 ITP 患者,血小板计数在切脾后快速上升,因此认为血小板在髓外破坏增加是 ITP 血小板数量减少的主要原因。

二、临床表现

(一)起病情况

急性型 ITP 多见于儿童,起病突然,大多在出血症状发作前 1～3 周有感染病史。包括病毒性上呼吸道感染、风疹、水痘、麻疹病毒或 EB 病毒感染等,也可见于接种疫苗后。常常起病急,可有畏寒、发热等前驱症状。慢性 ITP 起病隐袭,以中青年女性多见。

(二)出血症状

ITP 的出血常常是紫癜性,表现为皮肤黏膜瘀点、瘀斑。紫癜通常分布不均。出血多位于血液淤滞部位或负重区域的皮肤,如手臂压脉带以下的皮肤,机体负重部位如踝关节周围皮肤,以及易于受压部位包括腰带及袜子受压部位的皮肤。皮损压之不褪色。黏膜出血包括鼻出血、牙龈出血、口腔黏膜出血以及血尿;女性患者可以月经增多为唯一表现。严重的血小板数量减少可导致颅内出血,但发生率<1%。急性型 ITP 病情多为自限性,一般在 4～6 周,95% 的病例可自行缓解。慢性型 ITP 呈反复发作过程,自发性缓解少见,即使缓解也不完全,每次发作可持续数周或数月,甚至迁延数年。

(三)其他表现

除非有明显的大量出血,一般不伴有贫血。ITP 患者一般无脾大,脾大常常提示另一类疾病或继发性血小板减少症。

(四)实验室和特殊检查

1.血常规

外周血血小板数目明显减少,急性型发作期血小板计数常<20×10^9/L,甚至<10×10^9/L;慢性型常为($30～80$)$\times 10^9$/L。血小板体积常常增大(直径 $3～4$ μm)。当用自动血细胞计数仪测定,平均血小板体积增大,血小板分布宽度增加,反映了血小板生成加速和血小板大小不均的异质程度。红细胞计数一般正常。如有贫血,通常为正细胞性,并与血液丢失程度平行。白细胞计数与分类通常正常。

2.止血和血液凝固试验

出血时间延长,血块退缩不良,束臂试验阳性见于 ITP。而凝血机制及纤溶机制检查正常。

3.骨髓象

骨髓象巨核细胞数目增多或正常,形态上表现为体积增大,可呈单核,胞浆量少,缺乏颗粒等成熟障碍改变。红细胞系和粒细胞系通常正常。

4.抗血小板抗体

在大部分 ITP 患者的血小板或血清,可检测出抗血小板膜糖蛋白(GP)复合物的抗体,包括抗 GPⅡb/Ⅲa、Ⅰb/Ⅸ、Ⅰa/Ⅱa、Ⅴ、Ⅳ抗体等。抗血小板抗体的检测通常是基于"抗原捕获"原理。如单克隆特异性捕获血小板抗原试验(monoclonal antibody immobilization of platelet antigen assay,MAIPA)可用于检测抗原特异性抗血小板自身抗体。该方法具有较高特异性,对鉴别免疫性与非免疫性血小板数量减少有帮助,但仍不能鉴别。特发性(免疫性)血小板减少性紫癜与继发性(免疫性)血小板减少症,即使采用此类敏感的检测方法,仍有 20% 的典型 ITP 无法检出抗血小板抗体。而且在继发于其他疾病引起的血小板数量减少,如系统性红斑狼疮、肝病、HIV 感染等,抗血小板抗体也可阳性。由于血小板抗体分析存在假阴性和假阳性结果,加之现行抗体分析技术复杂、烦琐,临床应用不广泛,故 ITP 的诊断目前仍应以临床排除诊断为主。

三、诊断和鉴别诊断

(1)根据多次化验证实血小板数量减少(技术上排除了假性血小板减少症);脾不增大;骨髓巨核细胞数增多或正常伴成熟障碍,可考虑 ITP 的诊断。

(2)ITP 的诊断做出之前,需仔细排除是否存在使血小板数量减少的其他疾病或因素,如先天性血小板减少、脾功能亢进、系统性红斑狼疮、甲状腺疾病、炎症性肠病、肝炎、药物性血小板减少症、HIV 感染、淋巴增殖性疾病(淋巴瘤、慢性淋巴细胞白血病)等。在妊娠期妇女,需排除妊娠期血小板减少症及妊娠高血压病合并血小板数量减少。在老年病例,需慎重排除骨髓增生异常综合征。

(3)少数情况下,ITP 可同时伴有 Coombs 试验阳性的自身免疫性溶血性贫血,称之为 Evans 综合征。总之,ITP 的诊断除了结合该病的自身特点外,仍以排除诊断法为主。

四、治疗

治疗上遵循个体化原则,应结合患者的年龄、血小板减少的程度、出血的程度及预期的自然病情予以综合考虑。

对于出血严重,血小板计数 $<10\times10^9/L$ 甚或 $<5\times10^9/L$ 者,应入院接受治疗。对于危及生命的严重出血,如颅内出血,应迅速予以糖皮质激素、静脉内输入免疫球蛋白、输入血小板作为一线治疗。同时,避免使用任何引起或加重出血的药物,禁用血小板功能拮抗剂,有效地控制高血压以及避免创伤等。

(一)紧急治疗

ITP 患者发生危及生命的出血(如颅内出血)或需要急症手术时,应迅速提升血小板计数至安全水平。可采用选用免疫球蛋白、甲泼尼龙和重组人血小板生成素的治疗措施:①静脉注射免疫球蛋白 1 g/(kg·d),1~2 天;②静脉用甲泼尼龙 1 000 mg/d,3 天;③皮下注射重组人血小板生成素 300 U/(kg·d)。上诉措施可单用或联合应用,及时予以血小板输注。

(二)一线治疗

1.糖皮质激素

(1)地塞米松:40 mg/d,4 天;口服或静脉用药。无效或复发者可重复使用 1 个周期。治疗过程中需检测血压、血糖水平,预防感染及消化道溃疡。高龄、糖尿病、高血压、青光眼等患者应慎用。应用可给予抗病毒药物,预防疱疹病毒、乙型肝炎病毒(HBV)等再激活。

(2)泼尼松:1 mg/(kg·d),最大不超过 80 mg/d,顿服。泼尼松不宜长期应用,应在 6~8 周停药,停药后不能维持疗效者考虑二线治疗。泼尼松维持治疗量在 5 mg/d 以下,维持时间不超过 2 周。

大剂量地塞米松治疗方案 7 天内反应率明显高于泼尼松,但持续反应率、严重出血改善无明显差异。长期应用糖皮质激素可发生高血压、高血糖、急性胃黏膜病变等不良反应,部分患者可出现骨质疏松、股骨头坏死。

2.免疫球蛋白

适用于紧急治疗、糖皮质激素不耐受或有禁忌证者、妊娠或分娩前。推荐用量为 400 mg/(kg·d),5 天;或 1 g/(kg·d),1~2 天。有条件者可行血小板糖蛋白特异性自身抗体

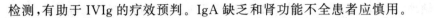

检测,有助于 IVIg 的疗效预判。IgA 缺乏和肾功能不全患者应慎用。

(三)二线治疗

1.促血小板生成药物

包括重组人血小板生成素、艾曲泊帕等。此类药物于 1~2 周起效,有效率可达 60% 以上,停药后多不能维持疗效,需进行个体化维持治疗。①重组人血小板生成素:300 U/(kg·d),14 天,皮下注射给药,有效患者行个体化维持。治疗 14 天仍未起效的患者应停药。②艾曲泊帕:25 mg/d 空腹顿服,治疗 2 周无效者加量至 50 mg/d(最大剂量 75 mg/d),进行个体化药物调整,维持血小板计数 $\geqslant 50 \times 10^9/L$。最大剂量应用 2~4 周无效者停药。对于 1 种促血小板生成药物无效或不耐受患者,可尝试更换其他促血小板生成药物或采用序贯疗法。

2.利妥昔单抗

利妥昔单抗有效率在 50% 左右,长期反应率为 20%~25%。有 2 种常用给药方案:①标准剂量方案:375 mg/m² 静脉滴注,每周 1 次,共 4 次,通常在首次用药后 4~8 周起效。②小剂量方案:100 mg 静脉滴注,每周 1 次,共 4 次,或 375 mg/m² 静脉滴注 1 次,起效时间略长。利妥昔单抗原则上禁用于活动性乙型肝炎患者。

3.促血小板生成药物联合利妥昔单抗

推荐方案:促血小板生成药物 300 U/(kg·d),14 天;利妥昔单抗 100 mg 静脉滴注,每周 1 次,共 4 次。对糖皮质激素无效或复发患者总有效率为 79.2%,中位起效时间为 7 天,6 个月持续反应率为 67.2%。

4.脾切除术

脾切除术适用于糖皮质激素正规治疗无效、泼尼松安全剂量不能维持疗效及存在糖皮质激素应用禁忌证的患者。脾切除应在 ITP 确诊 12~24 个月后进行,术中留意有无副脾,如发现则应一并切除。术前须对 ITP 的诊断进行重新评估,建议行单克隆抗体俘获血小板抗原技术(MAIPA)和 TPO 水平检测。推荐对术后血小板计数上升过高、过快者进行血栓风险评估,对中高危患者给予血栓预防治疗。有条件的患者脾切除 2 周前可行疫苗接种(肺炎双球菌、脑膜炎奈瑟菌、流感嗜血杆菌)。

(四)三线治疗

目前,有设计良好的前瞻性多中心临床试验支持的三线治疗方案包括:①全反式维甲酸(ATRA)联合达那唑:ATRA 20 mg/d(分 2 次口服),达那唑 400 mg/d(分 2 次口服),二者联合应用 16 周。糖皮质激素无效或复发患者的 1 年持续有效率约为 62%,中位起效时间为 5 周,患者耐受性良好。②地西他滨:3.5 mg/(m²·d),3 天,静脉滴注,间隔 3 周后再次给药,共 3~6 个周期,治疗 3 个周期无效患者应停用。总有效率约为 50%,6 个月持续反应率约为 40%,不良反应轻微。

(五)其他药物

其他药物如硫唑嘌呤、环孢素 A、达那唑、长春碱类等缺乏足够的循证医学证据,可根据医师经验及患者状况进行个体化选择。

(六)疗效判断

1.完全反应(CR)

治疗后血小板计数 $\geqslant 100 \times 10^9/L$ 且无出血表现。

2.有效(R)

治疗后血小板计数≥$30×10^9$/L,比基础血小板计数增加至少2倍,且无出血表现。

3.无效(NR)

治疗后血小板计数<$30×10^9$/L,或血小板计数增加不到基础值的2倍,或有出血。

4.复发

治疗有效后,血小板计数降至$30×10^9$/L 以下,或降至不到基础值的2倍,或出现出血症状。

5.持续有效

患者疗效维持至开始治疗后6个月及以上。

6.早期反应

治疗开始1周达到有效标准。

7.初步反应

治疗开始1个月达有效标准。

8.缓解

治疗开始后12个月时血小板计数≥$100×10^9$/L。在定义 CR 或 R 时,应至少检测2次血小板计数,间隔至少7天。定义复发时至少检测2次,其间至少间隔1天。

五、预后

大多患者预后良好,部分易于复发。约5%的成人 ITP 死于慢性、难治性 ITP。

（孙　琳）

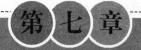

第七章
风湿免疫科疾病的临床诊疗

第一节　干燥综合征

干燥综合征(Sjögren syndrome,SS)是一种以侵犯泪腺和唾液腺等外分泌腺,具有高度淋巴细胞浸润为特征的弥漫性结缔组织病。最常见的表现是口、眼干燥症,且常伴有内脏损害而出现多种临床表现。本病分为原发性和继发性两类:后者指与某肯定的弥漫性结缔组织病(如类风湿关节炎、系统性红斑狼疮、系统性硬化症等)并存的干燥综合征。本节主要叙述原发性干燥综合征(primary SS,pSS)。pSS 在我国的患病率为 0.29%～0.77%,以女性多发(男女比例约为1∶9),发病年龄集中于 30～60 岁,而老年人群的患病率可高达 4%。随着临床医师对 pSS 认识的不断提高,以及我国人口的老龄化,pSS 的发病率和患病率均呈上升趋势。

一、病因与发病机制

(一)病因

pSS 的病因至今不清,一般认为是感染因素、遗传背景、内分泌因素等多种病因相互作用的结果。某些病毒如 EB 病毒、丙型肝炎病毒、HIV 等可能与本病的发生和延续有一定关系。病毒通过分子模拟交叉,感染过程中使易感人群或其组织隐藏抗原暴露而成为自身抗原,诱发自身免疫病。而流行病学调查显示 pSS 具有明显的家族聚集倾向,该病患者的亲属易发生自身免疫性疾病,但在基因检测调查中尚未发现公认的 HLA 易感基因。

(二)发病机制

pSS 免疫功能紊乱为其发病及病变延续的主要基础。确切原因不明。由于唾液腺组织的导管上皮细胞起了抗原递呈细胞的作用。细胞识别后,通过细胞因子促使 T、B 细胞增殖,使后者分化为浆细胞,产生大量免疫球蛋白及自身抗体,同时 NK 细胞功能下降,导致机体细胞免疫和体液免疫的异常反应,进一步通过各种细胞因子和炎症介质造成组织损伤。

二、病理和病理生理

本病主要累及由柱状上皮细胞构成的外分泌腺体。以唾液腺和泪腺的病变为代表,表现为腺体间质有大量淋巴细胞浸润并形成淋巴滤泡样结构,腺体导管的上皮细胞增生和肥大,腺体导管管腔扩张和狭窄等,小唾液腺的上皮细胞则有破坏和萎缩,功能受到严重损害。类似病变涉及其他外分泌腺体,如皮肤、呼吸道黏膜、胃肠道黏膜、阴道黏膜以及内脏器官具外分泌腺体结构的组织包括肾小管、胆小管、胰腺管等。血管受损也是本病的一个基本病变,如白细胞型或淋巴细胞型血管炎、急性坏死性血管炎和闭塞性血管炎等。上述 2 种病变尤其是外分泌腺体炎症是造成本病特殊临床表现的基础。

三、临床表现

pSS 多起病缓慢、隐匿,临床表现多种多样,但最终均会出现外分泌腺损伤和功能障碍。

(一)局部表现

1.口干燥症

因唾液腺病变而引起下述症状:①有 70%～80%患者诉有口干,严重者因口腔黏膜、牙齿和舌发黏以致在讲话时需频频饮水,进食固体食物时必须伴流质送下等。②猖獗性龋齿,即出现多个难以控制发展的龋齿,表现为牙齿逐渐变黑继而小片脱落,最终只留残根,见于约 50%的患者,是本病的特征之一。③成人腮腺炎,40%的患者唾液腺对称性肿大且反复发作,累及单侧或双侧,10 天左右可自行消退,少有持续性肿大。对部分有腮腺持续性肿大者,应警惕有恶性淋巴瘤的可能。④舌可表现为舌痛,舌面干、裂,舌乳头萎缩而光滑,口腔可出现溃疡或继发感染。

2.干燥性角结膜炎

因泪腺分泌的黏蛋白减少而出现眼干涩、异物感、少泪等症状,甚至哭时无泪,部分患者有眼睑反复化脓性感染、结膜炎、角膜炎等。严重者可致角膜溃疡,甚至穿孔、失明。

3.其他浅表部位

如鼻、硬腭、气管及其分支、消化道黏膜、阴道黏膜的外分泌腺体均可受累,使其分泌减少而出现相应症状。

(二)系统表现

除口眼干燥表现外,患者还可出现全身症状,如乏力、低热等。约有 2/3 患者出现外分泌腺体外的系统损害。表现如下。

1.皮肤

约 1/4 患者有不同皮疹,病理基础为局部血管的受损。特征性表现为紫癜样皮疹,多见于下肢,为米粒大小边界清楚的红丘疹,压之不褪色,分批出现,每批持续时间约为 10 天,可自行消退而遗有褐色色素沉着。还可有荨麻疹样皮疹、结节红斑等。

2.骨骼肌肉

70%～80%的患者有关节痛,10%发生关节炎;但关节破坏非本病的特点。肌炎见于约 5%的患者,可有肌无力、肌酶谱升高和肌电图的改变。

3.肾

据国内报道有 30%～50%患者有肾损害,其中 35%为远端肾小管受累,引起Ⅰ型肾小管酸中毒,表现为低血钾性周期性瘫痪、肾性软骨病、肾钙化、肾结石、肾性尿崩症。通过氯化铵负荷试验可见到约 50%患者有亚临床型肾小管性酸中毒。近端肾小管损害较少见。部分患者的肾小球损害较明显,出现大量蛋白尿、低清蛋白血症甚至肾功能不全。

4.肺

呼吸系统损害主要为肺功能异常,约50%患者有肺泡炎症,部分患者发生肺间质纤维化。临床上,大部分无症状,重者出现干咳、气短,少数患者可因呼吸衰竭死亡。

5.消化系统

胃肠道可因其黏膜层的外分泌腺体病变而出现萎缩性胃炎、胃酸减少、慢性腹泻等非特异性症状。肝脏损害见约25%的患者,临床上可无相关症状或出现肝功能损害等不同表现。肝脏病理以肝内小胆管壁及其周围淋巴细胞浸润、界板破坏等慢性活动性肝炎的改变较为突出。另有部分患者可并发免疫性肝病,其中以原发性胆汁性肝硬化多见。慢性胰腺炎亦非罕见。

6.神经系统

10%患者可因血管炎累及神经系统。以周围神经损害为多见,主要损伤三叉神经及其他感觉纤维,也可累及运动神经。中枢神经发病率低,多为暂时性功能障碍。

7.血液系统

本病可出现白细胞减少和/或血小板减少,严重者可有出血现象。本病出现淋巴瘤显著高于正常人群,发病率要比正常人高44倍,因此在SS患者出现淋巴组织增生时应警惕恶变的可能。

四、实验室和辅助检查

(一)血清学检查

1.自身抗体

本病患者血清中可检测到多种自身抗体。抗核抗体(ANA)的阳性率为50%~80%,以抗SSA和抗SSB抗体为主,两者阳性率分别为70%和40%,尤其是后者有较高的诊断特异性。70%~90%类风湿因子阳性,5%~10%分别出现抗RNP抗体和抗着丝点抗体。约20%的患者出现抗心磷脂抗体。

2.高球蛋白血症

90%以上的患者有高丙球蛋白血症,其特点是多克隆性且滴度高,可引起临床紫癜、红细胞沉降率快等症状。少数患者出现巨球蛋白血症或单克隆性高丙球蛋白血症,出现这些情况须警惕淋巴瘤的可能。

(二)口腔科检查

1.唾液流率

唾液流率作为评价口干燥症的敏感指标之一,是指非刺激情况下,在一定时间内受检者舌下口底唾液积聚的总量(unstimulatory whole saliva,UWS)。SS的阳性标准为UWS≤1 mL/10 min。

2.腮腺造影或核素显像

腮腺造影是在腮腺导管内注入造影剂(40%碘油)后观察各级导管的影像。SS患者各级导管不规则、僵硬,有不同程度的狭窄和扩张,碘液可淤积于末端导管腺体呈点球状。腮腺核素显像是静脉注射放射性核素锝(^{99m}Tc)后,观察腮腺、颌下腺显影。SS患者存在唾液腺摄取及排泌的功能障碍,因而出现异常的显像。

3.唇腺活检

唾液腺病理用于诊断SS具有较高的敏感性和特异性,其灶性淋巴细胞浸润是目前诊断SS必备的指标之一。由于小唾液腺如唇、硬腭、鼻黏膜等处的腺体与腮腺、颌下腺相似,且操作简易、损伤性小,因此临床上通常以小唾液腺,尤其是唇腺活检来反映主要唾液腺的病理情况。SS

患者可见成簇的淋巴细胞、浆细胞浸润,腺泡组织内淋巴细胞聚集数在 50 个以上记为一个病灶,若在 4 mm² 唇黏膜组织内能见到 1 个以上的病灶即为阳性。此外,病理还可见到腺泡萎缩、导管狭窄等。

(三)眼科检查

1.泪液流率

泪液流率即 Schirmer 检查,是指不使用眼部麻醉剂的情况下,在一定时间内泪液浸湿滤纸的长度,临床上通常以此来反映泪腺分泌泪液的能力。SS 患者的阳性标准为 Schirmer≤5 mm/5 min。

2.泪膜破碎时间

泪膜破碎时间即 BUT(tear Break-up Time),指不眨眼情况下泪膜发生破裂的时间,临床上通常以此来反映泪膜的不稳定性。SS 患者泪膜容易破裂,泪膜破碎时间明显缩短,阳性标准为 BUT≤10 秒。

3.角结膜染色

角结膜染色即眼表染色,是指由于泪液质或者量发生异常,角膜和结膜会发生损伤,而通过某些染色剂能够进行检测。目前观察角膜损伤用荧光素钠,观察结膜损伤孟加拉红或丽丝胺绿。眼表染色达到一定严重程度时可提示 SS 的诊断。

(四)其他检查

目前对于唾液腺形态和功能的评价还有超声、CT、MRI 等影像学检查。而心电图、超声心动图检查用于心脏评估,肺功能、肺部高分辨 CT 检查用于肺脏评估,超声、CT 检查乃至病理活检用于消化系统的评估等都已逐渐得到了临床医师的重视。

五、分类诊断标准

(一)口腔症状

下述 3 项中有 1 项或 1 项以上。

(1)口干持续 3 个月以上。

(2)成年后腮腺反复肿大或持续肿大。

(3)吞咽干性食物需要用水帮助。

(二)眼部症状

下述 3 项中有 1 项或 1 项以上。

(1)感到不能忍受的眼干持续 3 个月以上。

(2)有反复眼部磨砂感。

(3)每日需用人工泪液 3 次或以上。

(三)眼部特征

下述检查任意 1 项或 1 项以上阳性。

(1)Schirmer Ⅰ试验(+)(≤5 mm/5 min)。

(2)角膜染色(+)(≥4 van Bijsterveld 计分法)。

(四)组织学检查

唇腺病理示淋巴细胞灶≥1(指 4 mm2 组织内至少有 50 个淋巴细胞聚集于唇腺间质者为一个灶)。

(五)唾液腺受损

下述检查任意 1 项或 1 项以上阳性。

(1)唾液流率(+)(≤1.5 mL/15 min)。

(2)腮腺造影(+)。

(3)唾液腺放射性核素检查(+)。

(六)自身抗体

抗 SSA 抗体/抗 SSB 抗体(+)。

上述条目的具体判定标准如下。

(1)原发性干燥综合征:无任何潜在疾病情况下,根据下述两条标准诊断。①符合上述 5 条中的 4 条或 4 条以上,但组织学检查和自身抗体需至少有一项阳性;②条目(三)、(四)、(五)、(六)4 条中任意 3 条阳性。

(2)继发性干燥综合征:患者有潜在的疾病(如结缔组织病),符合(一)、(二)中任意 1 条,同时符合(三)、(四)、(五)中任意 2 条。明确诊断需除外:头颈面部放疗史、丙型肝炎病毒感染、艾滋病、淋巴瘤、结节病、移植物抗宿主病、抗乙酰胆碱药的应用(如阿托品、莨菪碱、溴丙胺太林、颠茄等)。

六、鉴别诊断

鉴于本病易于误诊为类风湿关节炎、系统性红斑狼疮、混合性结缔组织病、慢性肝炎、肺纤维化、肾小管性酸中毒、过敏性紫癜等,因此对一些以系统损害为早期或重要表现者应考虑到有本病的可能性,应进行相关检查以期得到早期正确的诊断。继发性 SS 的症状往往不严重,且被另一结缔组织病临床症状所覆盖。

另外,本病还需要与口眼干燥症鉴别。临床上口干还可见于内分泌疾病(如糖尿病、甲减、尿崩症等)、特殊感染(如 HIV、丙肝病毒等)、特殊药物(如糖皮质激素、抗焦虑药物、利尿药等)、特殊治疗(如头颈手术或放疗等)、吸烟、张口呼吸等情况;而眼干则可见于蒸发过快(如佩戴隐形眼镜、甲亢眼病、重症肌无力等),或其他导致泪液分泌减少的疾病(如病毒感染)。

七、治疗

目前本病尚无根治方法,主要是替代和对症治疗。治疗目的是预防因长期口、眼干燥造成局部损伤,密切随诊观察病情变化,防治本病的系统损害。

(一)一般治疗

1.人工唾液以及人工泪液

改善口干和眼干症状相当困难,最基本的手段就是采用近似唾液和泪液的制剂进行替代治疗。

2.刺激唾液和泪腺的功能

近来新方法是口服乙酰胆碱类似物。

(1)毛果芸香碱:每天剂量为 10~20 mg,分 4 次,根据病情可酌情加量,其最常见的不良反应是出汗增加和胃肠不耐受,可以通过减少剂量来控制。

(2)新药西维美林可特异性的刺激 M3 受体,促泪腺和唾液腺水流分泌增加,有效地解决口干和眼干,因此选择性刺激 M3 受体成为治疗 SS 的新选择。但是 SS 造成外分泌腺损伤严重者对此类治疗效果不佳。

3.其他

对症处理还包括非甾体抗炎药减轻肌肉、关节症状。对于低血钾性周期性瘫痪者则应静脉补钾,有的患者需终身口服补钾,以防低血钾再次发生。

(二)免疫抑制治疗

对于出现系统损害的患者,应予糖皮质激素、免疫抑制剂等积极治疗。

1.糖皮质激素及免疫抑制剂

合并有神经系统损害、肾小球肾炎、间质性肺炎、肝损害、血细胞降低、球蛋白明显增高、肌炎等要考虑用糖皮质激素,根据情况决定激素的用量,泼尼松 10～60 mg/d。同时也可联合用免疫抑制剂,用药原则与系统性红斑狼疮基本相同。常用的药物有甲氨蝶呤(每周 7.5～15 mg)、羟基氯喹[5～7 mg(/kg·d)]、硫唑嘌呤、环磷酰胺、来氟米特等。

2.生物制剂

肿瘤坏死因子(TNF)α 拮抗剂英夫利昔单抗和依那西普对 pSS 的疗效并不肯定,而 B 淋巴细胞靶向治疗,主要是抗 CD20 单克隆抗体——利妥昔单抗对 pSS 的治疗前景值得期待。

3.其他

高球蛋白血症和近期出现或加重的肾小管酸中毒可行血浆置换。干细胞移植也在试行之中,其疗效有待进一步观察。

八、预后

本病预后较好,有内脏损害者经恰当治疗后大多可以控制病情。如治疗不及时,亦可恶化甚至危及生命。病变仅局限于唾液腺、泪腺、皮肤黏膜外分泌腺体者预后好。内脏损害中出现进行性肺纤维化、中枢神经病变、肾功能不全、恶性淋巴瘤者预后较差;其余有系统损害者,经恰当治疗大部分都能使病情缓解,甚至康复到正常生活。

（崔　娜）

第二节　多发性肌炎和皮肌炎

多发性肌炎(polymyositis,PM)和皮肌炎(dermatomyositis,DM)均为累及横纹肌的特发性炎症性肌病。临床上以对称性近端肌无力为主要表现,DM 尚有特征性皮疹;病理上以横纹肌肌纤维变性和间质炎症为特点。作为系统性疾病,PM/DM 常累及多脏器,伴发肿瘤和其他结缔组织病。

PM/DM 患病率为(0.5～8.4)/10 万,成人男女之比为 1∶2,发病高峰分布在 10～15 岁和 45～60 岁 2 个时期。伴发恶性肿瘤者的平均年龄约为 60 岁,合并其他结缔组织病的患者平均年龄为 35 岁。儿童期发病以 DM 为主,男女比例接近。

一、病因与发病机制

PM/DM 的确切发病机制还不清楚,普遍认为 PM/DM 属于自身免疫病范畴,其证据如下。

(1)包括肌炎特异性自身抗体(myositis-specific autoantibodies,MSAs)在内的一系列自身抗体的检出。

(2)常与其他自身免疫病合并。

(3)骨骼肌抗原免疫动物可发生炎性肌病。

(4)PM/DM患者外周血淋巴细胞呈肌毒性,并呈现其他免疫学异常。

(5)激素等免疫抑制治疗有效。其中MSAs可分为3类:即抗合成酶抗体,抗非合成酶细胞质(SRP)抗体和抗核抗原(Mi2)的抗体。抗合成酶抗体中,抗组氨酰tRNA合成酶抗体,即抗Jo-1抗体,最具代表性。不同MSAs与PM/DM的临床表现类型密切相关,如抗合成酶抗体阳性的肌炎容易合并肺间质病变等,被称为抗合成酶综合征。

PM/DM的病因或诱因尚不清楚,但推测病毒感染可能是重要因素,其证据如下。

(1)不同MSAs的肌炎存在发病季节的不同,如抗合成酶综合征多于前半年发病,而抗扰信号识别颗粒(signal-recognition particles,SRP)抗体阳性的肌炎多于后半年发病,提示可能与感染因素相关。

(2)某些微小RNA病毒可作为底物与合成酶反应。

(3)大肠埃希菌的组氨酰tRNA合成酶、肌蛋白、脑心肌炎病毒(一种微小RNA病毒)的衣壳蛋白之间存在氨基酸序列的同源性;而后者可以诱发小鼠发生肌炎;尽管大肠埃希菌的组氨酰tRNA合成酶与人类(Jo-1)不完全一致,但病毒或病毒-酶复合体可能通过分子模拟机制,引起自身免疫反应。

(4)某些病毒,如柯萨奇病毒A9可引起肌炎症状;在儿童DM中,该病毒滴度较正常对照升高;柯萨奇病毒B1可引起新生Swiss小鼠发生肌炎,2周后,病毒滴度无法检出,但肌炎持续存在达70天以上;裸鼠或无胸腺小鼠感染柯萨奇病毒B1后,却可清除病毒,不发生肌炎,说明T细胞在本病中的特殊作用。

(5)脑心肌炎病毒诱导成年BALB/c小鼠的PM模型,呈病毒剂量依赖,且不同表型有不同易感性。

总之,目前认为PM/DM是由免疫介导的,在特定的遗传易感性背景下,由环境因素触发而发病;是以横纹肌为主要的靶组织,可以多系统受累的自身免疫性弥漫性结缔组织病。

二、病理

PM/DM的组织病理学改变主要表现为3个方面:①肌肉炎性浸润为特征性表现。炎性细胞多为淋巴细胞、巨噬细胞和浆细胞;浸润位于间质、血管周围。②肌纤维变性、坏死、被吞噬。初期轻度改变可见个别肌纤维肿胀,呈灶性透明变性或颗粒变性。在进行性病变中肌纤维可呈玻璃样、颗粒状和空泡变性,甚至坏死。③可见肌细胞再生及胶原结缔组织增生。再生的肌细胞胞质嗜碱,核大呈空泡样,核仁明显。慢性患者可见纤维大小不等,间质纤维化。发生于肌束边缘的肌纤维直径变小的束周萎缩为DM特征性改变之一。

DM的病理改变为表皮角化增厚,真皮血管增生,淋巴细胞浸润,真皮浅层水肿,后期表皮萎缩变薄、胶原纤维沉积等。直接免疫荧光检查在皮损处的真皮表皮交界处可见不连续的灶性免疫球蛋白和补体沉积。上述皮肤病理改变为非特异性。

三、临床表现

(一)肌肉病变

骨骼肌受累为本病特征。起病多隐袭,受累肌群包括四肢近端肌肉、颈部屈肌、脊柱旁肌肉、咽部肌肉、呼吸肌等,面肌与眼外肌受累极少见。肌无力是主要表现,患者下蹲、起立、平卧位抬头、翻身、正坐,重症患者发音、吞咽以致呼吸均感困难。部分患者肢体远端肌肉也受累。体检见肌力减低,25%患者肌肉有压痛。晚期可出现肌萎缩。罕见的暴发型表现为横纹肌溶解,肌红蛋白尿,急性肾衰竭。

(二)皮肤改变

皮肌炎(DM)可出现特异性皮肤表现:①上眼睑和眶周可有特殊的水肿性淡紫色斑(又称"向阳性皮疹")。②四肢关节的伸侧面可见红斑性鳞屑性疹,称为戈特隆征。其他表现还有肩背部、颈部、前胸领口"V"字区弥漫性红斑,分别称为"披肩"征和"V"字征,常伴光敏感。此外,甲周红斑、雷诺现象亦可见。

(三)肺部病变

5%～10%患者出现肺间质病变。表现为干咳、呼吸困难,易继发感染。体检可及肺底捻发音,血气分析示低氧血症,严重者出现呼吸衰竭,病情可呈进行性发展,预后很差。X线检查显示磨毛玻璃状、结节状和网格状改变。肺功能示限制性通气障碍。其他表现还有肺门影增大、肺不张、胸膜增厚、胸腔积液、肺动脉高压等。

(四)其他

严重患者有心肌受累,表现为心电图ST-T改变,充血性心力衰竭,严重心律失常者少见。因再生的骨骼肌纤维可释放肌酸酶同工酶MB(CK-MB),该同工酶的升高并不意味着心肌受累,可结合更为特异的心肌肌钙蛋白(TnT,TnI)以资鉴别。消化道亦可受累,钡餐可见食管扩张,蠕动差,钡剂通过缓慢以及梨状窝钡潴留。胃肠道血管炎多见于儿童DM。

发热、体重减轻、关节痛/关节炎并不少见,由于肌肉挛缩可引起关节畸形。

四、实验室和辅助检查

PM/DM的实验室改变有红细胞沉降率增快,有时有轻度贫血和白细胞升高,γ球蛋白和免疫球蛋白的增高等。此外还可有尿肌酸、肌红蛋白的异常,但临床应用不多。

(一)肌酶谱检查

95%～99%患者有肌肉来源的酶活性增高,包括肌酸激酶(CK)、天冬氨酸氨基转移酶(AST)、丙氨酸氨基转移酶(ALT)、乳酸脱氢酶(LDH)、缩醛酶(ALD)等。其中CK最为敏感。CK主要存在于骨骼肌、心肌、脑组织的细胞质中,相应的CK有3种同工酶,其中CK-MM主要存在于骨骼肌。CK的作用是催化肌酸向磷酸肌酸的转化,因后者含高能磷酸键,在肌肉收缩时可提供直接的能量来源。CK主要通过肾脏清除。临床上多以CK的高低推断肌炎的轻重、病情的进展和治疗的反应。但常有临床表现与CK水平不一致、不平行的情况,如:①起病极早期与晚期肌肉萎缩明显者;②老年PM/DM;③存在CK活性的循环抑制物。上述3种情况可有临床显著的肌无力表现,而CK无明显升高。反之,患者肌力正常或接近正常,肌活检亦提示无明显肌纤维变性坏死表现,但可能由于存在肌细胞膜"渗漏"现象,可伴有CK明显升高。有研究提示,CK相对低水平升高的肌炎预后不良。

(二)肌电图(EMG)

EMG 检查示肌源性损害。典型表现为低波幅,短程多相波(棘波);可有插入性激惹增强,出现正锐波,自发性纤颤波;以及自发性、杂乱、高频放电。但有10%～15%患者 EMG 无明显异常。本病晚期可出现神经源性损害,呈神经源性和肌源性的混合相。

(三)肌活检

部位多选肱二头肌、股四头肌。活检应注意避开 EMG 针刺部位,以免出现假阳性。

(四)自身抗体检查

MSAs 对肌炎特异性好,但敏感性不足。尚可出现类风湿因子、抗核抗体及抗肌肉成分的抗体,如肌红蛋白、肌球蛋白、肌钙蛋白、原肌球蛋白抗体等,但均不特异。

(五)肌肉磁共振成像(MRI)检查

在 T_2 加权像和脂肪抑制序列(STIR)可显示受累肌肉炎症/水肿导致的高信号改变,敏感性较高。并有助于引导肌活检,提高阳性率。

五、诊断和鉴别诊断

(一)诊断

1.PM/DM 诊断标准

(1)肢带肌(肩胛带、骨盆带、四肢近端肌肉)和颈前屈肌呈对称性无力,可伴有吞咽困难和呼吸肌无力。

(2)肌肉活检显示有横纹肌纤维变性、坏死、被吞噬、再生以及单个核细胞浸润。

(3)血清肌酶谱增高。

(4)EMG 有肌源性损害。

符合 4 项标准可确诊 PM;符合前 4 项标准,且满足皮肤特征性皮疹,则可诊断 DM。

2.抗合成酶综合征和 MSAs 相关综合征

抗合成酶综合征是指 PM/DM 有抗 Jo-1 或其他抗合成酶抗体阳性,合并间质性肺病、发热、关节炎、雷诺现象,技工手的临床综合征。其中"技工手"是指手指侧面或掌面粗糙、脱屑、"肮脏"的外观表现。该综合征及其他 MSAs 相关综合征与相应的肌炎特异性自身抗体之间的内在联系尚有待进一步研究。

3.无肌炎的皮肌炎

DM 中有 10%表现为无肌炎的皮肌炎,即有戈特隆征等 DM 典型皮肤改变,而无肌炎的临床和/或亚临床表现。其中部分患者始终无肌炎出现。"无肌炎的皮肌炎"究竟是不是 DM 的一个独立的临床表现型,或仅为 DM 过渡性表现尚有争议。

(二)鉴别诊断

PM/DM 的有关鉴别诊断,主要要求回答 3 个问题:①有无肌无力的客观证据?有助于与风湿性多肌痛、纤维肌痛综合征等有疲乏、肌痛症状的疾病相鉴别。②有无肌炎?有助于与神经源性疾病、神经肌肉接头疾病和非炎性的肌源性疾病等一大组疾病相鉴别。③是否为 PM/DM?这 3 个问题有助于和其他炎性肌病,如包涵体肌炎鉴别。

1.包涵体肌炎

包涵体肌炎(inclusion body myositis,IBM)属于炎性肌病,其病理特征为光镜下肌纤维内见线状空泡,肌质内和/或核内可见包涵体;电镜下可见直径10～25 nm 的丝状包涵体,本病亦因此

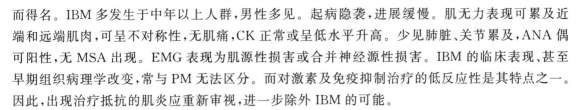

而得名。IBM多发生于中年以上人群,男性多见。起病隐袭,进展缓慢。肌无力表现可累及近端和远端肌肉,可呈不对称性,无肌痛,CK正常或呈低水平升高。少见肺脏、关节累及,ANA偶可阳性,无MSA出现。EMG表现为肌源性损害或合并神经源性损害。IBM的临床表现、甚至早期组织病理学改变,常与PM无法区分。而对激素及免疫抑制治疗的低反应性是其特点之一。因此,出现治疗抵抗的肌炎应重新审视,进一步除外IBM的可能。

2.恶性肿瘤相关DM/PM

40岁以上DM/PM患者合并肿瘤的发生率为10%～20%,DM较PM更易与肿瘤相关。肿瘤可于DM/PM之前、同时或之后发生。当肌炎呈不典型性:如有肌无力等临床表现,但反复查肌酶正常,或EMG正常,或肌活检不典型,或呈激素抵抗;需结合年龄性别,其他临床表现和危险因素,积极除外合并肿瘤之可能。

3.与其他结缔组织病伴发的PM/DM

炎性肌病的表现可以出现于硬皮病、系统性红斑狼疮、混合结缔组织病、干燥综合征。有时仅有肌无力的症状,无肌酶或EMG的异常。PM偶见于类风湿关节炎、成人Still病、Wegener肉芽肿和结节性多动脉炎。在系统性血管炎中,肌无力症状更多与动脉炎和周围神经受累相关,而不是肌肉本身的免疫性炎症。风湿科常用药物,如糖皮质激素、青霉胺、氯喹、秋水仙碱等亦可引起肌病,停药后可缓解,也应鉴别。

4.神经系统疾病

运动神经元病中的进行性脊肌萎缩症、肌萎缩侧索硬化症等因累及脊髓前角细胞可引起缓慢进展的肌肉无力、萎缩,但其受累肌肉的模式与PM不同,多从远端向近端延伸,常伴肌束颤动,肌萎缩较早出现;进行性延髓性瘫痪有后组脑神经运动核及皮质脑干束受累,可出现吞咽困难,但均有上运动神经元受累表现,肌电图呈明显的神经源性损害。

肌肉神经接头疾病中,重症肌无力为针对突触后膜乙酰胆碱受体的自身免疫病,最常有眼外肌累及,而PM几无眼外肌受累报道。其晨轻暮重的表现,疲劳试验、新斯的明或依酚氯铵试验,血清抗乙酰胆碱受体(AChR)抗体测定,以及EMG重复电刺激试验可资鉴别。肌无力综合征(Eaton-Lambert综合征)发病机制为神经末梢乙酰胆碱释放障碍,大多伴发肿瘤或自身免疫性疾病如系统性红斑狼疮、Graves病,亦有肢体近端肌无力,其EMG以高频重复电刺激波幅逆增为特征。

5.其他

非炎性肌病中,遗传性肌营养不良症常有阳性家族史。多于儿童发病,近端肌肉萎缩明显,多伴腓肠肌等假性肥大现象。甲状腺功能亢进和减退均可并发肌病,甲减性肌病尤可出现CK的明显增高,其具体机制不清楚,可能与CK清除障碍有关,应予鉴别。其他如线粒体肌病、糖原累积病等代谢性肌病亦须鉴别。

六、治疗

(一)一般性治疗

支持疗法、对症处理、功能锻炼等不容忽视。有呼吸肌、吞咽肌受累的PM/DM,呼吸道的护理、必要时机械通气,胃肠道或静脉营养支持,维持水电解质酸碱平衡,防治感染、抗生素合理使用等均至关重要。

(二)首选糖皮质激素治疗

一般认为开始剂量泼尼松 1～2 mg/(kg·d)，严重者可用甲泼尼龙 200 mg 以上静脉冲击治疗。病情控制后逐渐减量。自开始用药到病情最大限度改善需 1～6 个月，减药过快，常可出现病情复发。疗程一般不应少于 2 年。糖皮质激素除可改善肌无力外，对伴随的间质性肺病、关节炎、吞咽困难亦均有效。

(三)细胞毒性药物的使用

细胞毒性药物常与糖皮质激素联合治疗，有助于控制疾病，还能减少激素用量。常用药物为甲氨蝶呤(MTX，每周 10～25 mg)和硫唑嘌呤[AZA，2 mg/(kg·d)]。两者均须定期观察血常规和肝功能情况。

PM/DM 治疗中的激素抵抗，是指激素大剂量[>1～2 mg/(kg·d)]、长疗程使用(>1 至数月)，仍不能改善症状和使肌酶正常化的情况。临床多以联合使用细胞毒性药物强化治疗。对难治性 PM/DM，即有激素抵抗且联用一种细胞毒性药物(MTX 或 AZA)仍无效，则可联合使用MTX＋AZA，或在前述一个细胞毒性药物基础上加用环孢素[CsA，3 mg/(kg·d)]；对呈激素抵抗的合并肺间质病变的患者，还可考虑使用环磷酰胺冲击治疗。

(四)大剂量静脉丙种球蛋白(IVIG)

丙种球蛋白 IVIG 治疗 DM/PM 疗效肯定，尤其对改善重症 DM/PM 的呼吸肌、吞咽肌受累的症状有效。不良反应少见，偶有发热、头痛、呼吸急促、血管收缩症状、白细胞减少表现，但对有心功能、肾功能不全、高凝状态或有深静脉血栓形成应慎用。

(五)其他药物

羟氯喹(0.2～0.4 g/d)对 DM 皮损有一定疗效。须注意其视网膜毒性。

七、预后

在糖皮质激素、细胞毒性药物及其他治疗手段得到广泛应用后，本病的预后已得到明显改观。但 PM/DM 的 5 年与 10 年存活率仍为 70％～80％和 60％。多数 PM/DM 患者呈慢性经过，2～3 年后逐渐趋向恢复，亦可缓解复发交替，一般认为病程超过 7 年者，很少死于本病。提示预后不良的主要因素有：全身性肌无力，有呼吸肌受累、吞咽困难者；肺脏、心脏等重要脏器受累者；发病年龄大、合并恶性肿瘤者和激素抵抗者。

(吉冬华)

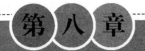

老年病科疾病的临床诊疗

第一节　老年肌少症

　　肌量和骨量下降是增龄和老年化过程的后果,目前对肌少症的定义基于对人群的亚组分析。对肌少症研究的关键是分析肌量的变化是否与骨折或跌倒有关,而非纠结于参考数据。因异常的肌肉数量和质量导致的肌无力和活动能力减退是跌倒导致骨质疏松性骨折的独立危险因素,90%骨质疏松症患者发生的脆性骨折由跌倒引起,有些学者甚至提出预防骨折应从关注骨质疏松症转向防止跌倒的观点。跌倒也是我国 65 岁以上老年人死亡的首位原因,2009 年全国疾病监测系统死因监测数据显示,我国 65 岁以上老年男性跌倒死亡率为 49.56/10 万人,女性为 52.80/10 万人。肌肉作为一个巨大的能量代谢器官,影响包括骨骼在内的多个系统。在防治骨质疏松症及其导致骨折的临床和药物开发研究中,对骨骼和关节的关注多于肌肉系统。肌少症是跌倒的独立危险因素,也是生命后期失能的重要预测指标,老年人是骨质疏松症和肌少症的高发人群,这两种疾病又互为影响。因此,应关注肌少症在防治骨质疏松症及其严重后果中的意义。

一、肌少症的定义

　　肌少症(sarcopenia)的初期定义由 Irwin Rosenberg 在 1989 年提出,源于希腊语的 sarx 为肌肉,penia 为流失,泛指增龄性的肌量减少和肌力下降。1998 年 Delmonico 等首先使用双能 X 线吸收仪(DXA)测量肌量,提出肌量低于年轻人群 2 个标准差(SD)者为肌少症。2010 年由"欧洲老年医学会""欧洲临床营养和代谢学会""国际老年医学联合会欧洲分会"和"国际营养与老化联合会"组成的"老年肌少症欧洲工作组"(EWG-SOP)和 2011 年国际肌少症会议工作组(ISCC-WG)对肌少症的定义和诊断分类达成共识,将肌少症定义为一类进行性的、广泛性的骨骼肌量和肌力减少。肌少症的诊断包括 3 个要素,即肌量减少、肌力减少和肌肉功能减退,肌少症是导致机体功能和生活质量下降甚至死亡的综合征。

二、肌少症的流行病学

　　现有资料显示,不同国家肌少症的发病率有较大差异,与测定方法、研究对象以及诊断标准不一致有关。美国学者对 14 818 名年龄>18 岁人群进行调查的结果显示,30％被调查对象的年龄>60 岁。用生物电阻抗方法计算骨骼肌质量指数(SMI)的结果显示,SMI<1 个 SD、>60 岁男性的肌少症发病率为 45％,女性为 59％;SMI<2 个 SD 的男性肌少症发病率为 7％,女性为 10％。对社区老年人群的调研显示,肌少症主要见于高龄人群,60～70 岁组发病率为 10％,>80 岁组达 30％。加拿大学者 Bouchard 等用双能 X 线吸收仪计算 68～82 岁男性(439 名)和女性(465 名)的四肢骨骼肌量指数(ASMI)结果显示,男性肌少症发病率为 38.89％,女性为 17.75％。一项在澳大利亚进行的研究发现,对平均年龄为 86 岁的 63 名老年女性使用 DXA 得出的 ASMI<1 个 SD 者肌少症发病率为 25.4％,<2 个 SD 者为 3.2％13。芬兰学者用 DXA 测定肌量,评估相对四肢骨骼肌指数(RSMI)的结果显示,与 20～40 岁组比较,63～75 岁绝经后妇女的肌量差异无统计学意义,但肌力尤其是上肢肌力 2 个组的差异有统计学意义。韩国 1 项对 3 169 名年龄>50 岁人群的研究显示,用 DXA 测定 ASMI<2 个 SD 者的肌少症发病率为 8.43％。2 400 名年龄≥40 岁日本女性的 RSMI 与其年龄不相关,但与腰椎及髋部 BMD 均呈明显正相关。我国最近的研究数据显示,对 18～96 岁的男性(1 766 名)和女性(1 778 名)采用 DXA 测量四肢骨骼肌,以 ASMI 低于年轻人群 2 个 SD 为诊断标准,>70 岁男性肌少症的发病率为 12.3％,女性为 4.8％。不同研究采用的检测方法、使用的评估标准、评估的对象均不相同,各国间肌少症发病率差异说明对肌少症的认识尚处于不成熟阶段。伴有肥胖症,如肌少症性肥胖患者和伴有低骨量及肥胖肌少症患者发生活动功能受损的概率更高、程度更严重、危害更明显。有学者提出将这种与增龄同步出现的肌量减少、骨量降低和脂肪比率相对或绝对增加现象称为活动障碍综合征。

三、肌少症对骨骼的影响

骨骼肌的数量是决定骨密度的重要因素。骨骼肌丢失会导致骨密度丢失。对 26～83 岁死亡者尸解的结果显示,第 3 腰椎灰重和腰肌重量高度相关,肌量多骨量高,肌量少骨量低($r=0.722,P<0.001$);应用中性活化法测定人体总钙和总钾量结果显示,30～90 岁组人群骨量和肌量与增龄呈同步减少性改变;限食减体重时,骨骼、肌肉、脂肪均丢失,对 2 413 名>67 岁老年男性体重和髋部骨折的风险随访 8 年的结果显示,50 岁后若体重降低≥10％,髋部骨折风险明显增加[相对危险度(RR):1.8,95％CI:1.43～2.24]。对 6 785 名>65 岁女性老人随访 5.7 年的结果显示,骨量丢失多发生在体重减少的人群,其髋部发生骨折的风险是体重保持稳定或体重增加人群的 2 倍,即使原来体重超重的老年妇女,主动减少体重后也会增加髋部骨折风险。有关学者对有规律的体力活动与肌量和骨量呈正性效应,而废用、失重、不活动或少活动与肌量和骨量呈负性效应的结论早已达成共识。

人的骨量和肌量终生受多种激素、因子的调节,两者之间同步发育、同步变化、同步增减,具有同步物理机械感受效应。基于骨骼和肌肉间这种密切的同步关系,有学者建议将骨骼和肌肉作为一个整体进行研究,并提出骨-肌单位的概念。神经系统退化导致的 α-运动神经元减少及肌纤维的去神经改变及肌肉运动单位丢失可能是肌少症的重要因素。横断面研究结果显示,运动神经元数目在 70 岁后出现快速丢失,可能与睫状神经营养因子(CNTF)的减少相关。与增龄变化相关的性激素、生长因子(生长激素、胰岛素样生长因子-1,IGF-1)减低(包括低蛋白饮食导致 IGF-1 减低)、炎性反应标志物白细胞介素-6 增加,均是导致肌少症和骨量丢失的重要因素和治疗靶点。临床观察显示,肌肉数量与骨密度呈同步变化,肌少症患者发生骨质疏松症的可能性为

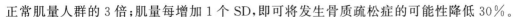

正常肌量人群的 3 倍;肌量每增加 1 个 SD,即可将发生骨质疏松症的可能性降低 30%。

骨骼肌生长和发育过程中分泌的生长因子如 IGF-1、机械生长因子(MGF),肌肉损伤时分泌的纤维母细胞生长因子-2(FGF-2)以及转移生长因子-α1、基质金属蛋白酶 2 和白血病抑制因子等激素样肌性因子在骨细胞上均有相应受体,其作用均为刺激骨形成,促进骨愈合。

肌少症可能源于宫内发育阶段,生长发育因子决定了出生时体重,低体重新生儿到了老年期其握力也较低。成年后骨密度与宫内发育阶段有关。

四、肌少症的发病机制

原发性肌少症主要与增龄相关,是生物衰老过程中的一种表型,衰老是基因编程的循序过程,必然发生增龄性肌量减少,但其过程受环境、生活方式以及衰老性相关疾病影响,呈现明显个体差异。继发性肌少症可分为活动相关性、疾病相关性以及营养相关性肌少症,临床常无明确分界,彼此重叠。活动相关性肌少症可由长期卧床、久坐、失重等状态引起,运动和积极的生活方式可延缓肌量的丢失;而心、肺、肝、肾、脑等器官衰竭、炎性反应疾病、恶性肿瘤以及内分泌疾病均可引起相关性肌少症;营养相关性肌少症多由能量或蛋白质摄入不足、吸收障碍、胃肠道疾病或服用致厌食的药物等因素引起,低蛋白饮食常导致肌肉萎缩和加速骨量丢失。

肌少症的发病机制呈复杂重叠性,涉及中枢和外周神经系统退化、激素、营养、免疫功能以及运动等因素。

肌少症肌量减少的病理解剖学意义包括两方面,即肌纤维变细以及肌纤维数目减少,从本质上有别于失用性肌萎缩,后者仅有肌纤维变细,而无肌纤维数目减少。根据肌球蛋白类型(快和慢)和氧化磷酸化程度,可将肌纤维分为 I 型和 II 型, I 型纤维收缩时间长、持久,以氧化甘油三酯为能源; II 型纤维(又分为 IIa、IIb 和 II x 3 个亚型)收缩时间短,缺乏持久性,以磷酸肌酸和糖原酵解为能源。预防跌倒依赖 II 型纤维功能,维生素 D 缺乏时 II 型纤维出现明显萎缩,这也可解释为何临床维生素 D 缺乏的老人跌倒频率较高。以前有学者认为肌少症主要是选择性 II 型快纤维减少,因此随着增龄, I / II 型纤维比值增加。近期的研究通过尸检取材整块股外侧肌,对其横断面检查发现老年人群 II 型快纤维比 I 型慢纤维更易发生萎缩,但 I 型纤维也会随增龄而减少,但其与 II 型纤维减少的时间不同步。 I 型肌纤维的减少发生在 70 岁左右,80 岁时 I 型纤维也可出现明显减少。除肌纤维数目减少外,肌纤维长度亦出现缩短以及肌束插入腱膜的角度变小。

五、肌少症的评估

目前,国内外尚无关于肌少症的统一诊断标准,因人体肌肉质量受种族、区域、年龄及性别等多种因素影响。EWGSOP、IWGS、AWGS 均指出:肌少症的诊断标准应综合评估肌肉质量及肌肉功能,主要评估指标包括肌量质量、肌肉力量及肌肉功能等。

(一)肌肉质量的评估

肌肉质量评估中使用的测量方法、肌内血管或脂肪夹杂等误差以及测量对象的年龄、体质量及疾病等生物差异因素均可导致不同的测量结果。人体肌肉质量评估方法多样,如双能 X 线吸收仪(DXA)、电子计算机断层扫描(CT)、外周骨定量 CT(pQCT)、磁共振成像(MRI)和生物电阻抗测量分析(BIA)等。DXA 测量肌肉质量主要通过高、低两种能量 X 线扫描检测部位骨和肌肉组织,肌肉组织对低能量的吸收明显高于高能量,通过软件计算肌肉组织含量。DXA 是目前评估肌量最常用的方法,被中华医学会骨质疏松和骨矿盐疾病分会的《肌少症共识》推荐作为首选方法,可较精确区别肌肉、脂肪和骨骼量,且费用低廉,放射剂量小。CT 依据肌肉的 CT 值与邻近组织不同来测量肌肉质量。CT 测量肌肉质量程序较为复杂,且放射剂量较大,价格昂贵。而 pQCT 通过对肢体单一层面扫描的基础上测量断层面的肌肉面积和密度,辐射量相对较低且较常规 CT 简单,但目前无统一测量标准,测量结果差异较大。MRI 可准确分辨骨骼肌及肌内脂肪组织,测量结果准确且重复性好,但设备昂贵、检查费用高、测量和分析过程复杂、检查时间长以及存在检查禁忌证等缺点。BIA 通过引入人体内小量交流电,计算电流在体内肌肉中的水传导及阻抗信息,进而推算体内肌肉含量用。该方法操作简单易行、无辐射、无须特殊培训,但易受脱水、水肿、日常饮水量及出汗等因素影响。

DXA、CT 和 MRI 被认为是老年人肌少症诊断的金标准。DXA 适应临床和科研实际工作,目前主要的国际肌少症工作组大多采用 DXA 测量值。DXA 通常将肌量减少阈值定为低于正常人肌量均值的 2 个标准差,但不同工作组针对不同人群的 DXA 测量阈值也有所不同。欧洲老年人群肌少症工作组将四肢肌量身高指数(四肢肌量/身高^2)的男女诊断阈值分别定为 7.26 kg/m^2 和 5.44 kg/m^2;国际肌少症工作组将全身肌量身高指数(全身肌量/身高^2)的男女诊断阈值分别定为 7.23 kg/m^2 和 5.67 kg/m^2;亚洲肌少症工作组将身高校正后肌量的男女诊断阈值分别定为 7.0 kg/m^2 和 5.4 kg/m^2;我国研究者将男女四肢肌量身高指数(四肢肌量/身高^2)诊断阈值分别定为 7.01 kg/m^2 和 5.42 kg/m^2。

(二)肌肉力量评估

肌肉力量是肌少症评估的一个重要指标。目前,评估肌肉力量的方法包括简单的等长力量测试、复杂测量力量和扭矩等速等肌力测试方法。握力比肌肉质量更能反映身体活动能力,并预测临床预后及转归则。手持握力器测量参考人群握力数据可反映手臂和下肢的肌肉强度。手部握力方法是简易可行的评估肌肉力量指标,已被广泛用来评价步态和身体功能。AWGS 目前推荐握力的诊断截点为:男性优势手握力为 25 kg,女性优势手握力为 18 kg。膝盖弯曲及伸展检测可反映下肢肌力,包括等长、等速肌力检测等,其中等速肌力检测能反映日常生活中的肌肉功能。但是膝盖屈伸试验需要特殊仪器设备和专业培训人员,且该方法缺乏足够研究数据,暂不推荐作为独立评估肌力的指标。

(三)肌肉功能评估

目前用于肌肉功能评估的方法有多种,包括日常步速评估法、6 分钟步行试验及站立步行试验等。亚洲肌少症工作组建议将步速 0.8 m/s 作为评价日常活动能力正常或低下的阈值。6 分钟步行试验选择 20~40 m 的平坦路面,嘱测试者在区间内尽可能快的往返行走,统计试验者 6 分钟总步行距离,评价测试者呼吸、心率、血压和全身概况等,可评价步行中全身系统全面反应,包括肺、心血管系统、神经肌肉系统以及肌肉代谢情况。

六、肌少症的诊断标准

肌少症诊断标准包括综合肌量、肌力以及肌肉功能的建立。

Baumgartner 诊断标准(1998):四肢肌肉量(ASM,亦可为 ALM)DXA 测定,四肢肌肉量(ASM)/身高^2 为肌肉指数<健康年轻人平均值 2 个 SD 为肌少症,男性<7.26 kg/身高^2、女性<5.45 kg/身高^2 为诊断切点,但该标准对肌肉的评估仅涉及肌量,未对肌力和肌肉功能进行评估;此外也有以全身肌量/体重×100 以及骨骼肌指数作为肌少症诊断依据。

EWGSOP 诊断标准(2010):用 DXA 或 BIA 测定肌量,用握力测定肌力,用步速或 SPPB 测定功能,每项评分与健康年轻人比较,将肌少症分为 3 期,即准肌少症,仅有肌量减少;肌少症,肌量减少伴肌力下降或肌量减少伴肌功能下降;严重肌少症,同时存在肌量减少、肌力和肌功能的下降。

ISCCWG 诊断标准(2011):应用 DXA 进行肌量测定,若男性 ASM≤7.23 kg/身高^2,女性 ASM≤5.67 kg/身高^2,同时步速<1 m/s,即可诊断为肌少症。

七、肌少症的治疗

(一)康复

康复包括运动、水疗、全身振动和电磁场等。而运动是主要治疗措施,有氧运动可增强心肺功能但不及抗阻力训练(PRT)——既能使肌纤维由Ⅱ型向Ⅰ型转化,也能预防肌萎缩和功能下降,且有大量数据证实 PRT 的益处,因此制定适当的 PRT 方案对抗肌少症是有效的。国内外推荐每天 40～60 分钟的中高强度训练。PRT 20－30 分钟,每周≥3 天。

全身振动干预比 PRT 更安全便捷,操作性更强,既利于不便运动者身体状况的改善,也能显著降低运动带来的风险。该措施或通过"张力振动反射"发挥作用,有研究显示此法能使肌力短期内显著增加,高龄人群以每周 3 次,频率 27 Hz 为期 2 周训练或改善肌肉功能。Changshu Fang 等对 17 名受试者进行 12 周的全身振动干预,发现骨骼肌质量指数、肌力、肌量均有明显改善。但由于试验设置,训练计划制定等多因素影响,以及关于该方法对骨骼肌相关疾病的积极影响的科学证据较少,有专家持质疑态度。

(二)营养膳食

老年人不良健康结果与饮食质量较差有关,优质饮食能显著降低心脑血管病、癌症等风险。营养干预[特定氨基酸,β 羟基 β 甲基丁酸(HNB),维生素 D,肌酸,不饱和脂肪酸等]致力于验证肌少症是否能"吃回去",但具体机制仍欠明了。

已证实蛋白质/氨基酸补给能预防肌少症,但对其利弊及最佳补充剂量仍存在争议,多认为成人摄入 1.0～1.2 g/(kg·d),优质蛋白≥50% 为佳,且要均衡到三餐中。氨基酸能刺激肌肉蛋白质合成,支链氨基酸尤其是亮氨酸最具潜力,其代谢产物 HMB,能改善肌肉功能,维护细胞膜完整性、提高免疫力,控制炎症,虽在运动员中广泛应用,但应用于老化骨骼肌的研究很少,3 g/d HMB 补充量或能改善预后。维生素 D 日补充量-效应呈 U 型曲线,现多推荐 800～1 000 U/d。短期肌酸补充可能对肌少症有益,ω-3 脂肪酸,维生素 C,β-胡萝卜素,多酚等对病情改善也有重要作用。

(三)药物疗法

性激素替代疗法:雄激素已在老年肌少症人群中显现较好疗效。睾酮可改善肌肉功能,目前在所有治疗肌少症的药物中是最为安全有效的。选择性雄激素受体调节剂如 MK-0773、LGD-4033、BMS-564929,仅在某些组织(骨骼肌)中有雄激素作用,而对其他组织器官(如前列腺)没有影响,但不及睾酮。雌激素替代疗法(HRT)可以延缓病情,减少组织间脂肪积聚。有专家指出 HRT 能改善绝经后妇女骨骼肌中与能量代谢相关的信号传导——恰是影响衰老期间肌肉功能和成分的关键。

GH/IGF-1/生长激素促泌剂:CH 不仅能增加肌肉蛋白质与肌量合成(对肌肉功能改善未见成效),也能促肝脏产生 IGF-1,但因腕管综合征、男性乳房发育、氮潴留增加、关节肌肉痛等不良反应相继被报道,限制其临床应用。肌少症与 IGF-1 有关,但尚不能证明其疗效,且 IGF-1 亦能增加心血管病风险。

胃饥饿素:研究显示胃饥饿素显著改善摄食量,瘦体质量与肌肉功能。虽然目前没有不良反应的报道,试验中也显示出相当大的前景,但针对肌少症可能收效不大。

褪黑素制剂:视黑素是一种广泛有效的抗氧化剂和自由基清除剂,可以抑制炎症氧化应激,抑制细胞自噬与凋亡,逆转神经肌肉功能障碍。目前,尚无系统的总结,但至少证据是一致的,能显著改善肌少症。褐黑素尚无严重的毒性报道,维持褪黑激素水平或将成为肌少症治疗的新靶点。

益生菌制剂:益生菌肠道屏障功能是评判危重疾病预后的重要指标,目前也受到关注,研究者发现肠道微生态变化可增加蛋白激酶活性,促脂肪氧化代谢;上调肌肉线粒体氧化代谢途径,延缓肌肉萎缩;通过促胆汁酸分泌间接介导骨骼肌发育与再生;另外能通过调节炎症反应,微量元素的吸收等参与肌少症的发生与发展。植物乳酸杆菌 TWKI0 已在肌少症治疗方面取得进展。

(马红彦)

第二节 老年综合征

一、阿尔茨海默病

阿尔茨海默病(AD)是老年人最常见的神经退行性疾病,主要侵犯大脑皮质尤其是海马和前脑基底核,以进行性痴呆为突出临床表现,于 1907 年首先由 Alois Alzheimer 描述。其患病率随年龄增长而增加,女性多于男性(3:1)。依据有无遗传史可分为家族性 AD(FAD)和散发性 AD(SAD),前者不足 10%,为常染色体显性遗传,多早期发病。

(一)病因及发病机制

导致本病的病因被认为与遗传因素和环境因素有关,也与脑老化有关。淀粉样蛋白前体(APP)、早老素-1(PS-1)和早老素-2(PS-2)基因突变能引起 FAD,它们分别定位于第 21、14 和 1 号染色体上,这些基因突变可能通过增加 β-淀粉样蛋白(Aβ)的生成或沉积致病。由上述基因突变引起的 FAD 仅占所有 AD 患者中的 10%,对于绝大多数的散发性患者,其遗传因素可能与某些基因多态性有关,包括载脂蛋白 $E\epsilon4$ 等位基因型($ApoE\epsilon_4$)、低密度脂蛋白受体相关蛋白、α_2-巨球蛋白($\alpha_2 M$)及新近发现的一些基因多态性。这些基因多态性尽管不直接致病,但可增加 AD 的发病风险。环境因素中包括病毒感染、重金属(铝、铁、锌、硒、锰等)接触史、脑外伤、脑血管疾病等因素也可能与 AD 的发病有关。年龄老化也可能在 AD 发病中起一定作用。

本病的发病机制尚不明确,Aβ 级联假说、Tau 蛋白过度磷酸化、胆碱能递质障碍等是导致本病主要的病理机制。由于遗传等因素的作用,AD 患者脑内 $A\beta_{42/40}$ 比例失衡,$A\beta_{42/43}$ 增多。增多的 $A\beta_{42/43}$ 在脑内沉积形成老年斑(SPs),可以激活小胶质细胞,引发炎性反应;可损害线粒体引起能量代谢障碍,氧自由基生成过多,导致氧化应激损害;可以激活细胞凋亡途径,介导细胞凋亡;还可通过激活蛋白激酶,促进 tau 蛋白异常磷酸化;还可以损害胆碱能神经元,导致乙酰胆碱系统的病变。这些病理改变又可促进 Aβ 生成增多和异常沉积,产生正反馈的级联放大效应,最终导致神经元减少和递质异常。

(二)病理

AD 患者的脑重量减轻,脑回变窄,脑沟变宽,尤以额、颞和顶叶为著。病理特征主要包括 SPs、NFTs、胆碱能神经元减少、颗粒空泡变性和淀粉样血管病变。其中 SPs 位于神经元之外,为球形结构,大小 50～200 μm,可用银染色、刚果红染色和免疫组化染色方法。典型的斑块以淀粉样物质为中心,周围为嗜银的神经元轴突和树突;NFTs 位于病变部位的神经元胞质内,电镜下见主要由变异 tau 蛋白集合而成的成对螺旋细丝(PHFs)组成。

(三)临床表现

本病大多在 65 岁以后发病,少数在老年前期(中年或更年期)发病。其临床特征为隐袭起病、持续进行性的智能衰退。

1.记忆障碍

早期以近记忆下降为主,表现为刚发生的事不能记忆,刚做过的事或说过的话不能回忆,熟悉的人名记不起来,时常忘记物品放置何处,忘记约会,常感"记的不如忘得快"。疾病后期远记忆也受累及,日常生活受到影响。

2.认知障碍

在记忆障碍之后逐渐出现认知障碍,是 AD 的特征性症状,表现为学习新知识困难,工作主动性下降,承担新任务无法胜任,随时间推移而进行性加重。具体表现为说话词汇减少,找词困难,交谈能力减退,命名障碍;计算力障碍常表现算错账,付错钱,最后连最简单的计算也不能;视空间障碍表现为穿外套时手伸不进袖子,铺台布不能把台布的角和桌角对齐,外出迷路回不了家,不能画最简单的几何图形;失用、失认表现为原先熟悉掌握的技能丧失,甚至不会拿勺和筷子。不认识亲人和熟悉的朋友。

3.精神及神经症状

早期可以情感障碍为主,表现为抑郁或躁狂症状,随病情加重,可有性格改变,缺乏羞耻及道德感,不注意个人卫生,不能料理自己的生活,常收集废纸杂物视作珍宝,至后期言语杂乱无章,口齿含糊不清,幻觉,终日卧床不起,大小便失禁等。

(四)辅助检查

1.神经心理学

神经心理学检查有助于明确是否痴呆、痴呆的严重程度和痴呆的类型。可供使用的量表有简易智能状态检查(MMSE)、蒙特利尔认知评估(MoCA)、Blessed 行为量表(BBS)、韦氏成人智力量表(WAISRC)、临床痴呆评定量表(CDR)和 Hachinski 缺血积分(HIS)等。它们的用途不尽相同,临床工作中可依据实际情况加以使用。

2.神经影像学

头颅磁共振(MRI)明显优于计算机断层扫描(CT),可显示 AD 患者存在广泛性脑萎缩,为脑皮质及髓质均萎缩,尤以内侧颞叶海马萎缩更明显。CT 和 MRI 可有助于排除临床上与 AD 相似的其他伴有痴呆的疾病,如慢性硬膜下血肿、脑积水、脑梗死和脑肿瘤。MR 波谱(MRS)可显示 N-乙酰天门冬氨酸(NAA)波幅降低和肌醇(MI)波幅升高。正电子发射断层扫描(PET)和单光子发射断层扫描(SPECT)检查可显示额、颞、顶叶脑区葡萄糖代谢率或脑血流量降低,且上述指标的降低程度与痴呆的严重度有关。匹兹堡复合物(PIB)-PET 显像可见脑内 Aβ 的聚集,为临床诊断 AD 提供了很大的帮助。

3.神经电生理

脑电图检查在 AD 早期可正常或 α 波慢化,晚期出现 δ 波活动增加,以额、颞区明显。事件相关电位(ERP)中的 P_{300} 潜伏期可延长和波幅降低。

4.其他检查

脑脊液(CSF)常规检查多正常,ELISA 检测 CSF 中的 tau 蛋白升高、$A\beta_{42}$ 降低。检测 APP、PS-1 或 PS-2 基因若发现突变有助于确诊。

(五)诊断及鉴别诊断

AD 的诊断主要依据其典型的临床演变过程。首先应根据临床症状和神经心理学检查确定是否有痴呆,然后再明确是否为 AD。目前广泛用于 AD 诊断的标准有:①世界卫生组织的《国际疾病分类》第 10 版(ICD-10);②美国精神病协会的精神障碍诊断与统计手册第 4 版(DSM-Ⅳ);③美国神经病、语言障碍卒中研究所-阿尔茨海默病及相关疾病协会(NINCDS-ADRDA)诊断标准 2007 修正版;④中国精神疾病分类方案与诊断标准(CCMD-2R)。

在诊断 AD 前需要与轻度认知障碍(MCI)、血管性痴呆、额颞痴呆、路易体痴呆等鉴别。MCI 为介于正常衰老与痴呆之间的过渡状态,一般仅有记忆力下降,而无认知功能障碍,不影响日常生活能力,不伴有注意力及语言的障碍。

(六)治疗

对 AD 的治疗主要是药物治疗,其次是非药物治疗,如智力训练等。目前的治疗手段可以改善症状,以及一定程度地延缓疾病进展,但无法根治。疾病早期治疗疗效明显优于疾病后期的治疗,因此力求早诊断、早治疗、多获益。

1.胆碱酯酶抑制剂

胆碱酯酶抑制剂(AChE-I)是目前治疗轻-中度 AD 的一类主要药物,常用的药物有以下 4 种。

(1)多奈哌齐:起始剂量 5 mg,每天 1 次,1 个月后增至 10 mg,每天 1 次口服。

(2)利斯的明:起始剂量 1.5 mg,每天 2 次,1 个月后增至 3 mg,每天 2 次,最大剂量 6 mg,每天 2 次口服。

(3)加兰他敏:起始剂量 4 mg,每天 2 次,1 个月后增至 8 mg,每天 2 次,最大剂量 12 mg,每天 2 次口服。

(4)石杉碱甲:应用剂量为 100 μg,每天 2 次口服。

2.美金刚

美金刚是 N-甲基-D-门冬氨酸(NMDA)受体拮抗剂,也是治疗 AD 的主要药物,多用于重度 AD,起始剂量 5 mg,每天 1 次,后以 5 mg 的剂量递增,最短间隔为 1 周,治疗剂量为 10 mg,每天 2 次。

3.改善脑循环和脑代谢

脑血流减少和代谢降低是 AD 重要的病理生理改变,使用吡咯烷酮衍生物(如吡拉西坦、茴拉西坦、奥拉西坦等)、麦角碱类(如海得琴、尼麦角林)、银杏叶提取物制剂(金纳多等)、都可喜、萝巴新、钙通道阻滞剂等可能有改善认知等症状或延缓疾病进展的作用。

4.研发中的治疗药物

采取对因治疗清除脑内 Aβ 沉积的 Aβ 抗体,如巴匹珠单抗、苏兰珠单抗和更汀芦单抗,逆转

Aβ 在脑中沉积的 γ-球蛋白,以及基因治疗药物 CERE-110 等有可能具有良好的治疗前景。

5.非药物治疗

采用智力训练对延缓智力衰退和改善认知障碍会有帮助。

6.其他

对伴有的精神行为异常等症状应给予相应的对症治疗。同时需要重视和加强对患者的照护。

(七)预后

AD 确诊后病程常为 5～12 年,患者多死于继发感染和营养不良。

二、血管性痴呆

血管性痴呆(VaD)是指由脑血管病(包括缺血性脑血管病、出血性脑血管病以及急性和慢性低灌注性脑血管病)所致的严重认知功能障碍综合征。西方国家 VaD 占所有痴呆的 15%～20%,我国及日本所占比例较高,是痴呆的第二位原因(仅次于 AD)。

(一)病因及发病机制

缺血性脑血管病、出血性脑血管病和脑缺血缺氧均可以导致 VaD。

发病机制一般认为是脑血管病的病灶涉及额叶、颞叶及边缘系统,或病灶损害了足够容量的脑组织,导致认知功能的损害。

(二)病理

颅内血管病变是 VaD 的基础,常见为动脉粥样硬化或血管炎性改变等。病变的大脑组织可见出血或缺血改变,脑软化(局灶性或多发性)较为多见,可有脑萎缩及双侧脑室扩大。有些患者脑中也可同时存在神经变性相关痴呆的病理改变。

(三)临床表现

临床症状主要有两类:一类是构成痴呆的精神症状;另一类是脑损害的局部神经症状和体征。在构成痴呆的精神症状中,真正精神症状相对较少。缓慢起病者,记忆力减退是早期的核心症状,早期为近记忆下降,后期出现远忆障碍以及其他智能(计算力、定向力、理解力)的减退。急性起病者常为关键部位或大面积的病变,也可为多次发病相对稳定后,智能突然下降。

VaD 依据病因可有 6 种临床类型。

1.多梗死性痴呆(MID)

多梗死性痴呆(MID)为最常见的类型,患者反复发生缺血性脑血管病,每次留下或多或少的神经精神症状,积少成多,终致痴呆。

2.大面积脑梗死性痴呆

由脑动脉主干闭塞引起,多发生于主侧半球,一次发病即可导致痴呆。

3.关键部位梗死的痴呆

角回、丘脑、基底前脑或后动脉、前动脉供血区的梗死均可发生痴呆。

4.低血氧-低灌流性痴呆

常为急性血流动力学改变(心脏骤停、脱水、低血压)所致的分水岭脑梗死引起;大脑前、中、后动脉交界区长期处于低灌流状态也可发生脑功能障碍。

5.小血管病变引起的痴呆

腔隙状态、Binswanger 病、脑淀粉样血管病导致的痴呆。

6.出血性痴呆

出血性痴呆指脑出血后造成的痴呆,蛛网膜下腔出血后发生的痴呆不包括在内。

(四)辅助检查

1.神经心理学

采用与 AD 相同的神经心理量表,Hachinski 缺血积分(HIS)≥7 分支持 VaD 的诊断,可与 AD 等神经变性疾病痴呆鉴别。

2.神经影像学

CT 显示脑皮质和脑白质内多个大小不一、新旧不等的低密度灶,可见皮质下白质或侧脑室旁白质的广泛低密度区。MRI 可显示 CT 难以分辨的微小病灶,可见基底节、脑白质及白质内多发性长 T_1、T_2 病灶,病灶周围可见局限性脑萎缩。PET/SPECT、电生理、DSA 等检查也有一定的参考价值。

(五)诊断及鉴别诊断

1.诊断

国际上采用如下标准诊断"可能""可疑"和"肯定"的 VaD。

(1)可能 VaD 的临床诊断标准:①具有痴呆,排除伴有意识障碍、谵妄、精神病、失语或严重妨碍神经心理测试的感觉运动损害,以及排除能解释全部记忆和认知障碍的系统性疾病或其他脑病(如 AD);②具有脑血管病;③上述两者相关联,并具有以下一个或两个特点:痴呆发生于卒中后的 3 个月内;认知功能突然恶化,或呈波动性、渐进性发展。

(2)可疑 VaD 的临床诊断标准:存在痴呆,伴有血管病脑损害局灶体征,但影像学缺乏证据;或缺乏痴呆与卒中的确切关系;或隐袭起病,病程多变(平稳或好转)。

(3)肯定 VaD 的诊断标准:①具有 VaD 的临床诊断标准;②活检或尸检具有病理学证据;③不存在与其年龄不符的 NFTs 和 SPs;④无其他病因导致的痴呆。

2.鉴别诊断

VaD 应与下列疾病鉴别:①AD;②正常颅压脑积水,以进行性智能障碍、共济失调步态、尿失禁为三大主征,且发病隐匿,无卒中史,结合影像学检查不难鉴别;③其他,还应与各种脑炎、麻痹性痴呆、皮质纹状体脊髓变性、良性老年性健忘症等相鉴别。

(六)治疗

VaD 的病因较明确,若能早期诊断及治疗则预后较好。治疗应包括针对原发病即脑血管病和促进脑认知改善 2 个方面。

1.脑血管病的治疗

(1)对缺血性卒中患者应用抗血小板聚集药,如阿司匹林或氯吡格雷。

(2)改善脑循环:最常用有钙通道阻滞剂,如尼莫地平;双氢麦角碱类药物,如双氢麦角碱、尼麦角林。这些药也具有改善脑认知功能障碍的作用。

2.认知障碍的治疗

(1)胆碱酯酶抑制剂:VaD 与 AD 相似,也存在中枢胆碱能传递功能障碍,主要药物及用法详见 AD 的治疗。

(2)脑代谢赋活剂:主要有吡咯烷酮类药物(如吡拉西坦、茴拉西坦、奥拉西坦等),胞磷胆碱,施普善,细胞色素 C,ATP,辅酶 A 等。

Egb761 是银杏叶的有效提取物,可用于治疗 VaD,欧美进行的多项随机、双盲、安慰剂对照的研究表明其安全有效。

3.对症及康复治疗

约90% VaD患者在病程中表现一种或几种伴随症状,最常见为抑郁状态及睡眠障碍,其次为焦虑及谵妄等,应予以对症处理。康复治疗在康复运动障碍的同时,也有助于改善认知功能。

（七）预防

VaD被认为是目前唯一可预防的痴呆类型。预防的关键是引起VaD发生的危险因素的防治,其中有效控制高血压病是最为重要。其次,对冠心病、心律失常、心脏瓣膜病,高脂血症和糖尿病者进行积极防治。

三、额颞痴呆

额颞痴呆(FTD)是一种以局限性额叶和颞叶前部萎缩为特征的非阿尔茨海默病痴呆综合征,临床表现为进行性人格、行为异常和认知功能障碍,可以合并运动神经元病或帕金森综合征。FTD占所有痴呆的5%～15%。在65岁前发病的早发性痴呆中占12%～25%,仅次于阿尔茨海默病。

（一）病因及发病机制

迄今未明,可能是神经元胞体特发性退行性变,或轴素损伤继发胞体变化。已证明约半数病例为常染色体显性遗传,提示与遗传因素有关。约20%FTD患者的该基因发生突变,这部分病例被称作与17号染色体连锁伴帕金森综合征的额颞痴呆(FTD-17)。神经元及神经胶质含微管相关tau蛋白包涵体,因此将FTD归类于tau蛋白病。

（二）病理

大体病理表现为额叶或颞叶以前部为主的局限性脑萎缩,皮质下白质萎缩,可累及尾状核、壳核、丘脑、黑质等结构。组织病理呈异质性,除神经元脱失、微空泡变性、胶质增生等非特异性改变外,通过银染色和免疫组化染色技术可发现不同特征的包涵体。以往病理分型包括Pick病型、非特异型和运动神经元病型三类,近年根据免疫组化特征将FTD分为tau阳性和阴性两大类。Tau阳性FTD占15%～30%,其变性的神经元和神经胶质细胞通过tau蛋白免疫组化染色可显示多种形态特征,如Pick小体、球形缠结、星形胶质细胞斑等。大部分为tau阴性FTD,病理上具有类似运动神经元病的泛素/TDP-43阳性包涵体,少数可见神经丝阳性包涵体等。

（三）临床表现

发病多见于45～65岁,也可发生于30岁以前。女性多于男性。约半数患者有家族史。起病隐袭,进展缓慢,临床以明显的人格、行为和情感改变以及认知障碍为特征。

1.人格、行为和情感改变

早期即可发生,如易激惹、暴怒、固执、情感淡漠和情绪抑郁等,渐出现行为异常、举止不当、无进取心、对事物漠不关心及冲动性行为。可观察到刻板的固定行为和僵硬的宗教仪式。人格改变突出,如为专心致志型的人可变为对家人无情;正直的人可变为对家人及工作不关心;谨慎者可有犯罪;坚强者变得动摇。人格和行为改变常在智能衰退出现之前,这有助于与其他痴呆的鉴别。

2.认知障碍

出现相对较晚,与AD比较,患者的空间记忆多无缺损,但行为、判断和语言能力明显障碍。言语减少,内容刻板、重复,后期出现缄默。

3.其他

早期可出现吸吮反射、强握反射及大小便失禁,晚期出现锥体系及锥体外系损害体征。运动神经元病型可出现肌无力、肌束震颤等。

(四)辅助检查

CT 和 MRI 显示特征性的局限性额叶和/或前颞叶萎缩,多为不对称改变,但少数也可对称。疾病早期可以正常,至疾病晚期,脑萎缩仍以额叶和前颞叶为主,中颞叶很少被累及。脑电图检查早期多正常,晚期可有异常改变,表现为波幅减少,有低幅或中幅不规则 θ 波,α 波极少或无。SPECT 和 PET 检查可帮助了解脑特定部位的血流和代谢,两者均较 MRI 更为敏感,有助于早期诊断。遗传学检查可能发现基因突变。

(五)诊断及鉴别诊断

目前尚无统一的诊断标准,此处主要介绍 Mckhann 等 2001 年提出的 FTD 的临床诊断标准。

(1)行为或认知损害的进展表现为:①早期出现进行性人格异常,以行为调整障碍,常导致不适当的反应或行为活动为特征;②早期出现进行性语言功能障碍,以语言表达障碍或严重命名障碍、语义障碍为特征。

(2)上述行为或认知损害导致显著的社会或职业能力缺损,与病前功能水平比较有明显下降。

(3)病程以隐匿起病,持续加重为特征。

(4)上述行为或认知损害并不是由于其他神经系统疾病(如脑血管疾病)、系统性疾病(如甲状腺功能减退)或药物滥用所致。

(5)排除谵妄期间发生的损害。

(6)上述损害不能用精神疾病(如抑郁症)解释。

如果 CT 和 MRI 检查显示额叶和/或前颞叶萎缩,SPECT 或 PET 显示额、颞叶脑血流或代谢率减低;有阳性家族史、遗传学检查发现 tau 蛋白基因突变有助于确诊。

本病需与 AD 和原发性进行性失语鉴别。原发性进行性失语的临床表现为语言功能进行性下降 2 年或以上,但其他功能仍保持正常,可以此与 FTD 相鉴别。

(六)治疗

目前尚无有效治疗方法,主要是对症治疗、生活护理、心理疏导治疗和康复训练等。对有攻击行为、易激惹和好斗等行为障碍者可审慎使用小剂量苯二氮䓬类、选择性 5-羟色胺再摄取抑制剂等药物治疗。

(七)预后

预后较差,病程 2～20 年,多死于肺部感染、泌尿道感染和压疮等并发症。

四、路易体痴呆

路易体痴呆(DLB)是一种较常见的变性病性痴呆,由 Okazaki(1961)首先描述。临床主要表现为波动性的认知障碍、帕金森综合征和以视幻觉为突出代表的精神症状,病理特征为大脑皮质及皮质下核团弥散分布 Lewy 小体。

本病占所有痴呆的 8%～20%,在变性病性痴呆中占第二位,仅次于 AD。

(一)病因及发病机制

迄今未明。DLB 和帕金森病同属 α-突触核蛋白病,两者都以 α-synuclein 的异常聚集形成 Lewy 体为主要病理特征,因此 α-synuclein 沉积及泛素-蛋白酶降解系统功能异常可能与 DLB 的发病机制有关。遗传连锁分析提示家族性 DLB 与某些基因突变有关,例如在一西班牙 DLB 家系,α-synuclein 基因突变,导致 α-synuclein 第 46 位谷氨酸被赖氨酸替代。其他与帕金森病相关的基因突变尚未发现存在于 DLB。与 AD 类似,DLB 患者中 ApoE 等位基因比例显著增高,提示 ApoE 等位基因可增加 DLB 患病风险,可能是 DLB 的易感基因。有研究提示 DLB 患者存在胆碱能系统的缺陷和单胺类递质的改变,因此神经递质系统的损害可能与 DLB 的认知障碍及锥体外系症状有关。

(二)病理

DLB 患者的大脑皮质萎缩不明显,可见轻度额叶萎缩,其最重要的病理特征在皮质和皮质下存在大量 Lewy 体。Lewy 体是神经元胞质内球形、嗜酸性的小体,直径 $3\sim25~\mu m$,有一个致密颗粒杂乱排列构成的 $1\sim10~nm$ 核心。免疫组化发现 Lewy 体主要由 α-synuclein、泛素、补体蛋白、微丝、微管、tubulin、calbindin 等蛋白质组成,常分布于黑质、蓝斑、迷走神经背核、Meynert 基底核和下丘脑核等处。

DLB 患者脑内也可存在 SPs、NFTs、神经细胞脱失及海绵状改变等。因此,DLB 病理变化介于帕金森病和 AD 之间,有些病例在病理上甚难区别。

(三)临床表现

本病多见于 $50\sim83$ 岁,男性稍多于女性[$(1.5\sim2)$:1]。以痴呆为主,帕金森症状较轻。

1.认知障碍

认知障碍与 AD 有相似之处,但早期记忆障碍较轻;认知障碍的突出特点为波动性,但无一定规律,可在数周内甚至一天内有较大变化,异常与正常状态交替出现。症状随病程而进行性发展,患者可有皮质性痴呆(失语、失用及失认),也可有皮质下痴呆(注意力减退及言语不流畅)。

2.帕金森综合征

主要表现为肌张力增高、动作减少、运动迟缓和姿势异常,震颤较轻,症状的左右不对称性较少见。上述症状、体征与智能障碍可同时或先后发生,两组症状在一年内相继出现具有诊断意义。

3.精神障碍

症状呈明显波动性,以视幻觉最多见。患者能详细、生动地描述视幻觉,而 AD、VaD 患者常因遗忘使描述不能详细。患者也可有嗅幻觉、听幻觉、触幻觉。也可有妄想、抑郁和行为异常等。

4.其他

可有睡眠障碍、自主神经功能紊乱等。快速眼动期睡眠行为异常(RBD)被认为是 DLB 最早出现的症状,患者在快速眼动期睡眠会出现肢体运动和梦呓。自主神经功能紊乱常见有直立性低血压、性功能障碍、便秘、尿潴留、多汗或少汗等。

(四)辅助检查

1.神经心理学

可用于检测痴呆。但应注意波动性认知障碍可能会影响量表测试的结果。

2.神经电生理

早期脑电图多正常,少数表现为背景波幅降低,可见 $2\sim4~Hz$ 周期性放电,颞叶或额颞区阵发性慢波可为 DLB 的诊断提供线素。睡眠脑电图出现快速眼动期异常对诊断也有一定的参考价值。

3.神经影像学

多为正常,偶有轻度弥漫性脑萎缩,与 AD 相比,颞叶内侧萎缩程度轻者高度提示 DLB。[18]F-dopa PET 检查可发现黑质和纹状体多巴胺摄取减少,PET 显示额、颞、枕皮质葡萄糖代谢率降低,枕部代谢减低较 AD 明显,AD 主要是颞叶和扣带回降低。

(五)诊断及鉴别诊断

2005 年 Mckeith 等对 BLD 诊断标准进行了修订,具体如下。

1.诊断 DLB 必须具备的症状

(1)进行性认知功能下降,以致明显影响社会或职业道德。

(2)认知功能以注意、执行功能和视空间功能损害最明显。

(3)疾病早期可以没有记忆损害,但随着病程发展,记忆障碍越来越明显。

2.三个核心症状

如果同时具备以下三个特点之二则诊断为很可能的 DLB,如只具备一个,则诊断为可能的 DLB。

(1)波动性认知功能障碍,患者的注意和警觉性变化明显。

(2)反复发作的详细成形的视幻觉。

(3)自发的帕金森综合征症状。

3.提示性症状

具备一个或一个以上的核心症状,同时还具备一个或一个以上的提示性症状,则诊断为很可能的 DLB;无核心症状,但具备一个或一个以上的提示性症状可诊断为可能的 DLB。

(1)REM 期睡眠障碍。

(2)对抗精神病类药物过度敏感。

(3)SPECT 或 PET 提示基底核多巴胺能活性降低。

4.支持证据(DLB 患者经常出现,但是不具有诊断特异性的症状)

(1)反复跌倒、晕厥或短暂意识丧失。

(2)自主神经功能紊乱(如直立性低血压)。

(3)其他感官的幻觉、错觉。

(4)系统性妄想。

(5)抑郁。

(6)CT 或 MRI 提示颞叶结构完好。

(7)SPECT/PET 提示枕叶皮质的代谢率低。

(8)间碘苄胍(MIBG)闪烁扫描提示心肌摄取率低。

(9)脑电图提示慢波,颞叶提示短阵尖波。

5.不支持 DLB 诊断的条件

(1)脑卒中的局灶性神经系统体征或神经影像学证据。

(2)检查提示其他可导致类似临床的躯体疾病或脑部疾病。

(3)痴呆严重时才出现帕金森综合征的症状。

6.对症状发生顺序的要求

对于 DLB,痴呆一般早于或与帕金森综合征同时出现。对于明确的帕金森病患者合并的痴

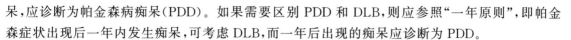

呆,应诊断为帕金森病痴呆(PDD)。如果需要区别 PDD 和 DLB,则应参照"一年原则",即帕金森症状出现后一年内发生痴呆,可考虑 DLB,而一年后出现的痴呆应诊断为 PDD。

本病需与下列疾病鉴别:①帕金森病痴呆;②AD;③皮质纹状体脊髓变性(CJD):表现为快速进展性痴呆、锥体外系、锥体系症状体征,多有肌阵挛及癫痫发作,慢波背景上出现周期性爆发性放电之典型脑电图改变有助于诊断。

(六)治疗

目前尚无有效治疗方法,主要为对症治疗:①胆碱酯酶抑制剂如多奈哌齐、利斯的明或加兰他敏,改善认知功能;②左旋多巴等改善帕金森症状。针对痴呆和锥体外系症状的联合治疗可有所裨益;③非典型抗精神病药,如氯氮平、喹硫平、奥氮平改善视幻觉效果好,用 5-HT 再摄取抑制剂治疗抑郁症状。

(七)预后

本病预后差,病程 5~10 年,最终死因多为营养不良、肺炎、骨折、压疮等并发症。

五、抑郁

随着社会老龄化的加快,精神障碍尤其是老年期抑郁障碍已成为影响老年心理健康和生活质量的重要问题之一。WHO 的多中心合作研究显示,我国内科医生对抑郁症的识别率远远低于发达国家水平,且至少有 50% 的患者未得到治疗,因此抑郁障碍需要引起足够的重视。

(一)定义

广义而言,将发病于 60 岁以后,以持久的抑郁心境为主要临床表现的一种精神障碍,统称为老年期抑郁障碍。包括老年期抑郁症和器质性抑郁障碍。前者是指抑郁心境不能归之躯体疾病或脑器质性疾病所致,临床特征以情绪低落、孤独感、自卑感突出,更多的焦虑、激惹、认知功能障碍、迟滞、妄想观念和繁多的躯体不适症状,自杀率高等为主,一般病程较长,具有缓解和复发的倾向,部分病例预后不良,可发展为难治性抑郁症。后者继发于躯体或神经系统疾病,多见于痴呆和心脑血管疾病。

(二)流行病学

抑郁症是老年期常见的精神疾病,具体的患病率各国报道不一。欧美的调查,患病率为 1.0%～3.7%。男性明显低于女性。时点患病率为 0.5%～6.4%,平均为 1.11%。社区调查为 5%～15%,老年护理机构为 15%～25%。从国外研究综合来看,老年期首次发病的抑郁障碍占所有老年期情感障碍的 40%～50%。

(三)病因

老年期抑郁症的病因尚不明确,可能与遗传、神经生化、病前性格、社会环境以及生活事件等因素相关。研究表明,相对于早年发病的抑郁症,老年抑郁的遗传倾向较小。老年抑郁症的病因更倾向与机体老化、脑细胞退行性改变、躯体疾病和频繁遭受的精神挫折有关。

1.神经生化假说

随着年龄的增长,中枢神经系统神经递质和神经内分泌变化,如 5-羟色胺(5-HT)、去甲肾上腺素(NE)和多巴胺(DA)等,对老年期抑郁症的发病起着重要的作用。总体而言,5-HT、NE 和 DA 功能低下导致抑郁。

研究发现,5-HT 耗竭可能使抑郁恶化。自杀患者脑脊液中 5-HT 的代谢物下降;抑郁症患者中血小板 5-HT 吸收部位的浓度亦低,某些抑郁患者的 H_3-丙米嗪对血小板的黏合力下降。

选择性 5-HT 再摄取抑制剂(SSRIs)在抑郁症的治疗中发挥肯定的作用,这种有活性的抗抑郁剂主要是通过阻断 5-HT 再摄取而发挥抗抑郁作用的事实,从临床药理学的角度支持上述发现和抑郁障碍病因学的神经生化代谢异常假说。

由于 5-HT 含量减少与抑郁症发病有重要关系,所以许多学者研究探讨年龄增长引起的 5-HT 变化。根据采用正电子发射断层摄影术(PET)研究 5-HT 受体的结果表明,人体随着年龄的增长,5-HT 受体的结合在苍白球、壳核、前额叶均减少。但也有研究报道,人脑脊液中的 5-HT 代谢产物 5-羟吲哚乙酸(5-HIAA),随年龄增长而上升。因此,5-HT 系统随年龄增长的变化,尚无一致的研究结果。

有研究报道,NE 系统的活动性随着年龄的增长而降低。以往的研究表明,随着年龄的增长,蓝斑核的神经细胞数目减少。由于这种神经核向中枢神经系统广泛分布 NE 能纤维,所以,随着年龄的增长,脑组织内 NE 的含量下降。此外也有报道,与这些神经细胞减少的同时,合成 NE 所必需的酪氨酸羟化酶、DA 脱羧酶活性降低,而有降解作用的单胺氧化酶(MAO)活性反而随着年龄增长而升高,特别是女性,绝经期后雌激素减少,使 MAO 脱抑制,造成脑组织内 NE 浓度降低。

大脑组织中 DA 含量降低,与机体老化有关。已有的研究发现,随着正常老化过程,一些特定的脑区,特别是黑质纹状体 DA 含量明显下降。可能是酪胺羟化酶和 DA 脱羧酶不足所致。研究提示,DA 功能减弱是老年人易患抑郁症的原因之一。

研究认为,胆碱能系统参与情感调节。Newhouse 提出,毒蕈碱能神经功能障碍与老年性抑郁的认知和情感变化密切相关。但是,年龄增长造成的 Ach 系统变化还不能肯定。

此外,神经受体功能异常也与抑郁症发生相关。研究表明,5-HT$_{1A}$ 自身受体控制着 5-HT 细胞的电冲动,从而调节 5-HT 的释放。此外,5-HT$_{1A}$ 受体还可分布在突触后膜影响 NE 的释放。目前有关抗抑郁药作用机制的研究中最为公认的发现是 β 受体功能的下调与临床抗抑郁作用之间的密切关系。这种关系不仅存在于几乎所有的抗抑郁治疗,而且与临床抗抑郁效果的产生具有明显的时间上的一致性。与抑郁症密切相关的单胺类递质受体,均为 G 蛋白偶联受体,研究结果提示,第二信使系统如腺苷酸环化酶和钙调素与心境障碍可能有因果关系。

2.神经内分泌假说

研究表明,抑郁患者血浆皮质激素和 17-羟皮质激素的含量增高,同时其昼夜周期波动规律紊乱。当长期处在应激状态时,可的松持续不断的过度释放而导致已受损的海马进一步损害,海马神经元损害加剧,抑郁病情加重。研究发现,18% 的 65 岁以上老人血浆皮质醇浓度出现不受抑制的反应,年轻患者仅有 9.1% 不受抑制。在对抑郁患者和正常人注射可的松以评估患者的下丘脑-垂体-肾上腺皮质轴功能的对照研究中发现,抑郁患者的快速反馈回路功能受损。

另外,不少研究报道心境障碍患者的甲状腺轴调节功能异常,约 1/3 患重性抑郁障碍患者的甲状腺素释放迟缓,是促甲状腺素(TSH)对甲状腺激素释放激素(TRH)的影响所致。新近的研究集中于这样的一种可能性,即抑郁患者之所以患病,可能是某种未知的自身免疫功能障碍影响某甲状腺功能之故。

在正常个体中,给予外源性促皮质素释放因子(CRF)后可以刺激 ACTH、β-内啡肽、β-促脂素及皮质醇分泌显著增加(CRF 刺激试验)。但对于重性抑郁症患者而言,给予 CRF 后,ACTH 及 β-内啡肽分泌往往上升不明显,而皮质醇反应则相对正常。重要的是,研究还发现,当抑郁症患者经过治疗症状缓解后,CRF 刺激试验后 ACTH 反应也随之恢复正常。提示 CRF 刺激试验异常如同地塞米松刺激试验一样,是一种状态标记而非特质标记。多数研究证实,重性抑郁症患者 CRF 分泌过高,且这种高分泌状态经有效的治疗后可以恢复正常。基于这些研究,许多研究者业已推论,如果 CRF 分泌过高是抑郁症发生的病理基础,那么,如果可以采取某些措施降低或干扰 CRF 的传导,就应可能对抑郁症状产生治疗作用。

3.生物节律变化

生物的生理活动水平有与昼夜变化相对应的周期性变化,它是生物在不断变化的环境中进化和适应的结果。人类的体温、睡眠-觉醒、内分泌、消化、代谢和排泄,都有接近 24 小时的生理节律。近年来,有关情感性障碍发病机制有一个较新的学说,即昼夜节律的失同步作用。情感性障碍有反复发作的病程,每次发作后恢复良好,推想其发作与生物节律有关,提示是在正常生化和生理的昼夜节律紊乱基础上发生的。伴随年龄增长而发生的睡眠周期紊乱,表明昼夜问题有可能成为老年期抑郁症的病因。

4.脑组织结构改变

研究发现,与正常老年人比较,老年性抑郁者头颅 CT 检查显示脑室扩大,脑密度降低。有学者认为,晚发病的老年性抑郁与早发病者比较,脑室扩大和皮质萎缩更明显,故脑组织退行性改变可能对晚发病的老年抑郁症病因学意义更为重要。

以上生化、生物节律及脑组织结构变化等一系列研究表明,老年期抑郁症之所以多见,是与脑的老化过程有关。曾有学者对老年期情感障碍进行了长期随访,发现其中的器质性痴呆发生率并不比一般社会人群中的发病率高。因此,很多学者推测,老年期抑郁症的发病,也许与某种老化改变有关,但在质与量上都未达到像痴呆那样明显的病变程度。

5.心理社会因素

老年人在生理"老化"的同时,心理功能也随之老化,心理防御和心理适应的能力减退。一方面是对躯体疾病及精神挫折的耐受能力日趋减退,另一方面遭遇各式各样心理刺激的机会却越来越多。一旦遭遇生活事件,便不易重建内环境的稳定,如果又缺乏社会支持,心理活动的平衡更难维持。如老伴的亡故、子女的分居、地位的改变、经济的困窘、疾病的缠绵等,都加重老年人的孤独、寂寞、无用、无助之感,成为心境沮丧抑郁的根源。

此外,社会人口学资料提示独身、文化程度低、兴趣爱好少、无独立经济收入以及社会交往少的老年人为本病的高危人群。

以上是关于老年期抑郁症的生物、心理和社会因素综合作用的发病机制假说,对于疾病的发生、发展、预防和治疗,具有相当重要的作用。

(四)临床表现

情绪低落无疑是抑郁症的主要临床表现。应当指出的是,这种情绪低落不是正常心理活动过程中的情绪反应,而是一种病理性的情绪体验。其表现应符合以下条件:①抑郁情绪妨碍了社会功能(如工作、学习和人际交往能力),或为此感到痛苦,寻求医生的帮助;②抑郁情绪持续时间长,一般超过 2 周以上;③往往伴有相应的认知和行为的改变。

近几年的研究表明,与早年起病者比较,老年期抑郁症具有如下特点。

1.疑病性

即疑病症状,大约 1/3 的老年患者以疑病为抑郁症的首发症状,表现为对正常躯体功能的过度注意,对轻度疾病的过分反应。有研究报道 60 岁以上的老年抑郁症中,具有疑病症状者中男性为 65.7%、女性为 62%。

2.激越性

即焦虑激动。表现为焦虑恐惧,搓手顿足,坐卧不安,惶惶不可终日;轻者喋喋不休,诉其体验及"悲惨境遇",重者撕衣服、揪头发、满地翻滚,焦虑万分,更有甚者勒颈、触电企图自杀。激越性抑郁症随年龄增长而增加,往往是比较严重的抑郁症的继发症状,也可能成为患者的主要症状。

3.隐匿性

即抑郁症的躯体化症状。抑郁症状为躯体症状所掩盖,故称为"隐匿性抑郁症"。许多否认抑郁的老年患者表现为各种躯体症状,而情绪障碍很容易被家人所忽视,直到发现有自杀企图或行为时方到精神科就诊。

诸多的躯体症状可表现为:①疼痛综合征,如头痛、嘴疼、胸疼、背疼、腹疼及全身疼痛;②胸部症状为胸闷、心悸;③消化系统则为厌食、腹部不适、腹胀、便秘;④自主神经系统症状为面红、手抖、出汗、周身乏力等。在这些症状中,以找不出器质性背景的头痛及其他躯体部位的疼痛为常见。此外,周身乏力、睡眠障碍也是常见症状。因此,在临床实践中对有各种躯体诉述,尤以各种疼痛,查不出相应的阳性体征,或是有持续的疑病症状的老年患者,应考虑隐匿性抑郁症,不妨投以抗抑郁剂治疗。倘确属此症,则各种症状可较快地消除。

4.迟滞性

即抑郁症的精神行为的阻滞,通常是以随意运动缺乏和缓慢为特点,它影响躯体及肢体活动,并发面部表情减少、言语阻滞。多数老年抑郁症患者表现为闷闷不乐,愁眉不展,兴趣索然,思维迟缓,对提问常不立即答复,屡问之,才以简短低弱的言语答复,思维内容贫乏,患者大部分时间处于缄默状态,行为迟缓,重则双目凝视,情感淡漠,无欲状,对外界动向无动于衷。抑郁症行为阻滞与心理过程缓慢具有一致性关系。

5.妄想性

晚发抑郁症具有比较普遍的妄想性,有研究显示,60岁以后起病的抑郁症有较丰富的妄想症状,以疑病妄想和虚无妄想最为典型,其次为被害妄想、关系妄想、贫穷妄想、罪恶妄想。这类妄想一般以老年人的心理状态为前提,同他们的生活环境和对生活的态度有关。

6.抑郁症性假性痴呆

即可逆性的认知功能障碍。人们已经普遍地认识到,抑郁症假性痴呆常见于老年人,这种认知障碍经过抗抑郁治疗可以改善。但必须注意,某些器质性的、不可逆性痴呆也可以抑郁为早期表现,需加以鉴别。

7.自杀倾向

抑郁症患者大多感到生活没有意义,度日如年,异常痛苦无法摆脱,最后只有一死了之。患者不只是感到某一种具体的活动没有意义,而是感到生活中的一切都没有意义,生活本身就没有意义。患者通常产生自杀观念,典型的陈述是:"没有什么可值得我留恋的""我活着没有什么用处""我愿意一了百了"。自杀者有以下特点,越是计划周密准备行动,越是含而不露若无其事。这应引起我们的高度警惕。

自杀是导致抑郁症患者死亡的最主要的原因。因此如何发现和预防抑郁症患者自杀非常重要。有研究显示自杀危险因素有:①家族中有过自杀的成员;②有强烈的绝望感及自责、自罪感,如二者同时存在,发生自杀的可能性极大,应高度警惕;③以往有自杀企图者;④有明确的自杀计划者,因此一定要询问抑郁症患者是否有详细的计划;⑤存在引起不良心理的相关问题,比如失业、亲人亡故等；⑥并存躯体疾病；⑦缺乏家庭成员的支持，比如未婚者独居者，或受到家人漠不关心者；⑧年老者比年轻者、女性比男性自杀的危险因素高。

8.其他

(1)Post在"神经症性"和"精神病性"抑郁的对照研究中发现，常见于神经症性抑郁的表演样行为和强迫或恐怖症状，在精神病性抑郁中也可见到，但是年轻人的抑郁症没有此方面的报道。

(2)Whitehead描述老年抑郁症可表现有急性精神错乱状态(意识障碍)。严重的激越，往往被误诊为急性精神错乱，而老年抑郁症患者因食欲缺乏导致的营养不良、维生素缺乏、脱水都可发生真正的急性精神错乱状态。

由此可见，老年期抑郁症的临床表现具有比较明显的特殊性，这是由老化过程的心理和生理变化所致。

(五)发作形式、病程和预后

本病的发作形式有单相发作和反复发作。缓慢起病者多见。与年轻患者相比，老年抑郁症病程较长，平均发作持续时间超过1年，也明显长于早年发病的老年抑郁症患者，而且发作频繁，常常变为慢性。

与其他年龄组相比较，老年期抑郁预后不良已被人们所认识。Murphy对一组老年抑郁症患者随访1~6年，发现康复率仅为25%~35%，明显低于年轻抑郁症患者。Keller对各年龄组抑郁症患者进行研究，发现老年抑郁症复发率高。

判断预后的有利因素为：①70岁以下；②发作期在2年以内；③早年发作恢复者；④阳性的情感病家族史；⑤外向的性格特征；⑥典型的抑郁症状。非常不利的因素为合并脑血管疾病及其躯体伴发病，近期急性的、长期持续性的疾病，被认为是预测抑郁症预后差的重要因素。此外，妄想的出现，缺乏社会支持系统，也可作为预后差的重要指征。

(六)诊断与鉴别诊断

目前，国内外尚无老年期精神障碍的分类，本病的诊断仍依据国内外现有的疾病分类与诊断标准。有些研究者认为，应制定老年期起病的抑郁症亚型，则有利于本病的深入探讨。当前，ICD-10《国际疾病和分类(第10版)》,DSM-Ⅳ《美国精神障碍的诊断统计手册》(第4版)以及我国的CCMD-Ⅲ《中国精神障碍分类与诊断标准》(第3版)是精神障碍分类与诊断研究的重大成果。尽管在诊断概念和标准上仍存在某些差异，但毕竟在世界范围内广为流行，为国内外众多专业人员所接受。

1.CCMD-Ⅲ关于抑郁发作的诊断标准

抑郁发作以心境低落为主，与其处境不相称，可以从闷闷不乐到悲痛欲绝，甚至发生木僵。严重者可出现幻觉、妄想等精神病性症状。某些病例的焦虑与运动性激越很显著。

(1)症状标准：以心境低落为主，并至少有下列4项。①兴趣丧失、无愉快感；②精力减退或疲乏感；③精神运动性迟滞或激越；④自我评价过低、自责，或有内疚感；⑤联想困难或自觉思考能力下降；⑥反复出现想死的念头或有自杀、自伤行为；⑦睡眠障碍，如失眠、早醒，或睡眠过多；⑧食欲降低或体重明显减轻；⑨性欲减退。

(2)严重标准：社会功能受损，给本人造成痛苦或不良后果。

(3)病程标准：①符合症状标准和严重标准至少已持续2周。②可存在某些分裂性，但不符合分裂症的诊断。若同时符合分裂症的症状标准，在分裂症状缓解后，满足抑郁发作标准至少

2周。

(4)排除标准:排除器质性精神障碍,或精神活性物质和非成瘾物质所致抑郁。

2.老年期抑郁症诊断要点

(1)60岁以后缓慢起病,可有一定的诱发因素。

(2)除符合上述诊断标准外,还具有精神运动性激越和迟滞的表现,以及繁多的躯体化症状和疑病等妄想症状,并具有生物性症状的特点。

(3)除外脑器质性疾病及躯体疾病所致的抑郁综合征。

3.鉴别诊断

(1)与继发性抑郁综合征相鉴别:老年期容易患脑器质性疾病和躯体疾病,也经常服用有关药物,这些情况都容易引起继发性抑郁综合征。如癌症(特别是胰腺癌)、病毒感染(如流行性感冒、肝炎)、内分泌性疾病、贫血、B族维生素或叶酸缺乏、脑血管病、帕金森病、多发性硬化等。容易引起继发性抑郁的药物有甲基多巴、利舍平、皮质激素等。

继发性抑郁综合征的诊断主要依据病史、体格检查、神经系统检查以及实验室检查中可以发现与抑郁症有病因联系的特异性器质因素。例如,继发于躯体疾病的抑郁综合征可依据下列要点诊断:①有躯体疾病的证据;②抑郁症状在躯体疾病之后发生,并随躯体疾病的病情变化而波动;③临床表现为躯体、神经系统的症状和体征,以及抑郁综合征。但值得注意的是,某些器质性疾病如癌症、感染以及帕金森病、Huntington病等,抑郁可以作为首发症状,出现于躯体症状之前,从而造成诊断的混淆,有的学者把这种情况称为预警性抑郁或先兆性抑郁。

因此,对于抑郁症老年人,应进行彻底的内科和神经科检查。常规的实验室检查应包括:①检查全血细胞计数、尿常规、快速血浆抗体测定、胸片、心电图;②T_3、T_4和促甲状腺素水平测定以明确甲状腺功能;③若怀疑巨细胞性贫血,应测定叶酸和维生素B_{12}水平;④怀疑药物中毒时,应测定常用药物的血浆浓度;⑤脑电图、头颅CT检查等。据研究表明,快眼动睡眠(REM)潜伏期缩短,快眼动活动度、强度和密度增加是内源性抑郁症电生理特有的指标,为本病的诊断和鉴别诊断提供了生物学方面的客观指标。

(2)抑郁症性假性痴呆与老年期器质性痴呆的鉴别:在老年期抑郁症中,有些患者往往认知功能下降比较明显,甚至是最突出的表现,对此种情况有人称为抑郁症性假性痴呆。有些症状如个人习惯的改变、精神运动迟缓、情绪不稳定、性欲减退、食欲缺乏、便秘、体重减轻等,可为抑郁症和器质性痴呆所共有的症状。因此,要区别究竟是假性痴呆还是真性痴呆(老年期器质性痴呆)往往是比较困难的。一般而言,抑郁性假性痴呆起病较快,有明显的发病时间,对记忆力减退有明确的体验,情绪障碍明显,行为活动较迟滞但执行准确,心理测查结果矛盾,脑影像检查缺乏可靠的支持,抗抑郁药治疗能有效改善认知功能。

与老年期抑郁相比较,阿尔茨海默病伴抑郁的症状不典型。抑郁情绪体验不突出,特别是抑郁症特有的情绪日夜变化、体质量的变化和绝望感不明显。以思维困难、无用感和自杀观念更多见,并与认知功能损害呈正相关。阿尔茨海默病伴抑郁诊断标准:①符合AD的诊断标准;②同时要有3项或3项以上的抑郁症状,如抑郁情绪、社会和日常生活兴趣或愉快反应减少、社会脱离或退缩、食欲丧失、失眠、精神运动减少、激越、倦怠、自我价值否认、无助、过分自责、自杀倾向等;③抑郁症状持续2周以上。

(3)与焦虑症的鉴别:由于抑郁症常常伴有焦虑,所以描述抑郁状态和焦虑状态的分界线是困难的。焦虑状态具有3个方面的表现:①情绪障碍,表现为大祸临头的恐惧、激动、注意力缺乏;②躯体障碍,表现为心悸、呼吸困难、震颤、出汗、眩晕和胃肠功能紊乱;③社会行为障碍,如果抑郁状态与焦虑状态并存时,一般的规律为抑郁症的诊断优先于焦虑症,如果抑郁心境伴焦虑症状,并有生物性症状,首先诊断抑郁症。个别晚年首发的抑郁症,一旦抑郁症状消除,持续的焦虑症状可能为唯一的残余症状。

(4)与非精神障碍的丧恸反应相鉴别:生离死别是人生中的最大悲痛之事,老年期容易遇到丧偶、丧子等丧失亲人的严重生活事件,因此居丧期间的悲痛反应是十分常见的。居丧不能被当作心境障碍,其悲伤、失去亲人感是正常的情感体验。没有精力、丧失兴趣、频繁哭泣、睡眠问题、注意力不集中是常见的,不是丧失亲人后的额外症状。自罪自责可以表现在老年人,但不像在抑郁症时那样普遍。典型的悲痛反应在6个月内改善,悲痛反应除了附加的与悲痛原因有关的生活事件或丧失亲人后的第一个纪念日,一般不呈发作性,但抑郁症则呈发作性、周期性病程。悲痛反应一般不导致工作能力及社会适应能力的下降,能继续维持他们的生活,进行他们每天正常的活动,而抑郁症早期便有人际交往能力减退和工作能力下降。悲痛反应一般无昼夜节律的变化,而抑郁症则呈晨重晚轻的节律。悲痛反应无精神运动性迟滞,很少有真正的消极观念和自杀企图,自杀的危险性仅可发生在悲痛反应的低文化层次的人群中。必须注意,对抑郁症易感的个体,居丧可以成为突然的发病诱因,特别是对于脆弱的人和有抑郁症病史的人,要进行二者的鉴别。

(5)与双相抑郁的鉴别诊断:双相抑郁是指在疾病发生发展过程中存在躁狂或轻躁狂症状的抑郁发作,治疗应以心境稳定剂为主,不恰当地使用抗抑郁剂容易导致转相而恶化病情。研究显示,具有以下症状特征的抑郁发作应高度警惕为双相抑郁:①早年发病者;②显著心境不稳定、波动性大;③抑郁发作伴不典型特征,如食欲亢进、体质量增加、睡眠过多、伴精神病性特征;④抑郁障碍频繁发作,如发病急骤、频繁、缓解快;⑤有抗抑郁剂所致躁狂史;⑥有双相障碍家族史;⑦病前具有情感旺盛或循环气质的抑郁患者。

(七)治疗

老年抑郁症的治疗应有多个目标。首先是患者的安全必须得到保证。为此,临床医生往往必须做出患者是否应住院的决定,必须住院的明确指征:①有自杀和杀人危险。②伴有严重的躯体疾病。③患者总体能力下降致使不能进食且回避环境。④症状迅速恶化,如冲动、自伤等严重损害自身和危及他人等行为。⑤缺少或丧失家庭和社会支持系统的支持。

存在以上指征若不住院,及时处理,则后果严重。其次,必须有一个完善的诊断与长远的治疗方案。治疗一开始实施不仅要考虑当前的症状,还要考虑患者长远的健康。因为心境障碍本质上是慢性疾病,因此必须让患者及其家属接受长期治疗的策略。由于应激性生活事件与复发率有关,因此治疗过程中必须重视尽可能减少心境障碍患者生活中应激源的数量及其严重度。

1.一般治疗

当今抗抑郁剂和电休克治疗虽然对抑郁症有较佳的疗效,但不能忽视一般性治疗。由于食欲缺乏和精神反应迟钝,患者的营养需要往往不能获得满足,故加强饮食护理和补充营养在医疗护理上十分重要。此外,对患者所伴发的任何躯体疾病,应不失时机地给予彻底治疗。

支持性的心理治疗应是常规性的。由于老年患者理解能力降低,语言交流可能受到限制,非言语交流与支持对于改善老年抑郁症患者的无力感和自卑感也有效。老年患者社会支持方面相对较差,不仅要注意加强社会支持系统,而且要帮助患者正确认知、接受支持,并学会主动寻求社会支持、主动利用社会支持。

2.药物治疗

老年人用药需要考虑机体老化对药物代谢的影响。总的来说,老年人药物代谢动力学改变的特点是过程降低,绝大多数口服药物(被动转运吸收药物)吸收不变、主动转运吸收药物吸收减少,药物代谢能力减弱,药物排泄功能降低,药物消除半衰期延长、血药浓度增高等。

(1)抑郁药的选择:应认真考虑5个因素,即安全性(safety)、耐受性(tolerability)、效能(efficacy)、费用(payment)和简便(simplicity)。有人称此为选择抗抑郁药的STEPS原则。其中的安全性指的是治疗指数(治疗窗)和药物相互作用(包括药效学和药代动力学);效能是指药物的整体效能,独特的作用谱,起效速度,维持治疗与预防治疗;简便是指给药的容易程度。

三环类抗抑郁药抗胆碱作用较强,老年人使用易引起轻度的意识障碍,发生率可高达10%～20%。也易出现排尿困难,甚至尿潴留和麻痹性肠梗阻。抗抑郁药有阻断 α-肾上腺素能受体的效应,老年人更容易出现直立性低血压。文拉法辛、度洛西汀、瑞波西汀有升高血压的作用,故患有高血压病、脑卒中的老年人应慎重使用。比较而言,米氮平和选择性 5-羟色胺再摄取抑制剂(SSRIs)类抗抑郁药相对安全。

抗抑郁药阻断毒蕈碱受体的效价由高到低依次为阿米替林、氯米帕明、多塞平、丙米嗪、帕罗西汀、舍曲林、米氮平、氟西汀、西酞普兰、氟伏沙明和文拉法辛。抗毒蕈碱受体效应,可加重闭角型青光眼,因此不得用于闭角型青光眼。此外,苯二氮䓬类药可能有抗胆碱效应,慎用于急性或隐性闭角型青光眼。

由于阿米替林、氯米帕明、多塞平、去甲替林等三环类抗抑郁药和马普替林四环类抗抑郁药具有奎尼丁样作用,因此易引起心律失常。使得 P-R、QRS 和 Q-T 间期延长,延缓心脏的传导,并可使 T 波低平,尤其对于患有心血管疾病的患者影响更为明显。

研究发现,舍曲林、氟伏沙明、西酞普兰、帕罗西汀、氟西汀、文拉法辛和米氮平是较少引起心律失常的抗抑郁剂。但新近 FDA 针对一项西酞普兰对 QT 间期影响的研究结果,确定西酞普兰会引起剂量依赖性 QT 间期延长,并警告使用剂量不应高于 40 mg/d。此外,文拉法辛、度洛西汀、瑞波西汀有轻度升高血压的作用,故患有高血压病、脑卒中的抑郁症患者应慎重使用。

(2)老年抑郁症患者用药原则。

1)起始剂量小:由于老年人对精神药物的敏感性明显高于青壮年人,对药物的吸收、代谢、排泄等能力低下,血药浓度往往较高,故容易发生严重的不良反应。

2)加药速度慢:加药速度主要依据患者对药物的耐受性、病情的严重程度等,临床可采取滴定的方法进行加药。

3)治疗剂量少:一般有效剂量为成人剂量的1/3～1/2。也不否认有些老人需要与年轻患者同样的剂量才能奏效,关键在于用药的个体化和缓慢加量及避免不良反应。

4)药物的选择原则:应选择使用不影响心血管系统、肝肾功能和易导致代谢综合征的药物。

5)要注意药物之间的相互作用:老年人罹患躯体疾病的比率高,经常会服用各种治疗躯体患的药物,联合用药的比例较高,因此要高度警惕药物之间的相互作用问题,避免出现影响疗效、加重不良药物反应的现象。

3.改良电休克(MECT)治疗

ECT 对老年人一般是安全的,对伴有心脏疾病者,ECT 可能比三环类抗抑郁剂更安全。在 ECT 过程中,谨慎地使用肌肉松弛剂和麻醉药,配合心电监护,以免发生骨折并发症,称为改良电休克(MECT)治疗。因此,对于老年期抑郁症有严重自杀企图和行为以及伴有顽固的妄想症状者,严重激越者,呆滞拒食者以及用抗抑郁药物治疗无效或对药物不良反应不能耐受者,无严重的心、脑血管疾病者,MECT 治疗是一种非常有效的治疗方法,能使患者的病情得到迅速缓解,有效率可高达 70%～90%。但有些观点认为电休克治疗会损伤患者的大脑、认知功能和躯体健康。

4.心理治疗

抑郁症心理治疗的目标是减轻或缓解症状,改善患者对药物治疗的依从性,预防复发,恢复心理社会和职业功能,减轻或消除疾病所致的不良后果。可见,心理治疗是抑郁症治疗的一种重要辅助疗法,但必须是在药物或其他治疗的基础上进行。治疗对象主要是患者,但还应包括患者的亲属。常用的心理治疗应该是支持性的解释、劝慰、支持、鼓励与保证,心理治疗的种类有行为治疗、认知治疗、人际心理治疗、动力心理治疗、婚姻和家庭治疗等。心理治疗时,应将方法告诉患者,并取得家庭及周围人的协作,使患者树立信心,相信通过种种治疗,抑郁症可以减轻或痊愈。

国内外大量文献支持,认知行为治疗(CBT)可有效治疗慢性或重度的抑郁症患者、药物治疗效果不佳者及多种躯体疾病(如 2 型糖尿病、帕金森病等)所伴发的抑郁患者,尤其是老年患者,且 CBT 与药物的联合治疗较单一 CBT 治疗更加安全、有效且疗效更为持久。

(八)预防

老年期抑郁症与心理社会因素息息相关,因此预防是十分必要的。预防的原则在于减少老年人的孤独及与社会隔绝感,增强其自我价值观念。具体措施包括:鼓励子女与老年人同住,安排老年人互相之间的交往与集体活动,改善和协调好包括家庭成员在内的人际关系,争取社会、亲友、邻里对他们的支持和关怀。鼓励老年人参加一定限度的力所能及的劳作,培养多种爱好等。此外,由于老年人不易适应陌生环境,因此应避免或减少住所的搬迁。有效的预防措施对于老年期抑郁症是十分重要的。

（马红彦）

第三节　帕　金　森　病

帕金森病(PD)又称震颤麻痹,是主要发生于中老年人的、由于中脑黑质纹状体变性引起以运动缓慢、静止性震颤、肌强直及姿势平衡障碍为主要临床特征的慢性进行性神经系统退行性疾病。发病年龄在 40～70 岁,50～60 岁为发病高峰。据我国的一项统计,55 岁以上发病率为 1%。国外的统计表明,PD 的患病率为 160/10 万,发病率大约为 20/10 万。随着年龄的增长,发病率和患病率均增加,70 岁以上人群中分别达到 55/10 万和 120/10 万。帕金森病可不同程度地影响患者的工作和日常生活。

原发性帕金森病是一种多因素疾病,确切的病因尚不清楚,一般认为是下述 3 个因素相互作用所致。

(一)脑老化

本病主要发生于中老年人,且随增龄发病率增高,正常成人每 10 年有 13% 的黑质多巴胺能神经元死亡。疾病情况下,多巴胺神经元减少达 50%、多巴胺神经递质减少 70%～80% 时就可出现 PD 症状。

(二)遗传

有报道 15％的患者其家族成员至少有一人患有 PD。对双生子 PET 检查黑质纹状体多巴胺系统，发现发病的单卵双生子一致率高于异卵双生子，也有一部分家族性帕金森病呈常染色体显性遗传的报道，近来发现细胞色素 $P450_2D_6$ 基因、谷胱甘肽转移酶基因、乙酰转移酶 2 基因等可能是 PD 的遗传易感性基因，α-突触核蛋白及 Parkin 基因突变可能与少数家族性 PD 的发病有关，提示遗传具有一定作用。在目前所发现的基因中，Parkin 基因的研究较为深入。该基因在早发(发病年龄＜50 岁)及家族性 PD 患者中较易检出。近年来发现 PARK8 基因即 LRRK2 基因突变可能是最常见的基因突变类型，因为该基因突变不仅见于家族性 PD 也见于散发性 PD。据报告，在 2.8％～6.6％的常染色体显性遗传性 PD 家族中及 2％～8％的散发性 PD 患者中可检出 LRRK2、G2019S 突变。

(三)环境因素

大部分帕金森病患者为散发型，单用基因突变难以解释。一般认为 PD 是多因素所致，遗传可使患病的易感性增加，在老化及环境因素的共同作用下而起病。现发现一些外源性或内源性毒素可引起黑质纹状体神经元的死亡，特别是在海洛因吸毒者中发现有帕金森病样症状。后来证实海洛因中含有神经毒素 1-甲基-4-苯基-1,2,3,6-四氢吡啶(MPTP)，用 MPTP 可以制作帕金森病动物模型。此外，在合成含有类似 MPTP 成分的药厂(如除草剂厂)有 PD 流行，锰矿工人或长期饮用井水者均易患 PD。

临床上将帕金森病分为四大类：原发性、继发性、症状性和遗传变性性。继发性帕金森病可由脑炎、锰、一氧化碳中毒、药物及脑动脉硬化引起，药物性帕金森综合征常由抗精神病药物、止吐药、降血压药及部分钙通道阻滞剂引起(表 8-1)。

表 8-1　引起帕金森综合征的药物

类型	药物
抗精神病药	吩噻嗪类，如三氟桂嗪，奋乃静，氟奋乃静；丁酰苯类，如氟哌啶醇，达哌啶醇；硫杂蒽类
止吐药	甲氧氯普胺，甲哌氟甲嗪
降血压药	利血平，甲基多巴
钙通道阻滞剂	桂利嗪，氟桂利嗪

症状性帕金森病又称帕金森叠加综合征和非典型帕金森病，也是神经系统变性性疾病。其临床特征是强直少动症状多见，同时存在基底节以外的神经系统损害症状和体征，如自主神经、小脑、动眼神经或皮质功能的障碍。左旋多巴治疗疗效短暂或无效。遗传变性性疾病包括亨廷顿舞蹈病、Wilson 病、家族性橄榄桥小脑萎缩等。

二、病理

帕金森病的主要病理改变是中脑黑质致密部尤其是含色素神经元的变性丧失，肉眼可见黑质变得苍白，镜下可见神经细胞丧失，黑色素细胞内色素减少，伴有星形胶质细胞增生。残存的神经元内含有嗜伊红包涵体，外周为暗淡的晕圈，称为 Lewy 小体，是 PD 的病理标志。电镜下，Lewy 小体核心呈同心圆层状结构，小体周围的空晕有放射状排列的中间丝、电子致密颗粒及泡状结构。其成分主要是 α-突触核蛋白及泛素蛋白等。

三、临床表现

PD 主要有四大症状：静止性震颤、运动迟缓、强直及姿势平衡障碍。起病缓慢，逐渐进展。首发症状可以是震颤，也可以是运动迟缓或强直。常从一侧上肢或上下肢起病，经过一段时间后再扩展到另一侧。少部分病例可以下肢起病。累及双侧肢体后，先发病的一侧肢体症状常常重于对侧。症状可以以强直和运动迟缓为主，震颤轻微，称为强直少动型；以震颤为突出者，常称为震颤型。

(一)静止性震颤

大约 50% 的帕金森病患者首发症状为震颤，约 15% 患者在整个病程中从不发生震颤。静止性震颤是帕金森病的主要症状之一，呈节律性，震颤幅度较大，一般频率为 4～6 Hz，在静止状态下出现，是由肢体的促动肌和拮抗肌连续发生节律性收缩与松弛所致。震颤首先从一侧上肢的远端开始，逐渐扩展到其他肢体。少数患者也可自下肢开始。下颌、口唇、舌和头部震颤在晚期才会出现。手指的节律性震颤使手部不断地做旋前旋后的动作，形成所谓"搓丸样动作"。在早期，静止性震颤较轻可能不易检出，在对侧肢体同时运动时才能检查出来。震颤在应激状态、兴奋或焦虑时加重，在主动运动和躯体肌肉完全放松时减轻或消失，在晚期患者震颤变为经常性，作随意运动时也并不减轻，睡眠和麻醉时震颤可完全终止。强烈的意志努力虽可暂时抑制震颤，但持续时间较短，且过后有加重趋势。静止性震颤对天气变化敏感，同时也是全身状况好坏的标志。老年帕金森病患者出现感染或肺炎时，静止性震颤可完全消失。随全身状况的恢复而再度出现。

尽管静止性震颤是帕金森病患者的典型震颤，但部分患者也可与姿势性震颤合并发生。不伴有帕金森病的其他体征，并且不能查到病因的姿势性震颤，常被诊为特发性震颤，但也可能是帕金森病的早期表现。特发性震颤在帕金森病患者的亲属中发病率较高。鉴别帕金森病的姿势性震颤和特发性震颤可以通过双上肢外展，观察患者的震颤重现的潜伏期。帕金森病患者一般在摆好姿势数秒至 1 分钟震颤出现，而特发性震颤患者则摆好姿势之后马上出现震颤。因为频率与静止性震颤相同，且对多巴胺能药物反应好，目前认为帕金森病姿势性震颤是静止性震颤的变异型。

(二)肌强直

肌强直是指锥体外系病变所导致的肌张力增高。表现促动肌和拮抗肌张力均增高，在关节被动运动时，增高的肌张力始终一致，而感到有均匀的阻力，类似弯曲铅管的感觉，称为铅管样强直。伴有震颤者在被动屈伸患者肢体时可感到在均匀增高的阻力基础上有断续的停顿，像齿轮的转动，故称为"齿轮样强直"。病情较轻的患者，可以让患者主动活动对侧肢体，同时被动活动患者的手腕或前臂也可以检查出齿轮样强直。肌强直可累及全身骨骼肌，以肩胛带和骨盆带肌的强直更为显著。肢体远端（如腕、踝部）也可受累。肌强直较重者平卧时头部常悬在半空持续数分钟，好像头下方有一个枕头，让患者肢体抬起再放松时患者常维持肢体在空中数分钟而难以放下。老年患者的上述肌强直可引起关节的疼痛，有时长期误诊为关节病。在疾病晚期于站立和行走时可出现髋关节疼痛，这是由于肌张力增高使关节的营养血管的血供受阻和肌力减退，关节受体重的压迫所致。"路标现象"是一个对帕金森病早期诊断有价值的体征，令患者将双肘搁于桌上，前臂和桌面垂直，要求其两臂及腕的肌肉尽量放松。正常人腕关节与前臂约有 90° 的屈曲。而帕金森病患者则保持伸直位置,俨如公路上树立的路标。部分患者因下肢肌张力增高而感行动乏力。在症状限于一侧肢体时,患者常主诉一侧肢体无力而常被误诊为脑血管病。但帕金森病患者的肌张力增高为铅管样,即屈肌和伸肌张力均匀增高,不同于脑血管病的折刀样肌张力增高,不伴有腱反射亢进和病理征阳性。此外,肌张力障碍在帕金森病患者中也较常见。"纹状体手"是典型的肌张力障碍表现:掌指关节屈曲,近端指间关节伸展,远端指间关节屈曲。

肌强直也可导致其他骨骼异常如脊柱侧弯,躯干前屈。有研究发现,帕金森病患者脊柱多弯向健侧:右侧偏身帕金森病患者脊柱弯向左侧。主动运动、应激状态、焦虑都可能加重肌强直。

(三)运动迟缓或少动

动作缓慢或少动是帕金森病的一种特殊运动障碍。表现为患者随意动作减少,各种动作启动困难以及动作缓慢。如起床、翻身、转弯和行走困难。轮替动作幅度小,速度缓慢,并且运动过程停止也缓慢。同时完成两个动作或进行连贯动作困难,如不能一边回答问题一边写字,或安静时可以和人打招呼而活动时不能。行走步距变小而呈小步态,两足擦地行走。少动和多巴胺诱发的呼吸运动障碍也可影响呼吸肌而出现呼吸不畅。由于疾病使声带功能减退及吸气压力不够,而出现声音嘶哑、单调、低沉,难以听懂。少动引起的构音不全、重复语言及口吃,统称为本病的慌张言语。面部肌肉的少动表现为表情呆板、瞬目减少、双目瞪视,称为面具脸或扑克脸。执笔手的少动使得书写时字体越写越小,称为"小字征"。全身肌肉的少动使患者活动减少,日常生活中动作缓慢,如穿衣服、刷牙、洗脸、剃须等动作,严重时日常生活难以自理,坐下时不能站起,卧床时不能自行翻身等。口咽部肌肉少动使唾液吞咽困难,造成流涎,严重时吞咽困难。行走时上肢前后摆动减少甚至消失。智力减退、思维缓慢与运动缓慢并不一致,可能与不同的生物化学机制参与有关。

少动受气候和昼夜时间的影响较大。干燥凉爽和气压较高的时候,患者感觉就比较好,因为在上述天气条件下,空气的阳离子较多可以刺激儿茶酚胺能系统的活动;反之,在潮湿、闷热和气压低时,阴离子较多,则激活 5-羟色胺能系统,使患者少动的症状加重。

(四)姿势和平衡障碍

在所有帕金森病症状中,姿势和平衡障碍可能是最不特异的表现,但该症状对生活的影响最重。姿势平衡障碍多见于中晚期帕金森病患者。由于肌肉的强直,患者出现特殊的姿势,头部前倾,躯干俯屈,上肢之肘关节屈曲,腕关节伸直,双手置于前方,下肢之髋及膝关节略为屈曲,由于躯干两侧肌张力增高的不平衡,患者可能出现躯干的侧弯。步态障碍也是 PD 的突出表现,走路时步态拖曳,起步困难,迈开步后就以极小的步伐向前冲去,越走越快,不能即时停步或转弯,称为慌张步态。转弯时需采取连续小步使躯干和头部一起转弯。因有平衡障碍,患者在行走时易于跌倒。

(五)其他非运动系统症状

1.自主神经功能障碍

在本病中颇为常见。其病理基础有人认为是迷走神经受损所致,表现在如下几个方面。

(1)消化道:患者常出现顽固性便秘,这是由于肠蠕动的运动徐缓所致。钡餐检查可显示大肠无张力甚至形成巨结肠。还可以引起食管、胃及小肠的运动障碍,表现为纳差、恶心、呕吐。

(2)膀胱:常见的症状有尿失禁、尿频和排尿不畅。这是由于无效的高反射性逼尿肌收缩和外括约肌功能障碍所致,也有一部分患者是由前列腺肥大或服用抗胆碱能药物所致。

(3)性功能障碍:超过一半的患者存在性功能障碍。性交次数减少和没有性生活,女性患者

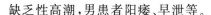

缺乏性高潮,男患者阳痿、早泄等。

(4)皮肤:有些患者大量出汗,可以只限于震颤一侧的肢体,故有人认为出汗可能是肌肉活动量增加所致。皮脂溢出在本病也颇常见,常见于患者的头面部,由于大量头顶部皮脂溢出,使很多患者出现脱发或秃顶。

2.情绪障碍

大约有 1/3 的帕金森病患者在其疾病过程中会出现情绪障碍,其中以情绪低落即抑郁最为多见。轻者表现为心境恶劣,易哭泣、易疲劳、缺乏自信、悲观、注意力不集中、易怒、睡眠差、兴趣减退、快乐感消失等。重者出现明显的精神运动迟缓,意志活动减退,患者不愿参加各种活动和交往,对周围人持一种隔离态度。个别患者可出现强烈的消极观念。抑郁的原因可能有两个:①对躯体疾病的心因性反应;②中枢神经系统神经生化改变,主要是 5-羟色胺功能的低下,可能与之有关。

3.认知功能障碍

痴呆可能是帕金森病运动症状以外又一常见的症状,发生于帕金森病病程一年以后。其发生率为 10%～20%,有文献报道平均随访 15 年后痴呆高达 48% 左右。帕金森病痴呆的主要病理改变在额叶、颞叶。其临床特点是:①智能障碍表现为思维能力下降,注意力、观察力、判断力、理解力、言语表达及综合能力均减退;②视觉空间障碍表现为视觉记忆力、视觉分析能力和抽象空间综合技能的减退;③记忆力障碍,此症状较为常见,主要是健忘,提示常有助于回忆,到了中、晚期,近期和远期记忆力均减退,出现"张冠李戴""片段思维",人物、地点、时间常混淆不清,可有虚构。

4.嗅觉障碍

嗅觉障碍可能是帕金森病最早出现的症状,甚至可出现在帕金森病运动症状出现之前。但以此作为主诉者罕见。

5.快速动眼期睡眠行为障碍(RBD)

帕金森病患者常出现 RBD。行为障碍出现于快速动眼睡眠期,主要表现为睡眠开始 90 分钟后出现面部及肢体的各种不自主运动,伴梦语或喊叫。动作常比较粗暴、猛烈而致伤,可坠床。患者能够回忆做了噩梦。

四、辅助检查

常规的实验室检查均在正常范围内。脑脊液中多巴胺代谢产物高香草酸和 5-羟色胺代谢产物 5-羟吲哚醋酸含量降低。头颅 CT 和 MRI 检查均无特异性改变。[18]F-多巴 PET 检查可揭示纹状体多巴胺能末梢功能,帕金森病患者的纹状体,壳核对[18]F-多巴的摄取量减少较尾状核更明显,该发现与尸检结果一致,提示壳核多巴胺的损耗更为严重。早期帕金森病患者纹状体内[18]F-多巴减少,研究发现,新发病的单侧帕金森病患者,对侧壳核显像异常而体征同侧的壳核显像在正常范围。然而用三维 PET 显像等方法研究发现,早期单侧发病患者也存在双侧大脑多巴胺功能异常。利用不同配体采用 SPECT 和 PET 方法,可以发现未治疗的帕金森病患者壳核纹状体多巴胺转运蛋白放射性摄取明显减少,D_2 受体上调,其早期诊断价值非常明显。近期有学者采用经颅多普勒超声影像检测 PD 患者中脑黑质,发现 PD 患者黑质信号显著增强,对 PD 诊断有一定参考价值。

五、诊断与鉴别诊断

(一)诊断

帕金森病生前诊断目前主要依赖临床。中华医学会神经病学分会运动障碍及帕金森病学组于 2006 年制订了我国的帕金森病诊断标准。

1.符合帕金森病的诊断

(1)运动减少:启动随意运动的速度缓慢。疾病进展后,重复性动作的速度及幅度均降低;

(2)至少存在下列 1 项特征:①肌肉强直;②静止性震颤 4～6 Hz;③姿势不稳(非原发性视觉、前庭、小脑或本体感觉障碍造成)。

2.支持诊断帕金森病必须具备下列 3 项或 3 项以上的特征

支持诊断帕金森病必须具备下列 3 项或 3 项以上的特征:①单侧起病;②静止性震颤;③逐渐进展;④发病后多为持续的不对称受累;⑤对左旋多巴的治疗反应良好(70%～100%);⑥左旋多巴导致严重的异动症;⑦左旋多巴疗效持续 5 年或 5 年以上;⑧临床病程 10 年或 10 年以上。

3.必须排除非帕金森病

下述症状和体征不支持帕金森病,可能为帕金森叠加综合征或继发性帕金森综合征:①反复的脑卒中发作史伴帕金森病特征的阶梯状进展;②反复脑损伤史;③明确的脑炎史和/或非药物所致的动眼危象;④在症状出现时应用抗精神病类药物和/或多巴胺耗竭药;⑤一个以上的亲属发病;⑥CT 扫描可见颅内肿瘤或交通性脑积水;⑦接触已知的神经毒类;⑧病情持续缓解或发展迅速;⑨用大剂量左旋多巴治疗无效(除外吸收障碍);⑩发病 3 年后仍是严格的单侧受累;⑪出现其他神经系统症状和体征,如垂直性凝视麻痹、共济失调,早期即有严重的自主神经受累,早期即有严重的痴呆,伴有记忆力、言语和执行功能障碍、锥体束征阳性等。

4.诊断帕金森病的“金标准”

随访观察。

在疾病早期,由于症状不显著,常难以做出诊断,有时需要间隔数月作随访检查。患者早期出现痴呆,自主神经障碍或共济失调及锥体束征不支持 PD 的诊断。左旋多巴治疗是否有效也有助于做出或排除 PD 的诊断。

(二)PD 的分期和严重程度评定

为确定 PD 患者的病情严重程度以及对疗效进行评定,常用一些量表。目前国际常用 Webster 量表、统一帕金森病评定量表(UPDRS)、Hoehn-Yahr 分级等量表。我国也发展了自己的量表-帕金森病运动功能障碍评分量表。其中 Hoehn-Yahr 分级虽然简单但应用广泛。现将改良 Hoehn-Yahr 分级介绍如下。

0 级:无疾病体征。

1 级:单侧肢体受累。

1.5 级:单侧症状,并影响到躯干的肌肉。

2 级:双侧肢体症状,未影响到平衡。

2.5 级:轻度双侧患病,患者站立做后拉试验时能维持平衡。

3 级:轻至中度的双侧患病,有些姿势不稳定,仍能自我照顾。

4 级:严重障碍,但尚能自己站立和行走。

5 级:患者限制在轮椅或床上,需人照料。

(三)鉴别诊断

PD需与下述疾病进行鉴别。

1.原发性震颤

又称为家族性震颤,60%以上有家族史,可发生于各年龄段,但以老年人多见。震颤主要发生于随意运动中,肢体静止时减轻或消失,主要见于上肢远端,下肢很少累及。头部、下颌和舌头也常受累。震颤幅度较PD小,但频率更高8~10 Hz。一般没有强直、少动及姿势障碍等症状。

2.脑炎后帕金森综合征

多见于40岁以前的成年人,可有脑炎病史或类似于流感的病史。发病和进展较原发性PD快,常见动眼危象,即发作性两眼向上或一侧窜动的不自主眼肌痉挛动作,该病因昏睡型脑炎已消失,现已罕见。

3.血管性帕金森综合征

可见于宾斯旺格病或基底节腔隙性梗死。症状以动作缓慢和强直为主,多累及双侧下肢,常伴有假性延髓性麻痹、步态障碍、锥体束征。可有痴呆。

4.药物性帕金森综合征

患者常有服用抗精神病药物、利舍平、止吐药及钙通道阻滞剂等病史,一般及时停药可逐渐恢复。

5.进行性核上性麻痹

该病可有强直、少动、姿势障碍等PD的症状,但该病患者还可出现垂直型眼球运动麻痹及锥体束征。姿势障碍也与PD有所不同,倾向于向后跌倒。

6.弥漫性路易小体痴呆

尽管PD中晚期可出现明显的智力障碍,但早期并不明显,弥漫性路易小体痴呆在疾病早期就出现智力减退,且幻觉明显,尤其是视幻觉,有助于与PD的鉴别。

7.多系统萎缩

症状常双侧对称性发生,多无震颤,可早期出现直立性低血压(Shy-dräger综合征)、小脑性共济失调(橄榄桥小脑萎缩)或强直少动为主(纹状体黑质变性)的症状。进展较PD快,左旋多巴治疗常无明显疗效可有锥体束征。

8.与脑血管病及颈椎病的鉴别

部分不伴有震颤的PD患者由于在其症状限于一侧且以无力为主诉者易被误诊为缺血性脑血管病。病史中的起病形式、体征中铅管样强直及运动迟缓症状是鉴别诊断的要点。双侧肢体受累时还应与脊髓型颈椎病鉴别。面部表情减少、无锥体束征、影像学检查无颈脊髓受压与症状不支持PD的诊断。

六、治疗

对帕金森病应采取综合治疗措施,包括内科药物治疗、外科治疗、康复治疗和心理治疗。

(一)内科治疗

早期临床症状并不显著,既往多建议此时并不需要对症的药物治疗,应尽量采用理疗(按摩、水疗等)和医疗体育(关节活动范围、呼吸肌、步行、平衡和言语训练以及面部表情肌锻炼等),尽量推迟以改善症状为目的的药物治疗。此时可用司来吉兰,以达到可能的神经保护的目的。在出现功能损害时就应考虑给予药物对症治疗。功能损害的含义在各个具体的患者可能并不一致,但下述情况应考虑存在功能损害:①功能障碍发生在优势手;②症状影响就业或工作能力;③少动症状显著、步态障碍、姿势障碍者;④患者的要求。近年来也有资料显示,过于推迟对症治疗对患者可能并不有利。因此,近年来提倡一旦诊断,应尽早给予药物治疗,以改善多巴胺神经元突触功能。

药物治疗特别是应用左旋多巴治疗时应遵循以下几点原则:①细水长流,不求全效。即以最小的剂量获得最佳疗效;②治疗过程应从小剂量开始,逐渐缓慢地增加达到合适的剂量;③不宜突然停药。

1.治疗药物

(1)左旋多巴或复方左旋多巴:左旋多巴是多巴胺的前体,可通过血-脑屏障到达脑内再转化为多巴胺而起作用。左旋多巴和复方左旋多巴仍是目前最有效的抗帕金森病药物,对少动和强直疗效较好,对震颤稍差,几乎所有 PD 患者对左旋多巴治疗有效。单用左旋多巴每天有效剂量在 2~5 g,由于单用所需剂量大,不良反应多,现常用复方左旋多巴(左旋多巴+多巴脱羧酶抑制剂)。复方多巴制剂国内目前有两种:一种称为息宁控释片(Sinemet,左旋多巴+卡比多巴);另一种称为美多巴(Madopar,左旋多巴+苄丝肼)。常用有效剂量为 300~600 mg/d(指左旋多巴量)。使用控释片比标准片需增加 30% 的左旋多巴量才能达到同样效果。原则上首先使用标准片,在出现运动波动不良反应时再改用控释片。先从小剂量开始,尽量以最小的剂量达最佳疗效,并长期维持。因为大剂量左旋多巴虽能取得满意的疗效,但不良反应出现多且早,理论上可能加速黑质纹状体多巴胺能系统变性。

左旋多巴的不良反应可分为周围性和中枢性两种。周围不良反应多为近期的,表现为胃肠道症状,如恶心、呕吐、胃纳差;心血管系统症状如位置性低血压、高血压、心律失常,同时也可见短暂性转氨酶增高。复方左旋多巴中的脱羧酶抑制剂可减少左旋多巴的用量而减少上述周围不良反应。中枢性不良反应多为远期的,一般用药 2~5 年后出现运动并发症。表现为运动波动(剂末现象、开关现象)及异动症,还可出现睡眠障碍和精神症状等。

(2)多巴胺受体(DR)激动剂:DR 激动剂可分为麦角碱类和非麦角碱类。前者如溴隐亭、培高利特、Lisuride 等,后者如吡贝地尔、罗匹尼罗和普拉克素等。①溴隐亭:主要为 D_2 受体激动剂,疗效持续 2~6 小时。初始剂量为 0.625 mg,每天 1 次,每隔 5 天增加 0.625 mg,有效剂量 2.5~15 mg/d,分 3 次口服。对少动和震颤均有疗效。②α-二氢麦角隐亭:初始剂量为 2.5 mg,每天 2 次,每隔 5 天增加 2.5 mg,有效剂量 30~50 mg/d,分 3 次口服。③吡贝地尔缓释片(商品名泰舒达):为 D_2 和 D_3 受体激动剂,对震颤疗效明显,还可减轻抑郁症状。初始剂量为 50 mg,每天 1 次,必要时每周增加 50 mg,有效剂量为 50~250 mg/d,需要大剂量治疗时可分 3 次服用。④普拉克素:为非麦角类 D_2 和 D_3 受体激动剂。除可改善 PD 的运动症状,对伴发的抑郁症状也有良好疗效。初始剂量为 0.375 mg/d,分 3 次服用,每隔 5~7 天增加 0.375 mg,达到满意疗效时为最佳剂量并以此剂量维持治疗。最大剂量每天 4.5 mg。上述 4 种激动剂的剂量转换为①:②:③:④=10:60:100:1,可作参考。对于非老年早期患者,认知正常情况下,可首先使用 DR 激动剂,以减少远期运动并发症的发生。也可与左旋多巴制剂合用以增加疗效。由于麦角碱类 DR 激动剂存在着肺及心脏瓣膜纤维化的不良反应,目前不推荐使用,在需用激动剂时首选非麦角碱类 DR 激动剂。

(3)单胺氧化酶 B 抑制剂(MAOB-I):①司来吉兰,该药具有轻度的改善症状作用,能延迟左旋多巴的使用达 9~12 个月。理论上该药具有神经保护作用,因此推荐该药作为早期治疗药物。

也可作为左旋多巴的辅助用药。用法为 2.5～5 mg,每天 2 次,应早、中午服用,勿在傍晚应用,以免引起失眠。胃溃疡者慎用。不良反应主要为口干、胃纳差、直立性低血压、多梦或幻觉等。本药不可与 5-羟色胺再摄取抑制剂(SSRI)如氟西汀合用,如需使用 SSRI,首先停用该药 6 周以上。②雷沙吉兰,作用强度是司来吉兰的 5 倍。可改善运动症状,延缓帕金森病症状和体征的进展。此药一般不引起失眠。常用剂量为每次 0.5～1 mg,每天 1 次。

(4)金刚烷胺:可单用也可与左旋多巴或抗胆碱能药物合用,其机制可能是加强突触前膜合成和释放多巴胺,与左旋多巴有协同作用。金刚烷胺对强直少动症状的改善强于对震颤的改善。金刚烷胺的每天剂量一般为 0.1～0.3 g,分 2～3 次服用,末次应在下午 4 点前服用。常见的不良反应如失眠、意识模糊、幻觉、下肢出现网状红斑和踝部水肿。肾功能不全、癫痫、严重胃溃疡、肝病患者慎用,哺乳期妇女禁用。

(5)抗胆碱能药物:主要改善震颤症状,对少动和强直基本无效。其机制是抑制乙酰胆碱的作用,相应提高另一种神经递质多巴胺的效应而达到缓解症状的目的。我国常用的抗胆碱能药物为苯海索又名安坦,剂量一般为 1～2 mg,每天 2～3 次。老年人最好不用。如必须使用也不宜超过 4 mg/d。该药对认知功能损害明显,易诱发幻觉、精神错乱,加重青光眼、便秘,还能引起尿潴留等。

(6)儿茶酚胺-氧位-甲基转移酶抑制剂(COMT-I):左旋多巴长期治疗后出现剂末现象等运动波动症状,与左旋多巴服用引起的多巴胺受体的长期脉冲样刺激有关。COMT-I 抑制 COMT 的活性,在周围减少了左旋多巴的降解而延长其半衰期,在中枢减少多巴胺的降解,使左旋多巴浓度相对稳定,形成连续的对多巴胺受体的刺激,从而改善运动症状的波动。目前有两种药物:①恩托卡朋,不能通过血-脑屏障,仅能抑制外周的 COMT。服用方法为随左旋多巴服用。每次 100～200 mg,每天不超过 1 600 mg。该药尚未发现有严重的肝毒性作用,但可增加左旋多巴的不良反应如幻觉、异动症等。应适时将左旋多巴减量。其他不良反应有腹泻、头痛、多汗、口干、转氨酶升高、腹痛、尿色变浅等。②托卡朋,可通过血-脑屏障,因而在中枢和外周均有 COMT 抑制作用。本药每次服用 100～200 mg,每天 3 次口服,可以改善剂末和开关现象,减少左旋多巴用量 35% 左右。常见的不良反应有口干、失眠、头晕、各种胃肠道不适等。因发现极少数患者出现严重肝毒性,故肝病为本药的禁忌证,用药期间应严密监测肝功能。

(7)其他治疗:左旋多巴及多巴胺受体激动剂等常引起胃肠道不适,可加用多潘立酮(吗丁林)来对抗。对伴有直立性低血压者,应查明其原因,是否与左旋多巴等有关。可给予 α-肾上腺素能激动剂米多君,剂量 2.5～7.5 mg/d。对有抑郁症状者可给予 SSRI。有精神症状者可选用氯氮平和喹硫平。奥氮平对帕金森病精神障碍无效。如用氯氮平应注意粒细胞减少的问题。严重认知障碍者可选用卡巴拉汀和多奈哌齐。

2.关于保护性治疗

保护性治疗的目的是延缓疾病的发展,改善患者的症状。原则上,PD 一旦被诊断就应及早进行保护性治疗。单胺氧化酶 B 型(MAO-B)抑制剂司来吉兰及雷沙吉兰已被推定为可能的神经保护剂。有几项临床试验提示 DR 激动剂和辅酶 Q10 也可能有神经保护作用。

3.药物选择原则

根据中国帕金森病治疗指南,对于早期 PD 非老年(<65 岁)患者,且不伴智能减退,可有如下选择:①DR 激动剂;②司来吉兰;③复方左旋多巴+COMT-I;④金刚烷胺和/或抗胆碱能药:震颤明显而其他抗 PD 药物效果不佳时,选用抗胆碱能药;⑤复方左旋多巴:一般在①、②、④方

案治疗效果不佳时加用。但近年的观点认为,MAOB-Ⅰ、DR激动剂及复方左旋多巴均可作为一线药物选用,可以根据患者的病情需要及药物的特点选择上述药物。在老年(≥65岁)患者,或伴智能减退者,首选复方左旋多巴,必要时可加用DR激动剂、MAO-B抑制剂或COMT-I。苯海素尽可能不用,尤其老年男性患者,除非有严重震颤,并明显影响患者的日常生活能力。

4.远期并发症的处理

运动并发症是晚期患者在治疗中最棘手的不良反应,治疗包括药物剂量、用法等治疗方案调整和手术治疗(主要是脑深部电刺激术)。

(1)运动波动的治疗:运动波动包括剂末现象、延迟"开"或无"开"反应、不可预测的"关期"发作。其处理原则:在复方左旋多巴应用的同时,首选增加半衰期长的DR激动剂,或增加对纹状体产生持续性DA能刺激(CDS)的COMT抑制剂,或增加MAO-B抑制剂;也可以维持总剂量不变,增加左旋多巴的次数,减少每次服药剂量;也可改用控释片以延长左旋多巴的作用时间,但剂量要增加20%~30%。避免饮食(含蛋白质)对左旋多巴吸收及通过血-脑屏障的影响,餐前1小时或餐后1个半小时服用,减少全天蛋白摄入量或重新分配蛋白饮食可能有效。严重"关期"患者可采用皮下注射阿扑吗啡。微泵持续给予左旋多巴或DR激动剂,不仅能减少"关期",而且不会恶化异动症,甚至还能减少其发生,但由于实施有困难,目前主要用于研究。也可考虑手术治疗。

(2)异动症的治疗:异动症包括剂峰异动症、双向异动症和肌张力障碍。对剂峰异动症首先考虑减少左旋多巴的用量。如果患者是左旋多巴单药治疗,那么先考虑合用DR激动剂,并逐渐减少左旋多巴剂量;也可加用COMT-I,但要注意加药后的头一两天异动症会加重,这时需要减少左旋多巴的用量。对双向异动症可以考虑应用水溶性制剂。最好停用控释片,避免累积效应。对肌张力障碍(主要是晨僵)可在睡前加服左旋多巴控释片或DR激动剂。已有研究显示持续输注DR激动剂或左旋多巴可以同时改善异动症和症状波动。金刚烷胺有轻度抗异动症的效果。也可选择手术治疗。

(二)外科治疗

1.立体定向手术

手术治疗帕金森病始于20世纪50年代初期,主要是采用对大脑深部的苍白球和丘脑进行毁损来治疗PD。90年代发展的微电极引导的苍白球或丘脑毁损术,使定向更加精确,不良反应减少。目前又建立了脑深部电刺激方法。其优点是对脑组织损害小,因而不良反应更少。需要指出的是,手术虽然能帮助改善患者的症状,但并不能彻底根治帕金森病,而且手术后仍需服用抗帕金森病药物,因此应严格掌握手术适应证。

2.局部脑组织移植

将活体的能产生多巴胺的细胞移植到脑内来治疗帕金森病。其供体有两个来源,一种是自身肾上腺髓质嗜铬细胞,另一种是胎儿中脑移植,但尚存在不少问题。近年来发展干细胞移植治疗帕金森病,尚处于研究阶段。

(三)基因治疗

其原理是将外源性的酪氨酸羟化酶(TH)基因通过某种途径植入患者脑内,使之产生TH,再使酪氨酸转化为左旋多巴,最终产生多巴胺,从而达到治疗的目的。与组织移植术一样,也存在一系列需要解决的问题,处于研究阶段。

(马红彦)

第四节 蛛网膜下腔出血

蛛网膜下腔出血(SAH)是指脑和脊髓血管破裂血液流入蛛网膜下腔所致的急性脑血管病。由于颅脑外伤引起的称为外伤性蛛网膜下腔出血,非外伤性蛛网膜下腔出血称为原发性蛛网膜下腔出血,又分为两类:由脑底部或脑表面血管病变破裂出血所致者称为原发性蛛网膜下腔出血;由脑实质、脑室、硬膜外或硬膜下血管破裂出血,血液穿破脑组织流入蛛网膜下腔者称为继发性蛛网膜下腔出血。本章仅就自发性蛛网膜下腔出血进行论述。蛛网膜下腔出血占急性脑血管病的5%~10%,远低于其他类型的卒中,但其致残率、死亡率却很高,尤其在老年人中更甚,是神经系统的急、危、重症之一。

一、流行病学

蛛网膜下腔出血的年发病率在西方国家(6~8)/10万,美国每年有16 000~30 000新增病例,我国发病率相对较低,约为2.2/10万,在芬兰则高达(33~37)/10万。蛛网膜下腔出血发病率在近40年来基本处于稳定状态,但因为部分病例在入院前已经死亡未能明确诊断和误诊等原因,有学者认为实际发病率可能高于上述统计结果。

二、病因及危险因素

(一)病因

蛛网膜下腔出血病因多种多样,其中动脉瘤破裂出血约占85%,非动脉瘤性中脑周围出血约占10%,其他少见病因约占5%。

1.先天性动脉瘤

先天性动脉瘤是最常见的病因,以囊状动脉瘤多见。

2.高血压动脉硬化性动脉瘤

主要发生于老年人。

3.脑或脊髓血管畸形

脑动静脉畸形最常见,其他还有静脉畸形、硬膜动静脉瘘、颅内动脉夹层,高颈段动静脉畸形破裂出血向颅内反流并不罕见。中脑周围出血型蛛网膜下腔出血是一种独特的类型,目前认为多为静脉出血所致。

4.其他

霉菌性动脉瘤、颅内肿瘤、结缔组织病、各种动脉炎、垂体卒中、血液病及凝血机制障碍、抗凝并发症、颅内静脉窦血栓形成、可卡因滥用等。

5.原因不明

约占10%。

(二)危险因素

最主要的危险因素是高血压、吸烟和过量饮酒。

(1)研究显示,高血压患者中蛛网膜下腔出血的发病率是正常血压人群的3倍。

(2)吸烟者其动脉瘤的体积较非吸烟者更大,且多发性动脉瘤的发生率更高。

(3)饮酒量与动脉瘤破裂危险性密切相关,随着饮酒量增加,其危险性亦逐渐增高,大量饮酒者更加明显。

(4)动脉瘤破裂史、动脉瘤的部位、形态、动脉瘤大小、是否为多发性动脉瘤等均与动脉瘤破裂风险相关。其中动脉瘤的部位最为重要,前交通动脉瘤、后交通动脉瘤、椎-基底动脉及基底动脉尖动脉瘤破裂发生率较高;动脉瘤直径<3 mm 者出血发生率较低,而 5~7 mm 者出血风险最高;伴有临床症状者出血发生率更高。

(5)遗传:蛛网膜下腔出血者的一级亲属中发病率增高,已发现多个基因位点与动脉瘤相关。但遗传因素主要在年轻人蛛网膜下腔出血中占重要地位,在老年人中动脉硬化则起主要作用。

(6)其他:与其他脑血管病不同的是近年有研究显示性激素替代治疗、高胆固醇血症不增加蛛网膜下腔出血的风险,反而是蛛网膜下腔出血的保护因素。糖尿病与蛛网膜下腔出血的关系目前尚存争议,早期文献认为糖尿病可加重颅内动脉瘤性蛛网膜下腔出血患者的不良预后,空腹血糖增高是动脉瘤的高危因素,近期有研究显示糖尿病患者发生蛛网膜下腔出血的风险反而降低。

三、发病机制

(一)动脉瘤

(1)可能与遗传和先天发育缺陷有关:尸检证实约 80% 的患者 Willis 环动脉壁弹力层和中膜发育异常或缺损,随着年龄增长,血压增高、血流涡流不断冲击,动脉粥样硬化,动脉管壁弹性和强度均逐渐减弱,管壁薄弱部位逐渐向外突出形成囊状动脉瘤,好发于脑底部 Willis 环的分支部位。目前认为动脉瘤不完全是先天异常,相当一部分是在后天长期生活中发展形成的。老年人由于动脉硬化动脉管壁肌层被纤维组织替代,胆固醇沉积等因素导致内弹力层变性、断裂,管壁受损,再加之血流不断冲击,血管不断扩张形成与其纵轴相平行的的梭状动脉瘤。此外,颅内动脉位于蛛网膜下腔,缺乏血管外组织支持,与颅外动脉相比,无外弹力膜,管壁较相同直径的颅外血管壁薄,在上述血管壁病变基础上极易形成动脉瘤。

(2)脑动静脉畸形:胚胎发育异常形成的畸形血管团,并可合并存在血管瘤,其血管壁异常薄弱,在外力作用或各种诱因存在下即可破裂出血,也可自发出血。

(3)霉菌性动脉瘤、颅内肿瘤侵犯血管壁或动脉炎造成血管壁病变致破裂或凝血机制障碍均可造成出血。

(二)蛛网膜下腔出血后可发生一系列病理生理变化

1.脑膜刺激征及化学性脑膜炎

血液本身和血细胞崩解产生的各种炎性物质进入蛛网膜下腔后通过脑脊液迅速传播,刺激脑膜所致。

2.颅内压增高

血液进入蛛网膜下腔致颅内容量增加,化学性脑膜炎发生后也进一步增加颅内压力使颅内压增高,严重者可发展至脑疝。

3.脑积水

颅底和脑室内血液凝固致脑脊液循环受阻,可引起急性梗阻性脑积水。由于血液积聚于蛛网膜下腔,血红蛋白和含铁血黄素沉积于蛛网膜颗粒,使脑脊液回流受阻,随着病程进展,逐渐发生脑室扩张及交通性脑积水。

4.血管痉挛

血液中释放的各种血管活性物质刺激血管和脑膜引起血管痉挛,严重者可发生脑梗死。

5.自主神经功能紊乱

血液及其破坏产物刺激下丘脑可致血糖、血压升高、发热、胃肠和呼吸功能障碍等内分泌及内脏功能紊乱表现。由于急性颅高压或血液刺激下丘脑和脑干使自主神经功能亢进,极易发生心肌缺血和心律失常,是蛛网膜下腔出血不同于其他脑血管病的一大特点。

四、病理

动脉瘤好发于组成 Willis 环的血管上,尤其是血管分叉处。85%以上的动脉瘤发生于前循环,绝大部分为单发,既往统计仅 10%～20%为多发,近年来随着影像技术的发展,发现多发动脉瘤可达 34%。多发性动脉瘤易发生于双侧相同部位的血管,称为"镜像动脉瘤"。动脉瘤破裂的好发部位依次如下:前交通动脉,约占 30%;后交通动脉,约占 20%;基底动脉,约占 15%;大脑中动脉,约占 12%。动脉瘤形状多不规则或呈多囊状,瘤壁较薄,较大动脉瘤内可见血凝块填充,偶可伴有钙化。

血液进入蛛网膜下腔后主要沉积于脑底部和脊髓的各脑中,如桥小脑角池、小脑延髓池、环池以及终池等。出血量大时可破入脑室或脑内,血液形成一层血凝块将颅底部的脑组织、血管、神经覆盖,血液充填脑室或形成铸型,导致脑脊液回流受阻而发生急性脑室扩张、梗阻性脑积水。在出血量较多处可发现破裂的动脉瘤,破裂处多位于瘤顶部。由于各种炎性物质刺激,脑膜可见无菌性炎症反应。

五、临床表现

(一)年龄、性别

任何年龄均可发病。动脉瘤破裂出血最常见于 30～60 岁,此后随着年龄增长发病率呈现一段平台期,70 岁以后逐渐下降。女性多于男性,约为男性的 1.24 倍,但 55 岁后男性发病比例有升高趋势。

(二)典型临床表现

典型症状表现为三主征:剧烈头痛、呕吐、脑膜刺激征。通常突然于活动中起病,情绪激动、剧烈体力活动(过度用力、剧烈咳嗽、排便等)是常见的诱因。起病后剧烈头痛,呈难以忍受的爆裂样疼痛、局限性或全头胀痛,并进行性加重,伴恶心、呕吐,项背部或下肢疼痛、眩晕、畏光等,严重者出现短暂性或持续性意识障碍。并发癫痫者并不少见。部分患者还可出现精神症状,如:躁动不安、谵妄、幻觉、抑郁、淡漠以及行为异常等。谵妄常见于脑室出血、脑积水和额叶血肿患者。神经系统检查可见脑膜刺激征,须注意有时于发病数小时后方能出现;眼底检查常可见玻璃体膜下出血、视盘水肿以及视网膜出血,提示急性颅内高压、眼静脉回流受阻,是本病的特征性表现。可见动眼神经麻痹、复视、偏瘫或感觉障碍、共济失调和失语等局灶性神经功能缺损。临床症状和体征常常提示动脉瘤的可能部位,如:动眼神经麻痹提示后交通动脉瘤;双下肢无力、遗忘症则见于前交通动脉瘤;失语、偏瘫提示大脑中动脉动脉瘤;眼球震颤和共济失调见于后颅窝动脉瘤。

根据病变部位、出血量大小,临床表现可有很大差异。轻症者无明显症状体征;一些病例头痛轻微,脑膜刺激征是其唯一体征;重症者意识丧失,在短期内即可死亡。

(三)病情分级

对于选择治疗方案、手术时机、判断预后有重要价值。最早由 Botterell 于 1956 年提出根据头痛、脑膜刺激征和意识状况进行分级,此后,Hunt 和 Hess 对上述分级进行了改进,近年世界神经外科联盟提出的以 Glasgow 昏迷评分法(Glasgow coma scale,GCS)为基础的分级方法得到广泛认可。

(四)老年患者特点

60 岁以上老年患者其临床表现部分不典型,容易误诊。起病相对缓慢,又由于老年人对疼痛不敏感,有时无明显头痛或头痛很轻微,脑膜刺激征亦不显著,常常以意识障碍和精神症状为突出表现。神经系统并发症如脑积水等发生率高;心脏损害如心肌缺血、心律失常和心力衰竭常见;其他脏器并发症亦较年轻患者多见,如肺部感染和肺水肿、消化道出血、泌尿道感染、胆道感染等。常被误诊为血管性头痛、短暂性脑缺血发作、后循环缺血、急性闭角型青光眼、脑出血、中枢神经系统感染以及消化道出血等。

(五)常见并发症

1.再出血

再出血是蛛网膜下腔出血最致命的并发症。在首次出血后数天内,尤其 24 小时内是再出血的高峰期。未经治疗的动脉瘤,4 周内再出血发生率可达 35%~40%,1 个月后再出血风险逐渐降低。临床状况差、动脉瘤较大者再出血发生率较高。再出血的出现常常预示预后较差,也是导致短期内死亡或脑死亡的主要原因。表现为病情稳定后再次发生剧烈头痛、恶心、呕吐,癫痫发作、意识改变,个别患者出现去脑强直,复查腰穿再次呈现鲜红色血性脑脊液。

2.血管痉挛

血管痉挛是蛛网膜下腔出血最严重的并发症,可导致迟发性缺血性神经功能缺损,发生率为 20%~40%,缺血性损伤后 64% 患者可导致脑梗死。通常于发病后 3~5 天开始出现,5~14 天为高峰期,2~4 周后逐渐减少。临床表现为意识改变和/或神经系统局灶体征。动脉瘤的体积和部位是否与血管痉挛的发生有关尚存争议,但颅底脑池内局部积血者发生血管痉挛和迟发性缺血损害的风险较高。

3.脑积水

发病后 1 周内 15%~20% 患者可能并发急性梗阻性脑积水。脑室和蛛网膜下腔中积血量直接影响脑积水的发生和临床分级状况。轻者仅仅表现嗜睡、精神运动迟缓和近记忆损害,重者出现严重意识障碍,甚至并发脑疝死亡。部分患者遗留交通性脑积水,临床表现精神障碍、步态异常和尿失禁等。

4.心脏并发症

蛛网膜下腔出血后约 3/4 的患者发生心电图改变,常见异常表现为:窦性心动过缓或心动过速、QT 间期延长、束支传导阻滞、ST 改变、异常 T 波和病理性 Q 波,与急性心肌梗死类似。心肌酶升高、心壁异常运动,甚至尸检见心肌病理性改变均有报道。蛛网膜下腔出血可致心脏骤停和猝死,心脏骤停最易发生于起病初或复发性蛛网膜下腔出血,一旦发生应积极进行心肺复苏,因为据统计幸存者的预后并不逊于其他蛛网膜下腔出血患者。

5.其他

水电解质紊乱,本病容易发生脑性耗盐综合征或抗利尿激素分泌不适综合征,可并发抗利尿激素分泌不足及水、钠潴留,导致低钠血症和血容量减少,发生率5%～30%。其他还有神经源性肺水肿等。

六、辅助检查

(一)头颅 CT

可早期显示出血、出血量和血液分布情况,对于判断动脉瘤出血部位提供线索,动态检查还有助于观察出血吸收情况以及脑室大小变化,及时发现脑积水和再出血以及血管痉挛并发的脑梗死。CT 检查表现为蛛网膜下腔内弥散性高密度出血征象,血液可延伸至外侧裂,前、后纵裂池,脑室系统和大脑凸面。CT 是确诊蛛网膜下腔出血的首选方法,在 24 小时内敏感性可达 93%～98%,但随着时间推移,阳性率则逐渐降低。首次出血后 4 天内约有 30%的 CT 检查呈阴性结果,1 周内阴性率则可达 50%。此外,当出血量很少、后颅窝病变者,CT 检查也容易漏诊。

(二)头颅 MRI

由于血红蛋白的分解产物和正铁血红蛋白的顺磁效应,T_1 像可清楚地显示高信号出血征象,并可持续至少 2 周,液体衰减反转恢复相(FLAIR)及梯度回波 T_2 序列(T_2)则持续时间更长。因此出血后数天,CT 检查阴性时,MRI FLAIR 相和 T_2 是更敏感、更可靠的诊断工具。

(三)脑脊液(CSF)检查

脑脊液呈均匀一致的血性,压力增高,病初红、白细胞比例为 700∶1,与外周血相似,数天后白细胞增加,蛋白增高。最好于发病 12 小时内行腰穿,12 小时后脑脊液开始出现黄变。应注意与穿刺误伤所致的不均匀性脑脊液进行鉴别。不主张将脑脊液检查作为首选的辅助检查,因腰穿可能诱发脑疝形成,应谨慎选用。但是当 CT 检查阴性而临床又高度怀疑蛛网膜下腔出血时腰穿检查是必要的。

(四)脑血管造影(DSA)

脑血管造影(DSA)是明确蛛网膜下腔出血病因特别是确诊动脉瘤的"金标准"。可清晰显示动脉瘤的大小、位置、与载瘤动脉的关系以及有无血管痉挛等,广泛应用于术前、术中和术后检查以及指导外科手术方案的选择和介入治疗。应注意选择合适的时机以避开血管痉挛和再出血的高峰期,有学者主张应在出血后 3 天或 3～4 周进行。

(五)CT 血管成像(CTA)和 MR 血管成像(MRA)

CT 血管成像(CTA)和 MR 血管成像(MRA)是无创的脑血管显影方法,但其敏感性和准确性不如 DSA。近年来 CTA 技术不断改进,其敏感性已可达 95%。特别是 3D-CTA 可显示 3mm 以上动脉瘤,由于其操作简便、成像迅速,且可模拟手术入路,已逐渐成为动脉瘤破裂急诊手术的术前常规检查及术后随访手段。MRA 主要用于动脉瘤的筛查,3D-MRA 不受颅底骨质影响,对海绵窦区动脉瘤的成像优于 3D-CTA。

(六)经颅超声技术

经颅超声多普勒(TCD)可动态观察、检测动脉,主要是大脑中动脉、基底动脉血流速度改变,及时发现血管痉挛倾向并判断其程度。将大脑中动脉平均血流速度 120 cm/s 作为临界值,超过此值或 24 小时内增高>50 cm/s 提示血管痉挛可能。近年来随着影像技术的发展,TCD 技

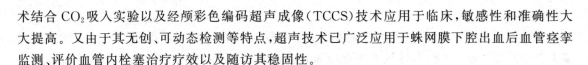

术结合 CO_2 吸入实验以及经颅彩色编码超声成像（TCCS）技术应用于临床，敏感性和准确性大大提高。又由于其无创、可动态检测等特点，超声技术已广泛应用于蛛网膜下腔出血后血管痉挛监测、评价血管内栓塞治疗疗效以及随访其稳固性。

七、诊断

根据典型临床表现：突发剧烈头痛、恶性呕吐、脑膜刺激征，均匀一致血性脑脊液、颅内压增高，眼底检查发现玻璃体膜下出血，结合头颅 CT 或 MRI 相应改变可确定诊断。确定诊断后，应进一步行病因诊断，CT、MRA 或 DSA 等可帮助明确病因。

八、鉴别诊断

（一）脑膜炎

各种脑膜炎均表现头痛、呕吐、脑膜刺激征，但起病不如蛛网膜下腔出血急骤，且在病前、病初即有发热，甚至持续高热，而蛛网膜下腔出血通常在病后因吸收热体温升高，且很少为高热，通常 37～38 ℃。脑脊液检查可帮助鉴别。蛛网膜下腔出血后 1～2 周，脑脊液开始黄变、蛋白增高，此时应注意与结核性脑膜炎鉴别。后者常常有全身中毒症状，脑脊液蛋白增高更明显，并伴糖和氯化物降低。血性脑脊液应注意与单纯疱疹性脑炎鉴别，后者脑实质损害更广泛，影像学检查可助鉴别。

（二）偏头痛

也可突然起病，剧烈头痛、呕吐，但无脑膜刺激征，脑脊液正常，CT 和/或 MRT 检查可资鉴别。

（三）其他类型卒中

根据临床症状、神经系统体征，结合影像学检查可明确诊断。

（四）其他

老年患者症状不典型，精神症状突出、以意识障碍为主要表现者应与相应疾病鉴别。

九、治疗

治疗应着重于防治再出血、血管痉挛和脑积水等并发症，目的是降低死亡率和致残率。

（一）一般处理及对症治疗

应紧急进入重症监护病房，严密监测生命体征，保持气道通畅，维持呼吸、心脏和循环功能；严密观察神经系统症状、体征，及时识别和治疗再出血等各种合并症；并发癫痫者应及时抗癫痫治疗。此外，应注意保持水电解质及出入量平衡，特别对于低钠血症应及时纠正。重症监护病房应由多学科团队组成，包括神经内、外科、心血管专科、呼吸专科、神经康复、心理和语言治疗专家以及护理师等。

（二）降低颅内压

常用甘露醇、甘油果糖和呋塞米等脱水药控制颅内压，同时应注意限制入量、纠正低钠血症等。对于伴发颅内较大血肿者应及时手术清除。脑池或脑室内积血较多而又不能行开颅手术时，可脑室引流以减低颅内压。腰穿放脑脊液可引流部分脑池积血，对降低颅内压有一定疗效。

(三)防治再出血

1.安静休息

对于未处理的动脉瘤性 SAH 应绝对卧床 4～6 周,避免用力咳嗽、排便、情绪激动等可诱发再出血、使血压和颅内压增高的因素,必要时给予相应处理。头痛剧烈、躁动不安者可给予镇静止痛剂,但注意慎用吗啡、哌替啶等可引起呼吸功能抑制的药物和可影响凝血功能的非甾体类消炎镇痛药物。对于已夹闭或完全栓塞的动脉瘤性 SAH 应鼓励早期活动,以减少卧床并发症的发生。

2.调控血压

持续性、严重高血压应及时控制,但目前为止尚缺乏足够证据作为指南指导何时开始降压治疗。多数证据主张>13.3/24.0 kPa(100/180 mmHg)时,应开始降压治疗。降压治疗应在严格监控下进行,对分级较好的蛛网膜下腔出血后高血压可选用静脉给药,分级差的不推荐静脉给药。建议选择短效降压药,如钙通道阻滞剂、β受体阻滞剂和 ACEI 类药物,同时应避免突然将血压降得过低以致引发脑缺血。

3.抗纤溶药物

氨基己酸和氨甲苯酸可预防再出血,但增加脑缺血、脑梗死的风险。近期针对最终功能结局的研究表明,使用抗纤溶药物未能明显获益。因此,仅在具有高度再出血风险的患者中推荐谨慎、短期(<72 小时)、间歇给药,同时应注意避免低血压和低血容量。

4.外科治疗

处理动脉瘤是预防再出血的根本所在,对动脉瘤的处理应尽早(<72 小时内)或在病情稳定后进行,目前主张越早越好。可选择手术夹闭或动脉内弹簧圈栓塞治疗,两种手术方式孰优孰劣仍存争议。最有影响力的研究是国际蛛网膜下腔动脉瘤试验(ISAT),对两种手术方式进行对比研究,结果显示:与手术夹闭动脉瘤相比,动脉内弹簧圈栓塞治疗组死亡风险降低。需强调不应简单地将二者孤立进行对比,而应作为两种互补的治疗手段看待。无论如何,手术方式的选择应根据动脉瘤的大小、形态和部位、体/颈比以及与载瘤动脉的关系、手术与介入治疗技术水平等因素进行合理选择。通常认为宽颈、载瘤动脉分支少的动脉瘤适合手术夹闭,后颅窝、基底动脉尖动脉瘤适合动脉内栓塞治疗。

(四)防治脑血管痉挛及脑缺血

1.维持血压和血容量

避免过度、过快降低血压,血压降低和低血容量者应去除病因,及时给予胶体溶液,必要时使用升压药物,血压过高者应及时降压治疗。

2.3H 治疗

即高血容量、升高血压和血液稀释疗法,在国外广泛应用,被认为可治疗蛛网膜下腔出血后血管痉挛,但迄今为止尚缺乏足够循证医学证据。不仅如此,3H 疗法还可能引起神经系统和全身系统性严重并发症,包括脑水肿、再出血、稀释性低钠血症、心力衰竭和肺水肿。

3.钙通道阻滞剂

有充分证据表明钙通道阻滞剂(主要是尼莫地平)可预防脑血管痉挛和迟发性脑缺血,应尽早使用。推荐尼莫地平口服,40～60 mg,每 4 小时 1 次,维持 21 天。也可予静脉泵入尼莫地平 4～5 mL/h(20 mg/50 mL),1～2 周后改为口服,但须注意可能导致血压降低而诱发脑缺血的发生,不推荐常规使用。

4.早期手术

手术夹闭去除动脉瘤、清除血凝块可有效防止脑血管痉挛。

5.腰穿放脑脊液或脑脊液置换术

起病后1～3天内行脑脊液置换术或腰穿放脑脊液可能有利于预防脑血管痉挛和减轻后遗症状。剧烈头痛、烦躁、严重脑膜刺激征者可酌情选用。此方法虽然多年来长期沿用,但缺乏多中心、随机、对照研究。此外,须注意有诱发颅内感染、再出血和脑疝的可能。

6.其他

血管扩张剂、脑池内或蛛网膜下腔内溶栓、抗血小板聚集、神经保护剂、他汀类药物、硫酸镁和血管内皮拮抗剂。上述治疗目前均缺乏充分证据,不推荐作为常规治疗。

(五)防治脑积水

1.药物治疗

使用于轻中度脑积水。乙酰唑胺 0.25 g,3 次/日,可减少脑脊液分泌。其他可选择的药物还有甘露醇、果糖甘油、甘油盐水和呋塞米等。

2.脑室穿刺脑脊液外引流术

脑室内积血或形成铸型阻塞脑脊液引流致脑室扩张、脑积水形成,内科保守治疗后症状仍进行性加重,并伴意识障碍者;全身状况差、年老不能耐受开颅手术者均应行脑室穿刺脑脊液外引流术,以减低颅内压、缓解或减轻脑积水、减少脑血管痉挛。

3.脑脊液分流术

适用于慢性有症状的脑积水、药物治疗无效者,通过脑室-腹腔或脑室-心房分流术,可改善临床症状避免脑损害进一步加重。

十、预后

蛛网膜下腔出血是神经系统的急、危、重症之一,死亡率很高,据统计死亡率为 32％～67％,10％～20％的患者死于入院前。20％～30％的存活者遗留功能残疾,仅 1/3 的患者可能恢复到病前状态。2 周内约 1/4 的患者可能死于各种并发症,迟发性血管痉挛和再出血是死亡和致残的主要原因。容易发生猝死,猝死的原因主要是心律失常,脑缺血或颅内压急剧增高。意识状况和病情严重程度即临床分级状况是影响预后的最主要因素,其他影响因素:年龄、出血量、是否伴有颅内或脑室内出血、血压值、出血部位、动脉瘤大小以及诊断是否及时等。老年患者通常预后较差,神经系统及全身并发症发生率均较高,特别是脑积水很常见。据报道老年蛛网膜下腔出血患者约半数可能死亡,75 岁以上的患者中仅 1/6 出院后生活可自理。

(马红彦)

第五节 脑 出 血

脑出血指非外伤性脑实质和脑室内出血,也称自发性脑出血。其中大多由高血压引起,称为高血压性脑出血。脑出血占全部脑卒中的比例因国家和地区不同变化于 10％～40％。

一、病因

(一)高血压病

高血压病是脑出血最常见的原因。脑内动脉壁薄弱,厚度和颅外同等大小的静脉类似,中层和外膜较相同管径的颅外动脉薄,没有外弹力膜。豆纹动脉、丘脑穿通动脉等自大动脉近端直角分出,因其距离大动脉甚近,承受压力高,冲击性大,因此容易发生粟粒状动脉瘤、微夹层动脉瘤,受高压血流冲击易破裂出血。这些微动脉瘤发生在小动脉的分叉处,多数分布于基底节的穿通动脉供应区和壳核、苍白球、外囊、丘脑及脑桥,并与临床常见的出血部位相符合,少数分布于大脑白质和小脑。长期高血压病和动脉硬化导致血管内膜缺血受损,通透性增高,血浆蛋白脂质渗入内膜下,在内皮细胞下凝固,在内膜下与内弹力层之间形成呈均匀、嗜伊红无结构物质,弹力降低,脆性增加,血管玻璃样变和纤维素样坏死,使动脉壁坏死和破裂。高血压引起远端血管痉挛,小血管缺氧坏死,引起斑点样出血及水肿,可能为子痫时高血压脑出血的机制。无长期高血压病史出现的急性血压增高的患者,其血管功能及结构没有对血压增高的储备,血压急剧增高时处于高灌注状态,脑出血危险增加,如寒冷脑出血及麻将桌脑出血。

(二)脑血管淀粉样变性

β淀粉样蛋白沉积在脑膜和皮质及小脑的细小动脉中层和外膜,血管中外膜被淀粉样蛋白取代,弹力膜和中膜平滑肌消失,是 70 岁以上脑出血的主要原因之一。老年人脑出血约 12％～15％和淀粉样血管病相关,常发生于老年非高血压病自发脑叶出血患者。出血部位多发生在脑叶如额叶顶叶,易反复发生,多灶性出血机会高。尸检证实 90 岁以上患者 50％以上存在脑淀粉样血管病。

(三)其他

脑动脉粥样硬化,动脉瘤,脑血管畸形,脑动脉炎,梗死性出血,血液病(白血病、再生障碍性贫血、血友病和血小板减少性紫癜等),脑底异常血管网(烟雾病),抗凝/溶栓治疗,静脉窦血栓形成、夹层动脉瘤、原发/转移性肿瘤内新生血管破裂或侵蚀正常脑血管等均可引起脑出血,维生素 B_1 缺乏可引起斑片状出血。

二、危险因素

(一)不可干预改变的危险因素

1.年龄

队列研究显示,随着年龄增长脑出血危险性增加,年龄每增加 10 岁脑出血风险成倍增加。

2.性别

女性妊娠期和产后 6 周内脑出血相对危险达 28。

3.种族

中国脑出血占全部脑血管病构成比为 17.1％～39.4％,日本男性和女性分别为 26％和 29％,原因可能与高血压病患病率高和控制差有关。黑人脑出血发病率为 50/10 万,是白人的 2 倍。

(二)可以干预改变的危险因素

1.高血压

高血压为脑出血最重要的危险因素,在美洲、欧洲、亚太地区研究结果是一致的。尤其是年

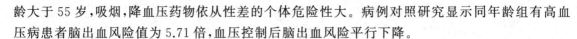

龄大于 55 岁,吸烟,降血压药物依从性差的个体危险性大。病例对照研究显示同年龄组有高血压病患者脑出血风险值为 5.71 倍,血压控制后脑出血风险平行下降。

2.糖尿病

脑出血后高血糖增加早期死亡危险,脑出血患者合并糖尿病住院死亡率增加 1 倍。

3.吸烟

吸烟者脑出血相对危险为 1.58。

4.血脂异常

年龄超过 65 岁血清总胆固醇水平低于 4.62 mmol/L(178 mg/dL)脑出血相对风险为 2.7,且发病 2 天内死亡率增加。

5.饮酒

大量饮酒增加发生脑出血风险。

6.抗凝治疗

欧美 10%～12% 脑出血患者服华法林,口服抗凝药物脑出血相对危险增加 7～10 倍,抗凝药相关脑出血住院死亡率接近 50%。

7.微出血

磁共振成像显示微出血可能为脑出血危险因素,随年龄增加微出血增多,研究显示脑出血患者 64% 可见微出血灶,有微出血患者出血量大,是无微出血患者的 3 倍。

8.毒品

如可卡因、安非他命与脑出血相关,尤其见于年轻人群。

9.血液透析治疗

回顾性分析显示长期血液透析治疗随访 13 年,脑出血发生率是正常人群的 5 倍。前瞻性研究慢性血液透析患者脑出血相对危险是 10.7。

10.肿瘤

转移性黑色素瘤是最容易出血肿瘤(17/23),原发肿瘤中少突胶质细胞瘤和星形细胞瘤出血率为 29.2%。

三、病理生理特点

出血部位 50%～60% 位于壳核,丘脑、脑叶、脑干、小脑各 10%。壳核出血常常向内压迫内囊,丘脑出血向外压迫内囊,向内破入脑室系统,向下可影响丘脑下部和中脑。高血压病、淀粉样血管病、动脉瘤、动静脉畸形常导致血管破裂,出血量大;血液病、动脉炎及部分梗死后出血常为点片状出血,临床症状轻。

脑出血后,细胞毒性物质如血红蛋白、自由基、蛋白酶等释出,兴奋性氨基酸释放增加,细胞内离子平衡破坏,血-脑屏障破坏;血浆成分进入细胞间质,渗透压增高,引起血管源性水肿;血肿溶出物如蛋白质、细胞膜降解产物、细胞内大分子物质使细胞间液渗透压增高,加重脑水肿。离血肿越近水肿越重。一般水肿 2～3 天达到高峰,稳定 3～5 天,最长可持续 2～3 周。

病理所见,出血侧脑组织肿胀,脑沟变浅,血液可破入脑室系统或蛛网膜下腔,出血灶为圆形或卵圆形空腔,内充满血液或血块,周围为坏死脑组织或软化带,有炎细胞浸润。血肿周围脑组织受压,水肿明显,使周围脑组织和脑室受压移位变形和脑疝形成,幕上出血挤压丘脑下部和脑干,使之受压变形和继发出血,出现小脑天幕疝;如颅内压增高明显或脑干小脑大量出血引起枕骨大孔疝,脑疝是脑出血死亡的直接死亡原因。

新鲜出血呈红色,急性期后血块溶解形成含铁血黄素为棕色,吞噬细胞清除含铁血黄素和坏死脑组织,胶质增生,小出血灶形成胶质瘢痕,大出血灶形成中分囊,内含含铁血黄素和透明液体。

四、临床表现

(一)一般表现

1.发病形式

大多数发生于 50 岁以上,急性起病,一般起病 1~2 小时内出血停止。病前常有情绪激动、体力活动等使血压升高的因素。1/3 患者出血后血肿扩大,易发生在血压显著增高,有饮酒史,肝病或凝血功能障碍患者,病后未安静卧床或长途搬运,早期不适当用甘露醇过度脱水治疗可能是血肿扩大的促发因素。

2.意识障碍

除小量出血外,大多数有不同程度意识障碍。

3.头痛和恶心呕吐

最重要的症状之一,50％患者发病时出现剧烈头痛,脑叶和小脑出血头痛重,深部出血和小量脑出血可以无头痛,或者头痛较轻未得到注意。因脑实质为非痛觉敏感结构,只有当脑血管收到机械牵拉、脑膜痛觉敏感纤维受到刺激、或三叉血管系统受到血液刺激方可引起头痛。老年人痛觉敏感性低,往往无头痛。呕吐出现常常提示颅内压增高或继发脑室出血,如继发应激性溃疡,呕吐物可为咖啡色。

4.癫痫发作

发生于 10％患者,常常为部分性发作。我院回顾性分析显示脑出血后癫痫发生率为4.33％,其中脑叶出血和脑室出血达 10％,合并癫痫发作患者病死率高。

5.脑膜刺激征

出血破入蛛网膜下腔或脑室系统可以出现颈部强直和 Kernig 征。

6.颅内压增高

大量出血及周围水肿可出现颅内压增高表现,包括深沉鼾声呼吸或潮式呼吸,脉搏慢而有力,收缩压高,大小便失禁,重症者迅速昏迷,呼吸不规则,心率快、体温高,可在数天内死亡。

(二)局灶症状和体征

1.壳核出血

高血压脑出血的最常见部位,占脑出血 50％~60％,多为豆纹动脉外侧支破裂,症状体征取决于出血量和部位,向内压迫内囊出现偏瘫、偏身感觉障碍、偏盲及凝视麻痹等。小量出血:不伴头痛呕吐等,与腔隙性脑梗死不易鉴别,只有影像学检查才能检出。壳核前部出血可以出现对侧轻偏瘫,主侧半球出现非流利型失语和失写,非优势半球出现忽视,壳核后部出血可出现对侧偏身感觉障碍;同向性偏盲。中等量出血:常出现头痛,半数以上出现凝视麻痹和呕吐,可有意识障碍,对侧中枢性面舌瘫,对侧肢体偏瘫,对侧同向偏盲,偏身感觉障碍。大量出血:迅速昏迷,呕吐,双眼看向病灶侧,对侧完全瘫痪,恶化迅速,双侧病理征,压迫脑干上部出现瞳孔扩大呼吸不规则,去脑强直甚至死亡。

2.丘脑出血

占脑出血10％,原因多为高血压脑出血。临床表现特点:感觉障碍重,深感觉障碍突出,感觉过敏和自发性疼痛。优势半球丘脑出血半数出现丘脑型失语,表现为语音低沉缓慢,自发性语言减少或不流畅,错语和重复语言等,情感淡漠。非优势半球出血可出现对侧忽视和疾病感缺失,出血量大影响内囊出现对侧偏瘫,可出现锥体外系症状如运动减少、震颤、肌张力障碍、舞蹈/手足徐动/投掷样动作。出血累及中脑可出现眼球垂直运动障碍,瞳孔异常眼球分离等。向下发展影响丘脑下部出现尿崩、血压变化、应激性溃疡等。

3.尾状核头部出血

较少见,临床表现似蛛网膜下腔出血,头痛呕吐脑膜刺激征,可无局灶体征,临床常常误诊。有时可见到不自主运动、手足徐动和扭转痉挛。向后扩展影响内囊出现对侧偏瘫。

4.脑叶出血

位于各脑叶皮质下白质,多因淀粉样脑血管病、脑血管畸形、脑底异常血管网病、动脉瘤、凝血功能障碍引起,高血压性脑出血少见。额叶、顶叶常见,颞叶枕叶可发生,常可见多叶受累。临床表现为突然发病头痛恶心呕吐,可有脑膜刺激征,出血近皮质癫痫性发作较其他部位多见,可出现精神异常如淡漠、欣快、错觉和幻觉。额叶出血的表现:对侧运动障碍,Broca 失语,情绪淡漠,欣快,记忆和智能障碍,行为幼稚,出现摸索、吸吮、强握等。顶叶出血表现:对侧肢体感觉障碍,轻偏瘫,优势半球出现 Gerstmann 综合征(手指失认,失左右,失算、失写)等,非优势半球出现失用症。颞叶出血:偏盲或象限盲,优势半球出现 Wernicke 失语,性格和情绪改变。枕叶出血:偏盲或象限盲,视物变形。

5.脑桥出血

约占脑出血10％,最凶险的脑出血,常位于脑桥中部水平。小量出血意识常清醒,症状包括同侧面神经和展神经麻痹,对侧肢体偏瘫,可有凝视麻痹。出血量大时症状很快达高峰,表现为深度昏迷,四肢瘫痪,去大脑强直,头眼反射消失,瞳孔可缩小至针尖样,凝视麻痹,双侧锥体束征,多数有呼吸异常,可有中枢性高热,可在1～2天内死亡。

6.小脑出血

占脑出血10％,常见为高血压引起,其次为动静脉畸形、血液病、肿瘤和淀粉样血管病等。突发枕部疼痛,频繁呕吐,眩晕,平衡功能障碍,眼震,共济失调,吟诗样语言,构音障碍,脑膜刺激征。脑干受压出现脑神经麻痹,对侧偏瘫,昏迷,严重时枕骨大孔疝死亡。压迫第四脑室脑脊液循环受阻出现高颅压表现:头痛加重,意识障碍。

7.脑室出血

小量出血表现头痛呕吐,脑膜刺激征,血性脑脊液,CT 可见脑室积血。大量出血出现突然头痛、呕吐,迅速进入昏迷或昏迷逐渐加深,双侧瞳孔缩小甚至针尖样瞳孔,四肢肌张力增高,病理反射阳性,早期出现去大脑强直,血压不稳,脑膜刺激征阳性;常出现丘脑下部受损的症状及体征,如上消化道出血、中枢性高热、大汗、血糖增高、尿崩症等;预后不良。

(三)老年人脑出血的临床特点

病因中淀粉样血管病较为常见,脑叶出血多见,意识障碍重,头痛程度相对较轻甚至无头痛,因老年人常见不同程度的脑萎缩,故相同出血量脑疝机会低,因多合并心肺肾等脏器功能减退,故并发症多。临床观察证实高龄老年人脑出血死亡率高,致残率高,85岁以上组和85岁以下组比较,意识障碍更多见(64％和43％),住院死亡率高(50％和27％),出院时中等和严重神经功能缺损比例高(89%和58%)。80岁以上高龄老人高血压脑出血的临床特点包括更少患者合并肥胖和糖尿病,收缩期、舒张期和平均血压较低,更多患者血肿破入脑室,丘脑出血更常见,多变量分析结果显示,年龄、入院时格拉斯哥昏迷评分低、出血量大和幕下出血为住院死亡的独立预测因素。

五、辅助检查

(一)影像学检查

突然起病神经系统局灶症状,收缩压明显增高,头痛,呕吐,意识水平下降,数分钟或数小时内进行性加重,高度提示脑出血,强烈建议神经影像学检查。CT检查对急性出血高度敏感可以作为"金标准"。磁共振梯度回波T_2和磁敏感成像(SWI)对急性出血敏感性和CT相似,对慢性期和陈旧性出血敏感性高于CT检查。因耗时、费用、患者耐受性、临床状况、提供可能性限制了磁共振检查的应用比例。

1.CT表现

CT表现是诊断脑出血安全有效的方法,平扫显示圆形或卵圆形均匀高密度影,边界清楚,CT值75~80 Hu,可确定出血量、部位、占位效应,是否破入脑室或蛛网膜下腔,脑室及周围组织受压情况,中线移位情况,有无梗阻性脑积水,周围水肿呈低密度改变。随着血红蛋白降解,血肿信号逐渐降低,3~6周变为等密度影,随着出血吸收,2~3个月后表现为低密度囊腔。2~4周血肿周围可出现环状强化。

CT检查也能说明脑出血的自然史。脑出血起病后数小时内的神经系统表现恶化部分原因是活动性出血,在起病3小时内行头颅CT检查的患者,在随后的CT复查中发现28%~38%患者血肿扩大1/3以上。血肿扩大预示临床恶化,致残率和死亡率增加。因此鉴别哪些患者血肿有扩大趋势为脑出血研究的关注点之一。CT血管造影(CTA)和CT增强扫描显示在血肿内造影剂渗漏为预测血肿扩大高危表现。

2.MRI

可发现CT不能确定的脑干或小脑小量出血,能分辨病程4~5周后CT不能辨认的脑出血,区别陈旧性脑出血与脑梗死,显示血管畸形流空现象。可根据血肿信号的动态变化(受血肿内红血蛋白变化的影响)判断出血时间,对水肿判断较CT更为敏感。血肿演变规律:超急性期(24小时内):细胞内期,为氧合血红蛋白,T_1WI显示为等或略高信号,质子密度相略高信号,T_2WI为高信号,数小时后出现血肿周围水肿,T_1低信号,T_2高信号;急性期(1~3天),红细胞内期,主要为去氧血红蛋白,顺磁性物质,T_1WI和T_2WI均为低信号,质子相略高信号,周围水肿明显;亚急性早期(4~7天):正铁血红蛋白,顺磁性物质,细胞内期,T_1WI高信号,T_2WI低信号围绕高信号水肿带;亚急性晚期(8~14天):正铁血红蛋白细胞外期,T_1WI/T_2WI均为高信号,可有低信号含铁血黄素环;慢性期(2周后):铁蛋白和含铁血黄素期,细胞外期,T_1WI/T_2WI均为低信号。上述演变过程从血肿周围向中心发展。

3.脑出血急性期梯度回波T_2

和SWI均表现为边界清楚的极低信号,或表现为边界清楚的极低信号环,内部为略高信号或低信号区内混杂小点、斑片状高信号。SWI对于早期出血更加敏感,最早发现病灶的时间是发病23分钟,与CT比较,脑出血患者SWI显示病灶的敏感度、特异度和准确度均为100%。

4.关于陈旧性微出血

梯度回波 T_2 和 SWI 均可显示陈旧微出血灶,为直径 2~5 mm 圆形或斑点状的极低信号,周围无水肿,原因是小血管壁严重损害时血液渗漏所致,主要病理变化是微小血管周围的含铁血黄素沉积或吞噬有含铁血黄素的单核细胞。含铁血黄素作为一种顺磁性物质,可引起局部磁场不均匀,导致局部组织信号去相位,但常规 MRI 对这种信号变化不敏感而难以显示病变, T_2 WI 和 SWI 对局部磁场不均匀高度敏感,从而可以发现常规 MRI 难以发现的脑微出血,SWI 较梯度回波 T_2 成像发现微出血更加敏感。微出血最多见于皮质-皮质下区域和基底节-丘脑区域,这些位置也是有症状性脑出血的好发部位,如多发微出血在皮质和皮质下区域,淀粉样血管病变的可能性大,基底节丘脑区域高血压引起的可能性大,而小脑和脑干较少见。脑微出血通常无相应的临床症状和体征,见于高血压、缺血性或出血性卒中患者,脑栓塞患者少见,正常老年人发生率 5%~7.5%,其主要的危险因素有高血压、老年及其他原因所致的脑小动脉病变等。脑多发微出血可作为脑微血管病变的标志,常和腔隙性脑梗死和脑白质疏松伴随。

5.MRA/MRV 和 CTA/CTV

如 CT 存在蛛网膜下腔出血、血肿形状不规则、水肿范围超出了早期出血的比例、非常见出血部位、静脉窦显示异常信号提示静脉窦血栓形成和其他结构异常如团块等,提示为高血压以外原因引起出血,MRA/MRV 和 CTA/CTV 在鉴别出血的原因包括动静脉畸形、肿瘤、静脉系血栓形成、脑底异常血管网等比较敏感。

6.数字减影脑血管造影(DSA)

如果临床和非侵入性检查高度怀疑血管性原因如血管畸形、动脉瘤、脑基底异常血管网(烟雾病)、静脉窦血栓形成等引起,可以考虑 DSA 检查明确原因。

7.影像学检查建议

快速 CT 或 MRI 成像区别缺血性和出血性卒中;CTA 和 CT 增强扫描可以考虑作为识别血肿扩大的手段;当临床和影像学证据怀疑脑内结构病灶如血管畸形和肿瘤等时,CTA、CTV、增强 CT、增强 MRI、MRA、MRV 可能会有帮助。

(二)腰穿检查

脑脊液压力增高,均匀血性脑脊液。仅在没有条件或患者不能行影像学检查,无明显颅内压增高和脑疝征象时进行,以免诱发脑疝风险。

(三)经颅多普勒超声检查

简便无创,是床边监测脑血流动力学的重要方法。可以监测有无血管痉挛,以及颅内压增高时的脑血流灌注情况,提供血管畸形和动脉瘤等线索。

六、诊断和鉴别诊断

大多数发生于 50 岁以上的高血压患者,常在体力活动或情绪紧张时发病,病情进展迅速;症状包括头痛、恶心呕吐、意识障碍,可有癫痫发作;局灶症状和体征包括偏身感觉障碍、偏身运动障碍、偏盲、凝视麻痹、失语等;提示脑出血可能,头颅 CT 或 MRI 见脑实质内出血改变可以确诊。应与以下情况鉴别。

(一)与脑梗死鉴别

脑梗死常为安静状态或睡眠中发病,数小时或 1~3 天达高峰,意识障碍较轻,头颅 CT 扫描见低密度影可以鉴别。和脑梗死出血转化鉴别,脑梗死低密度影范围按血管供血范围,出血多为点状、斑片状或沿皮质分布,少部分表现为圆形或类圆形血肿,脑梗死前可有短暂性脑血发作史,部分患者有心房颤动史。

(二)高血压脑出血与其他原因脑出血鉴别

正常血压老年人,脑叶多发出血,反复发生的脑出血史,可有家族史,提示脑淀粉样血管病。脑血管畸形脑出血多为年轻人,常见出血位于脑叶,影像学检查可有血管异常表现,确诊需脑血管造影。脑瘤出血前可能已存在神经系统局灶症状和体征,出血位于非高血压脑出血的常见部位,早期出血周围水肿明显。溶栓治疗所致出血有近期溶栓治疗史,出血多位于脑叶和脑梗死病灶附近。抗凝治疗所致出血常位于脑叶,出血量大。

(三)与外伤后脑出血鉴别

外伤史不明确,尤其是老年人头痛轻,可表现为硬膜外血肿、硬膜下血肿和对冲伤,病情进行性加重,出现脑部受损的表现如意识障碍、头痛、恶心、呕吐,瞳孔改变和偏瘫等,头颅 CT 可见颅骨骨板下方出现梭形或新月形高或等密度影,可见颅骨骨折线和脑挫裂伤。

(四)与蛛网膜下腔出血鉴别

发病年龄 30～60 岁多见,主要病因为动脉瘤和血管畸形,一般活动或情绪激动后发病,起病急骤,数分钟达高峰,剧烈头痛,脑膜刺激征阳性,可见眼玻璃体下出血,头颅 CT 见脑池、脑沟、蛛网膜下腔内高密度影,一般无局灶体征。表现突然起病主要表现为意识障碍的患者应与中毒(镇静安眠药物、乙醇、一氧化碳)及代谢性疾病(低血糖、高血糖、肝性脑病、肺性脑病、尿毒症等)鉴别,存在相关病史,神经系统局灶体征不明显,相关的实验室检查,头颅 CT 扫描可鉴别。脑炎等中枢神经系统疾患可表现为意识障碍,可以有局灶体征及脑膜刺激征,结合有无发热、影像学表现、出血部位、腰穿有无感染征象鉴别。

七、治疗

(一)院前处理

保持呼吸道通畅,血压循环支持,转运到最近的医疗机构,获知患者起病的准确时间或者可知患者正常的最后时间,急救系统应提前告知医院急诊室患者达到时间,以便尽量缩短等候 CT 时间。到达急诊室后对疑诊为脑出血患者医生应尽快了解患者其发病时间,脑血管病危险因素(高血压、糖尿病、高脂血症、吸烟等),服药情况包括抗凝药物如华法林、抗血小板药物、抗高血压药物、兴奋剂、拟交感药物(可卡因等),最近外伤或手术史特别是颈动脉内膜切除术或支架植入术(可以引起过度灌注),有无痴呆(与血管淀粉样变性有关),酒精和毒品使用史;凝血功能障碍相关有关疾病如肝病、血液病。体格检查应获得以下资料:量化的神经功能障碍评估如 NIHSS 评分、格拉斯哥昏迷评分(GCS)等。血常规、血尿酸、肌酐、血糖、心电图,胸部 X 线检查,肌酐和血糖水平高与血肿扩大和预后不佳有关;PT 或 INR(华法林相关出血特点出血量大,血肿扩大危险性高,残疾率和死亡率高)。青中年脑出血患者毒物学筛查可卡因和其他拟交感药物滥用;生育期女性检查尿妊娠试验。

(二)一般处理及对症治疗

脑出血 24 小时内有活动性出血或血肿扩大可能,尽量减少搬运,就近治疗,一般应卧床休息 2～4 周,避免情绪激动及血压升高;严密观察体温、脉搏、呼吸、血压、意识状态等生命体征变化;保持呼吸道通畅,昏迷患者应将头歪向一侧,以利于口腔分泌物及呕吐物流出,并可防止舌根后坠阻塞呼吸道,随时吸出口腔内的分泌物和呕吐物,必要时行气管切开;吸氧,有意识障碍、血氧饱和度下降或有缺氧现象的患者应给予吸氧,使动脉氧饱和度保持在90%以上;鼻饲,昏迷或有吞咽困难者在发病第2~3天即应鼻饲;过度烦躁不安使用镇静剂,便秘者使用缓泻剂,预防感染。加强护理,保持肢体功能位。

(三)纠正凝血功能紊乱

严重的凝血因子缺乏或血小板减少患者给予相应的凝血因子或血小板是必要的。在美国抗凝剂相关脑出血占12%~14%,这些患者尽快停用抗凝剂,给予静脉应用维生素K,可能需时数小时才能纠正INR至正常范围。凝血酶原复合物浓缩剂(PCCs)含凝血因子Ⅱ、Ⅶ、Ⅹ及Ⅸ,可以快速补充所缺乏的凝血因子,数个临床试验证实可以在数分钟内纠正INR,可以作为口服抗凝剂相关脑出血选择之一。

(四)预防下肢静脉血栓

在肢体瘫痪不能活动患者脑出血发病后数天且出血停止后,可予皮下注射小剂量低分子肝素,给予间歇性充气加压泵加弹力袜预防静脉血栓栓塞。

(五)处理血压

急性脑出血时血压升高是颅内压增高情况下机体保持脑血流量的自动调节机制。血压过高可使血肿扩大,过低使脑灌注压降低,加重血肿周围组织损害,可参考病前血压水平调整血压。如果收缩压>26.7 kPa(200 mmHg)或平均动脉压>20.0 kPa(150 mmHg),考虑静脉持续泵入降压药物,每5分钟测血压;如果收缩压>24.0 kPa(180 mmHg)或平均动脉压>17.3 kPa(130 mmHg),同时存在颅内压增高,监测颅内压并间歇或持续给予静脉降压药物,保持脑灌注压≥60 mmHg;如果收缩压>24.0 kPa(180 mmHg)或平均动脉压>17.3 kPa(130 mmHg),无颅内压增高的证据,给予中等程度降压(平均动脉压14.7 kPa(110 mmHg)或目标血压12.0 kPa/21.3 kPa(90/160 mmHg),每15分钟测量血压。

(六)抗癫痫药物

不建议预防性使用抗癫痫药物,如临床有癫痫发作或脑电图监测有癫痫波,给予抗癫痫药物治疗。

(七)颅内压监测和处理

成人颅内压(ICP)增高是指ICP超过200 mmH$_2$O。ICP增高是急性脑卒中的常见并发症,是脑卒中患者死亡的主要原因之一。脑血管病患者出现头痛、呕吐、视乳头水肿,脑脊液压力增高提示颅内压增高。其治疗的目的是降低颅内压,防止脑疝形成。颅内压增高的常见原因包括脑室出血引起的脑积水和血肿及其周围水肿引起的团块效应,故小的血肿和少量的脑室出血通常不需降颅压治疗。脑出血的降颅压治疗包括避免引起ICP增高的其他因素,如激动、用力、发热、癫痫、呼吸道不通畅、咳嗽、便秘等。必须根据颅内压增高的程度和心肾功能状况选用脱水剂的种类和剂量。

1.甘露醇

甘露醇是最常使用的脱水剂,一般用药后10分钟开始利尿,2~3小时作用达高峰,维持4~6小时,有反跳现象。可用20%甘露醇125~250 mL快速静脉滴注,6~8小时1次,一般情况应用5~7天为宜。颅内压增高明显或有脑疝形成时,可加大剂量,快速静推,使用时间也可延长。使用时应注意心肾功能,特别是老年患者大量使用甘露醇易致心肾衰竭,应记出入量,观察心律及心率变化。

2.呋塞米(速尿)

一般用 20~40 mg 静脉注射,6~8 小时 1 次,易导致水电解质紊乱特别是低血钾,应高度重视,与甘露醇交替使用可减轻两者的不良反应。

3.甘油果糖

也是一种高渗脱水剂,起作用的时间较慢,约 30 分钟,但持续时间较长(6~12 小时)。可用 250~500 mL 静脉滴注,每天 1~2 次,脱水作用温和,一般无反跳现象,并可提供一定的热量,肾功能不全者也可考虑使用。

4.类固醇皮质激素

虽可减轻脑水肿,但易引起感染、升高血糖、诱发应激性溃疡,故多不主张使用。

5.白蛋白

大量白蛋白(20 g,每天 2 次),可佐治脱水,但价格较贵,可酌情考虑使用。

如脑出血患者 GCS≤8,且存在脑疝证据,或明显脑室内出血或脑积水证据,可以考虑监测颅内压,脑室引流管置入侧脑室可以引流脑脊液降低颅内压,放入脑实质的装置可以监测颅内压变化,保持灌注压 6.7~9.3 kPa(50~70 mmHg),主要不良反应为感染和出血。有临床试验显示原发或继发脑室出血患者脑室内应用尿激酶、链激酶或 rt-PA 可以加速血块溶解,更易血液引流出从而减低残疾率和死亡率,需要进一步的临床试验证实。

(八)手术治疗

1.手术适应证

手术适应证包括:①小脑出血>10 mL,神经系统表现症状恶化或脑干受压和/或脑室系统受压出现脑积水表现,应尽快实行出血清除,不建议单独行脑室引流术;②脑叶出血>30 mL,距表面<1 cm 可以考虑颅骨切开血肿清除术。

2.手术禁忌证

出血后病情进展迅猛,短时间陷入深度昏迷,发病后血压持续增高 16.0/26.7 kPa(120/200 mmHg)以上,严重的心肝肺肾等疾患和凝血功能障碍者。立体定向或内镜微创碎吸术无论是否使用溶栓药物,目前的证据效果不肯定,有待于进一步观察。目前无明确证据显示超早期幕上血肿清除术可以改善功能或降低死亡率,极早期的手术因为可以诱发再出血可能有害。

(九)防治并发症

包括感染、应激性溃疡、心脏损害、肾衰竭、中枢性高热。低钠血症除脱水利尿药物及进食量减少外,主要为中枢性低钠血症包括抗利尿激素分泌异常综合征和脑性盐耗综合征,前者因抗利尿激素分泌减少,尿钠排出增加,肾对水的重吸收增加,导致低血钠、低血渗透压而产生的一系列神经受损的临床表现,无脱水表现,治疗限水 800~1 200 mL 补钠,后者为肾保钠功能下降,尿钠进行性增多,血容量减少而引起的低钠血症,轻度脱水征,治疗补钠补水。

(十)康复治疗

早期肢体功能位,病情平稳后尽早进行康复治疗,包括肢体康复、言语康复和精神心理康复治疗。

八、预防和保健

针对脑出血可以干预的危险因素,应积极开展一级预防。教育民众充分认识高血压对脑血管的极大危害性,良好控制血压后脑血管病的危险性随之下降。定期进行体检,及早发现无症状的高血压患者,对高血压早期、严格、持久的控制,是预防脑出血最重要、最有效的措施;积极发现其他"出血倾向"个体(血液病,溶栓/抗凝治疗,吸毒人群和血液透析等)并采取相应的措施,以减少危险因素的损害,积极治疗,对可能发生的出血起预防或延迟作用;提倡良好的生活习惯,如规劝人们合理饮食,减少摄盐量,增加蔬菜、水果与蛋白质饮食,适当控制体重与动物脂肪摄入,加强体育锻炼,不吸烟,少饮酒,劳逸适度,心情舒畅,保持心理平衡。

脑出血复发的危险因素包括脑叶出血、正在进行抗凝治疗、存在载脂蛋白 E4 等位基因、磁共振显示较多量地微出血。脑出血急性期后如无禁忌证,血压应控制良好,尤其对典型高血压血管病变引起的典型部位脑出血,血压控制的目标值为<12.0/18.7 kPa(90/140 mmHg)[糖尿病和慢性肾疾患<10.7/17.3 kPa(80/130 mmHg)]。对非瓣膜病性心房颤动患者预防栓塞事件,脑叶出血后因复发率高应避免长期抗凝治疗,非脑叶出血也许可以抗凝或抗血小板治疗。避免大量饮酒是有益的,没有足够的资料建议限制体力锻炼和他汀类应用。

(马红彦)

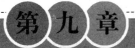

肿瘤科疾病的临床诊疗

第一节　肺　　癌

一、概述

原发性支气管肺癌简称肺癌,肿瘤细胞源于支气管黏膜或腺体,常有区域性淋巴结和血道转移,早期常有刺激性咳嗽、痰中带血等呼吸道症状,病情进展速度与细胞的生物特性有关。在美国,肺癌是癌症死亡的主要原因。2013年中国肿瘤登记年报显示,每年肺癌的新发病者约为60万人,占中国恶性肿瘤发病率第一位。只有15%的患者在确诊肺癌后能生存5年或5年以上。本病多在40岁以上发病,发病年龄高峰在60～79岁。男性发病率通常高于女性,男女患病率为2.3∶1。但近年女性肺癌的发生率有上升趋势。

二、病理分类和分期

(一)病理分类

肺癌的大体形态按肿瘤发生部位可分为3型:①中央型,肿瘤发生在主支气管、叶支气管和段支气管;②周围型,肿瘤发生在段支气管以下的小支气管和细支气管;③弥漫型,肿瘤发生在细支气管和肺泡,弥漫分布在肺内。

(二)分期

1.非小细胞肺癌(NSCLC)分期

目前非小细胞肺癌的TNM分期采用AJCC第7版分期标准。

(1)原发肿瘤(T)。

T_x:原发肿瘤不能评估,或痰、支气管冲洗液找到癌细胞但影像学或支气管镜没有可见的肿瘤。

T_0:没有原发肿瘤的证据。

T_{is}:原位癌。

T_1:肿瘤最大径≤3 cm,周围被肺或脏胸膜所包绕,支气管镜下肿瘤侵犯没有超出叶支气管

（即没有累及主支气管）。

T_{1a}：肿瘤最大径≤2 cm。

T_{1b}：肿瘤最大径＞2 cm 且≤3 cm。

T_2：肿瘤大小或范围符合以下任何一项：肿瘤最大径＞3 cm；但不超过7 cm；累及主支气管，但距隆突≥2 cm；累及脏胸膜；扩展到肺门的肺不张或阻塞性肺炎，但不累及全肺。

T_{2a}：肿瘤最大径≤5 cm，且符合以下任何一点：肿瘤最大径＞3 cm；累及主支气管，但距隆突≥2 cm；累及脏胸膜；扩展到肺门的肺不张或阻塞性肺炎，但不累及全肺。

T_{2b}：肿瘤最大径＞5 cm 且≤7 cm。

T_3：任何大小的肿瘤已直接侵犯下述结构之一者：胸壁（包括肺上沟瘤）、膈肌、纵隔胸膜、心包；或肿瘤位于距隆突 2 cm 以内的主支气管，但尚未累及隆突；或全肺的肺不张或阻塞性肺炎。肿瘤最大径＞7 cm；与原发灶同叶的单个或多个的卫星病灶。

T_4：任何大小的肿瘤已直接侵犯了下述结构之一者：纵隔、心脏、大血管、气管、食管、喉返神经、椎体、隆突；或与原发灶不同叶的单发或多发病灶。

（2）区域淋巴结（N）。

N_X：区域淋巴结不能评估。

N_0：无区域淋巴结转移。

N_1：转移至同侧支气管旁淋巴结和/或同侧肺门淋巴结，和肺内淋巴结，包括原发肿瘤直接侵犯。

N_2：转移至同侧纵隔和/或隆突下淋巴结。

N_3：转移至对侧纵隔、对侧肺门淋巴结、同侧或对侧斜角肌或锁骨上淋巴结。

（3）远处转移（M）。

M_X：远处转移不能评估。

M_0：无远处转移。

M_1：有远处转移。

M_{1a}：胸膜播散（包括恶性胸腔积液、恶性心包积液、胸膜转移结节）；对侧肺叶的转移性结节。

M_{1b}：胸腔外远处转移。

大部分肺癌患者的胸腔积液（或心包积液）是由肿瘤所引起的。但如果胸腔积液（或心包积液）的多次细胞学检查未能找到癌细胞，胸腔积液（或心包积液）又是非血性或非渗出性的，临床判断该胸腔积液（或心包积液）与肿瘤无关，这种类型的胸腔积液（或心包积液）不影响分期。

2.小细胞肺癌（SCLC）分期

对于接受非手术的患者采用局限期和广泛期分期方法，对于接受外科手术的患者采用AJCC 第 7 版分期标准。目前国内对局限期的定义为病变局限于一侧胸腔、纵隔、前斜角肌及锁骨上淋巴结，但不能有明显的上腔静脉压迫、声带麻痹和胸腔积液。超过局限期的病变即定义为广泛期。

三、临床表现

近 5%的肺癌患者无症状，仅在胸部 X 线检查时发现。绝大多数患者可表现或多或少与肺癌有关的症状和体征，可按部位分为支气管-肺局部、肺外胸内扩展、胸外转移和非转移性胸外表现4类。

(一)支气管-肺局部表现

1.咳嗽

咳嗽为常见的早期症状,肿瘤在气管内可有刺激性干咳或咳少量黏液痰。细支气管-肺泡细胞癌可有大量黏液痰。肿瘤引起支气管狭窄,咳嗽加重,多为持续性,且呈高调金属音,是一种特征性的阻塞性咳嗽。当有继发感染时痰量增加,且呈黏液脓性。

2.咯血

由于肿瘤组织的血管丰富,局部组织坏死常引起咯血。以中央型肺癌多见。多为痰中带血或间断血痰,常不易引起患者的重视而延误早期诊断。如侵蚀大血管,则可引起大咯血。

3.喘鸣

由于肿瘤引起支气管部分阻塞,约有2%的患者可引起局限性喘鸣。

4.胸闷、气短

当有下述情况时可出现胸闷、气短:①肿瘤引起支气管狭窄,特别是中央型肺癌;②肿瘤转移到肺门淋巴结,肿大的淋巴结压迫主支气管或隆突;③转移至胸膜,发生大量胸腔积液;④转移至心包,发生心包积液;⑤有膈麻痹、上腔静脉阻塞及肺部广泛受累时,也可出现胸闷、气急。如果原有慢性阻塞性肺疾病或并发自发性气胸,则胸闷、气急更为严重。

5.体重下降

消瘦为恶性肿瘤的常见症状之一。肿瘤发展到晚期,由于肿瘤毒素和消耗的原因,并有感染、疼痛所致的食欲减退,可表现为消瘦或恶病质。

6.发热

肿瘤组织坏死可引起发热,多数发热的原因是肿瘤引起的继发性肺炎,抗菌药物治疗效果不佳。

(二)肺外胸内扩展表现

1.胸痛

约有30%的肿瘤直接侵犯胸膜、肋骨和胸壁,可引起不同程度的胸痛。若肿瘤位于胸膜附近,则产生不规则的钝痛或隐痛,疼痛于呼吸、咳嗽时加重。肋骨、脊柱受侵犯时则有压痛点,而与呼吸、咳嗽无关。肿瘤压迫肋间神经,胸痛可累及其分布区。

2.呼吸困难

肿瘤压迫大气道,出现呼吸困难。

3.咽下困难

肿瘤侵犯或压迫食管,可引起咽下困难,尚可引起气管-食管瘘,导致肺部感染。

4.声音嘶哑

肿瘤直接压迫或转移致纵隔淋巴结压迫喉返神经(多见左侧),可发生声音嘶哑。

5.上腔静脉综合征

肿瘤压迫或侵犯上腔静脉,静脉回流受阻,产生头面、颈、上肢水肿,胸前部静脉曲张并淤血,伴头晕、胸闷、气急等症状。

6.Horner综合征

位于肺尖部的肺癌称肺上沟癌,可压迫或侵犯颈交感神经,出现患侧眼球凹陷,上睑下垂、瞳孔缩小、眼裂狭窄,患侧上半胸部皮肤温度升高、无汗等。也常有肿瘤压迫臂丛神经,出现患侧腋下及上肢内侧放射状灼热疼痛,夜间尤甚。

(三)胸外转移表现

3～10％的患者可见到胸外转移的症状、体征。以小细胞肺癌居多,其次为未分化大细胞肺癌、腺癌、鳞癌。

1.转移至中枢神经系统

可发生头痛、呕吐、眩晕、复视、共济失调、脑神经麻痹、一侧肢体无力甚至偏瘫等神经系统表现。严重时可出现颅内高压的症状。

2.转移至骨骼

特别是肋骨、脊椎、骨盆时,可有局部疼痛和压痛。

3.转移至肝

转移至肝可有厌食、肝区疼痛、肝大、黄疸和腹水等。

4.转移至淋巴结

锁骨上淋巴结是肺癌转移的常见部位,可以毫无症状。典型的症状多位于前斜角肌区,固定而坚硬,逐渐增大、增多,可以融合、多无痛感。淋巴结的大小不一定反映病程的早晚。

(四)非转移性胸外表现

非转移性胸外表现称为副癌综合征。近2％的肺癌患者的初诊是因为全身症状或这些与肿瘤远处转移无关的症状和体征,缺乏特异性,主要表现为以下几个方面。

1.库欣综合征

库欣综合征最常见的为小细胞肺癌或支气管类癌。

2.抗利尿激素分泌

抗利尿激素分泌引起稀释性低钠血症,可有厌食、恶心、呕吐等中毒症状,以及逐渐加重的神经并发症。

3.类癌综合征

类癌综合征主要表现为面部、上肢躯干的潮红或水肿,胃肠蠕动增强,腹泻,心动过速,喘息,瘙痒和感觉异常。

4.异位促性腺激素

异位促性腺激素可引起男性轻度乳房发育和增生性骨关节病,常见于大细胞肺癌。

5.低血糖

低血糖见于鳞癌,切除肿瘤后可减轻。

6.高钙血症

高钙血症可由骨转移或肿瘤分泌过多甲状旁腺素相关蛋白引起,常见于鳞癌。

7.神经肌肉表现

神经肌肉表现是肺癌最常见的非转移性胸外表现,发生率近15％。主要异常有:①小脑退行性变;②运动神经病变;③多神经炎合并混合的运动和感觉障碍;④感觉性神经病变;⑤神经异常;⑥肌病;⑦多发性肌炎;⑧自主神经系统异常;⑨骨骼表现,最常见的末梢体征是杵状指,有时合并肥大性骨关节病。

四、诊断

(一)痰液细胞学检查

痰液的细胞学检查已被广泛应用于肺癌的诊断。痰检简便易行,患者无痛苦,适用范围广。

但痰检也有缺点和局限性:①有一定的假阴性率,一般报道为 15～25%,特别是周围型肺癌,因远离大的支气管,肿瘤细胞不易排出。②假阳性率为 0.5～2.5%,痰液中含有多种细胞成分,其中一些形态异常的细胞有时被误认为恶性细胞。因此国外有研究者强调,痰检必须由有经验的病理医师进行,且至少要两次阳性结果才能做出肺癌的诊断。③以痰检作肺癌病理类型分型不够确切。痰检分型的符合率为 70～85%。

(二)影像学检查

1.胸部 X 线检查

胸片是早期发现肺癌的一个重要手段,也是术后随访的方法之一。

2.胸部 CT 检查

胸部 CT 检查可以进一步验证病变所在的部位和累及范围,也可大致区分其良、恶性,是目前诊断肺癌的重要手段。低剂量螺旋胸部 CT 检查可以有效地发现早期肺癌,而 CT 检查引导下经胸肺肿物穿刺活检是重要的获取细胞学、组织学诊断的技术。

(1)中央型肺癌的 CT 表现。

支气管改变:支气管管壁增厚、支气管腔狭窄。

肺门肿块:中央型肺癌最主要的影像学表现。肺门肿块表现为结节状,边缘不规则,可有分叶征,同时可见阻塞性肺炎、肺不张。

支气管阻塞:早期表现为局限性阻塞性肺气肿,随着病变发展,支气管引流不畅,发生阻塞性肺炎,最后支气管完全阻塞引起肺不张。

阻塞性肺气肿:由于肿块生长使支气管狭窄后形成活瓣样作用,吸气时气体可通过,而呼气时气体受阻,导致气体在肺泡内滞留,形成呼气性局限性肺气肿。

阻塞性肺炎:中央型肺癌中最常见的征象之一,常伴部分性肺实变、肺不张,部分阻塞性肺炎经有效抗感染治疗后可完全吸收,而癌组织仍然存在,应注意对原发病变进一步检查。

阻塞性肺不张:平扫时,不张的肺呈高密度,肺体积缩小。肺不张时常见到叶间胸膜向肺中央凹陷。

其他征象:①黏液嵌塞为支气管内肿瘤占位,其阻塞远端支气管内黏液滞留,形成支气管铸型,常提示肺癌存在的可能;②手指状改变:肿瘤侵犯段支气管引起管壁增厚,管腔狭窄;③肺血管改变:表现为癌组织直接侵犯邻近血管,或肿块对肺血管的压迫,使其变形、狭窄、不规则甚至中断;④胸膜腔积液;⑤肺门、纵隔淋巴结肿大。

(2)周围型肺癌的 CT 表现。

瘤体内部的 CT 征象:①空泡征,多见于直径≤3 cm 的周围型肺癌。CT 检查表现为瘤体中央区和少数近边缘处呈点状低密度影,多见于腺鳞癌、细支气管肺泡癌和高分化腺癌。②结节征,为肿瘤组织所形成的致密结节影,大小不等,可相互融合,为癌组织实变区。③支气管充气征,表现为条状低密度影,常见于细支气管肺泡癌和淋巴瘤,也可见于腺癌、鳞癌和腺鳞癌,有时炎性病变,尤其是局灶性机化性肺炎也可见到此征象。④肺癌的强化,CT 表现可分为均匀增强型、外周增强型及不均匀增强型 3 种。⑤肺癌的钙化,表现为细沙粒状,分布较弥散,或偏瘤体一侧。⑥癌性空洞,发生率为 2～10%,鳞癌最多,其次为腺癌和大细胞癌。典型的癌性空洞表现为空洞壁呈厚壁或壁厚薄不均,内壁凹凸不平或呈结节状。周围性肺癌的典型 CT 表现。

瘤-肺交界面的 CT 征象:①毛刺征,表现为自瘤体边缘向周围肺伸展的放射性无分支的细线条影。鳞癌可表现为长毛刺,而腺癌以细短直毛刺为多见。②分叶征,表现为肿瘤边缘凹凸不平,呈花瓣状突出,两个凸起间为凹入切迹。

肿瘤邻近结构的 CT 表现:①胸膜改变,最常见为胸膜凹陷征,其次为胸膜浸润和播散;②邻近血管、支气管改变,周围型肺癌周围血管、支气管相互聚拢。

3.MRI 检查

目前 CT 仍然是肺癌的首选检查方法,尤其是对早期周围型肺癌的诊断。目前 MRI 检查的应用指征主要为:①对碘过敏患者,或者 CT 检查后仍难以诊断的特殊病例;②对肺上沟瘤,需要显示胸壁侵犯及臂丛神经受累情况;③需要判断纵隔中的心包及大血管有无受侵,或有上腔静脉综合征的病例;④需要鉴别手术或放疗后肿瘤复发抑或纤维化的病例。

4.B 超检查

B 超检查主要用于发现腹部重要器官及腹腔、腹膜后淋巴结有无转移,也用于双锁骨上窝淋巴结的检查;对于邻近胸壁的肺内病变或胸壁病变,可鉴别其囊、实性及进行超声引导下穿刺活检;超声还常用于胸腔积液抽取定位。

5.骨扫描检查

用于判断肺癌骨转移的常规检查。当骨扫描检查提示骨可疑转移时,可对可疑部位进行 MRI 检查验证。

6.PET-CT 检查

不推荐常规使用。在诊断肺癌纵隔淋巴结转移时较 CT 的敏感性、特异性高。

(三)内镜检查

1.纤维支气管镜检查

纤维支气管镜(简称纤支镜)检查技术是诊断肺癌最常用的方法,包括纤支镜直视下刷检、活检及支气管灌洗获取细胞学和组织学诊断。上述几种方法联合应用可以提高检出率。

2.经纤维支气管镜引导透壁穿刺纵隔淋巴结活检术(TBNA)

纤维超声支气管镜引导透壁淋巴结穿刺活检术(EBUS-TBNA)经纤维支气管镜引导透壁淋巴结穿刺活检有助于治疗前肺癌 TNM 分期的 N_2 分期。但不作为常规推荐的检查方法,有条件的医院应当积极开展。经纤维超声支气管镜引导透壁淋巴结穿刺活检术更能就肺癌 N_1 和 N_2 的精确病理诊断提供安全可靠的支持。

3.纵隔镜检查

纵隔镜检查作为确诊肺癌和评估 N 分期的有效方法,是目前临床评价肺癌纵隔淋巴结状态的"金标准"。尽管 CT、MRI 检查及近年应用于临床的正电子发射计算机断层成像(PET-CT)能够对肺癌治疗前的 N 分期提供极有价值的证据,但仍然不能取代纵隔镜的诊断价值。

4.胸腔镜检查

胸腔镜可以准确地进行肺癌诊断和分期,对于经纤维支气管镜和经胸壁肺肿物穿刺针吸活检术等检查方法无法取得病理标本的早期肺癌,尤其是肺部微小结节病变行胸腔镜下病灶切除,即可以明确诊断。对于中晚期肺癌,胸腔镜下可以行淋巴结、胸膜和心包的活检,胸腔积液及心包积液的细胞学检查,为制订全面治疗方案提供可靠依据。

(四)血液免疫生化检查

1.血液生化检查

对于原发性肺癌,目前无特异性血液生化检查。肺癌患者血浆碱性磷酸酶或血钙升高考虑骨转移的可能,血浆碱性磷酸酶、谷草转氨酶、乳酸脱氢酶或胆红素升高考虑肝转移的可能。

2.血液肿瘤标志物检查

目前尚并无特异性肺癌标志物应用于临床诊断,故不作为常规检查项目,但有条件的医院可以酌情进行如下检查,作为肺癌评估的参考。

(1)癌胚抗原(CEA):目前血清中 CEA 的检查主要用于判断肺癌预后以及对治疗过程的监测。

(2)神经特异性烯醇化酶(NSE):小细胞肺癌首选标志物,用于小细胞肺癌的诊断和治疗反应监测。

(3)细胞角蛋白片段 19(CYFRA21-1):对肺鳞癌诊断的敏感性、特异性有一定参考意义。

(4)鳞癌抗原(SCC):对肺鳞癌疗效监测和预后判断有一定价值。

(五)组织学诊断检查

组织病理学诊断是肺癌确诊和治疗的依据。活检确诊为肺癌时,应当进行规范化治疗。如因活检取材的限制,活检病理不能确定病理诊断时,建议临床医师重复活检或结合影像学检查情况进一步选择诊疗方案,必要时临床与病理科医师联合会诊确认病理诊断。

(六)其他检查技术

1.经胸壁肺内肿物穿刺针吸活检术(TTNA)

TTNA 可以在 CT 或 B 超引导下进行,诊断周围型肺癌的敏感度和特异性均较高。

2.胸腔穿刺术

当胸腔积液原因不清时,可以进行胸腔穿刺,以进一步获得细胞学诊断,并可以明确肺癌的分期。

3.胸膜活检术

当胸腔积液穿刺未发现细胞学阳性结果时,胸膜活检可以提高阳性检出率。

4.浅表淋巴结活检术

对于肺部占位病变或已明确诊断为肺癌的患者,如果伴有浅表淋巴结肿大,应当进行常规浅表淋巴结活检,以获得病理学诊断,进一步判断肺癌的分期,指导临床治疗。

五、治疗原则

应当采取综合治疗的原则,即根据患者的机体状况,肿瘤的细胞学、病理学类型、侵及范围(临床分期)和发展趋向,采取多学科综合治疗模式,有计划、合理地应用手术、化疗、放疗和生物靶向等治疗手段,以期达到根治或最大限度控制肿瘤,提高治愈率,改善患者的生活质量,延长患者生存期的目的。目前肺癌的治疗仍以手术治疗、放疗和药物治疗为主。

(一)放疗

肺癌放疗包括根治性放疗、姑息放疗、辅助放疗和预防性放疗等。

1.放疗的原则

(1)对根治性放疗适用于 KPS 评分≥70 分的患者,包括因医源性和/或个人因素不能手术的早期非小细胞肺癌、不可切除的局部晚期非小细胞肺癌,以及局限期小细胞肺癌。

(2)姑息性放疗适用于对晚期肺癌原发灶和转移灶的减症治疗。对于非小细胞肺癌单发脑转移灶手术切除患者可以进行全脑放疗。

(3)辅助放疗适应于术前放疗、术后切缘阳性的患者,对于术后 pN$_2$ 阳性的患者,鼓励参加临床研究。

(4)术后放疗设计应当参考患者手术病理报告和手术记录。

(5)预防性放疗适用于全身治疗有效的小细胞肺癌患者全脑放疗。

(6)放疗通常联合化疗治疗肺癌,因分期、治疗目的和患者一般情况的不同,联合方案可选择同步放化疗、序贯放化疗。建议同步放化疗方案为 EP 和含紫杉类方案。

(7)接受放化疗的患者,潜在毒副作用会增大,治疗前应当告知患者;放疗设计和实施时,应当注意对肺、心脏、食管和脊髓的保护;治疗过程中应当尽可能避免因毒副作用处理不当而导致的放疗非计划性中断。

(8)建议采用三维适型放疗(3DCRT)与调强放疗技术(IMRT)等先进的放疗技术。

(9)接受放疗或放化疗的患者,治疗休息期间应当予以充分的监测和支持治疗。

2.非小细胞肺癌(NSCLC)

放疗的适应证:放疗可用于因身体原因不能手术治疗的早期 NSCLC 患者的根治性治疗,可进行手术患者的术前、术后辅助治疗,局部晚期病灶无法切除患者的局部治疗及晚期不可治愈患者的重要姑息治疗方式。

Ⅰ期不能接受手术治疗的 NSCLC 患者,放疗是有效的局部控制病灶的手段之一。对于接受手术治疗的 NSCLC 患者,如果术后病理手术切缘阴性而纵隔淋巴结阳性(pN_2),除了常规接受术后辅助化疗外,也建议加用术后放疗。对于切缘阳性的 pN_2 肿瘤,如果患者身体许可,建议采用术后同步放化疗。对切缘阳性的患者,放疗应当尽早开始。

对于因身体原因不能接受手术的Ⅱ～Ⅲ期 NSCLC 患者,如果身体条件许可,应当给予适形放疗结合同步化疗。对于有治愈希望的患者,在接受放疗或同步放化疗时,也可通过更为适行的放疗计划和更为积极的支持治疗,尽量减少治疗时间的中断或治疗剂量的降低。

对于有广泛转移的Ⅳ期 NSCLC 患者,部分患者可以接受原发灶和转移灶的放疗以达到姑息减症的目的。

3.小细胞肺癌(SCLC)放疗的适应证

局限期 SCLC 经全身化疗后部分患者可以达到完全缓解,但是如果不加用胸部放疗,胸内复发的风险很高,加用胸部放疗不仅可以显著降低局部复发率,而且死亡风险也显著降低。

在广泛期 SCLC 患者,远处转移灶经化疗控制后加用胸部放疗也可以提高肿瘤控制率,延长生存期。

如果病情许可,小细胞肺癌的放疗应当尽早开始,可以考虑与化疗同步进行。如果病灶巨大,放疗导致肺损伤的风险过高的话,也可以考虑先采用2～3周期的化疗,然后尽快开始放疗。

4.预防性脑照射

局限期小细胞肺癌患者,在胸内病灶经治疗达到完全缓解后推荐加用预防性脑照射。广泛期小细胞肺癌在化疗有效的情况下,加用预防性脑照射亦可降低小细胞肺癌脑转移的发生的风险。

而非小细胞肺癌全脑预防照射的决定应当是医患双方充分讨论,根据每个患者的情况权衡利弊后确定。

5.晚期肺癌患者的姑息放疗

晚期肺癌患者的姑息放疗主要目的是为了解决因原发灶或转移灶导致的局部压迫症状、骨转移导致的疼痛,以及脑转移导致的神经症状等。对于此类患者可以考虑采用低分割照射技术,使患者更方便得到治疗,同时可以更迅速地缓解症状。

(二)肺癌的药物治疗

肺癌的药物治疗包括化疗和分子靶向药物治疗(EGFR-TKI 治疗)。化疗分为姑息化疗、辅助化疗和新辅助化疗,应当严格掌握临床适应证,并在肿瘤内科医师的指导下施行。化疗应当充分考虑患者病期、体力状况、不良反应、生活质量及患者意愿,避免治疗过度或治疗不足。应当及时评估化疗疗效,密切监测及防治不良反应,并酌情调整药物和/或剂量。

化疗的适应证为:PS 评分≤2,重要脏器功能可耐受化疗,对于 SCLC 的化疗 PS 评分可放宽到 3。鼓励患者参加临床试验。

1.晚期 NSCLC 的药物治疗。

(1)一线药物治疗:含铂两药方案为标准的一线治疗;EGFR 突变患者,可选择靶向药物的治疗;有条件者,在化疗基础上可联合抗肿瘤血管药物。对一线治疗达到疾病控制(CR＋PR＋SD)的患者,有条件者可选择维持治疗。

(2)二线药物治疗:二线治疗可选择的药物包括多西紫杉醇、培美曲塞,以及靶向药物 EGFR-TKI。

(3)三线药物治疗:可选择 EGFR-TKI 或进入临床试验。

2.不能手术切除的 NSCLC 的药物治疗

推荐放疗、化疗联合,根据具体情况可选择同步或序贯放化疗。同步治疗推荐化疗药物为依托泊苷/顺铂或卡铂(EP/EC)与紫杉醇或多西紫杉醇/铂类。序贯治疗化疗药物见一线治疗。

3.NSCLC 的围术期辅助治疗

完全切除的Ⅱ～Ⅲ期 NSCLC,推荐含铂两药方案术后辅助化疗 3～4 个周期。辅助化疗始于患者术后体力状况基本恢复正常,一般在术后 3～4 周开始。

新辅助化疗:对可切除的Ⅲ期 NSCLC 可选择含铂两药、2 个周期的术前新辅助化疗。应当及时评估疗效,并注意判断不良反应,避免增加手术并发症。手术一般在化疗结束后 2～4 周进行。术后辅助治疗应当根据术前分期及新辅助化疗疗效,有效者延续原方案或根据患者耐受性酌情调整,无效者则应当更换方案。

4.小细胞肺癌(SCLC)的药物治疗

局限期小细胞肺癌(Ⅱ～Ⅲ期)推荐放、化疗为主的综合治疗。化疗方案推荐 EP 或 EC 方案。

广泛期小细胞肺癌(Ⅳ期)推荐化疗为主的综合治疗。化疗方案推荐 EP、EC 或顺铂加拓扑替康(IP)或加伊立替康(IC)。

二线方案推荐拓扑替康。鼓励患者参加新药临床研究。

(三)非小细胞肺癌的分期治疗模式

1.Ⅰ期非小细胞肺癌的综合治疗

(1)首选手术治疗,包括肺叶切除加肺门、纵隔淋巴结清除术,可采用开胸或 VATS 等术式。

(2)对于肺功能差的患者可以考虑行解剖性肺段或楔形切除术加肺门、纵隔淋巴结清除术。

(3)完全切除的ⅠA 期肺癌患者不适宜行术后辅助化疗。

(4)完全切除的ⅠB 期患者,不推荐常规应用术后辅助化疗。

(5)切缘阳性的Ⅰ期肺癌推荐再次手术。其他任何原因无法再次手术的患者,推荐术后化疗加放疗。

2.Ⅱ期非小细胞肺癌的综合治疗

(1)首选手术治疗,包括肺叶、双肺叶或全肺切除加肺门、纵隔淋巴结清除术。

(2)对肺功能差的患者可以考虑行解剖性肺段或楔形切除术加肺门、纵隔淋巴结清除术。

(3)完全性切除的Ⅱ期非小细胞肺癌推荐术后辅助化疗。

(4)当肿瘤侵犯壁胸膜或胸壁时应当行整块胸壁切除。切除范围至少距病灶最近的肋骨上下缘各2 cm,受侵肋骨切除长度至少应当距肿瘤5 cm。

(5)切缘阳性的Ⅱ期肺癌推荐再次手术,其他任何原因无法再次手术的患者,推荐术后化疗加放疗。

3.Ⅲ期非小细胞肺癌的综合治疗

局部晚期非小细胞肺癌是指 TNM 分期为Ⅲ期的肺癌。采取综合治疗模式是Ⅲ期非小细胞肺癌治疗的最佳选择。将局部晚期 NSCLC 分为可切除和不可切除两大类。其中包括以下几种。

(1)可切除的局部晚期非小细胞肺癌:①T_3N_1 的 NSCLC 患者,首选手术治疗,术后行辅助化疗。②N_2 期肺癌患者的手术切除是有争议的。影像学检查发现单组纵隔淋巴结肿大、或两组纵隔淋巴结肿大但没有融合,估计能完全切除的病例,推荐行术前纵隔镜检查,明确诊断后行术前新辅助化疗,然后行手术治疗。③一些 $T_4N_{0\sim1}$ 的患者。相同肺叶内的卫星结节:在新的分期中,此类肺癌为T_3期,首选治疗为手术切除,也可选择术前新辅助化疗,术后辅助化疗。其他可切除之 $T_4N_{0\sim1}$ 期非小细胞肺癌,可酌情首选新辅助化疗,也可选择手术切除。如为完全性切除,考虑术后辅助化疗。如切缘阳性,术后行放疗和含铂方案化疗。④肺上沟瘤的治疗:部分可手术患者,建议先行同步放化疗,然后再进行手术＋辅助化疗。对于不能手术的肺上沟瘤,行放疗加化疗。

(2)不可切除的局部晚期非小细胞肺癌:①影像学检查提示纵隔的团块状阴影,纵隔镜检查阳性的非小细胞肺癌。②大部分的 T_4 和 N_3 的非小细胞肺癌。③$T_4N_{2\sim3}$ 的患者。④胸膜转移结节、恶性胸腔积液和恶性心包积液的患者,新分期已经归类为 M_1,不适于手术切除。部分病例可采用胸腔镜胸膜活检或胸膜固定术。

4.Ⅳ期非小细胞肺癌的治疗

Ⅳ期肺癌在开始治疗前,建议先获取肿瘤组织进行表皮生长因子受体(EGFR)是否突变的检测,根据 EGFR 突变状况制订相应的治疗策略。Ⅳ期肺癌以全身治疗为主要手段,治疗目的为提高患者生活质量、延长生命。

(1)孤立性转移Ⅳ期肺癌的治疗:①孤立性脑转移而肺部病变又为可切除的非小细胞肺癌,脑部病变可手术切除或采用立体定向放疗,胸部原发病变则按分期治疗原则进行。②孤立性肾上腺转移而肺部病变又为可切除的非小细胞肺癌,肾上腺病变可考虑手术切除,胸部原发病变则按分期治疗原则进行。③对侧肺或同侧肺其他肺叶的孤立结节,可分别按两个原发瘤各自的分期进行治疗。

(2)Ⅳ期肺癌的全身治疗:①EGFR 敏感突变的Ⅳ期非小细胞肺癌,推荐吉非替尼或厄洛替尼一线治疗。②对 EGFR 野生型或突变状况未知的Ⅳ期非小细胞肺癌,如果功能状态评分为$PS=0\sim1$,应当尽早开始含铂两药的全身化疗。对不适合铂类治疗的患者,可考虑非铂类两药联合化疗。③$PS=2$ 的晚期非小细胞肺癌患者应接受单药化疗,但没有证据支持对 $PS>2$ 的患者使用细胞毒类药化疗。④目前的证据不支持将年龄因素作为选择化疗方案的依据。⑤一线化

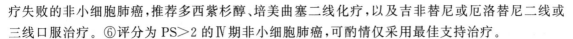

疗失败的非小细胞肺癌,推荐多西紫杉醇、培美曲塞二线化疗,以及吉非替尼或厄洛替尼二线或三线口服治疗。⑥评分为 PS>2 的Ⅳ期非小细胞肺癌,可酌情仅采用最佳支持治疗。

在全身治疗基础上针对具体的局部情况可以选择恰当的局部治疗方法以求改善症状、提高生活质量。

(四)小细胞肺癌分期治疗

1.Ⅰ期

手术＋辅助化疗(EP/EC4～6 周期)。

2.Ⅱ期至Ⅲ期

放、化疗联合:①可选择序贯或同步;②序贯治疗推荐 2 周期诱导化疗后同步化、放疗;③经过规范治疗达到疾病控制者,推荐行预防性脑照射(PCI)。

3.Ⅳ期

化疗为主的综合治疗以期改善生活质量。一线推荐 EP/EC、IP、IC。规范治疗 3 个月内疾病复发者,推荐进入临床试验;3～6 个月内复发者,推荐拓扑替康、伊立替康、吉西他滨或紫杉醇治疗;6 个月后疾病复发者可选择初始治疗方案。

(宋玉军)

第二节　食　管　癌

一、病因学

(一)烟和酒

长期吸烟和饮酒与食管癌的发病有关。有人研究,大量饮酒者比基本不饮酒者发病率要增加 50 余倍,吸烟量多者比基本不吸烟者高 7 倍;酗酒嗜烟者的发病率是既不饮酒又不吸烟者的 156 倍。一般认为饮烈性酒者患食管癌的危险性更大,根据日本一项研究,饮用威士忌和当地的 Shochu 土酒危险性最大,而啤酒最小。非洲特兰斯开地区,用烟斗吸自己种的烟叶的人食管癌发病率比吸纸烟者高。

(二)食管的局部损伤

长期喜进烫的饮食也可能是致癌的因素之一。如新加坡华裔居民讲福建方言的人群有喝烫饮料的习惯,其食管癌发病率比无此习惯讲广东方言人群高得多。哈萨克族人爱嚼刺激性很强含有烟叶的“那司”,可能和食管癌高发有一定关系。在日本,喜吃烫粥烫茶的人群发病率亦较高。

各种原因引起的经久不愈的食管炎,可能是食管癌的前期病变,尤其伴有间变细胞形成者癌变危险性更大。有学者报道,食管炎和食管癌关系十分密切,食管炎往往比食管癌早发 10 年左右。食管炎也好发于中胸段食管,在尸检中食管炎往往和癌同时存在。

(三)亚硝胺

亚硝胺类化合物是一种很强的致癌物,中科院肿瘤研究所在人体内、外环境的亚硝胺致癌作用研究中发现,食管癌高发区林县居民食用的酸菜中和居民的胃液、尿液中,除有二甲基亚硝胺

（NDMA）、二乙基亚硝胺（NDEA）外，还存在能诱发动物食管癌的甲基苄基亚硝胺（NMBZA）、亚硝基吡咯烷（NPYR）、亚硝基胍啶（NPIP）等，并证明食用的酸菜量与食管癌发病率成正比。最近报道用 NMBZA 诱导入胎儿食管癌获得成功，为亚硝胺病因提供了证据。汕头大学医学院报告，广东南澳县的生活用水、鱼露、虾酱、咸菜、萝卜干中，亚硝酸盐、硝酸盐、二级胺含量明显升高，这些居民常食用的副食品在腌制过程中常有霉菌污染，霉菌能促使亚硝酸盐和食物中二级胺含量增加。

（四）霉菌作用

河南医科大学从林县的粮食和食品中分离出互隔交链孢霉 261 株，它能使大肠埃希菌产生多种致突变性代谢产物，其产生的毒素能致染色体畸变，主要作用于细胞的 S 和 G_2 期。湖北钟祥市的河南移民中食管癌死亡率为本地居民的 5 倍，移民主食中霉菌污染的检出率明显高于本地居民，移民食用的酸菜中以黄曲霉毒素检出率最高。用黄曲霉毒素、交链孢属和镰刀菌等喂养 Wistar 大鼠，能使大鼠食管乳头状瘤变和癌变已得到实验证实。

（五）营养和微量元素

综观世界食管癌高发区，一般都在土地贫瘠、营养较差的贫困地区，膳食中缺乏维生素、蛋白质及必需脂肪酸。这些成分的缺乏，可以使食管黏膜增生、间变，进一步可引起癌变。有些地区如新疆哈萨克族，以肉食为主，很少吃新鲜蔬菜，米面粮食吃得很少，营养供给极不平衡，维生素明显缺乏，尤其是维生素 C 及维生素 B_2 缺乏。瑞典在食管癌高发区粮食中补充了维生素 B_2 后，明显降低了发病率。微量元素铁、钼、锌等的缺少也和食管癌发生有关。钼的缺少可使土壤中硝酸盐增多。调查发现河南林县水土中缺少钼，可能和食管癌的高发有关。文献报道，高发区人群中血清钼、发钼、尿钼及食管癌组织中的钼都低于正常水平。钼的抑癌作用已被美国等地学者们所证实。

（六）遗传因素

人群的易感性与遗传和环境条件有关。食管癌具有比较显著的家族聚集现象，高发地区连续 3 代或 3 代以上出现食管癌患者的家族屡见不鲜。如伊朗北部高发区某一村庄中有 12 个家庭共 63 人，其中患食管癌者 14 人，而 13 人是一对夫妻的后裔。由高发区移居低发区的移民，即使长达百余年，也仍保持相对高发。

（七）其他因素

进食过快、进食粗硬食物可能引起食管黏膜损伤，反复损伤可以造成黏膜增生间变，最后导致癌变。某些食管先天性疾病，如食管憩室、裂孔疝，或经常接触石棉、铅、矽等可能和食管癌的发病有一定联系。癌症经放射治疗数年后，在放射范围内又可诱发另一癌症的报道也不罕见。

二、诊断

（一）临床表现

1.早期症状

在食管癌的始发期和发展早期，局部病灶处于相对早期阶段，出现症状可能是由于局部病灶刺激食管引起食管蠕动异常或痉挛，或因局部炎症、肿瘤浸润、食管黏膜糜烂、表浅溃疡所致。发生的症状一般比较轻微而且时间较为短暂，其间歇时间长短不一，常反复出现，时轻时重，间歇期间可无症状，可持续 1～2 年甚至更长时间。主要症状为胸骨后不适、烧灼感或疼痛，食物通过时局部有异物感或摩擦感，有时吞咽食物在某一部位有停滞或轻度梗阻感。下段食管癌还可引起剑突下或上腹不适、呃逆、嗳气。上述症状均非特异性,也可发生在食管炎症和其他食管疾病时,唯食管癌的症状常与吞咽食物有关,进食时症状加重,而食管炎患者在吞咽食物时这些症状反而减轻或消失。

2.中晚期症状

(1)吞咽困难:食管癌的典型症状。由于食管壁具有良好的弹性及扩张能力,一般出现明显吞咽困难时,肿瘤常已侵犯食管周径 2/3 以上,此时常已伴有食管周围组织的浸润和淋巴结转移。吞咽困难在开始时常是间歇性的,可以由于食物堵塞或局部炎症水肿而加重,也可以因肿瘤坏死脱落或炎症的水肿消退而减轻。但随着病情的发展,总的趋向是进行性加重且呈持续性,其发展一般比较迅速,多数患者如不治疗可在梗阻症状出现后 1 年内死亡。吞咽困难的程度与病理类型有关,缩窄型和髓质型病例较为严重,其他类型较轻。也有约 10% 的患者就诊时并无明显吞咽困难。吞咽困难的严重程度与肿瘤大小、手术切除率和生存率等并无一定的关系。

(2)梗阻:严重者常伴有反流,持续吐黏液,这是由于食管癌的浸润和炎症反射性地引起食管腺和唾液腺分泌增加所致。黏液积存于食管内可以反流,引起呛咳甚至吸入性肺炎。

(3)疼痛:胸骨后或背部肩胛间区持续性钝痛常提示食管癌已有外浸,引起食管周围炎、纵隔炎,但也可以是肿瘤引起食管深层溃疡所致。下胸段或贲门部肿瘤引起的疼痛可以发生在上腹部。疼痛严重不能入睡或伴有发热者,不但手术切除的可能性较小,而且应注意肿瘤穿孔的可能。

(4)出血:食管癌患者有时也会因呕血或黑便而来院诊治。肿瘤可浸润大血管特别是胸主动脉而造成致死性出血。对于有穿透性溃疡的病例特别是 CT 检查显示肿瘤侵犯胸主动脉者,应注意出血的可能。

(5)声音嘶哑:常是肿瘤直接侵犯或转移淋巴结压迫喉返神经所引起,但有时也可以是吸入性炎症引起的喉炎所致,间接喉镜有助于鉴别。

(6)体重减轻和厌食:因梗阻进食减少,营养情况日趋低下,消瘦、脱水常相继出现,但患者一般仍有食欲。患者在短期内体重明显减轻或出现厌食症状常提示肿瘤有广泛转移。

3.终末期症状和并发症

(1)恶病质、脱水、衰竭是食管梗阻致滴水难入和全身消耗所致,常同时伴有水、电解质紊乱。

(2)肿瘤浸润:穿透食管侵犯纵隔、气管、支气管、肺门、心包、大血管等,引起纵隔炎、脓肿、肺炎、肺脓肿、气管食管瘘、致死性大出血等。

(3)全身广泛转移引起的相应症状,如黄疸、腹水、气管压迫致呼吸困难、声带麻痹、昏迷等。

(二)病理

1.早期食管癌的大体病理分型

近 20 年来对早期食管癌的研究,尤其是对早期食管癌切除标本的形态学研究,可将早期食管癌分成 4 个类型。

(1)隐伏型:在新鲜标本上,病变略显粗糙,色泽变深,无隆起和凹陷。标本固定后,病灶变得不明显,镜下为原位癌,是食管癌最早期阶段。

(2)糜烂型:病变黏膜轻度糜烂或略凹陷,边缘不规则呈地图样,与正常组织分界清楚,糜烂区内呈颗粒状,偶见残余正常黏膜小区。在外科切除的早期食管癌中较为常见。

(3)斑块型:病变黏膜局限性隆起呈灰白色斑块状,边界清楚,斑块最大直径<2 cm。切面质地致密,厚度在 3 mm 以上,少数斑块表面可见有轻度糜烂,食管黏膜纵行皱襞中断。病理为

早期浸润癌,肿瘤侵及黏膜肌层或黏膜下层。

(4)乳头型或隆起型:肿瘤呈外生结节状隆起,乳头状或息肉状突入管腔,基底有一窄蒂或宽蒂,肿瘤直径 1～3 cm,与周围正常黏膜分界清楚,表面有糜烂并有炎性渗出,切面灰白色均质状。这一类型在早期食管癌中较少见。

田德发等对林县人民医院手术切除的 100 例早期食管癌标本作大体病理分型研究,早期食管癌除上述 4 个类型外,可增加两个亚型:①表浅糜烂型为糜烂型的一个亚型,特点是糜烂面积小而表浅,一般不超过 2.5 cm。病变边缘无下陷,周围正常黏膜无隆起,表浅糜烂常多点出现,一个病灶内可见几个小片状糜烂近于融合。病理为原位癌或原位癌伴浸润或黏膜内癌。②表浅隆起型是从斑块型中分出的一个亚型,特点是病变黏膜轻微增厚或表浅隆起,病变范围较大,周界模糊,隆起的黏膜粗糙,皱襞紊乱、增粗,表面似卵石样或伴小片浅表糜烂。病理为原位癌,少数为微小浸润癌。

2.中晚期食管癌的大体病理分型

(1)髓质型:肿瘤多累及食管周径的大部或全部,大约有一半病例超过 5 cm。肿瘤累及的食管段明显增厚,向管腔及肌层深部浸润。肿瘤表面常有深浅不一的溃疡,瘤体切面灰白色,均匀致密。

(2)蕈伞型:肿瘤呈蘑菇状或卵圆形突入食管腔内,隆起或外翻,表面有浅溃疡。切面可见肿瘤已浸润食管壁深层。

(3)溃疡型:癌组织已浸润食管深肌层,有深溃疡形成。溃疡边缘稍有隆起,溃疡基部甚至穿透食管壁引起芽孔,溃疡表面有炎性渗出。

(4)缩窄型:病变浸润食管全周,呈环形狭窄或梗阻,肿瘤大小一般不超过 5 cm。缩窄上段食管明显扩张。肿瘤切面结构致密,富于增生结缔组织。癌组织多浸润食管肌层,有时穿透食管全层。

(5)腔内型:肿瘤呈圆形或卵圆形向腔内突出,常有较宽的基底与食管壁相连,肿瘤表面有糜烂或不规则小溃疡。腔内型食管癌的切除率较高,但远期疗效并不佳。

3.分期

1987 年国际抗癌联盟(UICC)对食管癌的 TNM 分期进行了修订。首先对食管的分段进行了修改。以往食管的分段为颈段食管从食管入口(下咽部)到胸骨切迹,上胸段从胸骨切迹到主动脉弓上缘(T_6 下缘),中胸段从主动脉弓上缘到肺下静脉下缘(T_8 下缘),下胸段从肺下静脉下缘到贲门入口(包括膈下、腹段食管)。这一分段方法的缺点是 X 线片上不能辨认肺下静脉,主动脉弓随年龄老化曲屈延长而上移,使胸段食管分割不均等。新的分段方法是颈段食管分段如旧,上胸段食管以气管分叉为下缘标志,即从胸骨切迹至气管分叉为上胸段,气管分叉以下至贲门入口再一分为二,分成中胸段和下胸段。如此分段分割均等,易于在 X 线片上确定标志点。临床上,上胸段食管手术以经右胸为好,而中、下段食管癌大多可经左胸手术,因此更有实际意义。

UICC 制订的 TNM 国际食管癌分期如下。

(1)原发肿瘤(T)分期。

T_X:原发肿瘤不能评估。

T_0:原发肿瘤大小、部位不详。

T_{is}:原位癌。

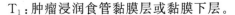

T_1:肿瘤浸润食管黏膜层或黏膜下层。

T_2:肿瘤浸润食管肌层。

T_3:肿瘤浸润食管纤维膜。

T_4:肿瘤侵犯食管邻近结构(器官)。

(2)区域淋巴结(N)分期。

N_X:区域淋巴结不能评估。

N_1:1～2 枚区域淋巴结转移。

N_2:3～6 枚区域淋巴结转移。

N_3:≥7 枚区域淋巴结转移。

区域淋巴结的分布因肿瘤位于不同食管分段而异,对颈段食管癌,锁骨上淋巴结为区域淋巴结;对中、下胸段食管癌,锁骨上淋巴结为远隔淋巴结,如有肿瘤转移为远处淋巴结转移。同样对下胸段食管癌,贲门旁、胃左动脉旁淋巴结转移为区域淋巴结转移;对颈段食管癌,腹腔淋巴结均为远处转移。

(3)远处转移(M)分期。

M_X:远处转移情况不详。

M_0:无远处转移。

M_1:有远处转移。

(4)TNM 分期。

0 期:$T_{is}N_0M_0$。

Ⅰ期:$T_1N_0M_0$。

Ⅱa 期:$T_2N_0M_0$;$T_3N_0M_0$。

Ⅱb 期:$T_1N_1M_0$;$T_2N_1M_0$。

Ⅲ期:$T_3N_1M_0$;T_4,任何 N,M_0。

Ⅳ期:任何 T,任何 N,M_1。

(三)实验室及其他检查

1.食管功能的检查

食管功能检查分为食管运动功能检查和胃食管反流情况的测定两大类。此类检查在国外已开展30 多年,近年来国内亦相继开展,简单介绍如下。

(1)食管运动功能试验。①食管压力测定:本法适用于疑有食管运动失常的患者,即患者有吞咽困难或疼痛症状而 X 线钡餐检查未见器质性病变者,如贲门失弛症、食管痉挛和硬皮病等,还可对抗反流手术的效果作出评价或作为食管裂孔疝的辅助诊断。食管测压器可用腔内微型压力传感器或用连于体外传感器的腔内灌注导管系统。测定时像放置鼻胃管那样将测压器先置于胃内,确定胃的压力曲线后,将导管往回撤,分别测定贲门部(高压带)、食管体部、食管上括约肌和咽部等处的压力曲线,分析这些压力曲线的改变即可了解食管压力的变化,对食管运动功能异常做出诊断。②酸清除试验:用于测定食管体部排除酸的蠕动效率。方法是测试者吞服一定浓度酸 15 mL 后,正常情况下经 10～12 次吞咽动作后即能将酸全部排入胃内,需要更多的吞咽动作才能排除或根本没有将酸排除,则视为食管的蠕动无效,也就是说食管运动存在障碍。

(2)胃食管反流测定:胃食管反流的原因很多,如贲门的机械性缺陷、食管体部的推进动作不良、胃无张力、幽门功能失常、胃排空延滞等,以及食管癌手术后。胃内容物(特别是胃酸)反流食管使食管黏膜长期与胃内容物接触,引起食管黏膜损伤,患者常有胃灼热、反呕、胸骨后疼痛等症状。下列试验有助于胃食管反流的测定。①食管的酸灌注试验:测试者取坐位,以每分钟 6 mL 的速度交替将生理盐水和 0.1 mol/L 盐酸灌入食管中段,以测定食管对酸的敏感性。灌酸时患者出现胃灼热、胸痛、咳嗽、反呕等症状,而灌生理盐水后症状消失为试验阳性。灌酸 30 mL 不发生症状为试验阴性。②24 小时食管 pH 监测:将 pH 电极留置于下段食管高压带上方,连续监测 pH 24 小时,以观察受试者日常情况下的反流情况。当 pH 降至 4 以下算是一次反流,pH 升至 7 以上为碱性反流。记录患者在各种不同体位、进食时的情况,就能对患者有无反流、反流的频度和食管清除反流物的时间做出诊断。③食管下括约肌测压试验食管下括约肌在消化道生理活动中起着保证食物单方向输送的作用,即抗胃食管反流作用。食管下括约肌的功能如何,不仅取决于它在静止时的基础压力,也取决于胸、腹压力的影响及它对诸如胃扩张、吞咽、体位改变等不同生理因素的反应。另一决定食管下括约肌功能的因素是它在腹内的长度。可由鼻孔插入有换能器的导管至该部位进行测定。

2.影像学诊断

(1)X 线钡餐检查:该法是诊断食管及贲门部肿瘤的重要手段之一,由于其检查方法简便,患者痛苦小,不但可用于大规模普查和食管癌的临床诊断,而且可追踪观察早期食管癌的发展演变过程,为研究早期食管癌提供可靠资料。食管钡餐检查时应注意观察食管的蠕动状况、管壁的舒张度、食管黏膜改变、食管充盈缺损及梗阻程度。食管蠕动停顿或逆蠕动,食管壁局部僵硬不能充分扩张,食管黏膜紊乱、中断和破坏,食管管腔狭窄、不规则充盈缺损、溃疡或瘘管形成及食管轴向异常均为食管癌重要的 X 线征象。早期食管癌和食管管腔明显梗阻狭窄者,低张双重造影检查优于常规钡餐造影。X 线检查结合细胞学和食管内镜检查,可以提高食管癌诊断的准确性。①早期食管癌 X 线改变:可分为扁平型、隆起型和凹陷型。扁平型肿瘤扁平无蒂,沿食管壁浸润,食管壁局限性僵硬,食管黏膜呈小颗粒状改变或紊乱的网状结构。隆起型肿瘤向食管腔内生长隆起,表现为斑块状或乳头状隆起,中央可有溃疡形成。凹陷型肿瘤区有糜烂、溃疡发生,呈现凹陷改变。侧位为锯齿状不规则状,正位为不规则的钡池,内有颗粒状结节,呈地图样改变,边缘清楚。②中晚期食管癌的 X 线表现。髓质型:在食管片上显示为不规则的充盈缺损,上下缘与食管正常边界呈斜坡状,管腔狭窄。病变部位黏膜破坏,常见大小不等龛影。蕈伞型:在食管片上显示明显充盈缺损,其上下缘呈弧形,边缘锐利,与正常食管分界清楚。病变部位黏膜纹中断,钡剂通过有部分梗阻现象。溃疡型:在食管片上显示较大龛影,在切线位上见龛影深入食管壁内甚至突出于管腔轮廓之外。如溃疡边缘隆起,可见"半月征"。钡剂通过时梗阻不明显。缩窄型:食管病变较短,常在 3 cm 以下,边缘较光滑,局部黏膜纹消失。钡剂通过时梗阻较严重,病变上端食管明显扩张,呈现环型或漏斗状狭窄。腔内型:病变部位食管管腔增宽,常呈梭形扩张,内有不规则或息肉样充盈缺损,病变上下界边缘较清楚锐利,有时可见清晰的弧形边缘,钡剂通过尚可。中晚期食管癌分型以髓质型最为常见,蕈伞型次之,其余各型较少见。

(2)食管癌 CT 表现:CT 扫描可以清晰显示食管与邻近纵隔器官的关系。正常食管与邻近器官分界清楚,食管壁厚度不超过 5 mm,如食管壁厚度增加,与周围器官分界模糊,则表示有食管病变存在。CT 扫描可以充分显示食管癌病灶大小、肿瘤外侵范围及程度,明显优于其他诊断方法。CT 扫描还可帮助外科医师决定手术方式,指导放疗医师确定放射治疗靶区,设计满意的放射治疗计划。1981 年,Moss 提出食管癌的 CT 分期:Ⅰ期肿瘤局限于食管腔内,食管壁厚度≤5 mm;Ⅱ期肿瘤伴食管壁厚度>5 mm;Ⅲ期食管壁增厚同时肿瘤向邻近器官扩展,如气管、支

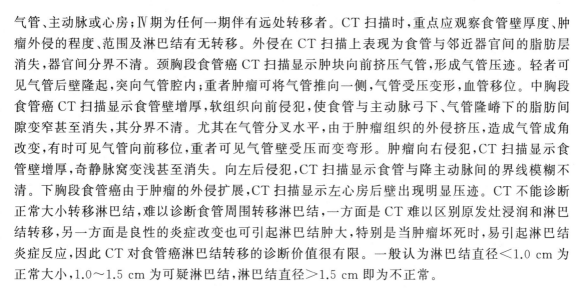

气管、主动脉或心房;Ⅳ期为任何一期伴有远处转移者。CT 扫描时,重点应观察食管壁厚度、肿瘤外侵的程度、范围及淋巴结有无转移。外侵在 CT 扫描上表现为食管与邻近器官间的脂肪层消失,器官间分界不清。颈胸段食管癌 CT 扫描显示肿块向前挤压气管,形成气管压迹。轻者可见气管后壁隆起,突向气管腔内;重者肿瘤可将气管推向一侧,气管受压变形,血管移位。中胸段食管癌 CT 扫描显示食管壁增厚,软组织向前侵犯,使食管与主动脉弓下、气管隆嵴下的脂肪间隙变窄甚至消失,其分界不清。尤其在气管分叉水平,由于肿瘤组织的外侵挤压,造成气管成角改变,有时可见气管向前移位,重者可见气管壁受压而变弯形。肿瘤向右侵犯,CT 扫描显示食管壁增厚,奇静脉窝变浅甚至消失。向左后侵犯,CT 扫描显示食管与降主动脉间的界线模糊不清。下胸段食管癌由于肿瘤的外侵扩展,CT 扫描显示左心房后壁出现明显压迹。CT 不能诊断正常大小转移淋巴结,难以诊断食管周围转移淋巴结,一方面是 CT 难以区别原发灶浸润和淋巴结转移,另一方面是良性的炎症改变也可引起淋巴结肿大,特别是当肿瘤坏死时,易引起淋巴结炎症反应,因此 CT 对食管癌淋巴结转移的诊断价值很有限。一般认为淋巴结直径<1.0 cm 为正常大小,1.0~1.5 cm 为可疑淋巴结,淋巴结直径>1.5 cm 即为不正常。

CT 扫描诊断食管癌的依据是食管壁的厚度、肿瘤外侵的范围及程度,但食管黏膜不能在 CT 扫描中显示,因此 CT 扫描难以发现早期食管癌。将 CT 与 X 线检查相结合,有助于食管癌的诊断和分期水平的提高。

3.食管脱落细胞学检查

食管脱落细胞学检查方法简便、操作方便、安全,患者痛苦小,其准确率在 90% 以上,为食管癌大规模普查的重要方法。食管脱落细胞学检查结合 X 线钡餐检查可作为食管癌的诊断依据,使大多数患者免受食管镜检查痛苦。但食管狭窄有梗阻时,脱落细胞采集器不能通过,应行食管镜检查。

食管脱落细胞学检查方法简便、安全,大多数患者均能耐受,但对食管癌有出血及出血倾向者,或伴有食管静脉曲张者应禁忌做食管拉网细胞学检查;对食管癌 X 片上见食管有深溃疡或合并高血压、心脏病及晚期妊娠者,应慎行食管拉网脱落细胞检查;对全身状况差,过于衰弱的患者应先改善患者一般状况后再做细胞学检查;合并上呼吸道及上消化道急性炎症者,应先控制感染再行细胞学检查。

4.食管镜检查

近年来,纤维食管镜被广泛应用于食管癌的诊断。纤维食管镜镜身柔软,可随意弯曲,光源在体外,插入比较容易,患者痛苦少。食管镜检查时可以在直视下观察肿瘤患者大小、形态和部位,为临床医师提供治疗的依据,同时也可在病变部位做活检或镜刷检查。食管镜检查与脱落细胞学检查相结合,是食管癌理想诊断方法。

(1)适应证:①患者有症状,X 线钡餐检查阳性,而细胞学诊断阴性时,应先重复做细胞学检查,如仍为阴性者应该做食管镜检查及活检以明确诊断。如 X 线钡餐检查见食管明显狭窄病例,预计脱落细胞学检查有困难者,应首先考虑食管镜检查。②患者有症状,细胞学诊断阳性,而 X 线钡餐检查阴性或 X 片上仅见食管有可疑病变者,需作食管镜检查明确食管病变部位及范围。③患者有症状,细胞学诊断阳性,X 线钡餐检查怀疑食管有双段病变时,为了帮助临床医师决定治疗方案的选择,需通过食管镜检查明确食管病变部位及范围。④食管癌普查中,细胞学检查阳性,而患者没有自觉症状,X 线钡餐检查阴性,为了慎重起见,必须作食管镜检查,以便最后确诊。

(2)禁忌证:①严重心肺疾病、明显胸主动脉瘤、高血压未恢复正常、脑出血及无法耐受食管镜检查者。②巨大食管憩室,明显食管静脉曲张或高位食管病变伴高度脊柱弯曲畸形者。③口腔、咽喉、食管及呼吸道急性炎症者。④有严重出血倾向或严重贫血者。

(3)食管镜下表现:食管镜下早期食管癌的形态表现如下。①病变处黏膜充血肿胀,微隆起,略高于正常黏膜,颜色较正常黏膜为深,与正常黏膜界线不清楚,镜管触及易出血,管壁舒张度良好。②病变处黏膜糜烂,颜色较正常黏膜为深,失去正常黏膜光泽,有散在小溃疡,表面附有黄白色或灰白色坏死组织,镜管触及易出血,管壁舒张度良好。③病变处黏膜有类似白斑样改变,微隆起,白斑周围黏膜颜色较深,黏膜中断,食管壁较硬,触及不易出血。进展期食管癌病灶直径一般在 3 cm 以上,在食管镜下可分为肿块型、溃疡型、肿块浸润型、溃疡浸润型及四周狭窄型等5 种类型。

三、治疗

(一)放疗

1.适应证

局部区域性食管癌,一般情况较好,无出血和穿孔倾向。

2.禁忌证

恶病质、食管穿孔、食管活动性出血或短期内曾有食管大出血者,同时合并有无法控制的严重内科疾病。

3.放疗前的注意事项

放疗前应注意控制局部炎症,纠正患者营养状况,治疗重要内科夹杂症。放疗中应保持患者的营养供给,防止食物梗阻,进食后应多喝水,防止食物在病灶处贮留,导致或加重局部炎症,影响放疗的敏感性。

4.照射范围和靶区的确定

(1)常规模拟定位:有条件者应在定位前用治疗计划系统(TPS)优化,根据肿瘤实际侵犯范围设定照射野的角度和大小。胸段食管癌一般情况下多采用一前二后野的三野照射技术。根据 CT 和食管 X 线片所见肿瘤具体情况,前野宽 7~8 cm,二后斜野宽 6~7 cm,病灶上下端各放3~4 cm。缩野时野的宽度不变,上下界缩短到病灶上下各放 2 cm。如果肿瘤较大,也可以考虑先前后对穿照射,缩野时改为右前左后照射。颈段食管癌一般仅仅设二个正负 60°角的前野,每个野需采用 30°的楔形滤片。

(2)三维适形放疗(3D-CRT):参照诊断 CT 和食管 X 线片,在定位 CT 上勾画肿瘤靶区(GTV)及危及器官(OAR),包括脊髓、两侧肺和心脏。GTV 勾画的标准为食管壁厚度大于0.5 cm,临床靶区(CTV)为 GTV 前后左右均匀外扩 0.5 cm,上下外端外扩2.0 cm。PTV 为CTV 前后左右均匀外扩 0.5 cm,上下外扩 1.0 cm,纵隔转移淋巴结的 CTV 为其 GTV 均匀外扩0.5 cm,PTV 为其 CTV 均匀外扩 0.5 cm。正常组织的限制剂量。①肺(两肺为一个器官):V_{20}<25%。Dmean<16 Gy。②脊髓:最大剂量<45 Gy。③心脏平均剂量:1/3<65 Gy,2/3<45 Gy,3/3<30 Gy。(注:V_{30}为受到 20 Gy 或 20 Gy 以上剂量照射的肺体积占双肺总体积的百分比。Dmean 为双肺的平均照射剂量)。

5.剂量和剂量分割

(1)单纯常规分割放疗:为每天照射 1 次,每次 1.8~2.0 Gy,每周照射 5~6 次,总剂量

$(60\sim70\ \mathrm{Gy})/(6\sim8\ 周)$。

(2)后程加速超分割放疗:先大野常规分割放疗,1.8 Gy/次,1 次/天,总剂量41.4 Gy/23 次;随后缩野照射,1.5 Gy/次,2 次/天,间隔时间 6 小时或 6 小时以上,总剂量27 Gy/18 次。肿瘤的总剂量为68.4 Gy/(41 次·44 天)。

(3)同期放疗及化疗时的放疗:放疗为1.8 Gy/次,1 次/天,总剂量50.4 Gy/(28 次·38 天)(在放疗的第 1 天开始进行同期化疗),此剂量在欧美和西方国家多用。

6.非手术治疗的疗效

局部区域性食管癌行单纯的常规分割放疗的 5 年总生存率为 10%左右,5 年局控率为 20%左右。后程加速超分割放疗的总生存率为24%~34%,局控率为 55%左右。同期放疗及化疗的生存率为25%~27%,局控率为 55%左右。当然,放疗或以放疗为主的综合治疗的生存率高低也与患者的早晚期有密切关系。早期患者的 5 年生存率可达到 80%以上。

(二)化疗

化疗主要用于姑息治疗,或作为以手术和/或放疗为主的综合治疗的一种辅助方法。近来的研究表明,放疗同期联合化疗能显著提高放疗的疗效,而且随着新的药物(或新的联合方案)的发现,化疗在食管癌治疗中的地位越来越重要。

1.适应证及禁忌证

(1)适应证:对于早期患者,同手术或放疗联合应用;对于晚期患者,用于姑息治疗(最好同其他方法联合应用);对小细胞癌,应同手术或放疗联合应用。

(2)禁忌证:骨髓再生障碍、恶病质,以及脑、心、肝、肾有严重病变且没有控制者。

2.常规用药

(1)紫杉醇+DDP:紫杉醇 175 mg/m²,静脉注射,第 1 天;DDP 40 mg/m²,静脉注射,第 2、第 3 天。3 周重复。

中国医学科学院肿瘤医院用该方案治疗了 30 例晚期食管癌患者,有效率为 57%。Vander Gaast 等治疗了 31 例晚期食管癌患者,有效率 55%,耐受性好。

(2)TPE:紫杉醇 75 mg/m²,静脉注射,第 1 天;DDP 20 mg/m²,静脉注射,第 1~5 天;5-FU 1 000 mg/m²,静脉注射,第 1~5 天。3 周重复。

son 等治疗 61 例食管癌,有效率48%,中位缓解期 5.7 个月,中位生存期10.8 个月,但毒副作用重,46%患者需减量化疗。

(3)L-OHP+LV+5-FU:L-OHP 85 mg/m²,静脉注射,第 1 天;LV 500 mg/m² 或400 mg/m²,静脉注射,第 1~2 天;5-FU 600 mg/m²,静脉滴注(22 小时持续),第 1~2 天。

Mauer 等报道,34 例食管癌的有效率为 40%,中位有效时间 4.6 个月。中位生存时间为7.1 个月,1 年生存率为 31%。主要毒性为白细胞下降,4 级 29%。1 例死于白细胞下降的脓毒血症。2~3 级周围神经损伤为 26%。

(4)CPT-11+5-FU+FA:CPT-11 180 mg/m²,静脉注射,第 1 天;FA 500 mg/m²,静脉注射,第 1 天;5-FU 2 000 mg/m²,静脉滴注(22 小时持续),第 1 天。每周重复,共 6 周后休息 1 周。

Pozzo 等报道,该方案治疗了 59 例食管癌,有效率 42.4%,中位生存时间为 10.7 个月。3/4 级中性粒细胞下降为 27%,3/4 级腹泻 27%。

(5)多西紫杉醇+CPT-11:CCPT-11 160 mg/m²,静脉注射,第 1 天;多西紫杉醇 60 mg/m²,静脉注射,第 1 天。3 周重复。

Govindan 等报道,该方案治疗初治晚期或复发的食管癌,有效率 30%。毒副作用包括 71% 患者出现 4 度骨髓抑制,43% 患者出现中性粒细胞减少性发热。

(6)吉西他滨(GEM)+LV+5-FU:GEM 1 000 mg/m²,静脉注射,第 1、第 8、第 15 天;LV 25 mg/m²,静脉注射,第 1、第 8、第 15 天;5-FU 600 mg/m²,静脉注射,第 1、第 8、第 15 天。每 4 周重复。

该方案治疗了 35 例转移性或局部晚期食管癌,有效率 31.4%。中位生存时间 9.8 个月。1 年生存率 37.1%。3～4 级的白细胞下降 58%。

3.单一药物治疗

单一药物治疗食管癌,有效率不高,一般在 20% 以内。较早的药物包括氟尿嘧啶(5-FU)、丝裂霉素(MMC)、顺铂(DDP)、博来霉素(BLM)、甲氨蝶呤(MTX)、米多恩醌、依利替康(CPT-11)、阿霉素(ADM)和长春地辛(VDS)。新的药物包括紫杉醇、多西他赛、长春瑞滨、吉西他滨、奥沙利铂和卡铂。5-FU 和 DDP 的联合方案被广泛认可,有效率在 20%～50% 之间,是食管癌化疗的标准方案。紫杉醇联合 5-FU 和/或 DDP 被认为是一个对鳞癌和腺癌都有效的方案。另外,CPT-11 和 DDP 的联合方案也对部分食管鳞癌有效。

4.食管癌联合化疗方案

(1)DDP+5-FU:DDP 100 mg/m²,静脉注射,第 1 天;5-FU 1 000 mg/m²,静脉滴注(持续),第 1～5 天。3～4 周重复。

(2)ECF:表阿霉素 50 mg/m²,静脉注射,第 1 天;DDP 60 mg/m²,静脉注射,第 1 天;5-FU 200 mg/m²,静脉滴注(持续),第 1～21 天。3 周重复。

(3)吉西他滨+5-FU:吉西他滨 1 000 mg/m²,静脉注射,第 1、第 8、第 15 天;5-FU 500 mg/m²,静脉注射,第 1、第 8、第 15 天。3 周重复。

(4)DDP+VDS+CTX:CTX 200 mg/m²,静脉注射,第 2～4 天;VDS 1.4 mg/m²,静脉注射,第 1、第 2 天;DDP 90 mg/m²,静脉注射,第 3 天。3 周重复。

(5)DDP+BLM+VDS:DDP 120 mg/m²,静脉注射,第 1 天;BLM 10 mg/m²,静脉注射,第 3～6 天;VDS 3 mg/m²,静脉注射,第 1、第 8、第 15。每 4 周重复。

(6)DDP+ADM+5-FU:DDP 75 mg/m²,静脉注射,第 1 天;ADM 30 mg/m²,静脉注射,第 1 天;5-FU 600 mg/m²,静脉注射,第 1、第 8 天。3～4 周重复。

(7)BLM+VP-16+DDP:VP-16 100 mg/m²,静脉注射,第 1、第 3、第 5 天;DDP 80 mg/m²,静脉注射,第 1 天;BLM 10 mg/m²,静脉注射,第 3～5 天。4 周重复。

(8)DDP+BLM:DDP 35 mg/m²,静脉注射,第 1～3 天;BLM 15 mg/m²,静脉滴注(18 小时持续),第 1～3 天。3～4 周重复。

(宋玉军)

第三节　胃　癌

胃癌是指发生在胃上皮组织的恶性肿瘤,是消化道恶性肿瘤中最多见的癌肿。胃癌的发病率在不同国家,不同地区差异很大。日本、智利、芬兰等为高发国家,而美国、新西兰、澳大利亚等国家则发病较低,两者发病率可相差 10 倍以上。我国也属胃癌高发区,其中以西北地区最高,东北及内蒙古次之,华北华东又次之,中南及西南最低。胃癌是我国常见的恶性肿瘤之一,在我国其发病率居各类肿瘤的首位。胃癌的发生部位一般以胃窦部最多见,约占半数,其次为贲门区,胃体较少,广泛分布者更少。根据上海、北京等城市 1 686 例的统计,胃癌的好发部位依次为胃窦 58%、贲门 20%、胃体 15%、全胃或大部分胃 7%。

临床早期 70% 以上毫无症状,中晚期出现上腹部疼痛、消化道出血、穿孔、幽门梗阻、消瘦、乏力、代谢障碍及癌肿扩散转移而引起的相应症状。胃癌可发生于任何年龄,但以 40~60 岁居多,男女发病率之比为(3.2~3.6):1。其发病原因不明,可能与多种因素,如生活习惯、饮食种类、环境因素、遗传素质、精神因素等有关,也与慢性胃炎、胃息肉、胃黏膜异形增生和肠上皮化生、手术后残胃及长期幽门螺杆菌(Hp)感染等有一定的关系。由于胃癌在我国极为常见,危害性大,所以了解有关胃癌的基本知识对胃癌防治具有十分重要的意义。

胃癌是一种严重威胁人民生命健康的疾病,据统计每年约有 17 万人死于胃癌,几乎接近全部恶性肿瘤死亡人数的 1/4,且每年还有 2 万以上新的胃癌患者产生,死亡率居恶性肿瘤之首位。胃癌具有起病隐匿的特点,早期多无症状或仅有轻微症状而漏诊。有些患者服用止痛药、抗溃疡药或饮食调节后疼痛减轻或缓解,因而往往被忽视而未做进一步检查。随着病情的进展,胃部症状渐转明显出现上腹部疼痛、食欲缺乏、消瘦、体重减轻和贫血等。后期常有癌肿转移、出现腹部肿块、左锁骨上淋巴结肿大、黑便、腹水及严重营养不良等。早期胃癌诊治的 5 年、10 年生存率分别可达到 95% 和 90%。因此,要十分警惕胃癌的早期症状,正确选择合理的检查方法,以提高早期胃癌检出率,避免延误诊治。

一、病因

随着多年来临床研究的进展,可以认为胃癌的发生可能是环境中某些致癌因素和抑癌作用的复杂作用,与胃黏膜组织损伤和修复的病理变化过程中相互作用,细胞受到致癌物的攻击,并受到人体营养状况、免疫状态及精神因素等作用的影响,经过较长时间的发展过程而逐渐发展成癌。从有关研究胃癌的发病因素来看,胃癌的发病因素是复杂的,难以用单一的或简单的因素来解释,很可能是多种因素综合作用的结果。至今,胃癌的病因仍处于探索阶段,许多问题尚待进一步研究探讨。但通过大量的流行病学调查和实验研究,已积累了大量资料。根据这些资料证实,胃癌可能与多种因素如生活习惯、饮食种类、环境因素、遗传素质、精神因素等有关,也与慢性胃炎、胃息肉、胃黏膜异形增生和肠上皮化生、手术后残胃及长期幽门螺杆菌(Hp)感染等有一定的关系,是以下因素相互作用的结果。

(一)饮食因素

胃是重要的消化器官,又是首先与食物长期接触的脏器。因此,在研究胃癌发病因素时首先注意到饮食因素。近 30 年来,胃癌发达国家中的发病率明显下降趋势,多数国家死亡率下降达40% 以上。分析这些国家发病率下降主要原因与饮食因素有关。其共同的特点是食物的贮藏、保存方法有明显的变化,减少了以往的烟熏等食物贮存,改变为冷冻保鲜贮存方法,食物的保鲜度有很大提高;盐的摄入量急定而持久的下降,以及牛奶、奶制品、新鲜蔬菜、水果、肉类及鱼类的进食量有较显著的增加。减少了致癌性的多环烃类化合物的摄入。高浓度盐饮食能破坏胃黏膜保护层,有利于致癌物与胃黏膜直接接触。而牛奶及乳制品对胃黏膜有保护作用,水果新鲜蔬菜中的大量维生素 C 又能阻断胃内致癌亚硝胺的合成,由于饮食组成中减少了引起胃癌的危险因素,增加了保护因素,从而导致胃癌发病率的下降。葱、蒜等含藻类的食物对胃有保护作用,食大蒜后可使胃的泌酸功能增加,胃内亚硝酸盐的含量及霉菌或细菌的检出率均有明显下降。

(二)地理环境因素

世界各国对胃癌流行病学方面的调查表明,不同地区和种族的胃癌发病率存在明显差异。这些差异可能与遗传和环境因素有关。有些资料说明胃癌多发于高纬度地区,距离赤道越远的国家,胃癌的发病率越高。也有资料认为其发病与沿海因素有关。这里有不同饮食习惯的因素,也应考虑地球化学因素及环境中存在致癌物质的可能。

全国胃癌综合考察流行病学组曾调查国内胃癌高发地区,如祁连山内流河系的河西走廊、黄河上游、长江下游、闽江口、木兰溪下游及太行山南段等地,发现除太行山南段为变质岩外,其余为火山岩、高泥炭,局部或其一侧有深大断层,水中 Ca/SO_4 比值小,而镍、硒和钴含量高。考察组还调查胃癌低发地区,如长江上游和珠江水系等地,发现该区为石灰岩地带,无深大断层,水中 Ca/SO_4 比值大,镍、硒和钴含量低。已知火山岩中含有 3,4 苯并芘,有的竟高达 $5.4 \sim 6.1 \mu g/kg$,泥炭中有机氮等亚硝胺前体含量较高,使胃黏膜易发生损伤。此外,硒和钴可引起胃损害,镍可促进 3,4 苯并芘的致癌作用。以上地理环境因素是否为形成国内这些胃癌高发地区的原因,值得进一步探索。

(三)社会经济因素

根据调查研究,发现胃癌的发生与社会经济状况有关,经济收入低的阶层死亡率高。我国胃癌综合考察结果表明,与进食霉菌粮呈正相关。

(四)胃部疾病因素

胃部疾病及全身健康状况大量调查表明,胃癌的发生与慢性萎缩性胃炎,尤其是伴有胃黏膜异型增生及肠上皮化生者密切相关。且与胃溃疡、特别是经久不愈的溃疡有关。另外与胃息肉、胃部手术后、胃部细菌感染等有关。据报道,萎缩性胃炎的癌变率为 $6\% \sim 10\%$,胃溃疡的癌变率为 1.96%,胃息肉的癌变率约为 5%。还有报道称,恶性贫血的患者比一般患胃癌的机会要高 5 倍。

根据纤维胃镜检查所见的黏膜形态,慢性胃炎可以分为浅表性、萎缩性和肥厚性三种。现已公认萎缩性胃炎是胃癌的一种前期病变,尤与胃息肉或肠腺化生同时存在时可能性更大。浅表性胃炎可以治愈,但也有可能逐渐转变为萎缩性胃炎。肥厚性胃炎与胃癌发病的关系不大。萎缩性胃炎颇难治愈,其组织有再生趋向,有时形成息肉,有时发生癌变。长期随访追踪可发现萎缩性胃炎发生癌变者达 10% 左右。

关于胃溃疡能否癌变的问题,一直存在着不同意见的争论。不少人认为多数癌的发生与溃疡无关。但从临床或病理学的研究中可以看到,胃溃疡与胃癌的发生存有一定关系。国内报道胃溃疡的癌变率为 $5\% \sim 10\%$,尤其是胃溃疡病史较长和中年以上的患者并发癌变的机会较大,溃疡边缘部的黏膜上皮或腺体受胃液侵蚀而发生糜烂,在反复破坏和再生的慢性刺激下转化成癌。胃大部切除术后残胃癌的发病率远较一般人群中为高,近已受到临床工作者的重视。

任何胃良性肿瘤都有恶变可能。而上皮性的腺瘤或息肉的恶变机会更多。在直径大于 2 cm 的息肉中,癌的发生率增高。有材料报道经 X 线诊断为胃息肉的患者中,20% 伴有某种恶性变;在胃息肉切除标本中,见 14% 的多发性息肉有恶变,9% 的单发息肉有恶变,这说明一切经 X 线诊断为胃息肉的病例均不要轻易放过。

胃黏膜的肠上皮化生是指胃的固有黏膜上皮转变为小肠上皮细胞的现象,轻的仅在幽门部有少数肠上皮细胞,重的受侵范围广泛,黏膜全层变厚,甚至胃体部也有肠假绒毛形成。肠腺化生的病变可能代表有害物质刺激胃黏膜后所引起的不典型增生(又称间变)。如刺激持续存在,则化生状态也可继续存在;若能经过适当治疗,化生状态可以恢复正常或完全消失,因此轻度的胃黏膜肠腺化生不能视为一种癌前期病变。有时化生的肠腺上皮超过正常限度的增生变化,这种异形上皮的不典型增生发展严重时,如Ⅲ级间变,可以视为癌前期病变。

(五)精神神经因素

大量研究证明,受过重大创伤和生闷气者胃癌的发病率相对较高,迟缓、呆板、淡漠或急躁不安者危险性相对略低,而开朗、乐观、活泼者危险性最低。

(六)遗传因素

胃癌的发生与遗传有关,有着明显的家庭聚集现象。临床工作者都曾遇到一个家族中两个以上的成员患有胃癌的情况,这种好发胃癌的倾向虽然非常少见,但至少提示了有遗传因素的可能性。有资料报道胃癌患者的亲属中胃癌的发病率要比对照组高4倍。在遗传因素中,不少学者注意到血型的关系。有人统计,A型者的胃癌发病率要比其他血型的人高20%。但也有一些报告认为不同血型者的胃癌发生率并无差异。近年来有人研究胃癌的发病与HLA的关系,尚待进一步作出结论。

(七)化学因素

与胃癌病因有关的因素中,化学因素占有重要地位,可能的化学致癌物主要是N-亚硝基化合物,其他还有多环芳香烃类化合物等。某些微量元素可影响机体某些代谢环节、影响机体生理机能,而对肿瘤起着促进或抑制作用。真菌与真菌毒素的致癌作用及与人体肿瘤病因关系,近年来也有很多研究报道,对胃癌病因来说,既有黄曲霉素等真菌毒素的致癌作用,又有染色曲霉等真菌在形成致癌物前体及在N-亚硝基化合物合成中所起的促进作用。

1.N-亚硝基化合物

国内外大多数学者认为N-亚硝基化合物可能是引起胃癌的主要化学致癌物。N-亚硝基化合物是亚硝酸盐与仲胺或仲酰胺反应形成的化合物。亚硝酸盐与仲胺反应形成的化合物为N-亚硝基胺(简称N-亚硝胺或亚硝胺),亚硝酸盐与仲酰胺反应形成的化合物为N-亚硝基酰胺(简称N-亚硝酸胺或亚硝酰胺),二者总称N-亚硝基化合物,也称亚硝胺类化合物。其中-R可为各种烷基、芳香基或功能团。因-R结构的不同,N-亚硝基化合物可以有多种。目前已在动物实验中做过实验的N-亚硝基化合物有300多种,其中确有致癌性的占75%,是当今公认环境中最重要的致癌物之一,对胃癌的病因可能有重要作用。

N-亚硝基胺经活化致癌,N-亚硝基酰胺直接致癌,N-亚硝基胺不具活性,在机体中可经代谢活化。它只能在代谢活跃的组织中致癌。N-亚硝基酰胺不需活化即可致癌。它在生理pH的条件下不稳定,分解后产生与N-亚硝基胺经活化产生的相同的中间体而具致癌性。N-亚硝基酰胺可以任意分布在所有组织中,并以相等程度分布,因此能在许多不同的器官中引起肿瘤。其致癌剂量远远小于芳香胺及偶氮染料。如给大鼠N-二乙基亚硝胺每天少于0.1 mg/kg,即可出现食管癌及鼻腔癌。不少N-亚硝基化合物只要大剂量一次攻击即可致癌。而且无论是口服、静脉注射、肌内注射、皮下注射或局部涂抹,都可引起器官或组织癌变。已发现N-亚硝基化合物都有致癌性,致癌的器官很多,其中包括胃、肝、肺、肾、食管、喉头、膀胱、鼻腔、舌、卵巢、睾丸、气管、神经系统、皮肤等。

不同化学结构的N-亚硝基化合物有特异的合物,若$R_1 = R_2$,除少数例外,一般都引起肝癌。若$R_1 \neq R_2$,特别是一个-R为甲基,易引起胃癌、食管不同器官组织有可以激活某种N-亚硝基化合物的酶存在及与不同结构的 N-亚硝基化合物在机体内的代谢途径有关。

许多 N-亚硝基化合物既能溶于水又能溶于脂肪,因此它们在机体内活动范围广,致癌范围也广。并且能与其他癌物产生协同作用。

N-亚硝基化合物除有上述致癌特点外,N-亚硝基化合物及其前体在空气、土壤、水、植物及多种饮食中广泛存在,并且还可以在机体内合成。因此其致癌作用较为重要,是目前公认的可以引起人类癌症最重要的一类化合物。

2.多环芳香烃(Polycyclic Aromatic Hydrocarbons,PAH)

分子中含有两个或两个以上苯环结构的化合物,是最早被认识的化学致癌物。早在 1775 年英国外科医师 Pott 就提出打扫烟囱的童工,成年后多发阴囊癌,其原因就是燃煤烟尘颗粒穿过衣服擦入阴囊皮肤所致,实际上就是煤炱中的多环芳香烃所致。多环芳香烃也是最早在动物实验中获得成功的化学致癌物。在 20 世纪 50 年代以前多环芳香烃曾被认为是最主要的致癌因素,50 年代后各种不同类型的致癌物中之一类。但从总的来说,它在致癌物中仍然有很重要的地位,因为至今它仍然是数量最多的一类致癌物,而且分布极广。空气、土壤、水体及植物中都有其存在,甚至在深达地层下 50 m 的石灰石中也分离出了 3,4 苯并芘。在自然界,它主要存在于煤、石油、焦油和沥青中。也可以由含碳氢元素的化合物不完全燃烧产生。汽车、飞机及各种机动车辆所排出的废气中和香烟的烟雾中均含有多种致癌性多环芳香烃。露天焚烧(失火、烧荒)可以产生多种多环芳香烃致癌物。烟熏、烘烤及焙焦的食品均可受到多环芳香烃的污染。目前已发现的致癌性多环芳香烃及其致癌性的衍生物已达 400 多种。

3.霉菌毒素

通过流地病学调查,发现我国胃癌高发区粮食及食品的真菌污染相当严重。高发区慢性胃病患者空腹胃液真菌的检出率也明显高于胃癌低发区。在胃内检出的优势产生真菌中杂色曲霉占第一位,并与胃内亚硝酸盐含量及慢性胃炎病变的严重程度呈正相关。

4.微量元素

人或其他生物体内存在着几十种化学元素,有些是生命活动中必需的物质基础。它们在生物体内分布不是均一的。在各个器官、组织或体液中的含量虽因不同情况个体间有差异,但平均正常值基本处于同一水平。正常情况下,生物体一般是量出为入,缺则取之,多则排之,只有在病态时,某些元素在生物体内的含量或分布可能出现不同程度的变化。这种变化可能是致癌的原因,也可能是病理变化的结果。近年临床及动物实验证明,肿瘤的发生和发展过程中伴有体内某些元素的代谢异常。例如,某些恶性肿瘤患者血液中铜含量升高、锌含量降低及体内硒缺乏等。一些恶性肿瘤患者体内某些元素代谢的异常可能是致癌的因素。也可能是继发的结果。国际癌症研究机构的一个工作小组通过对实验性和流行病学资料的研究,建议将所有致癌化学物质分为三类:第一类包括 23 种物质和 7 种产品,它们对人体致癌性已肯定,其中有微量元素砷、铬及其化合物;第二类包括对人体可能具有致癌危险的物质,如微量元素镍、铍、镉等金属;铝的致癌结论不一,被列为第三类。另外,在动物致癌或致突变试验中,发现其他微量元素如钴、铁、锰、铅、钛和锌等的化合物也有致癌或促癌或致突变的作用。

二、扩散转移

(一)直接播散

直接播散是胃癌扩散的主要方式之一。浸润型胃癌可沿黏膜或浆膜直接向胃壁内、食管或十二指肠扩展。癌肿一旦侵及浆膜,即容易向周围邻近器官或组织如肝、胰、脾、横结肠、空肠、膈肌、大网膜及腹壁等浸润。癌细胞脱落时也可种植于腹腔、盆腔、卵巢与直肠膀胱陷窝等处。

（二）淋巴结转移

占胃癌转移的 70%,胃下部癌肿常转移至幽门下、胃下及腹腔动脉旁等淋巴结,而上部癌肿常转移至胰旁、贲门旁、胃上等淋巴结。晚期癌可能转移至主动脉周围及膈上淋巴结。由于腹腔淋巴结与胸导管直接交通,故可转移至左锁骨上淋巴结。

（三）血行转移

部分患者外周血中可发现癌细胞,可通过门静脉转移至肝脏,并可达肺、骨、肾、脑、脑膜、脾、皮肤等处。

（四）种植转移

当胃癌侵至浆膜外后,癌细胞可自浆膜面脱落,种植于腹膜及其他脏器的浆膜面,形成多数转移性结节,此种情况多见于黏液癌,具有诊断意义的是直肠前陷凹的腹膜种植转移,可经直肠指检摸到肿块。

（五）卵巢转移

胃癌有易向卵巢转移的特点,目前原因不明,临床上因卵巢肿瘤做手术切除,病理检查发现为胃癌转移者,比较多见,此种转移瘤又名 Krukenberg 瘤。其转移途径除种植外,也可能是经血行或淋巴逆流所致。

三、临床表现

（一）症状

1.早期胃癌

70%以上无明显症状,随着病情的发展,可逐渐出现非特异性的、类同于胃炎或胃溃疡的症状,包括上腹部饱胀不适或隐痛、泛酸、嗳气、恶心,偶有呕吐、食欲减退、消化不良、黑便等。日本有一组查检检出的早期胃癌,60%左右的病例并无任何主诉。国内 93 例早期胃癌分析中 85%的患者有一种或一种以上的主诉,如胃病史,上腹痛,反酸,嗳气,黑便。

2.进展期胃癌也称中晚期肺癌

症状见胃区疼痛,常为咬啮性,与进食无明显关系,也有类似消化性溃疡疼痛,进食后可以缓解。上腹部饱胀感、沉重感、厌食、腹痛、恶心、呕吐、腹泻、消瘦、贫血、水肿、发热等。贲门癌主要表现为剑突下不适,疼痛或胸骨后疼痛,伴进食梗阻感或吞咽困难;胃底及贲门下区癌常无明显症状,直至肿瘤巨大而发生坏死溃破引起上消化道出血时才引起注意,或因肿瘤浸润延伸到贲门口引起吞咽困难后予重视;胃体部癌以膨胀型较多见,疼痛不适出现较晚;胃窦小弯侧以溃疡型癌最多见,故上腹部疼痛的症状出现较早,当肿瘤延及幽门口时,则可引起恶心、呕吐等幽门梗阻症状。癌肿扩散转移可引起腹水、肝大、黄疸及肺、脑、心、前列腺、卵巢、骨髓等的转移而出现相应症状。

（二）体征

绝大多数胃癌患者无明显体征,部分患者有上腹部轻度压痛。位于幽门窦或胃体的进展期胃癌有时可扪及肿块,肿块常呈结节状,质硬。当肿瘤向邻近脏器或组织浸润时,肿块常固定而不能推动,提示手术切除之可能性较小。在女性患者中,于中下腹扪及可推动的肿块时,常提示为 Krukenberg 瘤可能。当胃癌发生肝转移时,有时能在肿大的肝脏中触及结节块状物。当肝十二指肠韧带、胰十二指肠后淋巴结转移或原发灶直接浸润压迫胆总管时,可以发生梗阻性黄疸。有幽门梗阻者上腹部可见扩张之胃型,并可闻及震水声。胃癌通过圆韧带转移至脐部时在脐孔处可扪及质硬之结节;通过胸导管转移可出现左锁骨上淋巴结肿大。晚期胃癌有盆腔种植时,直肠指检于膀胱(子宫)直肠窝内可扪及结节。有腹膜转移时可出现腹水。小肠或系膜转移使肠腔缩窄可导致部分或完全性肠梗阻。癌肿穿孔导致弥漫性腹膜炎时出现腹壁板样僵硬、腹部压痛等腹膜刺激症状,亦可浸润邻近腔道脏器而形成内瘘。如胃结肠瘘者食后即排出不消化食物。凡此种种症状和体征,大多提示肿瘤已届晚期,往往已丧失了治愈机会。

(三)常见并发症临床表现

当并发消化道出血,可出现头晕、心悸、柏油样大便、呕吐咖啡色物;胃癌腹腔转移使胆总管受压时,可出现黄疸,大便陶土色;合并幽门梗阻,可出现呕吐,上腹部见扩张之胃型、闻及震水声;癌肿穿孔致弥漫性腹膜炎,可出现腹肌板样僵硬、腹部压痛等腹膜刺激征;形成胃肠瘘管,见排出不消化食物。

四、检查与诊断

对于胃癌的检查和诊断,化验仅仅是一种辅助手段。虽然各种生化指标有着各自的临床意义,但还必须结合胃癌的其他特殊检查,如X线钡餐检查、内镜检查、组织活检及病史、体征等,综合分析才能得出正确的诊断结果。千万不要在没有细胞病理学诊断依据时,只见到某项指标轻度改变,就判断为胃癌,造成患者不必要的心理负担。

胃癌的检查方法比较多,一般首选内镜检查,其次是X线气钡双重对比造影检查。而B超和CT只用作胃癌转移病灶的检查。内镜和X线检查相比较各有所长,可以互为补充,提高胃癌诊断的准确率。内镜检查准确率高,能够发现许多早期胃癌,可以澄清X线检查的可疑发现,但对于浸润型进展期胃癌,由于病变主要在胃壁内浸润扩展,胃黏膜的改变不明显,不如X线钡餐检查准确。

(一)化验检查

胃癌主要化验检查如下。

1.粪便潜血试验

粪便潜血试验是指在消化道出血量很少时,肉眼不能见到粪便中带血,而通过实验室方法能检测出粪便中是否有血的一种化验。正常参考值为阴性。粪便潜血试验对消化道出血的诊断有重要价值,现常作为消化道恶性肿瘤早期诊断的一个筛选指标。在患胃癌时,往往粪便潜血试验持续呈阳性,而消化道溃疡性出血时,间断呈阳性。因此,此试验可作为良、恶性疾病的一种鉴别诊断方法。但值得注意的是,潜血阳性还见于钩虫病、肠结核、溃疡性结肠炎、结肠息肉等疾病。另外,摄入大量维生素C及可引起胃肠出血的药物,如阿司匹林、皮质类固醇、非甾体抗炎药,也可造成化学法潜血试验假阳性。

2.血清肿瘤标志物的检查

(1)癌胚抗原:CEA最初发现于结肠癌及正常胎儿消化道内皮细胞中。血清CEA升高,常见于消化道癌症,也可见于其他系统疾病;此外,吸烟对血清中CEA的水平也有影响。因此,其单独应用于诊断的特异性和准确性不高,常与其他肿瘤标志物的检测联合应用。正常参考值血清CEA低于5 ng/mL(纳克/毫升)。血清CEA升高可见于胃癌患者中,阳性率约为35%。因其特异性不高,常与癌抗原CA19-9一起联检,用于鉴别胃的良、恶性肿瘤。可用于对病情的监测。一般情况下,病情好转时血清 CEA 浓度下降,病情恶化时升高。术前测定血中 CEA 水平,可帮助判断胃癌患者的预后。胃癌患者术前血清 CEA 浓度高于 5 ng/mL,与低于 5 ng/mL 患者相比,其术后生存率要差。对于术前 CEA 浓度高的患者,术后 CEA 水平监测还可作为早期预测肿瘤复发和化疗反应的指标。

(2)癌抗原:CA19-9 是一种与胰腺癌、胆囊癌、结肠癌和胃癌等相关的肿瘤标志物,又称胃肠道相关癌抗原。正常参考值血清 CA19-9 低于 37 U/mL(单位/毫升)。CA19-9 常与 CEA 一起用于鉴别胃的良、恶性肿瘤。部分胃癌患者血清 CA19-9 会升高,其阳性率约为 55%。可用于判断疗效。术后血清 CA19-9 降至正常范围者,说明手术疗效好;姑息手术者及有癌组织残留者术后测定值亦下降,但未达正常。术后复发者血清 CA19-9 的值一般会再次升高。因此测定血清 CA19-9 对胃癌病情监测有积极意义,可作为判断胃癌疗效和复发的参考指标。

3.血沉

血沉的全称为"红细胞沉降率",是指红细胞在一定条件下的沉降速度,它可帮助判断某些疾病发展和预后。一般来说,凡体内有感染或组织坏死,抑或疾病向不良性进展,血沉会加快。所以,血沉快并不特指某个疾病。正常参考值(魏氏法):男 0～15 mm/h;女 0～20 mm/h。约有 2/3 的胃癌患者血沉会加快。因此,血沉可作为胃癌诊断中的辅助指标。

(二)内镜检查

纤维胃镜和电子胃镜的发明和应用,是胃部疾病诊断方法的一个划时代的进步,与 X 线检查共同成为胃癌早期诊断的最有效方法,胃镜除了能明确诊断疾病外,还可为某些病症提供良好的治疗方法。内镜检查是利用光纤的特性,光线可在光纤内前进而不会流失,且光纤可随意弯曲,将光线送到消化道内,再将反射出的影像送出,供医师诊断。胃癌依其侵犯范围与程度在内视镜上的有许多不同的变化,有经验的医师根据病灶是靠外观形状变化做出诊断,区别是良、恶性的病灶,必要时可立即采用活检工具直接取得,做病理化验。

根据临床经验,可把高发病年龄段(30 岁以上)并有下列情况者列入检查对象或定期复查胃镜:近期有上腹隐痛不适,食欲缺乏,特别是直系亲属中有明确胃癌病史者;有明确的消化性溃疡,但腹痛规律消失或溃疡治疗效果不明显者;萎缩性胃炎特别是有中度以上腺上皮化生或不典型增生者;胃息肉病史者,或曾因各种原因做胃大部切除术后达 5 年以上者;原因不明的消瘦、食欲缺乏、贫血等,特别是有呕血、大便潜血试验持续阳性超过 2 周者。

但许多人害怕做胃镜检查,一般在检查前要向咽部喷射 2～3 次局麻药物(利多卡因),以减轻检查时咽部的反应。在检查时为了将胃腔充盈使黏膜显示清楚,往往要向胃内注气,患者有可能会有轻度腹胀,但很快就会消失。检查结束后有的人可能会有咽部不适感或轻微疼痛,几小时后就会消失。极少数可能引起下列并发症:①吸入性肺炎,咽部麻醉后口内分泌物或反流的胃内液体流入气管所致。②穿孔,可能因食管和胃原有畸形或病变、狭窄、憩室等在检查前未被发现而导致穿孔。③出血,原有病变如癌肿或凝血机制障碍在行活检后有可能引起出血,大的胃息肉摘除后其残端可能出血。④麻醉药物过敏,大多选用利多卡因麻醉,罕见有过敏者。⑤心脏病患者可出现短暂的心律失常,ST-T 改变等。有的由于紧张可使血压升高,心率加快。必要时可服以镇静剂,一般检查都可顺利进行。

胃镜检查有以下禁忌证:①严重休克者。②重度心脏病者。③严重呼吸功能障碍。④严重的食管、贲门梗阻;脊柱或纵隔严重畸形。⑤可疑胃穿孔者。⑥精神不正常,不能配合检查者。

胃镜检查方法有其独特的优越性,一方面可以发现其他检查方法不能确诊的早期胃癌,确定胃癌的肉眼类型,还可追踪观察胃癌前期状态和病变,又能鉴别良性与恶性溃疡。胃镜还可以进行自动化的胃内形色摄影和录像、电影等动态观察,并可保存记录。其突出的优点如下:①直接观察胃内情况,一目了然为最大特点,比较小的胃癌也能发现,还能在放大情况下观察。②胃镜除了直接观察判断肿瘤的大小和形状外,还能取小块胃黏膜组织做病理检查确定是否是肿瘤及肿瘤的类型。并可通过胃镜取胃液行胃黏膜脱落细胞学检查,以发现胃癌细胞。③胃镜采用数千束光导纤维,镜体细而柔软,采用冷光源,灯光无任何热作用,对胃黏膜无损伤。④胃镜弯曲度极大,视野广阔而且清楚,几乎无盲区,能够仔细观察胃内每一处的情况,因此,系目前各种检查手段中确诊率最高的一种。⑤检查的同时可行治疗,胃镜检查时可喷止血药物止血,还能在胃镜下用微波、激光、电凝等方法切除胃息肉及微小胃癌,避免开腹手术之苦。

(三)X 线钡餐检查

X 线钡餐检查是诊断胃癌的主要方法,阳性率可达 90％以上,可以观察胃的形态和黏膜的变化、蠕动障碍、排空时间等。肿块型癌主要表现为突向胃腔的不规则充盈缺损。溃疡型胃癌主要表现为位于胃轮廓内的龛影,溃疡直径通常大于 2.5 cm,外围并见新月形暗影,边缘不齐,附近黏膜皱襞粗乱、中断或消失。浸润型癌主要表现为胃壁僵硬、黏膜皱襞蠕动消失,胃腔缩窄而不光滑,钡剂排出快。如整个胃受累则呈"革袋状胃"。近年来由于 X 线检查方法改进,使用双重摄影法等,可以观察到黏膜皱襞间隙所存在的微细病变,因而能够发现多数的早期胃癌。早期胃癌的 X 线表现,有以下几种类型。

1.隆起型

可见到小的穿凿性影和息肉样充盈缺损像,有时还能看到带蒂肿瘤的蒂。凡隆起的直径在 2 cm 以上,充盈缺损的外形不整齐,黏膜面呈不规则的颗粒状,或在突起的黏膜表面中央有类似溃疡的凹陷区,均应考虑为癌。

2.平坦型

黏膜表面不规则和粗糙,边缘不规则,凹凸不平呈结节状,出现大小、形状、轮廓与分布皆不规则的斑点。此型甚易漏诊,且须注意与正常的胃小区及增殖的胃黏膜相区别。

3.凹陷型

常需与良性溃疡鉴别,癌溃疡的龛影形状不规则,凹陷的边缘有很浅的黏膜破坏区,此黏膜破坏区可能很宽,也可能较窄,包围于溃疡的周围。

(四)超声检查

由于超声检查可清楚地显示胃壁的层次和结构,近年来被用于胃部病变的检测和分期已逐渐增多。特别是内镜超声的发展,并因其在鉴别早期胃癌和进展期胃癌及判断胃周淋巴结累及情况等方面的优点,使胃癌超声检查更受到重视。

1.经腹 B 超检查

胃 B 超检查通常采用常规空腹检查和充液检查两种方法。受检查在空腹时行常规检查以了解胃内情况和腹内其他脏器的情况,胃内充液超声检查方法,可检测胃内息肉、胃壁浸润和黏膜下病变,特别适合于胃硬癌检查。

(1)贲门癌声像图特征:在肝超声窗后方,可见贲门壁增厚,呈低回声或等回声,挤压内腔;横切面可见一侧壁增厚致使中心腔强回声偏移;饮水后可见贲门壁呈块状、结节蕈伞状、条带状增厚,并向腔内隆起,黏膜层不平整或增粗。肿瘤侵及管壁全周,则可见前后壁增厚,内腔狭窄,横断切面呈靶环征。超声对贲门癌的显示率可达 90.4％。

（2）胃癌声像图特征：在 X 线和内镜的提示下，除平坦型早期黏膜癌以外，超声一般可显示出胃癌病灶。其特征为：胃壁不同程度增厚，自黏膜层向腔内隆起；肿瘤病灶形态不规整，局限型与周围正常胃壁分界清晰，浸润型病变较广泛，晚期胃癌呈假肾征，胃充盈后呈面包圈征；肿瘤呈低回声或等回声，较大的肿瘤回声可增强不均；肿瘤局部黏膜模糊、不平整、胃壁层次结构不规则、不清晰或消失；胃壁蠕动减缓或消失，为局部僵硬之表现；合并溃疡则可见肿瘤表面回声增粗增强，呈火山口样凹陷。

肝和淋巴结转移的诊断：胃癌肝转移的典型声像图为"牛眼征"或"同心圆"结构，为多发圆型或类圆型，边界较清晰，周围有一较宽的晕带，约占半数；余半数为类圆形强回声或低回声多灶结节。超声对上腹部淋巴结的显示率与部位、大小有关。在良好的显示条件下，超声能显示贲门旁、小弯侧、幽门上、肝动脉、腹腔动脉、脾门、脾动脉、肝十二指韧带、胰后、腹主动脉周围淋巴结。大小达0.7 cm以上一般能得以显示。转移淋巴结多呈低回声，边界较清晰，呈单发或多发融合状。较大的淋巴结可呈不规则形，内部见强而不均匀的回声多为转移淋巴结内变性、坏死的表现。

2.超声波内镜检查（EUS）

超声内镜可清晰地显示胃癌的五层结构，根据肿瘤在各层中的位置和回声类型，可估价胃癌的浸润深度，另外对诊断器官周围区域性淋巴结转移有重要意义。近年来国外广泛开展的早期胃癌非手术治疗，如腹腔镜治疗、内镜治疗等，都较重视 EUS 检查的结果。

早期胃癌的声像图因不同类型而异，平坦型癌黏膜增厚，呈低回声区、凹陷型癌黏膜层有部分缺损，可侵及黏膜下层。进展期胃癌的声像图有如下表现：大面积局限性增厚伴中央区凹陷，第一、二、三层回声带消失，见于溃疡型癌；胃壁增厚及肌层不规则低回声带，见于硬性癌；黏膜下层为低回声带的肿瘤所遮断，见于侵及深层的进展型癌；清楚的腔外圆形强回声团块，可能为转移的淋巴结，或在胃壁周围发现光滑的圆形成卵圆形结构，且内部回声较周围组织为低，则认为是转移性淋巴结；第四、五层、回声带辨认不清，常为腔外组织受侵。超声内镜对判断临床分期有一定帮助，但不能区别肿瘤周围的炎症浸润及肿瘤浸润，更不能判断是否有远处转移。

（五）CT 检查

由于早期胃癌局限于胃黏膜层和黏膜下层，通常较小，而且与胃壁密度差别不大，所以，CT对早期胃癌的诊断受到一定的限制，故不作为胃癌诊断的首选方法。CT 对中晚期胃癌的肿块常能发现，并能确定浸润范围，弥补了胃镜和钡餐检查的不足。其特点是：对胃癌的浸润深度和范围能明确了解；确定是否侵及邻近器官和有无附近大的淋巴结转移；确定有无肝、肺、脑等处转移；显示胃外肿物压迫胃的情况；CT 检查结果可为临床分期提供依据，结合胃镜或钡餐检查对确定手术方案有参考价值。

五、治疗

胃癌是我国最常见的恶性肿瘤，治疗方法主要有手术治疗，放射治疗、化疗和中医药治疗。虽然胃癌治疗至今仍以手术为主，但由于诊断水平的限制，我国早期胃癌占其手术治疗总数平均仅占 10％左右，早期胃癌单纯手术治愈率只有 20％～40％，术后 2 年内有 50％～60％发生转移；3/4 患者就诊时已属进展期胃癌，一部分失去手术治疗机会，一部分患者即使能够接受手术做根治性切除，其术后 5 年生存率仅 30％～40％。因此，对失去手术切除机会、术后复发或转移患者应选择以下内科治疗。

(一)化疗

1.术后化疗

胃癌根治术后患者的 5 年生存率不高,为提高生存率,理论上术后应对患者进行辅助治疗。但长期以来,临床研究并未证实辅助治疗能够延长胃癌患者的生存期(OS)。针对 1992 年以前公布的辅助化疗随机临床研究进行的荟萃分析也显示,辅助化疗并不能延长患者的生存期。综观以往试验,由于入组的患者数相对较少、使用的化疗方案不强、试验组和对照组患者的选择有偏倚等因素,可能影响了研究的准确性。而西方国家最近完成的研究中,除少数认为术后辅助化疗比单纯手术有临近统计学意义的延长患者的生存期外,绝大多数研究的结论仍然是辅助化疗不能显著延长患者的生存期。在美国 INT0116 的Ⅲ期临床研究中。556 例胃癌或胃食道腺癌患者,被随机分为根治性手术后接受氟尿嘧啶(5-FU)联合亚叶酸钙(LV)加放疗的辅助治疗组和仅接受根治性手术的对照组,结果显示,术后辅助放疗及化疗组的中位生存期为 36 个月,明显长于对照组(27 个月,$P = 0.005$);术后辅助放疗及化疗组的无病生存期(DFS)为 30 个月,也明显长于对照组(19 个月,$P < 0.001$)。因此,美国把辅助放疗及化疗推荐为胃癌根治术后的标准治疗方案。但是,国内外不少学者对此研究的结论持有疑义,认为胃癌术后的局部复发与手术的方式、切除的范围及手术的技巧关系密切。此研究的设计要求所有患者行 D2 手术,但试验中仅 10%的患者接受了 D2 手术,因此,术后放疗及化疗中的放疗对仅接受 D0 或 D1 手术的患者获益更大,而对接受 D2 手术者的获益可能较小。所以,学者们认为,INT 0116 研究仅能证明术后放疗及化疗对接受 D0 或 D1 手术的患者有益。在英国的 MAGIC 试验中,有 68%的患者接受了 D2 手术,结果显示,接受围术期放疗及化疗患者的 5 年生存率为 36%,仍然明显高于单纯手术组患者的 23%($P < 0.001$)。目前,无论是东方还是西方国家的学者均普遍认同单纯手术并非是可切除胃癌的标准治疗,但术后是否行辅助治疗,仍建议按照美国国家癌症综合网(NCCN)的指导原则,依据患者的一般状况、术前和术后分期及手术的方式来做决定。

与西方的研究相比,亚洲国家的研究结果更趋于认同胃癌的辅助治疗。这可能与东西方患者中近端和远端胃癌所占的比例不同、患者的早期诊断率不同、术前分期不同,以及手术淋巴结的清扫程度不同有关。最近,日本的一项入组 1 059 例患者的随机Ⅲ期临床试验(ACTS-GC)中,比较了 D2 术后Ⅱ和Ⅲ期胃癌患者接受 S1 辅助化疗组与不做化疗的对照组患者的生存情况,结果显示,S1 组患者的 3 年生存率为 80.5%,明显高于对照组(70.1%,$P = 0.0024$),而且辅助化疗组患者的死亡风险降低了 32%。

2.术前化疗

在消化道肿瘤中,局部晚期胃癌的术前新辅助化疗较早引起人们的关注。从理论上说,术前化疗能降低腹膜转移的风险,降低分期,增加 R0 切除率。一些Ⅱ期临床试验表明,术前化疗的有效率为 31%~70%,化疗后的 R0 切除率为 40%~100%,从而延长了患者的生存期。但是,以上结论还有待于Ⅲ期临床研究的证实。

对于手术不能切除的局部晚期胃癌,如果患者年轻,一般状况较好,建议应选择较为强烈的化疗方案。一旦治疗有效,肿瘤就变成可手术切除。为了创造这种可切除的机会,选择强烈化疗,承担一定的化疗毒性风险是值得的。由于胃癌根治术后上消化道生理功能的改变,使患者在很长一段时间内体质难以恢复,辅助化疗不能如期实施。因此,应把握好术前化疗的机会,严密监控化疗的过程和效果,一旦有效,应适当增加化疗的周期数,以尽量杀灭全身微小病灶,以期延长术后的 DFS 甚至生存期。当然,术前化疗有效后,也不能因过分追求最佳的化疗疗效,过度化

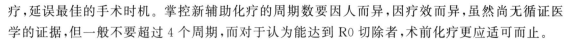

疗,延误最佳的手术时机。掌控新辅助化疗的周期数要因人而异,因疗效而异,虽然尚无循证医学的证据,但一般不要超过 4 个周期,而对于认为能达到 R0 切除者,术前化疗更应适可而止。

3.晚期胃癌的解救治疗

对于不能手术的晚期胃癌,应以全身化疗为主。与最佳支持治疗比较,化疗能够改善部分患者的生活质量,延长生存期,但效果仍然有限。胃癌治疗可选择的化疗药物有 5-FU、阿霉素(ADM)、表阿霉素(EPI)、顺铂(PDD)、依托泊苷(VP-16)、丝裂霉素(MMC)等,但单药应用的有效率不高。联合方案中 FAMTX(5-FU＋ADM＋MTX)、ELF(VP-16＋5-FU＋LV)、CF(PDD＋5-FU)和 ECF(EPI＋PDD＋5-FU)是以往治疗晚期胃癌常用的方案,但并不是公认的标准方案。ECF 方案的有效率较高,中位肿瘤进展时间(TTP)和 OS 较长,与 FAMTX 方案比较,其毒性较小,因此,欧洲学者常将 ECF 方案作为晚期胃癌治疗的参考方案。临床上常用的 CF 方案的有效率也在 40% 左右,中位生存期达 8～10 个月。因此,多数学者都将 CF 和 ECF 方案作为晚期胃癌治疗的参考方案。

紫杉醇(PTX)、多西紫杉醇(DTX)、草酸铂、伊立替康(CPT-11)等新的细胞毒药物已经用于晚期胃癌的治疗。相关临床研究显示,PTX 一线治疗的有效率为 20%,PCF(PTX＋PDD＋5-FU)方案治疗的有效率为 50%,生存期为 8～11 个月;DTX 治疗的有效率为 17%～24%,DCF(DTX＋PDD＋5-FU)方案治疗的有效率为 56%,生存期为 9～10 个月。另外,V325 研究的终期结果表明,DCF 方案优于 CF 方案,DCF 方案的有效率(37%)高于 CF(25%,$P=0.01$),TTP(5.6 个月比 3.7 个月,$P=0.000\ 4$)和生存期(9.2 个月比 8.6 个月,$P=0.02$)也长于 CF,因此认为,DCF 方案可以作为晚期胃癌的一线治疗方案。但是 DTX 的血液和非血液学毒性是制约其临床应用的主要因素。探索适合中国胃癌患者的最适剂量,将是临床医师要解决的问题。草酸铂作为第 3 代铂类药,与 PDD 不完全交叉耐药,与 5-FU 也有协同作用。FOLFOX6 方案(5-FU＋LV＋草酸铂)治疗胃癌治疗的有效率达 50%。CPT-11 与 PDD 或与 5-FU＋CF 联合应用的有效率分别为 34% 和 26%,患者的中位 OS 分别为 10.7 和 6.9 个月。目前,口服 5-FU 衍生物以其方便、有效和低毒的优点而令人关注,其中,卡培他滨或 S1 单药的有效率在 24%～30%;与 PDD 联合的有效率＞50%,中位 TTP＞6 个月,中位 OS＞10 个月。

分子靶向药物联合化疗多为小样本的 Ⅱ 期临床试验,其中,靶向 EGFR 的西妥昔单抗与化疗联合一线治疗晚期胃癌的疗效在 44%～65%,但其并不能明显延长患者的 OS。另外,有关靶向 Her-2/neu 的曲妥珠单抗的个别报道,也显示了曲妥珠单抗较好的疗效。正在进行的 Ⅲ 期 ToGA 试验中比较了曲妥珠单抗联合化疗与单纯化疗的效果,但尚未得出结论。靶向血管内皮生长因子(VGFR)的贝伐单抗与化疗联合一线治疗晚期胃癌的有效率约为 65%,患者的中位生存期为 12.3 个月。国际多中心的临床研究也正在评价贝伐单抗联合化疗与单纯化疗的效果。从目前的结果看,虽然分子靶向药物治疗胃癌的毒性不大,但费用较高,疗效尚不确定,临床效果尚需要更多的数据来评价。

一些新的化疗药物与以往的药物作用机制不同,无交叉耐药,毒性无明显的重叠,因此有可能取代老一代的药物,或与老药联合。即便如此,目前晚期胃癌一线化疗的有效率仅为 30%～50%。化疗获益后,即使继续原方案化疗,中位 TTP 也仅为 4～6 个月。因此,化疗获益后的继续化疗,只能起到巩固和维持疗效的作用。在加拿大进行的一项对 212 名肿瘤内科医师关于晚期胃癌化疗效果看法的调查结果显示,仅 41% 的医师认为化疗能延长患者的生存期,仅 59% 的医师认为化疗能改善患者的生活质量。据文献报道,传统方案化疗对患者生存期的延长比最佳支持治疗仅多4个月,而以新化疗药物如CPT-11,PTX和DTX为主的方案,对生存期的延长比最佳支持治疗仅多6个月。一般说来,三药联合的化疗方案,如ECF、DCF、PCF和FAMTX等属于较为强烈的化疗方案;而单药或两药联合的化疗,如PF(PTX+5-FU)、CPT-11+5-FU和卡培他滨等是属于非强烈的方案。Meta分析表明,三药联合的生存优势明显,如以蒽环类药物联合PDD和5-FU的三药方案与PDD和5-FU联合的两药方案比较,患者的生存期增加了2个月。但是含PDD,EPI或DTX的化疗方案,毒性相对较大。目前,晚期胃癌的临床治疗重点主要为以下两个方面:①控制肿瘤生长,提高患者生活质量,使患者与肿瘤共存。因此,在治疗方案的选择上,既要考虑个体患者的身体状况、经济状况,又要考虑所选方案的有效率、毒性的种类和程度,权衡疗效和毒性的利弊。②探索新的治疗方案,以达到增效减毒的作用。如REAL-2的Ⅲ期临床研究就是以标准的ECF方案作为对照,通过2×2的设计,综合权衡疗效和毒性后,得出以草酸铂替代顺铂、卡培他滨替代5-FU后组成的EOX方案效果最佳的结论。

胃癌治疗的理想模式是个体化治疗,包括个体化的选择药物的种类、剂量及治疗期限等。最近,英国皇家Mamden医院对一组可以手术切除的食管癌、食管和胃连接处癌患者,进行了术前基因表达图谱与术前化疗及手术后预后的分析研究。35例患者术前接受内镜取肿瘤组织作基因图谱分析,通过术前化疗,其中有25例接受了手术治疗。初步的结果显示,根据基因图谱预测预后好和预后差的两组患者的生存期差异有统计学意义($P<0.001$),表明药物基因组学或蛋白质组学的研究是实现真正意义上胃癌个体化治疗的重要手段。

(二)放疗

胃癌对放疗不甚敏感,尤其是印戒细胞癌和黏液腺癌。不过,未分化、低分化、管状腺癌和乳头状腺癌还是有一定的敏感性。放疗包括术前、术中、术后放疗,主要采用钴或直线加速器产生γ射线进行外照射,多提倡术前及术中放疗。由于胃部的位置非常靠近其他重要的器官,在进行胃癌的放射治疗时,很难不会对其他的器官造成不良反应。在这种情况下,胃癌的放射治疗有严格的适应证与禁忌证,同时应在胃癌的放射治疗过程中服用中药来保护周围脏器。

适应证:未分化癌、低分化癌、管状腺癌、乳头状腺癌;癌灶小而浅在,直径在6cm以下,最大不超过10cm;肿瘤侵犯未超过浆膜面,淋巴结转移在第二组以内,无周围脏器、组织受累。

禁忌证:因黏液腺癌和印戒细胞癌对放射治疗无效,故应视为禁忌证。其他禁忌证还包括癌灶直径大于10cm,溃疡深且广泛;肿瘤侵犯至浆膜面以外,有周围脏器转移。

从以上分析可以看出,放射治疗适用于胃癌早期,不适用于已有转移的中晚期。

1.术前、术中放疗

术前、术中放疗指对某些进展期胃癌,临床上可摸到肿块,为提高切除率而进行的术前局部照射。Smalley等总结了胃的解剖特点和术后复发的类型,并提供了详细的放射治疗推荐方案。北京报道了一项Ⅲ期临床试验,360例患者随机接受术前放疗再手术或单纯手术。两组患者的切除率为89.5%和79.4%($P<0.01$)。两组术后病理T_2分期为12.9%和4.5%($P<0.01$),T_4分期为40.3%和51.3%($P<0.05$),淋巴结转移分别为64.3%和84.9%($P<0.001$)。两组患者5年及10年的生存率分别为30%对20%,20%对13%($P=0.009$)。这些数据提示术前放疗可以提高局部控制率和生存率。Skoropad等报道,78例可手术切除的胃癌患者随机接受单纯手术,或术前放疗(20 Gy/5次)后再手术及术中放疗(20 Gy)。研究发现,对于有淋巴结侵犯及肿瘤侵出胃壁的患者,接受术前及术中放疗组的生存期显著优于单纯手术组。两组间在死亡率上无显著差异,提示术前放疗安全可行。关于术前放疗的大型临床研究资料有限,有待进一步的

研究。

2.术后放疗及化疗

术后单纯放疗多数学者认为无效。有文献显示,术后单纯放疗未能提高生存率。术后放疗及化疗的设想合理,放疗可控制术后易发生的局部复发,化疗可以进行全身治疗,同时化疗能够起到放疗增敏的作用。5-FU是一个最常用于与放疗联合的化疗药物,与单纯放疗相比,前者能够提高胃肠道肿瘤患者的生存期。

为了彻底了解放疗及化疗在胃癌术后辅助治疗中的疗效,INT0116试验于1991年被启动。研究中共入组603例患者。其中85%有淋巴结转移,68%为T_3或T_4期病变。患者随机分为术后同步放疗及化疗组和单纯手术组(n=281和275)。单纯手术组接受胃癌根治性切除术,同步放疗及化疗组在根治性切除术后接受如下治疗:第1周期化疗,每天给予5-FU 425 mg/m^{2}和CF 20 mg/m^2,连续用5天;4周后再进行同步放疗及化疗,放疗总剂量为45 Gy,分25次给予,每周5次,共5周。放疗范围包括瘤床、区域淋巴结和切缘上下各2 cm。在放疗最初4天及最后3天连续给予上述化疗,放疗完全结束后1个月再给予以上化疗方案2周期。结果显示联合化放疗组的无病复发时间明显延长(30个月 vs.19个月 $P<0.001$),中位生存期明显延长(35个月 vs.26个月 $P=0.006$),3年无复发生存率(48% vs.31%)和总生存率(50% vs.41%,$P=0.005$)均有提高。最常见3~4级的毒性反应为骨髓抑制(54%),胃肠道反应(33%),流感样症状(9%),感染(6%)和神经毒性(4%)。

无疑,INT0116试验正式确立了放疗及化疗在胃癌术后辅助治疗中的地位。但是,该试验仍存在不少争议,焦点主要集中在以下几个方面。

其一,关于淋巴结的清扫范围。INT0116中每例患者都要求进行胃癌D2淋巴结清扫术,但实际上仅10%的手术达到该标准,36%为胃癌D1手术,54%为胃癌D0手术(即未将N1淋巴结完全清扫)。因而很多学者认为,术后放疗及化疗生存率提高可能是因为弥补了手术的不完全性,并由此提出胃癌D2淋巴结清扫后是否有必要接受辅助放疗及化疗的疑问。Hundahl等在回顾性研究中收集了INT0116试验的完整手术资料,分层分析结果显示,术后放疗及化疗对提高胃癌D0或D1手术患者的生存率有益,而对胃癌D2手术后的患者并无帮助。然而,INT0116试验中接受胃癌D2手术的患者极少,较小的样本量使分析结果缺乏说服力。Lim等给予291例D2手术的胃癌患者INT0116治疗方案,结果显示5年生存率和局部控制率比美国INT0116的研究结果更好。Oblak等分析123例接受INT0116治疗方案的患者,其中107例行根治性(R0)切除,其2年局部控制率、无病生存率、总体生存率分别达86%、65%和73%。但上述两项研究缺乏对照组。生存率和局部控制率的提高是由于手术(D2或R0)、放疗及化疗或二者共同作用还不能肯定。韩国的一项多中心的观察性研究比较了544例D2术后接受放疗及化疗的胃癌患者与同期446例仅接受D2胃癌患者的复发率和生存率。结果表明放疗及化疗组的中位总生存、无复发生存时间明显优于单纯手术组,分别为95.3个月对62.6个月($P=0.020$),75.6个月对52.7个月($P=0.016$)。二者的5年总体生存率、无复发生存率分别为57.1%对51.0%($P=0.0198$),54.5%对47.9%($P=0.0161$),且放疗及化疗组的死亡风险降低了20%。认为胃癌D2术后辅以放疗及化疗能提高生存率,减少复发。

第二个争议为,INT0116试验方案的安全性,即术后放疗及化疗的毒性反应也受到关注。试验进行中近75%的患者出现了>3级的毒性反应,另有17%的患者因毒性反应未能完成全部疗程。术后放疗及化疗是否安全?是什么因素使患者的耐受性下降?Tormo和Hughes的两个临床研究认为 INT0116 的放疗及化疗方案是安全的,毒性反应可以接受。在 INT0116 试验中,放疗方法多为传统的前后野照射,射野计划很少基于 CT 定位。而现在采用的放疗方法常为多野照射,且使用 CT 进行放疗计划,这些措施必将减轻正常组织的毒性反应。

此外一个争议为,INT0116 试验使用的化疗药物为静脉推注的 5-FU,之后的分析发现,5-FU 的使用并没有减少腹腔外的复发(放疗及化疗组及单纯手术组的腹腔外的复发率分别为 14％和 12％)。这就提示放疗及化疗带来的生存益处是由于放疗提高了局控率的结果。

在某种程度上,5-FU 充当了放疗增敏的角色而并未起到全身化疗的效果。当然,INT0116 试验设计于 20 世纪 80 年代,在当时静脉推注 5-FU 还是一个标准治疗。然而,单药 5-FU 在胃癌中的有效率太低,目前出现了很多有效率更高的化疗方案,可以作为更好的放疗增敏剂,及用于全身治疗。

同步放疗及化疗中是否有更好的化疗方案取代 FL/LV 方案,Leong 等在放疗同步 5-FU 输注治疗的前后使用 ECF 方案用于胃癌的辅助治疗,并采用多野放疗。3 或 4 级毒性反应发生率分别为 38％、15％,主要毒性表现为骨髓抑制(3~4 级发生率为 23％),胃肠道反应(3 级发生率为 19％)。Fuehs 等在一个含 ECF 方案的同步放疗及化疗研究也观察到相似的毒性反应,3~4 级的粒细胞减少及胃肠道反应分别为 29％、29％。目前,一个大型的 Ⅲ 期临床研究(Trial 80101)正在进行。该研究将根治性胃癌切除术的患者随机分为两组,术后的辅助治疗分别 5-FU/LV＋放疗(45 GY)/输注的 5-FU＋FU/LV 方案及 ECF＋放疗(45 GY)/输注的 5-FU＋ECF。其结果值得期待。

(三)生物治疗

随着分子生物学、细胞生物学和免疫学等研究的进展,胃癌的治疗已形成了除以手术治疗为主,辅以放疗、化疗外,还包括生物治疗在内的综合治疗。

胃癌生物治疗主要基于以下几个方面:①给予免疫调节剂、细胞因子或效应细胞,调动或重建受损免疫系统。增强机体抗癌能力并提高对放、化疗的耐受。②通过各种手段。促进癌细胞特异抗原表达、递呈或对免疫杀伤的敏感性,增强机体抗癌的攻击靶向力与杀伤效率。③对癌细胞生物学行为进行调节,抑制其增殖、浸润和转移,促进其分化或死亡。

代表性的治疗方法有单细胞因子和多细胞因子疗法,IL-2/LAK 疗法、TIL/IL-2 疗法、单细胞抗体导向抗胃癌疗法、胃癌疫苗、主动性特异性免疫疗法及基因治疗。

1.免疫调节剂治疗

对免疫功能抑制程度较轻,一般状态较好者有一定疗效。具有代表性的免疫调节剂有卡介苗、K-432、短小棒状杆菌菌苗、左旋咪唑,以及多糖类中的云芝多糖、香菇多糖等。能够非特异性提高胃癌患者单核-巨噬细胞活性与细胞因子产生,调动机体免疫系统,促进残存癌细胞的清除,减少复发与转移,支持进一步的放、化疗。

2.单克隆抗体及其交联物导向治疗

该疗法将单克隆抗体与化疗药物、毒素或放射性核素相偶联,利用抗体对癌细胞的特殊亲和力。定向杀伤癌细胞,适用于清除亚临床病灶或术后微小残存病灶,减少胃癌复发和转移。用于胃癌治疗研究的抗体主要针对其癌相关抗原或与细胞生物学行为相关的抗原。如癌胚抗原(CEA)、细胞膜转铁蛋白受体(TFR)、细胞膜表面 Fas 蛋白、与细胞恶性转化相关的表皮生长因子受体(EGFR),以及与癌组织血管形成密切相关的血管内皮生长因子(VEGF)及其受体等。但胃癌专一特异性抗体尚未发现。

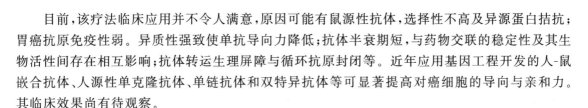

目前,该疗法临床应用并不令人满意,原因可能有鼠源性抗体,选择性不高及异源蛋白拮抗;胃癌抗原免疫性弱。异质性强致使单抗导向力降低;抗体半衰期短,与药物交联的稳定性及其生物活性间存在相互影响;抗体转运生理屏障与循环抗原封闭等。近年应用基因工程开发的人-鼠嵌合抗体、人源性单克隆抗体、单链抗体和双特异抗体等可显著提高对癌细胞的导向与亲和力。其临床效果尚有待观察。

3.细胞因子治疗

该方法适用于免疫功能损害较严重,外源性免疫调节剂已很难刺激机体产生免疫应答的患者。用于胃癌治疗的基因重组细胞因子主要有白细胞介素-2(IL-2)、干扰素-α(IFN-α)。肿瘤坏死因子-a(TNF-a)、粒细胞集落刺激因子(G-CSF)、粒-巨噬细胞集落刺激因子(GM-CSF)。临床上多将细胞因子与放、化疗及其他生物疗法联用;也可在瘤内或区域内给药,以减轻毒副作用。细胞因子治疗研究目前多集中在:现有临床方案的改进;细胞因子结构的改良(分子修饰,提高生物活性、降低毒性);通过分子生物学技术,构造出癌特异性抗体-细胞因子融合蛋白或细胞因子基因转移等。

4.肿瘤疫苗

免疫治疗是生物治疗的主要组成部分之一。肿瘤疫苗是肿瘤特异性的主动免疫治疗,其诱导的机体特异性主动免疫应答,增强机体抗肿瘤能力的作用在动物试验中取得了肯定,许多肿瘤疫苗已进入临床试验研究,显示出良好的前景。对于胃癌的免疫研究,将有助于胃癌综合治疗的实施、消灭残癌、预防复发与转移、提高患者的生活质量和生存率。胃癌的肿瘤疫苗主要有以下几种。

(1)肿瘤抗原肽疫苗:近年来,应用肿瘤相关抗原(TAA)或肿瘤特异性抗原进行主动免疫治疗的研究发展较快。由于免疫效应细胞识别的是由抗原呈递细胞吞噬、并经 MHC 分子呈递的肽段,因此免疫活性肽的发现为肿瘤主动免疫治疗提供了新的思路,出现了以不同抗原肽为靶点的肿瘤疫苗。

(2)胚胎抗原疫苗:癌胚抗原(CEA)是最早发现的 TAA,属胚胎性癌蛋白,也是与胃癌相关的研究最多的 TAA。Zaremba 等对 CEA 肽联 CAP1 的部分氨基酸残基进行替换得到 CAP1-6D,其不仅能在体外致敏 CEA 特异的细胞毒性 T 淋巴细胞(CTL),在体内也能诱导 CEA 特异的 CTL,目前部分 CEA 疫苗已进入Ⅰ期临床试验。曾有研究表明:在胃癌组织中分别可在胞核,胞质中识别到特异性对抗黑色索瘤抗原基因(MAGE 基因)蛋白的单克隆抗体 77B 和 57B,且 MAGE 可在大多胃癌患者中发现,故其可作为特异性免疫治疗胃癌的靶基因。但亦有报道认为 MAGE 基因多发生于进展期胃癌的晚期,在肿瘤免疫治疗中的价值值得再考虑。国内也有报道,多为混合性多价疫苗。邵莹等研究发现,应用 MAGE-3-HLA-A2 肿瘤肽疫苗可诱导产生对表达 MAGE-3 胃癌细胞特异性 CTL,这种 CTL 对胃癌细胞杀伤力很强,具有临床应用价值。

(3)其他肿瘤抗原肽疫苗:应用肿瘤细胞裂解产物经生物化学方法可以提取出肿瘤细胞的特异性抗原肽,目前这方面的研究较多。Nabeta 等从胃癌提纯了一种肿瘤抗原,称为 F4.2(一种肽),经体内、外试验证实:应用 F4.2 肿瘤肽疫苗可以诱导产生抗胃癌的特异性 CTL 细胞,有望作为一种 HLA-A31 结合性肽疫苗用于胃癌治疗。

(4)独特型抗体疫苗:抗独特型抗体(AID)具有模拟抗原及免疫调节的双重作用,同时能克服机体免疫抑制,打破免疫耐受,故能代替肿瘤抗原诱发特异性主动免疫。目前学者已成功构建了拟用于胃癌治疗的抗独特型抗体。何凤田等应用噬菌体抗体库技术成功地将胃癌单克隆抗体MG7改造成抗独特型抗体的单链可变区片段(SeFv),因为抗独特型抗体的SeFv组成及功能域的排序理想足以模拟初始抗原来激发机体的抗肿瘤免疫反应,所以其研究为应用抗独特型抗体ScFv治疗胃癌创造了条件。抗独特型抗体在实际应用中也存在一些问题,如肿瘤抗原决定簇出现变化时会影响抗独特型抗体疫苗的效果;大量有效抗独特型抗体的制备过程还存在一定困难以及若使用人单抗则可出现人体杂交瘤细胞不稳定、产量低等现象。这些均需通过进一步的研究解决。

(5)病毒修饰的肿瘤细胞疫苗:德国癌症中心研究开发了新城鸡瘟病毒(NDV)修饰的自体肿瘤疫苗,是目前研究较多的一种病毒修饰肿瘤细胞疫苗。主要方法是将NDV病毒转染肿瘤细胞,待其增生后灭活作为疫苗皮下注射。现该治疗方法在全世界范围内多中心多种癌症的临床治疗研究中取得了良好的效果,在胃癌也有应用,疗效亦较满意。

(6)树突细胞(DC)肿瘤疫苗:树突状细胞(DCs)即是体内最有效的专业抗原提呈细胞,也是抗原特异性免疫应答的始动者,具有摄取、加工、递呈抗原至T淋巴细胞的能力,表达高水平的MHCⅠ、Ⅱ和CD80,CD86等共刺激分子,在免疫应答中起关键作用。以DCs为基础的各种疫苗在胃癌免疫治疗中取得了很大的成就。

临床采用外周血单个核细胞及自体肿瘤抗原在体外制备DCs疫苗,采用临床随机对照研究将50例胃癌术后患者随机分为两组,对照组予以常规化疗;疫苗治疗组常规化疗2周后进行DCs疫苗皮下注射,每周1次,共4次。在治疗前后相应各时相点采取患者外周血检测白细胞介素12(IL12)、IL4及干扰素γ(IFNγ)的水平。结果疫苗治疗组患者DCs注射前及注射后2周、4周和8周的外周血IL12的水平分别为$(37\pm4)\rho g/mL$,$(68\pm6)\rho g/mL$,$(96\pm12)\rho g/mL$和$(59\pm9)\rho g/mL$;IFNγ的水平分别为$(61\pm12)\rho g/mL$,$(134\pm19)\rho g/mL$,$(145\pm20)\rho g/mL$和$(111\pm15)\rho g/mL$;IL4的水平分别为$(55\pm7)\rho g/mL$,$(49\pm6)\rho g/mL$,$(46\pm5)\rho g/mL$和$(50\pm8)\rho g/mL$。而常规治疗组患者外周血IL12,IFNγ及IL4的水平分别为$(39\pm7)\rho g/mL$,$(45\pm9)\rho g/mL$,$(44\pm10)\rho g/mL$,$(44\pm6)\rho g/mL$;$(63\pm10)\rho g/mL$,$(61\pm13)\rho g/mL$,$(62\pm11)\rho g/mL$,$(61\pm7)\rho g/mL$;$(52\pm11)\rho g/mL$,$(55\pm9)\rho g/mL$,$(53\pm10)\rho g/mL$,$(55\pm8)\rho g/mL$。疫苗治疗组患者外周血IL12及IFNγ水平在疫苗治疗后明显提高,与同期正常对照组相比差异有显著意义($P<005$)。结论DCs疫苗可提高胃癌患者术后外周血IL12的水平,并促进T细胞向Th_1方向发展,临床应用无明显不良反应。

Sadanaga等用负载MAGE-3肽的自身DCs治疗12例胃肠道肿瘤(胃癌6例),患者临床表现均有改观。其中7例患者的肿瘤标记物表达下降,3例患者肿瘤有消退现象,未发现毒副作用,表明用DCs负载肿瘤MAGE-3治疗胃肠道肿瘤安全有效。目前,DC作为体内最强的抗原呈递细胞,是肿瘤治疗的研究热点,以DCs为中心的肿瘤疫苗是否能给胃癌生物治疗开辟新途径尚需深入研究,尤其是更深入的临床应用研究,相信DC肿瘤疫苗必将给胃癌的治疗带来新的曙光。

(7)DNA疫苗:目前,一项国家自然科学基金资助项目—构建以胃癌MG7-Ag模拟表位为基础的DNA疫苗,在第四军医大学西京医院全军消化病研究所完成。这项研究成果为胃癌的免疫治疗提供了一条新途径。胃癌MG7-Ag是西京医院全军消化病研究所发现的一种特异性较好的胃癌标记物,并已初步证实可以诱导抗肿瘤免疫。研究人员希望能利用PADRE高效辅助作用的DNA疫苗制备容易,诱导免疫持久、广谱的特点,研制出一种新型的胃癌疫苗应用于胃癌免疫治疗。

(四)营养治疗

恶性肿瘤患者多存在营养不良。营养不良既是癌症的并发症,又是使其恶化造成患者死亡的主要原因之一,因此癌症患者需要营养支持以改善其生活质量。其基本方法有胃肠内营养及胃肠外营养两种。全胃及近端切除术后患者术后经肠内营养支持治疗方便、有效、安全、可靠。能改善术后患者的营养状态,在临床上有很好的应用价值。

肠内营养制剂有管饲混合奶及要素饮食两种。由于管饲混合奶渗透压及黏度高,需要肠道消化液消化。不适合术后早期肠内营养支持。要素饮食具有营养全面,易于吸收、无须消化、残渣少、黏度低及 pH 适中等特点。临床应用要素饮食过程中,未出现由于营养制剂所导致的水、电解质失衡及肠痉挛等。说明术后应用要素膳进行肠内营养治疗是一种安全、可靠的方法。因而术后早期肠内营养的制剂以要素膳为首选。

关于肠内营养开始时间及滴速的选择,Nachlas 等认为胃肠道术后短期功能障碍主要局限于胃、结肠麻痹,其中胃麻痹 1~2 天,结肠麻痹 3~5 天,而小肠功能术后多保持正常。近年来,有不少学者提倡术后早期(24 小时后)即开始肠内营养。临床采用术后 48 小时后滴入生理盐水 200 mL,如无不良反应,即于术后 72 小时开始逐渐增加滴入总量、速度及浓度直至达到需要量。由于术后患者处于应激状态,患者在大手术后的急性期内分解代谢旺盛,机体自身的保护性反应使机体动员体内的蛋白质、脂肪贮存来满足急性期代谢需要。因而,此时机体的代谢状况较混乱,不宜过早给予肠内营养支持。术后 72 小时开始为佳,这与山中英治的观点一致。

肠内营养滴注速度以 30 mL/h 的滴速开始,以后逐渐增加至 100~125 mL/h,此后维持这一速度。根据患者的耐受情况,逐步增加灌注量。全组患者在营养治疗过程中虽早期出现轻度腹胀,在继续滴注过程中腹胀均逐渐减轻,且未出现较严重的腹泻。因此,有学者认为术后短期进行肠内营养治疗时,滴入速度及浓度应遵循循序渐进的原则,只要使用得当,多可取得较满意的效果。

（宋玉军）

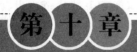

康复科疾病的临床诊疗

第一节 脑性瘫痪

脑性瘫痪简称脑瘫,是自受孕开始至婴儿期非进行性脑损伤和发育缺陷所导致的综合征,主要表现为运动障碍及姿势异常,是小儿时期常见的中枢神经障碍综合征。现代医学认为本病的病因是多种因素造成的,而其中早产、窒息、核黄疸是本病的三大原因。

脑性瘫痪的主要功能障碍可表现为以下几方面。①运动功能障碍:可出现痉挛、共济失调、手足徐动、帕金森病、肌张力降低等。②言语功能障碍:可表现为口齿不清,语速及节律不协调,说话时不恰当地停顿等。③智力功能障碍:可表现为智力低下。④其他功能障碍:包括发育障碍、精神障碍、心理障碍、听力障碍等。

本病在传统医学中属于"五迟""五软""五硬"和"痿证"的范畴。五迟是指立迟、行迟、发迟、齿迟、语迟;五软是指头颈软、口软、手软、脚软、肌肉软;五硬是指头颈硬、口硬、手硬、脚硬、肌肉硬。现代康复临床上按运动功能障碍的特点一般将本病分为痉挛型、不随意运动型、强直型、共济失调型、肌张力低下型和混合型。按瘫痪部位可将本病分为单瘫、双瘫、偏瘫、三肢瘫和四肢瘫。

一、康复评定

小儿脑瘫的评定是脑瘫患儿康复的重要环节,通过评定可以全面了解脑瘫患儿的生理功能、心理功能和社会功能,为分析患儿运动功能状况、潜在能力、障碍所在,设计合理的康复治疗方案、判定康复治疗效果提供依据。

(一)现代康复评定方法

1.身体状况的评定

身体状况的评定主要指一般状况及精神心理状况的评定。

(1)一般状况评定:有利于了解患儿的身体素质、患儿对康复治疗的承受能力。

(2)精神状况评定:脑瘫患儿常存在精神心理障碍,因此,治疗前应对患儿的精神状况进行评定,注意性格特点、情绪、行为、反应能力等,以利于制订具有针对性的康复治疗措施。

（3）感知、认知评定：运动障碍与感知认知障碍有关，因此，应掌握婴幼儿的感知、认知发育。

（4）智力评定：合并智力落后将会影响康复治疗效果，因此，进行智力评定对于制订合理可行的康复治疗方案很有必要，可以选择目前国内采用的各类量表进行智力评定。

2.肌张力评定

肌张力是维持身体各种姿势和正常运动的基础，表现形式有静止性肌张力、姿势性肌张力和运动性肌张力。只有这三种肌张力有机结合、相互协调，才能维持与保证人的正常姿势与运动。肌张力的变化可反映神经系统的成熟程度和损伤程度。脑瘫患儿均存在肌张力的异常。肌张力评定的指标量化比较困难，目前评定多从以下几方面进行。

（1）静止性肌张力评定：指肌肉处于安静状态的肌张力评定。检查时患儿保持安静、不活动、精神不紧张，临床多取仰卧位。检查包括肌肉形态、肌肉硬度、肢体运动幅度的改变及关节伸展度。①通过观察可以判定肌肉形态。②通过触诊可以了解肌肉硬度。③用手固定肢体的近位端关节，被动摆动远位端关节，观察摆动幅度大小，判定肌张力状况。④关节伸展度的检查可通过以下检查和测量进行判断：头部侧向转动试验；头背屈角；臂弹回试验；围巾征；手掌屈角；腘窝角；足背屈角；跟耳试验；内收肌角等。

（2）姿势性肌张力评定：姿势性肌张力是在主动运动或被动运动时，姿势变化产生的肌张力。姿势性肌张力在姿势变化时出现，安静时消失。可以利用四肢的各种姿势变化，观察四肢肌张力的变化。利用各种平衡反应观察躯干肌张力，也可转动小儿头部，发生姿势改变时观察肌张力的变化。不随意运动型脑瘫患儿，姿势变化时肌张力变化明显。

（3）运动性肌张力评定：运动性肌张力评定多在身体运动时，观察主动肌与拮抗肌之间的肌张力变化。利用主动或被动伸展四肢时，检查肌张力的变化。①锥体系损伤时，被动运动各关节，开始抵抗增强然后突然减弱，称为折刀现象；②锥体外系损伤时，被动运动时抵抗始终增强且均一，称为铅管样或齿轮样运动；③锥体系损伤时，肌张力增高有选择地分布于上肢，以屈肌及旋前肌明显，下肢多以伸肌明显；④锥体外系损伤时，除上述表现外，可有活动时肌张力的突然增高。

（4）异常肌张力的几种主要表现。①肌张力低下时，可有以下几种表现：蛙位姿势、W字姿势、对折姿势、倒U字姿势、外翻或内翻扁平足，站立时腰椎前弯，骨盆固定差而走路左右摇摆似鸭步、翼状肩、膝反张等。②肌张力增高时，可有以下异常姿势：头背屈、角弓反张、下肢交叉、尖足、特殊的坐位姿势、非对称性姿势等。对肌张力增高的传统分级是分为轻度、中度和重度三个等级，比较粗略。目前较为通用的评定标准多采用Ashworth痉挛量表或改良Ashworth痉挛量表，两者都将肌张力分为0~4级，改良Ashworth量表较Ashworth量表分得更细。

3.肌力评定

在全身各个部位，通过一定的动作姿势，分别对各个肌群的肌力作出评定。评定中注意以下几点：①局部或全身不同程度的肌力降低，可表现为不能实现抗重力伸展，抗阻力运动差，从而影响运动发育。②对不同肌群的评定，可在全身各个部位，通过一定的动作姿势，分别对各个肌群的肌力作出评定。③评定中所检查的运动方向，主要为屈-伸、内收-外展、内旋-外旋、旋前-旋后。④通常检查关节周围肌群及躯干的肌群。⑤常用的肌力检查方法为手法肌力检查（manual muscle testing，MMT），分级标准通常采用六级分级法，也可采用MMT肌力检查的详细分级标准，即在六级分级法的基础上以加、减号进行细化的标准。

4.关节活动度评定

关节活动度（range of motion，ROM）评定是在被动运动下对关节活动范围的测定。当关节活动受限时,还应同时测定主动运动的关节活动范围,并与前者相比较。

(1)决定关节活动度的因素:①关节解剖结构的变化;②产生关节运动的原动肌(收缩)的肌张力;③与原动肌相对抗的拮抗肌(伸展)肌张力。测量可采用目测,但准确的测量多使用量角器。

(2)评定方法:①头部侧向转动试验。正常时下颌可达肩峰,左右对称,肌张力增高时阻力增大,下颌难以达肩峰。②臂弹回试验。使小儿上肢伸展后,突然松手,正常时在伸展上肢时有抵抗,松手后马上恢复原来的屈曲位置。③围巾征。将小儿手通过前胸拉向对侧肩部,使上臂围绕颈部,尽可能向后拉,观察肘关节是否过中线,新生儿不过中线,4～6个月小儿过中线。肌张力低下时,手臂会像围巾一样紧紧围在脖子上,无间隙;肌张力增高时肘不过中线。④腘窝角。小儿仰卧位,屈曲大腿使其紧贴到胸腹部,然后伸直小腿,观察大腿与小腿之间的角度。肌张力增高时角度减小,降低时角度增大。正常4个月龄后该角应大于90°(1～3个月80°～100°、4～6个月90°～120°、7～9个月110°～160°、10～12个月150°～170°)。⑤足背屈角。小儿仰卧位,检查者一手固定小腿远端,另一手托住足底向背推,观察足从中立位开始背屈的角度。肌张力增高时足背屈角减小,降低时足背屈角增大。正常4～12个月龄为0°～20°(1～3个月60°、3～6个月30°～45°、7～12个月0°～20°)。⑥跟耳试验。小儿仰卧位,检查者牵拉足部尽量靠向同侧耳部,骨盆不离开床面,观察足跟与髋关节的连线与桌面的角度。正常4个月龄后该角度应大于90°,或足跟可触及耳垂。⑦股角。小儿仰卧位,检查者握住小儿膝部使下肢伸直并缓缓拉向两侧,尽可能达到最大角度,观察两大腿之间的角度,左右两侧不对称时应分别记录。肌张力增高时角度减小,降低时角度增大。正常4个月龄后应大于90°(1～3个月40°～80°、4～6个月70°～110°、7～9个月100°～140°、10～12个月130°～150°)。⑧牵拉试验。小儿呈仰卧位,检查者握住小儿双手向小儿前上方牵拉,正常小儿5个月时头不再后垂,上肢主动屈肘用力。肌张力低时头后垂,不能主动屈肘。

(3)对于变形与挛缩的评定:脑瘫患儿易发生挛缩,容易出现关节的变形,如斜颈、脊柱侧弯、骨盆前倾或侧倾、髋关节脱臼或半脱臼、膝关节屈曲或过伸、足的内外翻等。通过被动屈伸及在不同体位下进行关节活动度的检测,通常可以较好地辨别关节是否存在挛缩。变形后容易造成肢体的形态变化,因此还要注意测量肢体的长度及肢体的周径等。

5.反射发育评定

小儿反射发育十分准确地反映中枢神经系统发育情况,是脑瘫诊断与评定的重要手段之一。按神经成熟度,可分为原始反射、姿势反射、平衡反应及正常情况下诱导不出来的病理反射。

(1)原始反射:脑瘫患儿往往表现为原始反射不出现、亢进或延迟消失,临床常检查觅食反射、吸吮反射、手与足握持反射、拥抱反射、张口反射、跨步反射、踏步反射、侧弯反射等。

(2)姿势反射:人生后就有抗重力维持立位和能够立位移动的基本能力,这种抗重力维持姿势的平衡、修正姿势的反射总称为姿势反射,大多是无意识的反射活动。人在活动中保持姿势是多个反射协调的结果,所以姿势反射可以反映神经系统的成熟度,是评定运动障碍的根据。根据神经系统发育状况,不同的姿势反射应在不同时期出现、消失或终生存在。姿势反射主要包括非对称性紧张性颈反射、对称性紧张性颈反射、紧张性迷路反射、各类立直反射、降落伞反射等。

(3)平衡反应:最高层次(皮质水平)的反应。当倾斜小儿身体支持面,移动其身体重心时,小儿为了保持平衡,四肢代偿运动,调节肌张力以保持整体的正常姿势。平衡反应的成熟发展,可以使人维持正常姿势。脑瘫患儿平衡反应出现延迟或异常,严重痉挛型脑瘫几乎不能建立平衡反应;中、轻度痉挛型脑瘫建立不完全,可被不正常动作或原始动作干扰,出现较晚;不随意运动型脑瘫由于不自主动作和不能控制的姿势和肌张力的变化,虽然大部分反应都可建立,但反应不协调、不直接。不同体位的平衡反应出现时间不同,终生存在。临床通常检查卧位、坐位、跪立位、立位平衡反应。

(4)背屈反应:从背后拉立位的小儿使之向后方倾斜,则踝关节和足趾出现背屈,对于无支持的站立和行走十分重要。正常小儿出生后15～18个月出现,不出现或出现延迟为异常。

(5)病理反射:锥体系受到损伤时可以诱发出病理反射、牵张反射亢进、踝阵挛和联合反应。痉挛型脑瘫可以出现病理反射、牵张反射亢进、踝阵挛;痉挛型和不随意运动型脑瘫都有可能出现联合反应,如主动用力、张口、闭嘴时发生姿势的改变等。在检查评价和治疗中,要尽力避免和减少患儿的联合反应。

6.姿势与运动发育评定

(1)姿势与运动发育特点:姿势是指小儿身体各部位之间所呈现的位置关系,即机体在相对静止时,克服地心引力所呈现的自然位置。只有保持正常的姿势,才能出现正常的运动。脑瘫患儿存在脑损伤,神经系统发育受阻,神经系统调节障碍,必然导致姿势和运动发育异常。通过评定小儿姿势与运动发育情况,可以早期发现异常,也可以作为康复效果评定的客观指标。小儿脑瘫的姿势运动发育评定应在俯卧位、仰卧位、坐位、立位时进行,也应根据患儿的年龄及临床特点,对体位转换、翻身、四爬、高爬、跪立位、立位及行走等不同体位进行评定。

(2)脑瘫患儿的特点:①运动发育的未成熟性。脑瘫患儿均有不同程度的运动发育落后,可表现为整体运动功能落后,也可表现为部分运动功能落后。②运动发育的不均衡性。运动发育与精神发育的不均衡性,粗大运动和精细运动发育过程中的分离现象,各种功能发育不能沿着正确的轨道平衡发展,对于外界刺激的异常反应而导致的运动紊乱。③运动发育的异常性。运动发育延迟的同时伴有异常姿势和运动模式;四肢和躯干的非对称性;固定的运动模式;抗重力运动困难;做分离运动困难的整体运动模式;发育不均衡,如上肢与下肢、仰卧位与俯卧位、左侧与右侧运动发育不均衡;肌张力不均衡,如异常肌张力、姿势变化时的肌张力增高、降低或动摇;原始反射残存,立直反射及平衡反应出现延迟或不出现;感觉运动发育落后,感觉"过敏"而导致运动失调;联合反应和代偿性运动;违背了运动姿势发育的六大规律。④运动障碍的多样性。锥体系损伤呈痉挛性瘫痪,锥体外系损伤呈不自主运动、肌阵挛或强直,小脑损伤呈平衡障碍、共济失调、震颤等。⑤异常发育的顺应性。脑瘫患儿得不到正常运动、姿势、肌张力的感受,而不断体会和感受异常姿势和运动模式,形成异常的感觉神经通路和神经反馈;发育向异常方向发展、强化而固定下来,异常姿势和运动模式逐渐明显,症状逐渐加重。

一般认为脑瘫患儿发育的主要特征是运动发育延迟3个月以上,同时有异常姿势和运动模式。评定姿势与运动发育是否有落后,是否有异常模式,还要动态观察这种状况是否改善或恶化。可采用一些常用的评定量表进行运动功能评定,如Milani正常儿童发育评定、粗大运动功能评定、PALCI评定法、功能独立性评定、Peabody运动发育评定等。

7.感知认知评定

脑瘫虽以运动功能障碍为主要障碍,可直观地观测和评定,但脑瘫患儿的运动障碍往往与感知、认知障碍紧密相关,特别在脑发育阶段更是如此。因此,掌握和评定婴幼儿感知、认知发育,可以达到整体评定的目的。可以根据儿童发育不同阶段的关键年龄所应具备的感知、认知标准,参考和应用各类量表或自行编制量表进行评定。

8.其他方面的评定

很多脑瘫患儿伴有言语语言障碍、听力障碍、视觉障碍、智力障碍、心理行为异常等,因此,应根据患儿临床表现和需求,进行言语语言、听觉、视觉、智力、心理行为评定和步态分析。评定需要采用必要的辅助器具。

上述各类评定,可根据需求和不同目的,采用国内外公认的评定量表或工具进行评定,也可根据临床经验,采用自制的量表或工具进行评定。

(二)传统康复辩证

1.病因病机

主要有以下 3 个方面。

(1)先天不足:多因父母精血亏虚、气血不足或者近亲通婚,导致胎儿先天禀赋不足、精血亏虚,不能濡养脑髓;母体在孕期营养匮乏、惊吓或是抑郁悲伤,扰动胎儿,以致胎儿发育不良;先天责之于肝肾不足,胎元失养,致筋骨失养,肌肉萎缩,日久颓废。

(2)后天失养:多因小儿出生,禀气怯弱,由于护理不当致生大病,伤及脑髓,累及四肢;后天责之于脾,久病伤脾,痰浊内生,筋骨肌肉失于濡养,日渐颓废。脑髓失养,而致空虚。

(3)其他因素:多为产程中损伤脑髓,或因脑部外伤、瘀血内阻、邪毒侵袭、高热久病、正虚邪盛,营血耗伤,伤及脑髓而致。

2.四诊辨证

通过四诊,临床一般将本病分为以下 3 型。

(1)肝肾不足型:发育迟缓,智力低下,五迟,面色无华,神志不清,精神呆滞,常伴有龟背、鸡胸,病久则肌肉萎缩、动作无力,舌淡苔薄,指纹色淡。

(2)瘀血阻络型:精神呆滞,神志不清,四肢、颈项及腰背部肌肉僵硬,活动不灵活,不协调,舌淡有瘀斑瘀点,苔腻,脉滑。

(3)脾虚气弱型:面色无华,形体消瘦,五软,智力低下,神疲乏力,肌肉萎缩,舌淡,脉细弱。

二、康复策略

为促进患儿正常的运动发育,抑制异常运动模式和姿势,最大限度地恢复功能,小儿脑瘫的康复应做到早诊断、早治疗,才能达到较好的康复效果。目前主要针对患儿的运动障碍采取综合治疗。在整体康复中,中国传统康复疗法有着举足轻重的作用。脑瘫的康复是一个长期复杂的过程,需要在中西医结合的理论指导下,医师、治疗师、护士、家长共同努力完成。

脑瘫传统康复治疗的目的主要在于减轻功能障碍,提高生活质量。大多以针灸、推拿为主要手段。针灸可以有效改善脑血流速度,促进脑组织的血液供应,从而进一步改善中枢神经功能,促进康复。有效的推拿方法对于运动和姿势异常而引发的继发性损害如关节李缩等有良好的预防和康复治疗作用。这里主要介绍针灸康复疗法。

三、针灸康复治疗方法

以疏通经络、行气活血、益智开窍为原则。《素问·痿论》提出"治痿独取阳明"的治法,常选取手足阳明经腧穴进行针刺,辅以头部腧穴。一般选择毫针刺法、灸法、头皮针法等。

(一)毫针刺法

1.主穴

四神聪、百会、夹脊、三阴交、肾俞。

2.配穴

肝肾不足加太溪、关元、阴陵泉、太冲;瘀血阻络加风池、风府、血海、膈俞;脾虚气弱加脾俞、气海;上肢瘫痪加肩髃、肩髎、肩贞、曲池、手三里、合谷、外关;下肢瘫痪加伏兔、血海、环跳、承山、委中、足三里、阳陵泉、解溪、悬钟、太冲、足临泣;言语不利加廉泉、哑门、通里;足下垂加昆仑、太溪;颈软加天柱、大椎;腰软加腰阳关;斜视加攒竹;流涎加地仓、廉泉;听力障碍加耳门、听宫、听会、翳风。

3.具体操作

选用 28 号毫针针刺。一般每次选 2~3 个主穴,5~6 个配穴,平补平泻。廉泉向舌根方向刺 0.5~1 寸;哑门向下颌方向刺 0.5~0.8 寸,不可深刺,不可提插。每天或隔天 1 次,留针 15 分钟,15 次为 1 个疗程,停 1 周后,再继续下 1 个疗程。

(二)灸法

灸法是用艾绒为主要材料制成的艾炷或艾条点燃以后,在体表的一定部位熏灼,给人体以温热性刺激以防治疾病的一种疗法,也是针灸学的一个重要组成部分。《灵枢·官能》篇指出:"针所不为,灸之所宜。"《医学入门》也说,凡病"药之不及,针之不到,必须灸之"。均说明灸法可以弥补针刺之不足。

1.主穴

百会、四神聪、足三里、三阴交。

2.配穴

(1)上肢瘫:取曲池、外关。

(2)下肢瘫:取阳陵泉;颈软取大椎。

(3)腰软:取肾俞、腰阳关。

(4)肘部拘急:取手三里、支正。

(5)剪刀步:取风市、阳陵泉、悬钟。

(6)肝肾不足型:取肝俞、肾俞。

(7)脾胃虚弱型:取曲池、外关、合谷、脾俞、中脘、关元。

(8)气滞血瘀型:取大椎、悬钟。

3.操作

(1)艾条灸:艾条是取艾绒 24 g,平铺在长 26 cm,宽 20 cm,质地柔软疏松而又坚韧的桑皮纸上,将其卷成直径约 1.5 cm 的圆柱形封口而成。也可在艾绒中掺入其他药物粉末,称药条。药条处方:肉桂、干姜、丁香、木香、独活、细辛、白芷、雄黄、苍术、没药、乳香、川椒各等分,研为细末,每支药条在艾绒中掺药 6 g。患儿仰卧,艾条火头距离穴位 3 cm 左右进行熏烤,使火力温和缓慢透入穴下深层,皮肤有温热舒适而无灼痛感。每穴灸 10~15 分钟,至皮肤稍起红晕即可。每天 1 次,10~12 天为 1 个疗程。休息 5~7 天后,进行下 1 个疗程。

(2)艾炷灸:将纯净的艾绒放在平板上,用手指搓捏成圆锥形状,称为艾炷。每燃烧一个艾炷称为 1 壮。将施灸穴位涂敷少许凡士林油以黏附艾炷,放小艾炷点燃,皮肤感到灼痛时即扫除艾炷,更换新的续灸,连灸 3~7 壮,穴下皮肤充血红晕为度。隔天 1 次,7~10 天为 1 个疗程。休息 5～7 天后,进行下 1 个疗程。

(3)艾炷隔姜灸:穴上放厚约 2 mm 的姜片,中穿数孔,姜片上放艾炷,每次选 3～5 穴,每穴灸 3～10 壮,每天或隔天 1 次,7～10 天为 1 个疗程。休息 3～5 天后,进行下 1 个疗程。

4.灸后的处理

施灸后,出现局部皮肤微红灼热属正常现象,无须处理,很快即可自行消失。如因施灸过量、时间过长,局部出现小水泡,只要注意不擦破,可任其自然吸收。如水泡较大,可用消毒毫针刺破水泡,放出水液,或用注射器抽出水液,再涂以甲紫,并以纱布包裹。如因护理不当并发感染,灸疮脓液呈黄绿色或有渗血现象者,可用消炎药膏或玉红膏涂敷。

（三）头皮针疗法

1.取穴

运动功能障碍取健侧相应部位的运动区;感觉功能障碍取健侧相应部位的感觉区;下肢功能运动和感觉障碍配对侧足运感区;平衡功能障碍配患侧或双侧的平衡区。听力障碍取晕听区;言语功能障碍,配言语 1、2、3 区(具体为运动性失语选取运动区的下 2/5,命名性失语选取言语 2 区,感觉性失语选取言语 3 区)。

2.具体操作

一般用 1 寸毫针,头皮常规消毒,沿头皮水平面呈 30°角斜刺,深度达到帽状腱膜下,再压低针身进针,捻转,平补平泻,3 岁以内患儿不留针,每天 1 次,10 次为 1 个疗程。

（四）耳针法

1.主穴

交感、神门、脑干、枕、肾、脾、皮质下、心、肝、肾上腺、小肠、胃。

2.配穴

(1)上肢瘫痪:取肩、肘、腕、指。

(2)下肢瘫痪:取髋、膝、踝、跟。

3.操作

(1)寻找反应点:可用探针、火柴头、针柄按压,有压痛处即为反应点。亦可用测定耳部皮肤电阻(耳穴探测仪)的方法,其皮肤电阻降低,导电量明显增高处即为反应点,反应点就是针刺的部位。

(2)消毒:用 75%乙醇,或先用 2%碘酒,后用 75%乙醇脱碘。

(3)针刺:根据需要选用 0.5 寸短柄毫针或用特定的图钉型揿针。毫针进针时,以左手固定耳郭,右手进针。进针深度以穿破软骨但不透过对侧皮肤为度。目前临床也可用磁石、菜籽、王不留行籽等进行压迫刺激。多数患儿针刺后,局部有疼痛或热胀感;少数患儿有酸、重甚至有特殊之凉、麻、热等感觉沿经络线放射传导,一般有这些感觉者疗效较好。

(4)出针:出针后用消毒干棉球压迫针孔,防止出血。必要时再涂以乙醇或碘酒,预防感染。

4.疗程

每次选用 4～6 穴,采用毫针刺,每次留针 20～30 分钟或用王不留行籽贴压。每天按压刺激 2～3 次,每天 1 次或隔天 1 次,10 次为 1 个疗程,休息 3～5 天后,进行下 1 个疗程。

5.注意事项

(1)严密消毒,预防感染:耳郭冻伤或有炎症的部位禁针。若见针眼发红,患儿又觉耳部胀痛,可能有轻度感染时,应及时用 2%碘酒涂擦,或口服消炎药。

(2)耳针亦可发生晕针,需注意预防处理。

(3)进针待耳郭充血发热后,宜嘱其适当活动患部,或对患儿肢体进行按摩,可增加疗效。

(五)穴位注射法

穴位注射法是在穴位中进行药物注射,通过针刺和药液对穴位的刺激及药理作用,从而调整机体功能,改善病理状态的一种治疗方法。

1.选穴

风池、大椎、肾俞、曲池、手三里、足三里、阳陵泉、承山、合谷等。

2.常用药物

根据病情需要,选用各种供肌内注射的中西药物。常用的有5%～10%葡萄糖溶液、生理盐水、胎盘组织液、维生素 B_1、维生素 B_{12} 及当归、川芎、灯盏花素注射液、神经节苷脂、脑活素等多种中西药注射液。

3.操作方法

根据注射部位的具体情况和药量的不同,选择合适的注射器和针头。常规消毒局部皮肤后,将针头按照毫针法的角度和方向的要求迅速进入皮下或肌层的一定深度,并上下提插出现针感后,若回抽无血,即可将药物注入。因药物及注射部位不同而有差异,如四肢及腰部肌肉丰厚处,可注入药液可达 5～10 mL,而头面及耳部等处,一般只注入 0.3～0.5 mL;中药浸出液可注入 1～2 mL;其他药物,以原药物剂量的1/5～1/2 为宜。每次选 2～3 穴,每天或隔天注射 1 次,30 次为 1 个疗程。休息 7～10 天后,进行下 1 个疗程。

4.注意事项

(1)一般药液不宜注入关节腔、脊髓腔和血管内。这些药液误入关节腔,可引起关节红肿、发热、疼痛等反应;误入脊髓腔,有损害脊髓的可能。

(2)在主要神经干通过的部位作穴位注射时,应注意避开神经干,或浅刺以不达到神经干所在的深度为宜。如针尖触到神经干,患者有触电感,要稍退针,然后再注入药物,以免损伤神经。

(3)注射躯干部不能过深,防止刺伤内脏。

(六)手针疗法

手针疗法是针刺手部的一些特定穴位,以治疗疾病的一种方法。将其用于治疗小儿脑性瘫痪是近年来新开展的方法。手针法具有通经活络,调整脏腑功能的作用,可用于治疗病因复杂的小儿脑性瘫痪疾病,有针感强、反应大、取穴少、透穴多、留针时间短等优点。

1.主穴

取肩点(在示指掌指关节桡侧赤白肉际处)、踝点(在拇指掌指关节桡侧赤白肉际处)、脊柱点(在小指掌指关节尺侧赤白肉际处)、坐骨神经点(在第四、五掌指关节间,靠近第四掌指关节处)、腰腿点(在手背腕横纹前 1.5 寸、第二伸指肌腱桡侧和第四伸指肌腱尺侧处)(图 10-1)。

2.配穴

(1)视力障碍:取眼点(拇指指关节尺侧赤白肉际)。

(2)颈软:取颈项点(在手背面,第二掌指关节尺侧缘)。

(3)上肢运动障碍、咀嚼肌无力:取后头点(在小指第一指关节尺侧赤白肉际处)。

(4)癫痫:取胸痛点(在拇指指关节桡侧赤白肉际)。

(5)踝关节固位不好:取足跟痛点(在胃肠点与大陵穴连线的中点)。

(6)消化不良:取腹泻点(在手背第三、四掌指关节间上 1 寸)。

(7)肝肾不足型:取肝点(在掌面,无名指第一指关节横纹中点)、肾点(在掌面,小指第二指关节横纹中点处)。

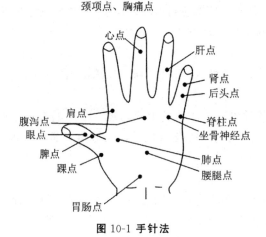

图 10-1 **手针法**

(8)脾胃虚弱型:取脾点(在掌面,拇指指关节横纹中点)、胃肠点(在劳宫穴与大陵穴连线的中点处)。

(9)气滞血瘀型:取心点(在掌面,中指第二指关节横纹中点)、肺点(在掌面,无名指第二指关节横纹中点)。

3.操作

用 28～30 号的 0.5～1 寸毫针直刺或斜刺进针,一般可刺 0.3～0.5 寸,用中强刺激,留针 3～5 分钟。每天或隔天针刺 1 次,10 天为 1 个疗程,休息 2～4 天后,进行下 1 个疗程。

4.注意事项

(1)手针疗法感应比较强,故治疗前须向患儿充分说明,防止晕针。

(2)手针法针尖宜入肌腱和掌骨之间,不可伤及骨膜。

(3)手针刺腰腿点时,针与皮肤表面呈 15°～30°角,针尖向掌侧面,从伸指肌腱和掌骨之间刺入,深 0.5～0.8 寸。

(4)手针法的选穴常选取对侧手部的相应穴位,左病选右侧穴,右病选左侧穴。

(七)足针疗法

足针法是针刺足部的一些特定穴位,以治疗疾病的一种方法,具有疏通经络、行气活血及调整脏腑功能的作用。近年来用于治疗小儿脑性瘫痪,有针感适宜、反应大、取穴少、透穴多、留针时间短等优点。

1.主穴

5 号穴(在足底后缘的中点直上 4 寸,外旁开 3 cm),15 号穴(在踝关节横纹中点下 5 分两旁的凹陷处),18 号穴(在足背,第一跖骨底内前凹陷中),30 号穴(昆仑穴直上 1 寸处)。

2.配穴

(1)视听障碍、语言障碍:取 2 号穴(在足底后缘的中点直上 6 cm,内旁开 2 cm 处)。

(2)癫痫:取 7 号穴(在足底后缘的中点直上 5 寸,外旁开 2 cm),8 号穴(在足底后缘的中点直上 9 cm,外旁开 2 cm),27 号穴(在太白穴与公孙穴连线的中点处)。

（3）消化不良:取 6 号穴(在足底后缘的中点,直上 5 寸,内旁开 2 cm 处),9 号穴(在第三趾与第二趾间后 4 寸处),10 号穴(在涌泉穴内旁开 1 寸处),19 号穴(在足背二、三趾间后 3 寸处)。

（4）竖颈不好:取 20 号穴(在足背三、四趾间后 1 寸处)。

（5）上肢功能障碍:取 11 号穴(在涌泉外旁开 2 寸处)。

（6）下肢运动障碍:取 21 号穴(在足背四、五趾间后五分处)。

（7）流涎:取 12 号穴(在足底第三趾与第二趾间后 1 寸处),13 号穴(在足底小趾横纹中点外 1 寸处)。

3.操作

用 26～28 号毫针直刺或斜刺,深 0.5～1.5 寸,留 10～15 分钟。每天或隔天针刺 1 次,10 天为 1 个疗程,休息 2～4 天后,进行下 1 个疗程。

4.注意事项

（1）足针疗法感应比较强,治疗前须向患儿充分说明,以防止发生晕针。

（2）沿骨缘斜刺时,注意不要损伤骨膜;足部特别要注意消毒,防止发生感染。

（3）捻针时,让患儿活动或按摩患处。

（4）左侧病取左侧穴,右侧病取右侧穴,两侧病取双侧穴。

四、注意事项

（1）本病病变在脑,多累及四肢,主要表现为中枢性运动障碍及姿势异常,并可能同时伴有智力低下、听力障碍、癫痫行为异常等症状。一般在新生儿期即可发现,但少数患儿症状不明显,待坐立困难时才发觉,本病严重影响患儿生长发育及生活能力,是儿童致残的主要疾病之一。因此,应引起广大临床医务工作者和家长的高度重视。

（2）由于婴儿的运动系统、神经系统正处于发育阶段,异常姿势运动还没有固化,所以临床上对于小儿脑瘫的治疗,应做到早诊断、早治疗,以达到最好的康复效果。提倡在出生后即进行评估,如存在脑瘫发病高危因素,则立即进行干预治疗;出生后 3～6 个月内确诊,如确诊,综合康复治疗应立即进行。康复治疗最佳时间不要超过 3 岁,其方法包括躯体训练、技能训练、物理治疗、针灸治疗、推拿手法治疗等。

（3）针多灸治疗本病有较好的疗效。毫针治疗关键在于选择腧穴和针刺补泻手法,选取腧穴多以阳明经穴和奇穴为主,针刺手法以补法和平补平泻为主;头皮针治疗刺激量不宜太大;灸法注意防止烫伤;痉挛型脑瘫患儿的痉挛侧不宜用电针治疗。

（郑厚江）

第二节　脑　卒　中

脑卒中是脑中风的学名,是一种突然起病的脑血液循环障碍性疾病,又叫脑血管意外。其中缺血性脑卒中又称为脑梗死,包括脑血栓形成、脑栓塞和腔隙性脑梗死等。出血性脑卒中包括脑出血和蛛网膜下腔出血。

由于脑损害的部位、范围和性质不同,脑卒中发病后的表现不尽相同,多见一侧上下肢瘫痪无力,肌肤不仁,口眼㖞斜,时流口水,面色萎黄,舌强语謇。久之,则肢体逐渐痉挛僵硬,拘急不张,甚则肢体出现失用性强直、挛缩,进而导致肢体畸形和功能丧失等。可分为运动功能障碍、感觉功能障碍、言语功能障碍、认知障碍和心理障碍以及各种并发症,其中运动功能障碍以偏瘫最为常见。

中医认为,本病的发生主要在于患者平素气血亏虚。心、肝、肾三脏阴阳失调,兼之忧思恼怒,或饮酒饱食,或房室劳累,或外邪侵袭等因素,以致气血运行受阻,经脉痹阻,失于濡养;或阴亏于下,肝阳暴涨,阳化风动,血随气逆,夹痰夹火,横窜经络,蒙闭清窍而卒然仆倒,半身不遂。

传统康复疗法主要以针灸、推拿、中药和传统运动疗法等为手段,从而减轻结构功能缺损(残损)程度,在促进患者的整体康复方面发挥重要作用。

一、康复评定

(一)现代康复评定方法

1.整体评定内容

(1)全身状态的评定:包括患者的全身状态、年龄、并发症、主要脏器的功能状态和既往史等。

(2)功能状态的评定:包括意识、智能、言语障碍、神经损害程度及肢体伤残程度等。

(3)心理状态的评定:包括抑郁症、焦虑状态和患者个性等。

(4)患者本身素质及所处环境条件的评定:包括患者爱好、职业、所受教育、经济条件、家庭环境、患者与家属的关系等。

(5)其他:对其丧失功能的自然恢复情况进行预测。

2.具体康复评定

脑卒中康复评定是脑卒中康复的重要内容和前提,它对康复治疗目标和康复治疗效果起着决定作用,且有利于评估其预后。原则上,在脑卒中早期就应进行评定,之后应定期评定。康复评定涉及的内容包括脑损害严重程度、脑卒中的功能障碍、言语功能、认知障碍、感觉、心理、步态分析、日常生活活动能力等。

(二)传统康复辨证

1.病因病机

中医认为本病的发生多因肝肾阴虚,肝阳偏亢。肝风内动为其根本,当风阳暴涨之际,夹气、血、痰、火,上升于巅,闭塞清窍,以致猝然昏迷,横窜经络,气血瘀阻,形成脑卒中。

2.辨证分型

临床上常将本病分为中脏腑与中经络两大类。中脏腑者,病位较深,病情较重,主要表现为神志不清,半身不遂,并且常有先兆及后遗症状出现。中经络者,病位较浅,病情较轻,一般无神志改变,仅表现为口眼㖞斜,语言不利,半身不遂。具体证型如下。

(1)风痰入络:肌肤不仁,手足麻木,突然发生口眼㖞斜,语言不利,口角流涎,舌强语謇,甚则半身不遂,或兼见手足拘挛,关节酸痛等症,舌苔薄白,脉浮数。

(2)阴虚风动:平素头晕耳鸣,腰酸,突然发生口眼㖞斜,言语不利,甚或半身不遂,舌红苔腻,脉弦细数。

(3)气虚血瘀:半身不遂,肢软无力,或见肢体麻木,患侧手足水肿,语言謇涩,口眼㖞斜,面色萎黄,或黯淡无华,舌色淡紫,瘀斑瘀点,苔白,脉细涩无力。

(4)风阳上扰:平素头晕头痛,耳鸣目眩,突然发生口眼㖞斜,舌强语謇,或手足重滞,甚则半身不遂等症,舌红苔黄,脉弦。

二、康复治疗

(一)康复策略

1.目标

脑卒中康复目标是采用一切有效的措施预防脑卒中后可能发生的残疾和并发症(如压疮、泌尿道感染、深静脉血栓形成等),改善受损的功能(如运动、语言、感觉、认知等),提高患者的日常活动能力和适应社会生活的能力。

2.治疗原则

(1)只要患者神志清楚,生命体征平稳,病情不再发展,48小时后即可进行康复治疗。

(2)康复治疗注意循序渐进,需脑卒中患者的主动参与及家属的配合,并与日常生活和健康教育相结合。

(3)采用综合康复治疗,包括物理因子治疗、运动治疗、作业治疗、言语治疗、心理治疗、传统康复治疗和康复工程等。

(4)康复与治疗并进。脑卒中的特点是障碍与疾病共存,故康复应与治疗同时进行,并给予全面的监护与治疗。

(5)重建正常运动模式。在急性期,康复运动主要是抑制异常的原始反射活动(如良好姿位摆放等),重建正常运动模式;其次才是加强肌力的训练。脑卒中康复是一个改变"质"的训练,旨在建立病人的主动运动,保护患者,防止并发症的发生。

(6)重视心理因素。严密观察脑卒中患者有无抑郁、焦虑情绪,它们会严重影响康复治疗的进行和效果。

(7)预防复发,即做好二级预防工作,控制危险因素。

(8)根据患者功能障碍的具体情况,采取合理的药物治疗和必要的手术治疗。

(9)坚持不懈,康复是一个持续的过程,重视社区及家庭康复。

偏瘫恢复的不同阶段治疗方法不同。软瘫时以提高患侧肌张力、促进随意运动产生为主要治疗原则;痉挛时要注意降低肌张力,而在本阶段不恰当的针刺治疗易引起肌张力增高,故应特别注意。

(二)治疗方法

脑卒中的传统康复疗法包括针灸、推拿、中药内服、中药熏洗和气功疗法等,既可单独使用,也可联合应用。多种康复疗法的综合应用,可以优势互补,提高疗效。药物与针灸结合是最常用的康复疗法,体针和头针结合也得到了普遍认可。推拿疗法在改善痉挛状态方面有独特的优势。在康复过程中应特别重视针灸对肌张力的影响。故传统康复技术与现代康复技术的配合应用,可提高脑卒中康复治疗的有效率。

1.推拿治疗

以舒筋通络、行气活血为原则,病程长者须辅以补益气血、扶正固本。重点选取手、足阳明经脉及腧穴。推拿对于抑制痉挛、缓解疼痛、防止关节挛缩以及促进随意运动恢复都有良好作用。

在偏瘫的不同阶段,应采用不同的推拿手法。如在偏瘫弛缓期,多采用兴奋性手法提高患肢肌张力,促使随意运动恢复。可在肢体上进行㨰、揉、捏、拿、搓、点、拍等手法。痉挛期,则多采用抑制性手法控制痉挛,一般用较缓和的手法,如揉、摩、捏、拿、㨰、擦手法,治疗时间宜长,使痉挛肌群松弛。但不恰当的手法可能会增强肌张力，进一步限制肢体功能的恢复，须特别注意。操作方法如下。

（1）患者取俯卧位（若不能俯卧或较久俯卧者可改为侧卧位，患侧在上），医师立于患侧。从肩部起施以掌根按揉法，自肩后、上背、经竖脊肌而下至腰骶部，上下往返多次按背腰部肌肉。在按压背俞穴基础上，重点按压膈俞、肝俞、三焦俞、肾俞等及督脉大椎、筋缩、腰阳关等穴，约5分钟。

（2）继以上体位，在患侧臀部施掌根按揉法和按压环跳、八髎等穴相结合，并配合做髋关节内、外旋转的被动运动。按压承扶、殷门、委中、承山等穴，掌根按揉股后、腘窝、小腿后屈肌群，重点是拿、捻跟腱并配合踝关节背伸的被动运动，共5～6分钟。

（3）患者仰卧位，医师立于患侧。先掌根按揉三角肌，指揉肩三穴，拿三角肌、肱二头肌、肱三头肌，以肱三头肌为主，并配合肩关节外展、外旋、内旋、内收、前屈等被动运动。继而指揉曲池、手三里，拿前臂桡侧肌群和前臂尺侧肌群，配合肘关节屈伸的被动运动。再指揉外关、阳池，拿合谷，按揉大、小鱼际肌，指揉掌侧骨间肌和背侧骨间肌，配合腕关节屈伸、尺偏、桡偏的被动运动。捻、摇诸掌指、指间关节，总共约5分钟。

（4）继以上体位，先在股前、外、内三侧分别施掌根按揉法，按压髀关、伏兔、风市、血海诸穴，拿股四头肌、股后肌群和股内收肌群，并配合髋关节屈伸和环转的被动运动。以掌根按揉股骨，指揉内外膝眼、阳陵泉、足三里、绝骨、太溪、昆仑诸穴，拿小腿腓肠肌，配合膝关节屈伸的被动运动。再指揉解溪、涌泉及诸骨间肌，抹、捻诸足趾，并配合踝关节及诸足趾的摇法，共5～6分钟。

（5）继以上体位，抹前额，扫散两侧颞部，按揉百会、四神聪，拿风池结束治疗。

2.针灸治疗

以疏通经络、调畅气血、醒脑开窍为原则，可选用体针或头皮针法。

（1）体针法：①对中风脑出血闭证，以取督脉、十二井穴为主，用毫针泻法及三棱针点刺井穴出血。口眼㖞斜者，初起单取患侧，久病取双侧，先针后灸，选地仓、颊车、合谷、内庭、承泣、阳白、攒竹等穴。半身不遂者初病可单刺患侧，久病则刺灸双侧，初病宜泻，久病宜补，选肩髃、曲池、合谷、外关、环跳、阳陵泉、足三里。②阳闭痰热盛者选穴，水沟、十二井、风池、劳宫、太冲、丰隆，十二井穴点刺放血，其他穴针用泻法，不留针。③阴闭痰涎壅盛者选穴，丰隆、内关、三阴交、水沟，针用泻法，每天1次，留针10分钟。④中风，并发高热、血压较高者选穴，十宣、大椎、曲池。十宣点刺放血，其他穴针用泻法，每天1次，不留针。⑤血压较高者选穴，曲池、三阴交、太冲、风池、足三里、百会，针用泻法，每天1次，留针10～20分钟。⑥语言不利选穴，哑门、廉泉、通里、照海，强刺激，每天1次，不留针。⑦口眼㖞斜者选穴，翳风、地仓、颊车、合谷、牵正、攒竹、太冲、颧髎，强刺激，每天1次，留针20～30分钟。⑧石氏醒脑开窍法，主穴，双侧内关、人中，患侧三阴交；副穴，患肢极泉、尺泽、委中；配穴，根据合并症的不同，配以不同的穴位。吞咽障碍配双侧风池、翳风、完骨；眩晕配天柱等。操作：主穴，先针刺内关，直刺0.5～1寸，采用提插捻转结合的手法，施手法1分钟；继刺人中，向鼻中隔方向斜刺0.3～0.5寸，采用雀啄手法，以流泪或眼球湿润为度；再刺三阴交，沿胫前内侧缘与皮肤呈45°角斜刺，进针0.5～1寸，采用提插针法。针感传到足趾，下肢出现不能自控的运动，以患肢抽动3次为度。副穴，极泉穴，原穴沿经下移2寸的心经上取穴，避开腋毛，术者用手固定患侧肘关节，使其外展，直刺0.5～0.8寸，用提插泻法，患者有麻胀并抽动的感觉，以患肢抽动3次为度；尺泽穴，取法应屈肘，术者用手托住患侧腕关节，直刺0.5～0.8寸，行提插泻法，针感从肘关节传到手指或手动外旋，以患肢抽动3次为度；委中穴，仰卧位抬起患侧下肢取穴,医师用左手握住患者踝关节,医者肘部顶住患肢膝关节,刺入穴位后,针尖向外15°,进针 1.0～1.5 寸,用提插泻法,以下肢抽动 3 次为度;印堂穴向鼻根方向进针 0.5 寸,同样用雀啄泻法,最好能达到两眼流泪或湿润,但不强求;后用 3 寸毫针上星透百会,高频率(>120 转/分钟)捻针,有明显酸胀感时留针;双内关穴同时用捻转泻法行针 1 分钟。每周三次。

治疗时可结合偏瘫不同时期的特点采用不同的治疗方法。如偏瘫 Brunnstrom 运动功能恢复分期,在出现联合反应之前,采用巨刺法,即针刺健侧;出现联合反应但尚无自主运动时,采用针刺双侧的方法;当患肢出现自主运动之后,则采用针刺患侧。巨刺法可促进联合反应和自主运动的出现。但有些脑卒中患者病变范围较广,巨刺法虽可诱发出联合反应,然而促使其出现明显的自主运动仍然比较困难。

(2)头皮针法:选择焦氏头针,按临床体征选瘫痪对侧的刺激区。运动功能障碍选运动区,感觉障碍选感觉区,下肢感觉运动功能障碍选用足运感区,肌张力障碍选舞蹈震颤控制区,运动性失语选言语一区,命名性失语选言语二区,感觉性失语选言语三区,完全性失语取言语一至三区,失用症选运用区,小脑性平衡障碍选平衡区。操作方法:消毒,针与头皮呈 30°角斜刺,快速刺入头皮下推进至帽状腱膜下层,待指下感到不松不紧而有吸针感时,可行持续快速捻转 2～3 分钟,留针 30 分钟或数小时,期间捻转 2～3 次。行针及留针时嘱患者活动患侧肢体(重症患者可做被动活动)有助于提高疗效。急性期每天 1 次,10 次为 1 个疗程,恢复期和后遗症期每天或隔天 1 次,5～7 次为 1 个疗程,中间休息 5～7 天再进行下 1 个疗程。

不管是体针还是头针治疗,均可加用电针以提高疗效,但须注意选择电针参数。一般软瘫可选断续波,电流刺激后可见肌肉出现规律性收缩为度。痉挛期选密波,电流强度以患者耐受且肢体有细微颤动为度。通电时间面部 10～20 分钟,其他部位 20～30 分钟为宜。灸法、皮肤针法、拔罐疗法等也可用于偏瘫治疗,但临床上应用相对较少。

3.传统运动疗法

中风先兆或症状较轻者,可选择练习八段锦、易筋经、五禽戏等功法(具体操作可参考第六章传统运动疗法相关内容)。通过躯体活动促进气血的运行,调畅气机,舒缓病后抑郁情绪。运动量可根据各人具体情况而定,一般每次练习 20～30 分钟,每天 1～2 次,30 天为 1 个疗程。

4.其他传统康复疗法

包括中药疗法、刮痧疗法等。

(1)中药疗法:包括中药内服、中药外治和中医养生保健等方法。

中药内服:络脉空虚,风邪入中,选用大秦艽汤加减;肝肾阴虚,风阳上扰,选用镇肝熄风汤加减;气虚血瘀,脉络瘀阻,可选补阳还五汤加减;肝阳上亢,痰火阻络,选用天麻钩藤饮加减;邪壅经络,选用羌活胜湿汤加减;痰火阻络,选用涤痰汤加减;肝风内动,选用四物汤合芍药甘草汤加减;气血两虚,选用八珍汤加减;风痰阻络,选用解语汤,也可选用大活络丸、人参再造丸、消栓再造丸、华佗再造丸、脑络通胶囊和银杏叶片等中成药。

中药外治:①中药熏洗经验方,制川乌、制草乌、麻黄、桂枝、海桐皮各 15 g,泽兰、伸筋草、艾叶、透骨草、牛膝、鸡血藤、千年健各 30 g,大黄粉后下 20 g,生姜 60 g,芒硝 90 g,肉桂 6 g。使用方法:将上方约加水 3 000 mL 煎成 500 mL 药液兑入浴缸中进行药浴,或放入熏蒸床局部熏蒸,水温应保持在 42 ℃左右。②中药热敷法,取"温经散寒洗剂"(每 1 000 mL 药液中含千年健、川芎、红花、当归、桂枝各 100 g,乳香、没药、苏木各 60 g)适量,用清水稀释 3 倍后,放入毛巾煮沸。待湿毛巾温度下降到 41～43 ℃时,将其敷于患侧肢体,外包裹塑料薄膜保温,10 分钟后更换 1 次毛巾(治疗后配合被动运动疗效更佳)。每天 1 次,20 次为 1 个疗程。

中医养生保健:①药补,可选服一些有助降压、降脂及提高机体免疫功能的中药和中成药,如山楂、枸杞子、冬虫夏草等。中成药有杞菊地黄丸、六味地黄丸、华佗再造丸等。②食补,新鲜蔬菜、水果、豆制品、萝卜、海带及含丰富蛋白质的鸡、鸭、鱼类等。③生活起居,注意劳逸结合,起居要有规律,要保证有效地休息和充足的睡眠,保持心情舒畅,情绪稳定,要顺应气候变化,注意冷暖变化而随时更衣。

(2)刮痧疗法:患者取坐位或侧卧位。治疗师以中等力度刮头部整个区域,即从前发际刮至后发际,从中间至两侧,5～10 分钟;项背部、上肢部、下肢部涂上刮痧介质,项背部刮风池至肩井穴区域,上肢部刮肩髃、曲池、手三里、外关至合谷穴,下肢部刮环跳至阳陵泉、足三里、解溪、太冲穴,刮痧力度适中,刮至局部潮红为度。每天刮治 1 次,20 次为 1 个疗程。

三、注意事项

(1)推拿操作时力量应由轻到重,强度过大或时间过长的手法有加重肌肉萎缩的危险。在软瘫期,做肩关节活动时,活动幅度不宜过大,手法应柔和,以免发生肩关节半脱位。对于肌张力高的肢体切忌强拉硬扳,以免引起损伤、骨折或骨化性肌炎。

(2)针刺治疗包括电针时,应注意观察患者肌张力的变化。如果发现肌痉挛加重,应调整治疗方法或停止针刺。对于体质瘦弱者,针刺手法不宜过强。针刺眼区、项部的风府等穴及脊柱部的腧穴,要掌握一定的角度,不宜大幅度的提插、捻转和长时间留针,以免伤及重要组织器官。胸胁腰背部腧穴,不宜深刺、直刺。电针时电流调节应逐渐从小到大,不可突然增强,以免造成弯针、折针、晕针等情况。应避免电针电流回路经过心脏。安装心脏起搏器者禁用电针。

(3)灸法操作时应防止因感觉障碍而造成皮肤的烧烫伤。

(郑厚江)

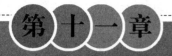

常见内科疾病的临床护理

第一节　面　神　经　炎

面神经炎又称 Bell 麻痹,是面神经在茎乳孔以上面神经管内段的急性非化脓性炎症。

一、病因

病因不明,一般认为面部受冷风吹袭、病毒感染、自主神经功能紊乱造成面神经的营养微血管痉挛,引起局部组织缺血、缺氧所致。近年来也有认为可能是一种免疫反应。膝状神经节综合征则系带状疱疹病毒感染,使膝状神经节及面神经发生炎症所致。

二、临床表现

无年龄和性别差异,多为单侧,偶见双侧,多为格林-巴利综合征。发病与季节无关,通常急性起病,数小时至 3 天达到高峰。病前 1~3 天患侧乳突区可有疼痛。同侧额纹消失,眼裂增大,闭眼时,眼睑闭合不全,眼球向外上方转动并露出白色巩膜,称 Bell 现象。患侧鼻唇沟变浅,口角下垂。不能作噘嘴和吹口哨动作,鼓腮时患侧口角漏气,食物常滞留于齿颊之间。

若病变波及鼓索神经,尚可有同侧舌前 2/3 味觉减退或消失。镫骨肌支以上部位受累时,出现同侧听觉过敏。膝状神经节受累时除面瘫、味觉障碍和听觉过敏外,还有同侧唾液、泪腺分泌障碍,耳内及耳后疼痛,外耳道及耳郭部位带状疱疹,称膝状神经节综合征。一般预后良好,通常于起病 1~2 周后开始恢复,2~3 个月痊愈。发病时伴有乳突疼痛、老年、患有糖尿病和动脉硬化者预后差。可遗有面肌痉挛或面肌抽搐。可根据肌电图检查及面神经传导功能测定判断面神经受损的程度和预后。

三、诊断与鉴别诊断

根据急性起病的周围性面瘫即可诊断。但需与以下疾病鉴别。

(1)格林-巴利综合征:可有周围面瘫,多为双侧性,并伴有对称性肢体瘫痪和脑脊液蛋白-细胞分离。

（2）中耳炎迷路炎乳突炎等并发的耳源性面神经麻痹，以及腮腺炎肿瘤下颌化脓性淋巴结炎等所致者多有原发病的特殊症状及病史。

（3）颅后窝肿瘤或脑膜炎引起的周围性面瘫：起病较慢，且有原发病及其他脑神经受损表现。

四、治疗

（一）急性期治疗

急性期治疗以改善局部血液循环，消除面神经的炎症和水肿为主。如是带状疱疹所致的 Hunt 综合征，可口服阿昔洛韦 5 mg/(kg·d)，每天 3 次，连服 7～10 天。①类固醇皮质激素：泼尼松（20～30 mg）每天 1 次，口服，连续 7～10 天。②改善微循环，减轻水肿：6%羟乙基淀粉或低分子右旋糖酐250～500 mL，静脉滴注每天 1 次，连续 7～10 天，亦可加用脱水利尿剂。③神经营养代谢药物的应用：维生素 B_1 50～100 mg，维生素 B_{12} 500 μg，胞磷胆碱 250 mg，辅酶 Q_{10} 5～10 mg 等，肌内注射，每天 1 次。④理疗：茎乳孔附近超短波透热疗法，红外线照射。

（二）恢复期治疗

恢复期治疗以促进神经功能恢复为主。①口服维生素 B_1、维生素 B_{12} 各 1～2 片，每天3 次；地巴唑 10～20 mg，每天 3 次。亦可用加兰他敏 2.5～5 mg，肌内注射，每天 1 次。②中药，针灸，理疗。③采用眼罩，滴眼药水，涂眼药膏等方法保护暴露的角膜。④病后 2 年仍不恢复者，可考虑行神经移植治疗。

五、护理

（一）一般护理

（1）病后 2 周内应注意休息，减少外出。

（2）本病一般预后良好，约 80%患者可在 3～6 周痊愈，因此应向患者说明病情，使其积极配合治疗，解除心理压力，尤其年轻患者，应保持健康心态。

（3）给予易消化、高热能的半流饮食，保证机体足够营养代谢，增加身体抵抗力。

（二）观察要点

面神经炎是神经科常见病之一，在护理观察中主要注意以下两方面的鉴别。

1.分清面瘫属中枢性还是周围性瘫痪

中枢性面瘫系由对侧皮质延髓束受损引起的，故只产生对侧下部面肌瘫痪，表现为鼻唇沟浅、口角下坠、露齿、鼓腮、吹口哨时出现肌肉瘫痪，而皱额、闭眼仍正常或稍差。哭笑等情感运动时，面肌仍能收缩。周围性面瘫所有表情肌均瘫痪，不论随意或情感活动，肌肉均无收缩。

2.正确判断患病一侧

面肌挛缩时患侧鼻唇沟加深，眼裂缩小，易误认健侧为患侧。如让患者露齿时可见挛缩侧面肌不收缩，而健侧面肌收缩正常。

（三）保护暴露的角膜及防止结膜炎

由于患者不能闭眼，因此必须注意眼的清洁卫生。①外出必须戴眼罩，避免尘沙进入眼内；②每天抗生素眼药水滴眼，入睡前用眼药膏，以防止角膜炎或暴露性角结膜炎；③擦拭眼泪的正确方法是向上，以防止加重外翻。④注意用眼卫生，养成良好习惯，不能用脏手、脏手帕擦泪。

（四）保持口腔清洁防止牙周炎

由于患侧面肌瘫痪，进食时食物残渣常停留于患侧颊齿间，故应注意口腔卫生。①经常漱口,必要时使用消毒漱口液;②正确使用刷牙方法,应采用"短横法或竖转动法"两种方法,以去除菌斑及食物残片;③牙齿的邻面与间隙容易堆积菌斑而发生牙周炎,可用牙线紧贴牙齿颈部,然后在邻面作上下移动,每个牙齿4～6次,直至刮净;④牙龈乳头萎缩和齿间空隙大的情况下可用牙签沿着牙龈的形态线平行插入,不宜垂直插入,以免影响美观和功能。

(五)家庭护理

1.注意面部保暖

夏天避免在窗下睡觉,冬天迎风乘车要戴口罩,在野外作业时注意面部及耳后的保护。耳后及患侧面部给予温热敷。

2.平时加强身体锻炼

增强抗风寒侵袭的能力,积极治疗其他炎性疾病。

3.瘫痪面肌锻炼

因面肌瘫痪后常松弛无力,患者自己可对着镜子用手掌贴于瘫痪的面肌上做环形按摩,每天3～4次,每次15分钟,以促进血液循环,并可减轻患者面肌受健侧的过度牵拉。当神经功能开始恢复时,鼓励患者练习患侧的各单个面肌的随意运动,以促进瘫痪肌的早日康复。

(毛旭美)

第二节　原发性高血压

原发性高血压是以血压升高为主要临床表现但原因不明的综合征,通常简称为高血压。高血压是导致充血性心力衰竭、卒中、冠心病、肾衰竭、夹层动脉瘤的发病率和病死率升高的主要危险性因素之一,严重影响人们的健康和生活质量,是最常见的疾病,防治高血压非常必要。

一、一般护理

(一)休息

早期高血压患者可参加工作,但不要过度疲劳,坚持适当的锻炼,如骑自行车、跑步、做体操及打太极拳等。要有充足的睡眠,保持心情舒畅,避免精神紧张和情绪激动,消除恐惧、焦虑、悲观等不良情绪。晚期血压持续增高,伴有心、肾、脑病时应卧床休息。关心体贴患者,使其精神愉快,鼓励患者树立战胜疾病的信心。

(二)饮食

饮食方面应给低盐、低脂肪、低热量饮食,以减轻体重。因为摄入总热量太大超过消耗量,多余的热量转化为脂肪,身体就会发胖,体重增加,提高血液循环的要求,必定提高血压。鼓励患者多食水果、蔬菜、戒烟、控制饮酒、咖啡、浓茶等刺激性饮料。少吃胆固醇含量多的食物,对服用排钾利尿剂的患者应注意补充含钾高的食物如蘑菇、香蕉、橘子等。肥胖者应限制热能摄入,控制体重在理想范围之内。

(三)病房环境

病房环境应整洁、安静、舒适、安全。

二、对症护理及病情观察护理

(一)剧烈头痛

当出现剧烈头痛伴恶心、呕吐,常系血压突然升高、高血压脑病,应立即让患者卧床休息,并测量血压及脉搏、心率、心律,积极协助医师采取降压措施。

(二)呼吸困难、发绀

呼吸困难、发绀系高血压引起的左心衰竭所致,应立即给予舒适的半卧位,及时给予氧气吸入。按医嘱应用洋地黄治疗。

(三)心悸

严密观察脉搏、心率、心律变化并作记录。安静休息,严禁下床,并安慰患者消除紧张情绪。

(四)水肿

晚期高血压伴心肾衰竭时可出现水肿。护理中注意严格记录出入量,限制钠盐和水分摄入。严格卧床休息,注意皮肤护理,严防压疮发生。

(五)昏迷、瘫痪

昏迷、瘫痪系晚期高血压引起脑血管意外所引起。应注意安全护理,防止患者坠床、窒息、肢体烫伤等。

(六)病情观察护理

对血压持续增高的患者,应每天测量血压 2～3 次,并做好记录,必要时测立、坐、卧位血压,掌握血压变化规律。如血压波动过大,要警惕脑出血的发生。如在血压急剧增高的同时,出现头痛、视物模糊、恶心、呕吐、抽搐等症状,应考虑高血压脑病的发生。如出现端坐呼吸、喘憋、发绀、咳粉红色泡沫痰等,应考虑急性左心衰竭的发生。出现上述各种表现时均应立即送医院进行紧急救治。另外,在变换体位时也应动作缓慢,以免发生意外。有些降压药可引起水、钠潴留。因此,需每天测体重,准确记录出入量,观察水肿情况,注意保持出入量的平衡。

三、用药观察与护理

(一)用药原则

终身用药,缓慢降压,从小剂量开始逐步增加剂量,即使血压降至理想水平后,也应服用维持量,老年患者服药期间改变体位要缓慢,以免发生意外,合理联合用药。

(二)药物不良反应观察

使用噻嗪类和襻利尿剂时应注意血钾、血钠的变化;用 β 受体阻滞剂应注意其抑制心肌收缩力、心动过缓、房室传导时间延长、支气管痉挛、低血糖、血脂升高的不良反应;钙离子拮抗剂硝苯地平的不良反应有头痛、面红、下肢水肿、心动过速;血管紧张素转换酶抑制剂可有头晕、乏力、咳嗽、肾功能损害等不良反应。

四、心理护理

患者多表现有易激动、焦虑及抑郁等心理特点,而精神紧张、情绪激动、不良刺激等因素均与高血压密切相关。因此,对待患者应耐心、亲切、和蔼、周到。根据患者特点,有针对性地进行心理疏导。同时,让患者了解控制血压的重要性,帮助患者训练自我控制的能力,参与自身治疗护理方案的制订和实施,指导患者坚持长期的饮食、药物、运动治疗,将血压控制在接近正常的水平,以减少对靶器官的进一步损害,定期复查。

五、出院指导

(一)饮食调节指导

强调高血压患者要以低盐、低脂肪、低热量、低胆固醇饮食为宜;少吃或不吃含饱和脂肪的动物脂肪,多食含维生素的食物,多摄入富含钾、钙的食物,食盐量应控制在 3～5 g/d,严重高血压病患者的食盐量控制在 1～2 g/d。饮食要定量、均衡、不暴饮暴食;同时适当地减轻体重,有利于降压。戒烟和控制酒量。

(二)休息和锻炼指导

高血压患者的休息和活动应根据患者的体质、病情适当调节,病重体弱者,应以休息为主。随着病情好转,血压稳定,每天适当从事一些工作、学习、劳动将有益身心健康;还可以增加一些适宜的体能锻炼,如散步、慢跑、打太极拳、体操等有氧活动。患者应在运动前了解自己的身体状况,以此来决定自己的运动种类、强度、频度和持续时间。注意规律生活,保证充足的休息和睡眠,对于睡眠差、易醒、早醒者,可在睡前饮热牛奶 200 mL,或用 40～50 ℃温水泡足 30 分钟,或选择自己喜爱的放松精神情绪的音乐协助入睡。总之,要注意劳逸结合,养成良好的生活习惯。

(三)心理健康指导

高血压病的发病机制是除躯体因素外,心理因素占主导地位,强烈的焦虑、紧张、愤怒以及压抑常为高血压病的诱发因素,因此教会患者自我调节和自我控制能力是关键。护士要鼓励患者保持豁达、开朗愉快的心境和稳定的情绪,培养广泛的爱好和兴趣。同时指导家属为患者创造良好的生活氛围,避免引起患者情绪紧张、激动和悲哀等不良刺激。

(四)血压监测指导

建议患者自行购买血压计,随时监测血压。指导患者和家属正确测量血压的方法,监测血压、做好记录,复诊时对医师加减药物剂量会有很好的参考依据。

(五)用药指导

由于高血压是一种慢性病,需要长期的、终身的服药治疗,而这种治疗要患者自己或家属配合进行,所以患者及家属要了解服用的药物种类及用药剂量、用药方法、药物的不良反应、服用药物的最佳时间,以便发挥药物的最佳效果和减少不良反应。出现不良反应,要及时报告主诊医师,以便调整药物及采取必要的处理措施。切不可血压降下来就停药,血压上升又服药,血压反复波动,对健康极为不利。由于这类患者大多是年纪较大,容易遗忘服药,可建议患者在家中醒目之处做标记,以起到提示作用。对血压显著增高多年的患者,血压不宜下降过快,因为患者往往不能适应,并可导致心、脑、肾血液的供应不足而引起脑血管意外,如使用可引起明显直立性低血压药物时,应向患者说明平卧起立或坐位起立时,动作要缓慢,以免血压突然下降,出现晕厥而发生意外。

(六)按时就医

服完药出现血压升高或过低;血压波动大;出现眼花、头晕、恶心呕吐、视物不清、偏瘫、失语、意识障碍、呼吸困难、肢体乏力等情况时立即到医院就医。如病情危重,可求助 120 急救中心。

(朱　娟)

第三节　急性冠脉综合征

急性冠脉综合征(ACS)指冠心病中急性发病的临床类型,包括不稳定型心绞痛(UA)、非ST 段抬高型心肌梗死(NSTEMI)和 ST 段抬高型心肌梗死(STEMI)。前两者合称为非 ST 段抬高型 ACS,约占 3/4,后者称为 ST 段抬高型 ACS,约占 1/4。ACS 有共同的病理生理机制,视心肌缺血程度、范围和侧支循环形成速度的不同,临床表现也不同。主要临床表现为持久而剧烈的胸痛、心电图进行性衍变和血清心肌酶的增高,常有心律失常、心力衰竭和/或休克甚至猝死。需要指出的是,ACS 是由危险程度和预后不同的一系列不同临床表现组成,也可能是疾病进展的不同阶段,其中 UA 和 NSTEMI 若未及时治疗,可能进展成 STEMI。

一、一般护理

(1)执行内科一般护理常规。

(2)卧位与休息:UA 和 NSTEMI 患者应住冠心病监护室,患者应立即卧床休息 12～24 小时,给予心电监护。保持环境安静,应尽量对患者进行必要的解释和鼓励,使其能积极配合治疗,解除焦虑和紧张,遵医嘱应用小剂量镇静剂和抗焦虑药物,使患者得到充分休息和减轻心脏负担。病情稳定或血运重建后症状控制,应鼓励早期活动,活动量的增加应循序渐进。下肢作被动运动可防止静脉血栓形成。

二、饮食护理

在最初 2～3 天饮食应以流质为主,以后随着症状减轻而逐渐增加易消化的半流质,宜少量多餐,避免过饱。钠盐和液体的摄入量应根据汗量、尿量、呕吐量及有无心力衰竭而作适当调节。避免浓茶、咖啡及辛辣刺激性食物。戒烟限酒。保持大便通畅,便时避免用力,如便秘可给予缓泻剂。

三、用药护理

(一)抗栓治疗

抗栓治疗可预防冠状动脉内进一步血栓形成,促进内源性纤溶活性溶解血栓和减少冠状动脉狭窄程度,从而可减少事件进展的风险和预防冠状动脉完全阻塞。抗栓治疗包括抗血小板和抗凝两部分。在给予抗血小板治疗时应遵医嘱给予阿司匹林,用药前应首先获取完整的病史和用药史,严重的肝脏、肾脏疾病患者应慎用。阿司匹林通过抑制血小板环氧化酶,可降低 ACS 患者的短期和长期病死率。若无禁忌证,所有 ACS 患者应尽早接受阿司匹林治疗,起始负荷剂量为 300 mg,以后改用长期服用小剂量 75～100 mg/d 维持。用药期间注意观察患者有无胃肠道反应和上消化道出血等主要不良反应。对阿司匹林不能耐受的患者,氯吡格雷可替代阿司匹林作为长期的抗血小板治疗。抗凝治疗常用的抗凝药包括普通肝素(UFH)、低分子肝素(LMWH)和比伐芦定等。肝素应用期间应监测血小板计数以早期检出肝素诱导的血小板减少症。

(二)硝酸酯类药物

心绞痛发作时给予患者舌下含服硝酸甘油,用药后注意观察患者胸痛变化情况,如服药后3~5分钟仍不缓解可重复使用,每5分钟1次,连续3次仍未能缓解者,应考虑 ACS 的可能,及时通知医师。对有持续性胸部不适、高血压、急性左心衰竭的患者,应遵医嘱给予硝酸酯类药物静脉滴注,有利于控制心肌缺血的发作,用药期间应观察患者有无症状缓解,监测血压变化,使平均压降低10%,但收缩压不低于12.0 kPa(约90 mmHg)。控制滴速,并告知患者及家属不可擅自调节滴速,防止发生低血压。部分患者用药后出现面部潮红、头部胀痛、头晕、心动过速、心悸等不适,应告知患者是由于药物所产生的血管扩张作用导致,以解除顾虑。

(三)镇痛剂

如硝酸酯类药物不能使疼痛迅速缓解,应遵医嘱立即给予吗啡,以减轻患者交感神经过度兴奋和濒死感。有使用吗啡禁忌证(低血压和既往过敏史)者,可遵医嘱使用哌替啶替代。用药期间应注意观察患者低血压和呼吸抑制的不良反应。如出现低血压,应协助患者平卧,遵医嘱给予静脉滴注0.9%氯化钠溶液维持血压;如出现呼吸抑制,应遵医嘱给予纳洛酮0.4~0.8 mg。

四、并发症护理

(一)心力衰竭

主要是急性左心衰竭,可在起病最初几天内发生,或在疼痛、休克好转阶段出现,为梗死后心脏收缩力显著减弱或不协调所致,发生率为32%~48%。观察患者是否出现呼吸困难、咳嗽、发绀、烦躁等症状,严重者可发生肺水肿,随后可发生颈静脉怒张、肝大、水肿等右心衰竭表现。右心室心肌梗死患者开始即出现右心衰竭表现,伴血压下降。

(二)猝死

急性期严密观察心电监护的变化,及时发现心律失常的发生。当出现频发、多源、成对或"R-on-T"现象的室性期前收缩、严重房室传导阻滞时,立即通知医师,遵医嘱使用利多卡因或胺碘酮等药物处理,警惕室颤或心脏骤停、心脏性猝死的发生。心肌梗死患者在溶栓治疗后24小时内易发生再灌注性心律失常,特别是在溶栓治疗即刻至溶栓后2小时内应设专人床旁心电监护。监测电解质和酸碱平衡状况,当发生电解质紊乱和酸碱平衡失调时更容易并发心律失常。准备好急救药物和抢救设备,除颤仪应处于随时备用状态,当发生室颤时,应立即进行非同步直流电除颤,并立即进行心肺复苏。

五、病情观察

(1)评估患者疼痛的部位、性质、持续时间、伴随症状及症状有无减轻或消失。UA 和NSTEMI胸部不适的部位及性质与典型的稳定性心绞痛相似,但通常程度更重,持续时间更长,可达30分钟,胸痛可在休息时发生。疼痛的特点如下。

部位:主要在胸骨体上段或中下段之后,可波及心前区,有手掌大小范围,甚至横贯前胸,界限不很清楚。常放射至左肩、左臂内侧达无名指和小指,或至颈、咽或下颌部。

性质:胸痛常为压迫、发闷或紧缩感,也可有烧灼感,但不尖锐,不像针刺或刀扎样痛,偶伴濒死的恐惧感。发作时,患者往往不自觉地停止活动,而原来可以缓解心绞痛的措施此时变得无效或不完全有效。老年、女性、糖尿病患者症状可不典型。

(2)给予心电监护,严密监测心率、心律、血压、呼吸、血氧饱和度的变化,有明确低氧血症(动脉血氧饱和度低于 92%)或存在左心室功能衰竭给予吸氧,氧流量 2～5 L/min。

(3)连续监测心电图,以发现缺血和心律失常。观察心电图是否有心肌梗死的特征性、动态性变化,对下壁心肌梗死者应加做右胸导联,判断有无右心室梗死。

(4)右心室心肌梗死患者通常表现为下壁心肌梗死伴休克或低血压而无左心衰竭的表现。应在血流动力学监测下静脉输液,直到低血压得到纠正,如肺楔压达 2.0 kPa(约 15 mmHg),应及时通知医师,遵医嘱停止输液。如低血压未能纠正,可遵医嘱应用正性肌力药物。不能用硝酸酯类药物和利尿剂,它们可降低前负荷,引起严重低血压。伴有房室传导阻滞时,可予以临时起搏。

六、健康指导

(一)改变生活方式

指导患者合理膳食、控制体重、适当运动、戒烟、减轻精神压力,避免诱发因素,告知患者及家属过度劳累、情绪激动、饱餐、寒冷刺激等都是心绞痛发作的诱因,应注意尽量避免。

(二)病情自我监测指导

教会患者及家属心绞痛发作时的缓解方法,如停止活动,舌下含服硝酸甘油,胸痛发作频繁、程度较重、时间较长,服用硝酸酯制剂疗效较差时,应及时就医。

(三)用药指导

指导患者遵医嘱服药,告知药物的作用和不良反应,并教会患者自测脉搏,硝酸甘油的使用及保存方法等。

(四)康复指导

建议患者出院后在医师指导下进行心脏康复训练,循序渐进,逐步改善心脏功能。

(五)照顾者指导

心肌梗死是心脏性猝死的高危因素,应教会家属心肺复苏的基本技术。

(张 丽)

第四节 冠 心 病

一、心绞痛

(一)一般护理

1.休息与活动

保持适当的体力活动,以不引起心绞痛为度,一般不需卧床休息。但心绞痛发作时立即停止活动,卧床休息,协助患者取舒适体位;不稳定型心绞痛者,应卧床休息。缓解期可逐渐增加活动量,应尽量避免各种诱发因素如过度体力活动、情绪激动、饱餐等,冬天注意保暖。

2.饮食

饮食原则为低盐、低脂低胆固醇、高维生素、易消化饮食。宣传饮食保健的重要性,进食不宜过饱,保持大便通畅、戒烟酒、肥胖者控制体重。

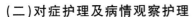

(二)对症护理及病情观察护理

1.缓解疼痛

心绞痛发作时指导患者停止活动,卧床休息;立即舌下含服硝酸甘油,必要时静脉滴注;吸氧;疼痛严重者给予哌替啶 50~100 mg 肌内注射;护士观察胸痛的部位、性质、程度、持续时间,严密监测血压、心率、心律、脉搏及心电图变化并嘱患者避免引起心绞痛的诱发因素。

2.防止发生急性心肌梗死

指导患者避免心肌梗死的诱发因素,观察心肌梗死的先兆,如心绞痛发作频繁且加重、休息及含服硝酸甘油不能缓解及有无心律失常等。

3.积极去除危险因素

治疗高血压、高血脂、糖尿病等与冠心病有关的疾病。定期复查心电图、血糖、血脂。

(三)用药观察与护理

注意药物疗效及不良反应。心绞痛发作给予硝酸甘油舌下含服后 1~2 分钟起作用,若服药后 3~5 分钟仍不缓解,可再服 1 片。不良反应有头晕、头胀痛、头部跳动感、面红、心悸等,偶有血压下降,因此第 1 次用药患者宜平卧片刻,必要时吸氧。对于心绞痛发作频繁或含服硝酸甘油效果差的患者应警惕心肌梗死的发生,遵医嘱静脉滴注硝酸甘油,监测血压及心率变化及心电图的变化。静脉滴注硝酸酯类掌握好用药浓度和输液速度,并嘱患者及家属切不可擅自行调节滴速,以免造成低血压。部分患者用药后可出现面部潮红、头部胀痛、头昏、心动过速、心悸等不适,应告诉患者是由于药物导致血管扩张造成的,以解除其顾虑。第一次用药时,患者宜平卧片刻。β 受体阻滞剂有减慢心率的不良反应,二度或以上房室传导阻滞者不宜应用。

(四)心理护理

心绞痛发作时患者常感到焦虑,而焦虑能增强交感神经兴奋性,增加心肌需氧量,加重心绞痛,因此心绞痛发作时专人守护消除紧张、焦虑、恐惧情绪,避免各种诱发因素;指导患者正确使用心绞痛发作期及预防心绞痛的药物;若心绞痛发作较以往频繁、程度加重、用硝酸甘油无效,应立即来医院就诊,警惕急性心肌梗死发生。

(五)出院指导

(1)合理安排休息与活动,活动应循序渐进,以不引起心绞痛为原则。避免重体力劳动、精神过度紧张的工作或过度劳累。

(2)指导患者遵医嘱正确用药,学会观察药物的作用和不良反应。

(3)教会心绞痛时的自救护理:立即就地休息,含服随身携带的硝酸甘油,可重复应用;若心绞痛频繁发作或持续不缓解及时到医院就诊。

(4)防止心绞痛再发作应避免各种诱发因素如过度体力活动、情绪激动、饱餐、便秘等,并积极减少危险因素如戒烟,选择低盐、低脂低胆固醇、高维生素、易消化饮食,维持理想体重;治疗高血压、高血脂、糖尿病等与冠心病有关的疾病。

二、心肌梗死

心肌梗死包括急性心肌梗死和陈旧性心肌梗死,主要是指心肌的缺血性坏死。其中,急性心肌梗死(AMI)是指在冠状动脉病变的基础上,发生冠状动脉血供急剧的减少或中断,使相应的心肌发生严重、持久的急性缺血而导致的心肌坏死,属冠心病的严重类型。

（一）一般护理

1.休息与活动

急性期宜卧床休息，保持环境安静，减少探视，防止不良刺激，解除焦虑，以减轻心脏负担。一般主张急性期卧床休息 12～24 小时，对有并发症者，可视病情适当延长卧床休息时间。若无再发心肌缺血、心力衰竭或严重心律失常等并发症，24 小时内应鼓励患者在床上行肢体活动，第 3 天可在病房内走动，第 4～5 天逐步增加活动，直至每天 3 次步行 100～150 m，以不感到疲劳为限，防止静脉血栓形成。

2.饮食

第 1 天应给予清淡流质饮食，随后半流质饮食，2～3 天后软食，选择低盐、低脂低胆固醇、高维生素、易消化饮食，少食多餐，不宜过饱。要给予必需的热量和营养。伴心功能不全者应适当限制钠盐。

3.常规使用缓泻剂

预防便秘，防止大便用力引起心脏缺血缺氧甚至猝死。

4.注意劳逸结合

当病程进入康复期后可适当进行康复锻炼，锻炼过程中应注意观察有否胸痛、呼吸困难、脉搏增快，甚至心律、血压及心电图的改变，一旦出现应停止活动，并及时就诊。

（二）对症护理及病情观察护理

（1）在冠心病监护室进行心电图、血压、呼吸、神志、出入量、末梢循环的监测，及时发现心律失常、休克、心力衰竭等并发症的早期症状。备好各种急救药品和设备。

（2）疼痛可加重心肌缺血缺氧，使梗死面积扩大，应及早采取有效的止疼措施，给予吸氧，静脉滴注硝酸甘油，严重者可选用吗啡等。

（3）对于有适应证的患者，应配合医师积极做好各项准备工作，进行溶栓疗法和急诊 PTCA，此举可以使闭塞的冠状动脉再通，心肌得到再灌注，是解除疼痛最根本的方法，近年来已在临床推广应用。

（4）积极治疗高血压、高脂血症、糖尿病等疾病。

（5）避免各种诱发因素，如紧张、劳累、情绪激动、便秘、感染等。

（6）并发症的观察及护理：①观察心律失常的发生，急性期患者持续心电监护，观察患者有无晕厥等表现，评估有无电解质紊乱的征象。②防止发生左心衰竭，严密观察患者有无咳嗽、咳痰及呼吸困难表现；避免一切可能加重心脏负担的因素，如饱餐、用力排便等；注意控制液体入量及速度。③休克的观察，监测生命体征及意识状况，如患者血压下降、表情淡漠、心率增快、四肢湿冷应及时通知医师并按休克处理。④观察心电图动态变化，注意室壁瘤的发生。⑤观察肢体活动情况，注意有无下肢静脉血栓的形成和栓塞表现。

（三）用药观察与护理

按医嘱服药，随身常备硝酸甘油等扩张冠状动脉的药物，并定期复查、随访。尿激酶等溶栓药主要的不良反应是引起组织或器官出血，使用前应详细询问患者有无出血病史、近期有无出血倾向或潜在的出血危险。用药时应守护在患者身边，严格调节滴速，严密观察心电图情况，备除颤器于患者床旁，用药后注意观察溶栓效果及出血情况，及时配合医师处理。

（四）心理护理

在配合医师抢救患者的同时，做好患者及家属的解释安慰工作，关心体贴患者，重视其感受，并有针对性的进行疏导及帮助。保持环境安静,避免不良刺激加重患者心理负担,帮助患者树立战胜疾病的信心。

(五)出院指导

1.运动

患者应根据自身情况逐渐增加活动量,出院后 3 个月内恢复日常生活,选择适合自己的有规则的运动项目,避免剧烈运动,防止疲劳。

2.饮食

选择低盐、低脂低胆固醇、高维生素饮食,避免过饱,戒烟限酒,保持理想体重。

3.避免诱发因素

避免紧张、劳累、情绪激动、便秘、感染等。积极治疗高血压、高脂血症、糖尿病等疾病。

4.用药指导

坚持按医嘱服药,注意药物不良反应,定期复查。

（张　丽）

第五节　心脏瓣膜病

心脏瓣膜病是指心脏瓣膜存在结构和/或功能异常,是一组重要的心血管疾病。瓣膜开放使血流向前流动,瓣膜关闭则可防止血液反流。瓣膜狭窄,使心腔压力负荷增加;瓣膜关闭不全,使心腔容量负荷增加。这些血流动力学改变可导致心房或心室结构改变或功能异常,最终表现出心力衰竭、心律失常等临床表现。病变可累及一个或多个瓣膜。临床上以二尖瓣最常受累,其次为主动脉瓣。

风湿炎症导致的瓣膜损害称为风湿性心脏病,简称风心病。随着生活及医疗条件的改善,风湿性心脏病的人群患病率正在下降,但我国瓣膜性心脏病仍以风湿性心脏病最为常见。另外,黏液性变性及老年瓣膜钙化退行性改变所致的心脏瓣膜病日益增多。不同病因易累及的瓣膜也不一样,风湿性病心脏病患者中二尖瓣最常受累,其次是主动脉瓣;而老年退行性变瓣膜病以主动脉瓣膜病最为常见,其次是二尖瓣。在我国,二尖瓣狭窄 90%以上为风湿性,风心病二尖瓣狭窄多见于 20~40 岁的青中年人,2/3 为女性。本节主要介绍二尖瓣狭窄与二尖瓣关闭不全,主动脉瓣狭窄与主动脉关闭不全。

一、二尖瓣狭窄

(一)概念和特点

二尖瓣狭窄最常见的病因是风湿热,急性风湿热后至少需 2 年形成明显二尖瓣狭窄,通常需要 5 年以上的时间,故风湿性二尖瓣狭窄一般在 40~50 岁发病。女性患者居多约占 2/3。

(二)相关病理生理

正常二尖瓣口面积 4~6 cm²,瓣口面积减小至 1.5~2.0 cm² 属轻度狭窄;1.0~1.5 cm² 属中度狭窄;<1.0 cm² 属重度狭窄。

风湿性二尖瓣狭窄的基本病理变化为瓣叶和腱索的纤维化和挛缩,瓣叶交界面相互粘连,这些病变使瓣膜位置下移,严重者呈漏斗状,致瓣口狭窄,限制瓣膜活动和开放,瓣口面积缩小,血流受阻。

(三)主要病因及诱因

风湿热是二尖瓣狭窄的主要病因,是由 A 组 β 溶血性链球菌咽峡炎导致的一种反复发作的急性或慢性全身性结缔组织炎症。

(四)临床表现

1.症状

一般二尖瓣中度狭窄(瓣口面积$<1.5\ cm^2$)始有临床症状。

(1)呼吸困难:最常见的早期症状,常因劳累、情绪激动、妊娠、感染或快速性心房颤动时最易被诱发。随狭窄加重,可出现静息时呼吸困难、夜间阵发性呼吸困难、和端坐呼吸。

(2)咳嗽:多为干咳无痰或泡沫痰,并发感染时咳黏液样或脓痰。

(3)咯血:可有痰中带血或血痰,突然大咯血常见于严重二尖瓣狭窄早期。伴有突发剧烈胸痛者要注意肺梗死。

(4)其他:少数患者可有声音嘶哑、吞咽困难、血栓栓塞等。

2.体征

重度狭窄者患者呈"二尖瓣面容"口唇及双颧发绀。心前区隆起;心尖部可触及舒张期震颤;典型体征是心尖部可闻及局限性、低调、隆隆样的舒张中晚期杂音。

3.并发症

常见的并发症有心房颤动、急性肺水肿、血栓栓塞、右心衰竭、感染性心内膜炎、肺部感染等。

(五)辅助检查

1.X 线检查

二尖瓣轻度狭窄时,X 线表现可正常。中、重度狭窄而致左心房显著增大时,心影呈梨形。

2.心电图

左心房增大,可出现"二尖瓣型 P 波",P 波宽度>0.12秒伴切迹。QRS 波群示电轴右偏和右心室肥厚。

3.超声心动图

M 型超声示二尖瓣前叶活动曲线 EF 斜率降低,双峰消失,前后叶同向运动,呈"城墙样"改变。二维超声心动图可显示狭窄瓣膜的形态和活动度,测量瓣膜口面积。彩色多普勒血流显像可实时观察二尖瓣狭窄的射流。经食管超声心动图有利于左心房附壁血栓的检出。

(六)治疗原则

1.一般治疗

(1)有风湿活动者,应给予抗风湿治疗。长期甚至终身应用苄星青霉素 120 万 U,每 4 周肌内注射1 次,每次注射前常规皮试。

(2)呼吸困难者减少体力活动,限制钠盐摄入,口服利尿剂,避免和控制诱发急性肺水肿的因素。

(3)无症状者避免剧烈活动,每 6~12 个月门诊随访。

2.并发症治疗

(1)心房颤动:急性快速心房颤动时,要立即控制心室率;可先注射洋地黄类药物如去乙酰毛花苷注射液(毛花苷 C),效果不满意时,可静脉注射硫氮唑酮或艾司洛尔。必要时电复律。慢性

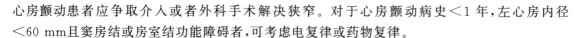

心房颤动患者应争取介入或者外科手术解决狭窄。对于心房颤动病史<1年,左心房内径<60 mm且窦房结或房室结功能障碍者,可考虑电复律或药物复律。

（2）急性肺水肿：处理原则与急性左心衰竭所致的肺水肿相似。

（3）预防栓塞：若无抗凝禁忌,可长期服用华法林。

二、二尖瓣关闭不全

(一)概念和特点

二尖瓣关闭不全常与二尖瓣狭窄同时存在,亦可单独存在。二尖瓣的组成包括四个部分:瓣叶、瓣环、腱索和乳头肌,其中任何一个发生结构异常或功能失调,均可导致二尖瓣关闭不全。

(二)相关病理生理

风湿性炎症引起的瓣叶僵硬、变性、瓣缘卷缩、连接处融合及腱索融合缩短,使心室收缩时两瓣叶不能紧密闭合。

(三)主要病因及诱因

风湿性瓣叶损害最常见,占二尖瓣关闭不全的1/3,女性为多。任何病因引起左心室增大、瓣环退行性变及钙化均可造成二尖瓣关闭不全。腱索先天性异常、自发性断裂。冠状动脉灌注不足可引起乳头肌缺血、损伤、坏死、纤维化和功能障碍。

二尖瓣关闭不全的主要病理生理变化,是左心室每搏喷出的血流一部分反流入左心房,使前向血流减少,同时使左心房负荷和左心室舒张期负荷增加,从而引起一系列血流动力学变化。

(四)临床表现

1.症状

轻度二尖瓣关闭不全可终身无症状,或仅有轻微劳力性呼吸困难,严重反流时有心排血量减少,突出症状是疲劳无力,肺淤血的症状如呼吸困难出现较晚。

2.体征

心尖冲动明显,向左下移位。心尖区可闻及全收缩期高调吹风样杂音,向左腋下和左肩胛下区传导。

3.并发症

与二尖瓣狭窄相似,相对而言,感染性心内膜炎较多见,而体循环栓塞较少见。

(五)辅助检查

1.X线检查

慢性重度狭窄常见左心房、左心室增大;左心衰竭时可见肺淤血和间质性肺水肿征。

2.心电图

慢性重度二尖瓣关闭不全,主要为左心房肥厚心电图表现,部分有左心室肥厚和非特异性ST-T改变,少数有右心室肥厚征,心房颤动常见。

3.超声心动图

M型超声和二维超声心动图不能确定二尖瓣关闭不全。脉冲多普勒超声和彩色多普勒血流显像可在二尖瓣左心房侧探及明显收缩期反流束,确诊率几乎达到100%,且可半定量反流程度。二维超声可显示二尖瓣结构的形态特征,有助于明确病因。

4.其他

放射性核素心室造影、左心室造影有助于评估反流程度。

(六)治疗原则

1.内科治疗

内科治疗包括预防风湿活动和感染性心内膜炎,针对并发症治疗,一般为术前过渡措施。

2.外科治疗

外科治疗为恢复瓣膜关闭完整性的根本措施,包括瓣膜修补术和人工瓣膜置换术。

三、主动脉瓣狭窄

(一)概念和特点

主动脉瓣狭窄指主动脉瓣病变引起主动脉瓣开放受限、狭窄,导致左心室到主动脉内的血流受阻。风湿性主动脉瓣狭窄大多伴有关闭不全或二尖瓣病变。

(二)相关病理生理

风湿性炎症导致瓣膜交界处粘连融合,瓣叶纤维化、僵硬、钙化和挛缩畸形,引起主动脉瓣狭窄。

正常成人主动脉瓣口面积$\geqslant 3.0$ cm^2,当瓣口面积减少一半时,收缩期仍无明显跨瓣压差;当瓣口面积$\leqslant 1.0$ cm^{2}时,左心室收缩压明显升高,跨瓣压差显著。主动脉瓣狭窄使左心室射血阻力增加,左心室向心性肥厚,室壁顺应性降低,引起左心室舒张末压进行性升高,左心房代偿性肥厚。最终因心肌缺血和纤维化等导致左心衰竭。

(三)主要病因及诱因

主动脉瓣狭窄的病因有 3 种,即先天性病变、退行性变和炎症性病变。单纯性主动脉瓣狭窄,多为先天性或退行性变,极少数为炎症性,且男性多见。

(四)临床表现

1.症状

早期可无症状,直至瓣口面积$\leqslant 1.0$ cm^{2}时才出现与每搏输出量减少及脉压增大有关的心悸、心前区不适、头部静脉强烈搏动感等。心绞痛、晕厥和心力衰竭是典型主动脉瓣狭窄的常见三联征。晚期并发左心衰竭时,可出现不同程度的心源性呼吸困难。

2.体征

心界向左下扩大,心尖区可触及收缩期抬举样搏动。第一心音正常,胸骨左缘第 3、4 肋间可闻及高调叹气样舒张期杂音。典型心脏杂音在胸骨右缘第 1～2 肋间可听到粗糙响亮的射流性杂音,向颈部传导。

3.并发症

心律失常、心力衰竭常见,感染性心内膜炎、体循环栓塞、心脏性猝死少见。

(五)辅助检查

1.X 线检查

左心房轻度增大,75%～85%的患者可呈现升主动脉扩张。

2.心电图

轻度狭窄者心电图正常,中度狭窄者可出现 QRS 波群电压增高伴轻度 ST-T 改变,重度狭窄者可出现左心室肥厚伴劳损和左心房增大。

3.超声心动图

二维超声心动图可见主动脉瓣瓣叶增厚、回声增强提示瓣叶钙化。瓣叶收缩期开放幅度减小(<15 mm)开放速度减慢。彩色多普勒超声心动图上可见血流于瓣口下方加速形成五彩镶嵌

的射流,连续多普勒可测定心脏及血管内的血流速度。

(六)治疗原则

1.内科治疗

内科治疗是预防感染性心内膜炎,无症状者无须治疗,定期随访。

2.外科治疗

凡出现临床症状者均应考虑手术治疗。如经皮主动脉瓣成形、置换术;直视下主动脉瓣分离术、人工瓣膜置换术。

四、主动脉瓣关闭不全

(一)概念和特点

主动脉瓣关闭不全主要由主动脉瓣膜本身病变、主动脉根部疾病所致。根据发病情况又分急性、慢性2种。

(二)相关病理生理

约2/3的主动脉瓣关闭不全为风心病所致。由于风湿性炎性病变使瓣叶纤维化、增厚、缩短、变形,影响舒张期瓣叶边缘对合,可造成关闭不全。

主动脉瓣反流引起左心室舒张期末容量增加,使每搏容量增加和主动脉收缩压增加,而有效每搏血容量降低。左心室心肌重量增加使心肌氧耗增多,主动脉舒张压降低使冠状动脉血流减少,两者引起心肌缺血、缺氧,促使左心室心肌收缩功能降低,直至发生左心衰竭。

(三)主要病因及诱因

1.急性主动脉瓣关闭不全

(1)感染性心内膜炎。

(2)胸部创伤致升主动脉根部、瓣叶支持结构和瓣叶破损或瓣叶脱垂。

(3)主动脉夹层血肿使主动脉瓣环扩大,瓣叶或瓣环被夹层血肿撕裂。

(4)人工瓣膜撕裂等。

2.慢性主动脉瓣关闭不全

(1)主动脉瓣本身病变:①风湿性心脏病。②先天性畸形。③感染性心内膜炎。④主动脉瓣退行性变。

(2)主动脉根部扩张:①Marfan综合征。②梅毒性主动脉炎。③其他病因,如高血压性主动脉环扩张、特发性升主动脉扩张、主动脉夹层形成、强直性脊柱炎、银屑病性关节炎等。

(四)临床表现

1.症状

(1)急性主动脉瓣关闭不全:轻者可无症状,重者可出现呼吸困难、不能平卧、全身大汗、频繁咳嗽、咳白色或粉红色泡沫痰,更严重者出现烦躁不安、神志模糊,甚至昏迷。

(2)慢性主动脉瓣关闭不全:可在较长时间无症状。随反流量增大,出现与每搏输出量增大有关的症状,如心悸、心前区不适、头颈部强烈波动感等。

2.体征

(1)急性主动脉瓣关闭不全:可出现面色灰暗、唇甲发绀、脉搏细数、血压下降等休克表现。二尖瓣提前关闭致使第一心音减弱或消失;肺动脉高压时可闻及肺动脉瓣区第二心音亢进,常可闻及病理性第三心音和第四心音。由于左心室舒张压急剧增高,主动脉和左心室压力阶差急剧下降,因而舒张期杂音柔和、短促、低音调。肺部可闻及哮鸣音,或在肺底闻及细小水泡音,严重者满肺均有水泡音。

(2)慢性主动脉瓣关闭不全:①面色苍白,头随心搏摆动,心尖冲动向左下移位,心界向左下扩大。心底部、胸骨柄切迹、颈动脉可触及收缩期震颤。颈动脉搏动明显增强。②第一心音减弱,主动脉瓣区第二心音减弱或消失;心尖区可闻及第三心音。③主动脉瓣区可闻及高调递减型叹气样舒张早期杂音,坐位前倾位呼气末明显,向心尖区传导。④周围血管征,如点头征、水冲脉、股动脉枪击音和毛细血管波动征,听诊器压迫股动脉可闻及双期杂音。

3.并发症

感染性心内膜炎、室性心律失常、心力衰竭常见。

(五)辅助检查

1.X线检查

急性主动脉瓣关闭不全者左心房稍增大,常有肺淤血和肺水肿表现。慢性者左心室明显增大,升主动脉结扩张,即靴形心。

2.心电图

急性主动脉瓣关闭不全者常见窦性心动过速和非特异性 ST-T 改变。慢性者常见左心室肥厚劳损伴电轴左偏,如有心肌损害,可出现心室内传导阻滞,房性和室性心律失常。

3.超声心动图

M 型超声显示舒张期二尖瓣前叶快速高频的振动,二维超声可显示主动脉关闭时不能合拢。多普勒超声显示主动脉瓣下方(左心室流出道)探及全舒张期反流。

(六)治疗原则

1.内科治疗

(1)急性者一般为术前准备过渡措施,包括吸氧、镇静、多巴胺、血管活性药物等,应及早考虑外科治疗。

(2)慢性者无症状且左心功能正常者,无须治疗,但需随访。随访内容包括临床症状、超声检查左心室大小和左心室射血分数。预防感染性心内膜炎及风湿活动。

2.外科治疗

(1)急性者在降低肺静脉压、增加新排血量、稳定血流动力学的基础上,实施人工瓣膜置换术或主动脉瓣膜修复术。

(2)慢性者应在不可逆的左心室功能不全发生之前进行,原发性主动脉关闭不全,主要采用主动脉瓣置换术;继发性主动脉瓣关闭不全,可采用主动脉瓣成形术;部分病例可行瓣膜修复术。

五、护理评估

(一)一般评估

(1)有无风湿活动,体温在正常范围。

(2)饮食及活动等日常生活是否受影响。

(3)能否平卧睡眠。

(二)身体评估

(1)是否呈现"二尖瓣面容"。

(2)呼吸困难及其程度。

（3）心尖区是否出现明显波动,是否出现颈静脉曲张、肝颈回流征阳性、肝大、双下肢水肿等右心衰竭表现。

（4）二尖瓣狭窄特征性的杂音,为心尖区舒张中晚期低调的隆隆样杂音,呈递增型、局限、左侧卧位明显,运动或用力呼气可使其增强,常伴舒张期震颤。

（5）栓塞的危险因素:定期做超声心动图,注意有无心房、心室扩大机附壁血栓。尤其是有无心房颤动,或长期卧床。

（三）心理-社会评估

患者能否保持良好心态,避免精神刺激、控制情绪激动,家属对患者的照顾与理解,能否协助患者定期复查,均有利于控制和延缓病情进展。

（四）辅助检查结果的评估

1.X 线检查

左心房增大不明显,无肺淤血和肺水肿表现。

2.心电图

有无窦性心动过速和非特异性 ST-T 改变及左心室肥厚劳损伴电轴左偏。

3.超声心动图

有无舒张期二尖瓣前叶快速高频的振动,主动脉瓣下方是否探及全舒张期反流。

（五）常用药物治疗效果的评估

（1）能否遵医嘱使用苄星青霉素（长效青霉素）,预防感染性心内膜炎。

（2）能否坚持抗风湿药物治疗,不出现风湿活动表现,如皮肤环形红斑、皮下结节、关节红肿及疼痛不适等。

（3）餐后服用阿司匹林,不出现胃肠道反应、牙龈出血、血尿、柏油样便等。

六、护理诊断

（一）体温过高

与风湿活动、并发感染有关。

（二）有感染的危险

与机体抵抗力下降有关。

（三）潜在并发症

感染性心内膜炎、心律失常、猝死。

七、护理措施

（一）体温过高的护理

（1）每 4 小时测体温一次,注意观察热型,以帮助诊断。

（2）休息与活动:卧床休息,限制活动量,以减少机体消耗。

（3）饮食:给予高热量、高蛋白、高维生素的清淡易消化饮食。

（4）用药护理:遵医嘱给予抗生素及抗风湿治疗。

（二）并发症的护理

1.心力衰竭的护理

（1）避免诱因,如预防和控制感染、纠正心律失常、避免劳累和情绪激动等。

（2）监测生命体征,评估患者有无呼吸困难、乏力、食欲减退、少尿等症状,检查有无肺部啰音、肝大、下肢水肿等体征。

2.栓塞的护理

(1)评估栓塞的危险因素:查阅超声心动图、心电图报告,看有无异常。

(2)休息与活动:左心房内有巨大附壁血栓者,应绝对卧床休息。病情允许时鼓励并协助患者翻身、活动下肢、按摩及用温水泡脚,或下床活动。

(3)遵医嘱给予药物如抗心律失常、抗血小板聚集的药物。

(4)密切观察有无栓塞的征象,一旦发生,立即报告医师,给予抗凝或溶栓等处理。

(三)健康教育

1.疾病知识指导

告知患者及家属本病的病因及病程进展特点。避免居住环境潮湿、阴暗等不良条件,保持室内空气流通、温暖、干燥,阳光充足。适当活动,避免剧烈运动或情绪激动,加强营养、提高机体抵抗力,预防和控制风湿活动。注意防寒保暖,预防上呼吸道感染。

2.用药指导与病情检测

告知患者遵医嘱坚持用药的重要性,说明具体药物的使用方法。定期门诊复查。

3.心理指导

鼓励患者树立信心,做好长期与疾病做斗争的心理准备,育龄妇女应该避孕,征得配偶及家属的支持与配合。

4.及时就诊的指标

(1)出现明显乏力、胸闷、心悸等症状,休息后不好转。

(2)出现腹胀、食欲缺乏、下肢水肿等不适。

(3)长期服用地高辛者,出现脉搏增快(>120次/分)或减慢(<60次/分)、尿量减少、体重增加等异常时。

八、护理效果评价

(1)保持健康的生活方式,严格控制风湿活动,预防感冒。

(2)遵医嘱坚持长期用药,避免药物不良反应。

(3)患者无呼吸困难症状出现或急性左心衰竭致急性肺水肿时,可咯粉红色泡沫样痰。

(4)做到预防及早期治疗各种感染能按医嘱用药,定期门诊复查。

（朱　娟）

第六节　心包疾病

一、急性心包炎

(一)护理评估

1.健康史

评估患者有无结核病史和近期有无纵隔、肺部或全身其他部位的感染史;有无风湿性疾病、心肾疾病及肿瘤、外伤、过敏、放射性损伤的病史。

2.身体状况

(1)全身症状:多由原发疾病或心包炎症本身引起,感染性心包炎常有畏寒、发热、肌肉酸痛、出汗等全身感染症状,结核性心包炎还有低热、盗汗、乏力等。

(2)心前区疼痛:为最初出现的症状,是纤维蛋白性心包炎的重要表现,多见于急性非特异心包炎和感染性心包炎(不包括结核性心包炎)。部位常在心前区或胸骨后,呈锐痛或刺痛,可放射至颈部、左肩、左臂、左肩胛区或左上腹部,于体位改变、深呼吸、咳嗽、吞咽、左侧卧位时明显。

(3)呼吸困难:呼吸困难是渗出性心包炎最突出的症状。心脏压塞时,可有端坐呼吸、呼吸浅快、身体前倾和口唇发绀等。

(4)心包摩擦音:心包摩擦音是心包炎特征性体征,在胸骨左缘第3、4肋间听诊最清楚,呈抓刮样粗糙音,与心音的发生无相关性。部分患者可在胸壁触到心包摩擦感。

(5)心包积液征及心脏压塞征:心浊音界向两侧扩大,并随体位改变而变化,心尖冲动弱而弥散或消失,心率快,心音低而遥远。颈静脉怒张、肝大、腹水、下肢水肿。血压下降、脉压变小、奇脉,甚至出现休克征象。

(6)其他:气管、喉返神经、食管等受压,可出现刺激性咳嗽、声音嘶哑、吞咽困难等。

3.心理状况

患者常因住院影响工作和生活,及心前区疼痛、呼吸困难而紧张、烦躁,急性心脏压塞时可出现晕厥,患者更感到恐慌不安。

(二)护理诊断

1.疼痛(心前区疼痛)

与心包纤维蛋白性炎症有关。

2.气体交换受损

与肺淤血及肺组织受压有关。

3.心排血量减少

与大量心包积液妨碍心室舒张充盈有关。

4.体温过高

与感染有关。

5.焦虑

与住院影响工作、生活及病情重有关。

(三)护理目标

(1)疼痛减轻或消失。

(2)呼吸困难减轻或消失。

(3)心排血量能满足机体需要,心排血量减少症状和肺淤血症状减轻或消失。

(4)体温降至正常范围。

(5)焦虑感消失,情绪稳定。

(四)护理措施

1.一般护理

(1)保持病房环境安静、舒适、空气新鲜,温湿度适宜;安置患者取半卧位或前倾坐位休息,提供床头桌便于伏案休息,以减轻呼吸困难。

(2)给予低热量、低动物脂肪、低胆固醇、适量蛋白质和富含维生素的食物,少食多餐,避免饱餐及刺激性食物、烟酒;有肺淤血症状时给低盐饮食。

(3)出现呼吸困难或胸痛时立即给予氧气吸入,一般为1~2 L/min持续吸氧,嘱患者少说话,以减少耗氧。

(4)心前区疼痛时,遵医嘱适当给予镇静剂以减轻疼痛,嘱患者勿用力咳嗽或突然改变体位,以免诱发或加重心前区疼痛。

(5)畏寒或寒战时,注意保暖;高热时,给予物理降温或按医嘱给予小剂量退热剂,退热时需补充体液,以防虚脱,及时揩干汗液、更换衣服床单,防止受凉。

(6)鼓励患者说出内心的感受,向患者简要介绍病情和进行必要的解释,给予心理安慰,使患者产生信任、安全感。

2.病情观察

(1)定时监测和记录生命体征了解患者心前区疼痛的变化情况,密切观察心脏压塞的表现。

(2)患者呼吸困难,血压明显下降、口唇发绀、面色苍白、心动过速,甚至休克时,应及时向医师报告,并做好心包穿刺的准备工作。

(3)对水肿明显和应用利尿剂治疗患者,需准确记录出入量,观察水肿部位的皮肤及有无乏力、恶心、呕吐、腹胀、心律不齐等低血钾表现,并定期复查血清钾,出现低血钾症时遵医嘱及时补充氯化钾。

(五)健康指导

告知急性心包炎患者,经积极病因治疗,大多数可以痊愈,仅极少数会演变成慢性缩窄性心包炎。因此,必须坚持足够疗程的有效药物治疗,以预防缩窄性心包炎的发生。指导患者充分休息,摄取高热量、高蛋白、高维生素的易消化饮食,限制钠盐摄入。防寒保暖,防止呼吸道感染。

(六)护理效果评价

(1)心前区疼痛有无缓解,能否随意调整体位,深呼吸、咳嗽、吞咽是否受影响,心包摩擦音是否消失。

(2)呼吸的频率及深度是否已恢复正常,发绀有无消失。

(3)血压和脉压是否已恢复正常,水肿、肝大等心脏压塞征象是否好转或已消失。

(4)体温有无下降或已恢复正常,血白细胞计数是否正常。

(5)紧张、烦躁、恐慌不安等不良心理反应有无消失,情绪是否稳定。

二、慢性缩窄性心包炎

(一)护理评估

1.健康史

评估急性心包炎病史和治疗情况。

2.身体状况

起病缓慢,一般在急性心包炎后2~8个月逐渐出现明显的心脏压塞(体循环淤血和心排血量不足)征象。主要表现为不同程度的呼吸困难,头晕、乏力、衰弱、心悸、胸闷、咳嗽、腹胀、纳差、肝区疼痛等;体征主要有颈静脉怒张、肝大、腹水、下肢水肿等;心脏听诊有心音低钝,心包叩击音及期前收缩、心房颤动等心律失常;晚期可有收缩压下降,脉压变小等。

3.心理状况

患者因病程漫长、生活不能自理或需要做心包切开术等而焦虑不安。

(二)护理诊断

1.活动无耐力

与心排血量不足有关。

2.体液过多

与体循环淤血有关。

(三)护理目标

(1)活动耐力增强,能胜任正常体力活动。

(2)水肿减轻或消退。

(四)护理措施

1.一般护理

(1)患者需卧床休息至心慌、气短、水肿症状减轻后,方可起床轻微活动,并逐渐增加活动量。合理安排每天活动计划,以活动后不出现心慌、呼吸困难、水肿加重等为控制活动量的标准。

(2)给予高蛋白、高热量、高维生素饮食,适当限制钠盐摄入,防止因低蛋白血症及水、钠潴留而加重腹水及下肢水肿。

(3)因机体抵抗力低下及水肿部位循环不良、营养障碍,易形成压疮和继发感染,故应加强皮肤护理,以免产生压疮。

(4)加强与患者的心理沟通,体贴关怀患者,和家属共同做好思想疏导工作,消除患者的不良心理反应,使患者树立信心,以良好的精神状态配合各项治疗。

2.病情观察

定时监测和记录生命体征,准确记录出入量,密切观察心脏压塞症状的变化,发现病情变化尽快向医师报告,以便及时处理。

(五)健康指导

教育缩窄性心包炎患者应注意充分休息,加强营养,注意防寒保暖,防止呼吸道感染。指出应尽早接受手术治疗,以获得持久的血流动力学恢复和临床症状明显改善。

(六)护理效果评价

(1)活动后心慌、气短、乏力等症状有无减轻或缓解,日常生活能否自理。

(2)水肿有无减轻或已消失,颈静脉怒张、肝大、腹水等有无减轻或已恢复正常

(朱　娟)

第七节　心　肌　疾　病

一、扩张型心肌病

扩张型心肌病也称为充血性心肌病,是心肌病中常见的临床类型,以心肌广泛纤维化、心肌收缩力减弱、心脏扩大、双侧心室扩张为基本病变的心肌病。

(一)护理评估

1.病史评估

详细询问患者起病情况,了解有无感染,过度劳累、情绪激动等诱因;了解患者心律失常的类型,评估发生栓塞和猝死的风险;了解患者既往健康状况,评估有无其他心血管疾病,如冠心病、风湿性心脏病等。

2.身体状况

观察生命体征及意识状况,注意监测心律、心率、血压等变化。心脏扩大:听诊时常可闻及第三或第四心音,心率快时呈奔马律。肥厚性心肌病患者评估有无头晕、黑蒙、心悸、胸痛、劳力性呼吸困难,了解肥厚梗阻情况评估猝死的风险。

3.心理-社会状况评估

了解患者有无情绪低落、消沉、烦躁、焦虑、恐惧、绝望等心理;患者反复发作心力衰竭,经常住院治疗,了解患者亲属的心理压力和经济负担。

(二)护理诊断

1.心输出血量减少

与心功能不全有关。

2.气体交换受损

与充血性心力衰竭、肺水肿有关。

3.焦虑

与病程长、疗效差、病情逐渐加重有关。

4.潜在并发症

栓塞。

(三)护理目标

(1)能维持良好的气体交换状态,活动后呼吸困难减轻或消失。

(2)胸痛减轻或消失。

(3)活动耐力逐渐增加。

(4)情绪稳定,焦虑程度减轻或消失。

(四)护理措施

1.一般护理

急性期保证患者充足睡眠、休息,限制探视,促进躯体和心理恢复。随着病情好转,逐渐增加活动量,尽量满足生活需要。给予清淡、营养、易消化、低盐饮食。防止辛辣、刺激性食物和饮料摄入,戒烟、戒酒。

2.病情观察

监测血压及血流动力学参数变化,注意有无咳嗽加剧,气促明显等心力衰竭发作先兆以及心排血量降低的早期表现,应随时观察有无偏瘫、失语、血尿、胸痛、咯血等症状,如有异常,马上报告医师,及时做出处理。

3.对症护理

气促时需吸氧,保持鼻导管通畅。抬高床头 30°～60°,采用半坐位或端坐位利于呼吸。指导患者有效呼吸技巧,如腹式呼吸等。

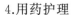

4.用药护理

遵医嘱给予洋地黄药物,药量要准确,密切观察有无洋地黄药物毒性反应;控制输液量及静脉输液速度,记录出水量;使用抗心律失常药时,要加强巡视,观察生命体征,必要时给予心电监护。

5.心理护理

患者出现呼吸困难、胸闷不适时,守护在患者身旁,给予安全感;耐心解答患者提出的问题,进行健康教育;与患者和家属建立融洽关系,避免精神刺激,护理操作细致、耐心;尽量减少外界压力刺激、创造轻松和谐的气氛。

(五)健康宣教

1.指导患者合理安排休息与活动

应限制活动,督促其卧床休息。因休息可使轻度心力衰竭缓解,重度心力衰竭减轻。待心力衰竭控制后,仍需限制患者的活动量,使心脏大小恢复至正常。

2.合理饮食

宜低盐、高维生素及增加纤维食物饮食,少量多餐,避免高热量及刺激性食物。防止因饮食不当造成水、钠潴留,心肌耗氧量、便秘等,导致心脏负荷增加。

3.避免诱因

向患者及家属讲解预防感染的知识,如定时开窗通风,洗手;因避免劳累、酒精中毒及其他毒素对心肌的损害。

4.坚持药物治疗

注意洋地黄素和抗心律失常等药物的毒性反应,并定期复查,以便随时调整药物剂量。

5.密切观察病情变化

如症状加重时应立即就医。

(六)护理效果评价

(1)活动后呼吸困难症状有无减轻或消失。

(2)心前区疼痛发作的次数是否减少或已消失。发作时疼痛程度是否减轻。

(3)乏力和活动后心悸、气促症状有无减轻或消失,心律和心率是否恢复正常。

(4)情绪是否稳定,烦躁不安或悲伤失望心理是否减轻。

二、肥厚型心肌病

肥厚型心肌病是以心肌非对称肥厚、心室腔变小为特征,左心室舒张顺应性下降、心室血液充盈受限为基本病变的心肌病。

(一)护理评估

1.病史评估

详细询问患者起病情况,了解有无感染,过度劳累、情绪激动等诱因;了解患者心律失常的类型,评估发生栓塞和猝死的风险;了解患者既往健康状况,评估有无其他心血管疾病,如冠心病、风湿性心脏病等。

2.身体状况

观察生命体征及意识状况,注意监测心律、心率、血压等变化。心脏扩大;听诊时常可闻及第三或第四心音,心率快时呈奔马律;肥厚性心肌病患者评估有无头晕、黑蒙、心悸、胸痛、劳力性呼吸困难,了解肥厚梗阻情况评估猝死的风险。

3.心理-社会状况评估

了解患者有无情绪低落、消沉、烦躁、焦虑、恐惧、绝望等心理;患者反复发作心力衰竭,经常住院治疗,了解患者亲属的心理压力和经济负担。

(二)护理诊断

1.气体交换受损

与心力衰竭有关。

2.活动无耐力

与心力衰竭、心律失常有关。

3.体液过多

与心力衰竭引起水、钠潴留有关。

4.舒适的改变(心绞痛)

与肥厚心肌耗氧量增加,而冠脉供血相对不足有关。

5.焦虑与慢性疾病

病情反复并逐渐加重,生活方式改变有关。

6.潜在并发症

感染、栓塞、心律失常、猝死。

(三)护理目标

(1)患者呼吸困难明显改善,发绀消失。

(2)能说出限制最大活动量的指征,遵循活动计划,主诉活动耐力增加。

(3)水肿、腹水减轻或消失。

(4)患者主诉心绞痛发作次数减少、患者能运用有效方法缓解心绞痛。

(5)患者焦虑情绪缓解。

(6)患者未发生相关并发症,或并发症发生后能得到及时治疗与处理。

(四)护理措施

1.心理护理

(1)对患者多关心体贴,予鼓励和安慰,帮助其消除悲观情绪,增强治疗信心。

(2)β受体阻滞剂容易引起抑郁,应注意患者的心理状态。

(3)注意保持休息环境安静、整洁和舒适,避免不良刺激。

(4)对失眠者酌情给予镇静药物。

(5)教会患者自我放松的方法。

(6)鼓励患者家属和朋友给予患者关心和支持。

2.休息与活动

(1)根据患者心功能评估其活动的耐受水平,并制定活动计划。

(2)无明显症状的早期患者,可从事轻体力工作,避免紧张劳累。

(3)心力衰竭患者经药物治疗症状缓解后可轻微活动。

(4)合并严重心力衰竭、心律失常及阵发性晕厥的患者应绝对卧床休息。

(5)长期卧床及水肿患者应注意皮肤护理,防止压疮形成。

3.饮食

(1)进食低脂、高蛋白和维生素的易消化饮食,忌刺激性食物。

(2)对心功能不全者应予低盐饮食。

(3)每餐不宜过饱。

(4)应戒除烟酒。

(5)同时耐心向患者讲解饮食治疗的重要性,以取得患者配合。

4.病情观察

(1)观察患者有无心慌、气促等症状。

(2)密切观察生命体征,尤其是血压、心率及心律。

(3)心功能不全、水肿、使用利尿剂患者注意对出入量和电解质的观察。

(4)使用洋地黄者,密切注意洋地黄毒性反应,如恶心、呕吐,黄视、绿视及室性早搏和房室传导阻滞等心律失常情况。

(5)了解大便情况,保持大便通畅。

5.吸氧护理

(1)呼吸困难者取半卧位,予以持续吸氧,氧流量视病情酌情调节。

(2)应每天清洁鼻腔和鼻导管,每天更换湿化液,每周更换鼻导管。

(3)注意观察用氧效果,必要时做血液气体分析。

(五)健康宣教

1.饮食

宜低盐、高蛋白、高维生素、含粗纤维多的食物;避免高热量和刺激性食物,忌烟酒,不宜过饱。

2.活动

根据心功能情况,适当活动。避免劳累、剧烈活动、情绪激动、突然用力或提取重物,有晕厥史者避免独自外出活动。

3.防感染

保持室内空气流通、防寒保暖,预防感冒。

4.复查

坚持药物治疗,定期复查,以便随时调整药物剂量。有病情变化,症状加重时立即就医。

(六)并发症的处理及护理

1.感染

(1)临床表现。①肺部感染:发热、咳嗽、咳痰。②感染性心内膜炎:发热、心脏杂音、动脉栓塞、脾大、贫血,周围体征,如淤点、指(趾)甲下线状出血、Roth 斑、Osler 结节、Janeways 结节。

(2)处理方法。①静脉滴注抗生素。②肺部感染应定时翻身、叩背,促进排痰。③感染性心内膜炎宜及时手术治疗。

2.栓塞

(1)临床表现:①脑栓塞,偏瘫、失语。②肺栓塞,胸痛、咯血。③肾栓塞,腰痛、血尿。④下肢动脉栓塞,足背动脉搏动减弱或消失。

(2)处理方法:①遵医嘱给予抗凝治疗。②指导患者正确服药。③观察疗效和不良反应。

3.心律失常

(1)临床表现:患者诉心悸不适,乏力、头昏。心电图示:室性早搏、房室传导阻滞、心动过缓等。

(2)处理方法:①洋地黄中毒者,及时停用。②用β受体阻滞剂和钙通道阻滞剂时,有心动过缓,减量或停用。③高度房室传导阻滞时,安置心脏起搏器。

4.猝死

(1)临床表现:突然站立或劳累后晕厥。

(2)处理方法:①猝死发生时行心肺复苏等抢救措施。②发生心室纤颤,立即电除颤。③快速性室上速必要时电转复律。

(七)护理效果评价

(1)活动后呼吸困难症状有无减轻或消失。

(2)心前区病痛发作的次数是否减少或已消失,发作时病痛程度是否减轻。

(3)乏力和活动后心悸、气促症状有无减轻或消失,心律和心率是否恢复正常。

(4)情绪是否稳定,烦躁不安或悲伤失望心理是否减轻。

三、心肌炎

心肌炎是指心肌实质或间质的局限性或弥漫性的急性、亚急性或慢性的炎性病变,如炎性渗出和心肌纤维变性、坏死或溶解等。发病年龄以儿童和青少年多见,且年龄越小,往往病情越重,男性多于女性。

(一)护理评估

1.病史评估

详细询问患者起病情况,了解有无感冒、病毒感染等病史;了解患者有无心律失常及类型;了解患者既往健康情况,评估有无其他心血管疾病,如冠心病,风湿性心脏病等。

2.身体情况

观察生命体征及中毒情况,注意监测心律、心率、血压等变化。心脏扩大;听诊时有无闻及第三或第四心音,心率快时呈奔马律。

3.心理-社会状况评估

心理状态随病情的轻重及不同时期、不同年龄、不同文化背景而有所不同。了解患者有无焦虑、孤独心理;家庭、学校、朋友、同学的关心有着积极的康复作用。

4.辅助检查

常规心电图或24小时动态心电图检查,X线检查评估心脏大小,血液生化检查了解心肌酶学动态改变。

(二)护理诊断

1.活动无耐力

与心肌炎性病变、虚弱、疲劳有关。

2.潜在并发症

心律失常、心力衰竭。

3.知识缺乏

与未接受疾病相关教育有关。

4.焦虑

与患者对疾病症状持续存在,对预后不了解有关。

(三)护理目标

(1)患者积极配合休息与活动计划,进行活动时虚弱和疲劳感减轻或消失。

(2)患者理解心肌炎疾病过程,正确说出治疗和康复的影响因素。

(3)患者自诉对疾病的担心减轻,心理舒适程度增加。

(四)护理措施

1.休息与活动

心肌炎急性期、有并发症者需卧床休息。病情稳定后根据患者情况,与患者共同制定每天休息与活动计划,并实施计划。活动期间密切观察心率、心律的变化,倾听患者主诉,随时调整活动量。心肌炎患者一般需卧床休息至体温下降后 3～4 周,有心力衰竭或心脏扩大的患者应休息半年至 1 年,或至心脏大小恢复正常,红细胞沉降率正常之后。如无症状,可逐步恢复正常工作与学习,应注意避免劳累。

2.心理护理

倾听患者的主诉,理解患者的感受,耐心解答患者的疑问,通过解释与鼓励,解除患者的心理紧张和焦虑,使其积极配合治疗。协助患者寻求合适的支持系统,鼓励家人或同事给予患者关心,以降低紧张心理。

(五)健康教育

针对患者的顾虑和需求制定健康教育计划,进行疾病过程、治疗、康复和用药指导,并提供适合患者所需的学习资料,督促患者遵照医嘱,合理用药。此外,与患者共同讨论心肌炎的危险因素,使其理解控制疾病,定期复查,预防复发的重要性,告知患者出现心悸、气促症状加重时及时就医。健康教育的重点在于防治诱因,防止病毒侵犯机体,病毒感染往往与细菌感染同时存在或相继发生,且细菌感染常可使病毒活跃,机体抵抗力降低,心脏损害加重。一旦发现病毒感染后要注意充分休息,避免过度疲劳,注意测量体温、脉搏、呼吸等生命体征,如出现脉搏微弱、血压下降、烦躁不安、面色灰白等症状时,应立即就医。

(六)并发症的处理与护理

心肌炎的并发症包括心律失常、心力衰竭甚至心源性休克,应及时处理。

1.心律失常

严密观察,及早发现及时处理。若发生多源性、频繁性或形成联律的室性早搏时,应遵医嘱用利多卡因、胺碘酮等药物治疗,必要时进行电复律;对于房性或交界性期前收缩可根据患者情况选用地高辛或普萘洛尔等肾上腺素能受体阻滞剂治疗。阵发性室上性心动过速可按压颈动脉窦、刺激咽部引起恶心等刺激迷走神经,也可给予快速洋地黄制剂或普罗帕酮治疗。在整个治疗过程中,应注意观察药物治疗的效果与不良反应,密切观察血压、心率和心电图的变化,询问患者有无不适主诉,根据患者情况,及时调整药物剂量和种类。

2.心力衰竭

一旦确诊心力衰竭,应及时给予强心、利尿、镇静、扩血管和吸氧等治疗。

(1)强心治疗:心肌炎时,心肌对洋地黄敏感性增高,耐受性差,易发生中毒,宜选用收效迅速及排泄快的制剂如毛花苷 C 或地高辛,且予小剂量(常用量的 1/2～2/3)。用药过程中应密切观察尿量,同时进行心电监护,观察心率、心律的变化,进行心脏听诊,观察心音的变化,在急性心力衰竭控制后数天即可停药。

(2)利尿治疗:选用速效强效利尿剂,以减少血容量,缓解肺循环的淤血症状,同时注意补钾,预防电解质紊乱。

(3)镇静治疗:若烦躁不安,予吗啡等镇静剂,在镇静作用的同时也扩张周围血管,减轻心脏负荷,使呼吸减慢,改善通气功能和降低耗氧量。对老年、神志不清、休克和呼吸抑制者慎用吗啡,可选用哌替啶。

(4)血管扩张剂:给予血管扩张剂降低心室前和/或后负荷,改善心脏功能。常用制剂有硝普钠、硝酸甘油等,可单用也可与多巴胺或多巴酚丁胺等正性肌力药合用。

(5)给氧:给予高流量鼻导管给氧($6\sim8$ L/min),病情特别严重者应给予面罩用麻醉机加压给氧,使肺泡内压在吸气时增加,增强气体交换同时对抗组织液向肺泡内渗透。在吸氧的同时也可使用抗泡沫剂使肺泡内的泡沫消失,鼻导管给氧时可用 $20\%\sim30\%$ 的乙醇湿化,以降低泡沫的表面张力使泡沫破裂,增加气体交换面积,促进通气改善缺氧。给氧过程中应进行氧饱和度的监测,并注意观察患者的体征,若出现呼吸困难缓解,心率下降,发绀减轻,表示纠正缺氧有效。

3.心源性休克

心源性休克是心脏功能极度减退,心室充盈或射血功能障碍,造成心排血量锐减,使各重要器官和周围组织灌注不足而发生的一系列代谢与功能障碍综合征。若患者出现血压下降、手足发冷等微循环障碍的早期表现,应及时处理。一旦确诊,立即给予镇痛、吸氧、纠正心律失常和酸碱平衡失调等抗休克治疗,每15分钟测量一次心率、血压和呼吸,观察意识状况、血氧饱和度以及血气分析的变化,同时给氧可增加心肌供氧量,以最大限度增加心排血量。若患者呼吸困难,低氧血症和严重肺水肿需使用机械通气。若患者疼痛或焦虑不安,给予镇静治疗。密切观察出入液量,注意补液量,不增加心脏负荷。出现肺水肿时应及时给予利尿剂,同时经静脉选择输注多巴酚丁胺或多巴胺等以增加心肌收缩力,也可酌情用血管扩张剂(硝普钠或硝酸甘油)以减轻左心室负荷。密切观察心电图的变化,发现异常及时处理。

(七)护理效果评价

(1)活动后呼吸困难症状有无减轻或消失。

(2)心前区疼痛发作次数是否减少或已消失,发作时疼痛程度是否减轻。

(3)乏力和活动后心悸、气促症状有无减轻或消失,心律和心率是否恢复正常。

(4)情绪是否稳定,烦躁不安或悲观失望心理是否减轻。

(朱 娟)

第八节 慢性心力衰竭

慢性心力衰竭也称慢性充血性心力衰竭,是大多数心血管疾病的最终归宿,也是最主要的死亡原因。在西方国家心力衰竭的基础心脏病构成以高血压、冠心病为主,我国过去以心瓣膜病为主,但近年来高血压、冠心病所占比例呈明显上升趋势。

一、一般护理

(一)休息与活动

休息是减轻心脏负荷的重要方法,包括体力的休息、精神的放松和充足的睡眠。应根据患者心功能分级及患者基本状况决定活动量。

Ⅰ级:不限制一般的体力活动,积极参加体育锻炼,但要避免剧烈运动和重体力劳动。

Ⅱ级:适当限制体力活动,增加午休,强调下午多休息,可不影响轻体力工作和家务劳动。

Ⅲ级:严格限制一般的体力活动,每天有充分的休息时间,但日常生活可以自理或在他人协助下自理。

Ⅳ级:绝对卧床休息,生活由他人照顾。可在床上做肢体被动运动,轻微的屈伸运动和翻身,逐步过渡到坐或下床活动。鼓励患者不要延长卧床时间,当病情好转后,应尽早做适量的活动,因为长期卧床易导致血栓形成、肺栓塞、便秘、虚弱、直立性低血压的发生。

(二)饮食

饮食给予低盐、低脂、低热量、高蛋白、高维生素、清淡易消化的饮食,少食多餐。

(1)限制食盐及含钠食物:一度心力衰竭患者每天钠摄入量应限制在 2 g(相当于氯化钠 5 g)左右,二度心力衰竭患者每天钠摄入量应限制在 1 g(相当于氯化钠 2.5 g)左右,三度心力衰竭患者每天钠摄入量应限制在 0.4 g(相当于氯化钠 1 g)左右。但应注意在用强效利尿剂时,可放宽限制,以防发生电解质紊乱。

(2)限制饮水量,高度水肿或伴有腹水者,应限制饮水量,24 小时饮水量一般不超过 800 mL,应尽量安排在白天间歇饮水,避免大量饮水,以免增加心脏负担。

(三)排便的护理

指导患者养成按时排便的习惯,预防便秘。排便时切忌过度用力,以免增加心脏负担,诱发严重心律失常。

二、对症护理及病情观察护理

(一)呼吸困难

(1)休息与体位:让患者取半卧位或端坐卧位安静休息,鼓励患者多翻身、咳嗽,尽量做缓慢的深呼吸。

(2)吸氧:根据缺氧程度及病情选择氧流量。

(3)遵医嘱给予强心、利尿、扩血管药物,注意观察药物作用及不良反应,如血管扩张剂可致头痛及血压下降等;血管紧张素转换酶抑制剂的不良反应有直立性低血压、咳嗽等。

(4)病情观察:应观察呼吸困难的程度、发绀情况、肺部啰音的变化、血气分析和血氧饱和度等,以判断药物疗效和病情进展。

(二)水肿

(1)观察水肿的消长程度,每天测量体重,准确记录出入液量并适当控制液体摄入量。

(2)限制钠盐摄入,每天食盐摄入量少于 5 g,服利尿剂者可适当放宽。限制含钠高的食品、饮料和调味品如发酵面食、腌制品、味精、糖果、番茄酱、啤酒、汽水等。

(3)加强皮肤护理,协助患者经常更换体位,嘱患者穿质地柔软的衣服,经常按摩骨隆突处,预防压疮的发生。

（4）遵医嘱正确使用利尿剂,密切观察其不良反应,主要为水、电解质紊乱。利尿剂的应用时间选择早晨或日间为宜,避免夜间排尿过频而影响患者的休息。

三、用药观察与护理

(一)利尿剂

电解质紊乱是利尿剂最易出现的不良反应,应随时注意观察。氢氯噻嗪类排钾利尿剂,作用于肾远曲小管,抑制 Na^+ 的重吸收,并可通过 Na^+-K^+ 交换机制降低 K^+ 的吸收易出现低钾血症,应监测血钾浓度,给予含钾丰富的食物,遵医嘱及时补钾;氨苯蝶啶:直接作用于肾远曲小管远端,排钠保钾,利尿作用不强,常与排钾利尿剂合用,起保钾作用。出现高钾血症时,遵医嘱停用保钾利尿剂,嘱患者禁食含钾高的食物,严密观察心电监护变化,必要时予胰岛素等紧急降钾处理。

(二)血管紧张素转换酶抑制剂

ACE 抑制剂的不良反应有低血压、肾功能一过性恶化、高钾血症、干咳、血管神经性水肿以及少见的皮疹、味觉异常等。对无尿性肾衰竭、妊娠哺乳期妇女和对该类药物过敏者禁止应用,双侧肾动脉狭窄、血肌酐水平明显升高($>225\ \mu mol/L$)、高钾血症($>5.5\ mmol/L$)、低血压[收缩压$<12.0\ kPa(90\ mmHg)$]或不能耐受本药者也不宜应用本类药物。

(三)洋地黄类药物

洋地黄类药物可以加强心肌收缩力,减慢心率,从而改善心功能不全患者的血流动力学变化。其用药安全范围小,易发生中毒反应。

(1)严格按医嘱给药,教会患者服地高辛时应自测脉搏,如脉搏<60 次/分或节律不规则应暂停服药并告诉医师;毛花苷 C 或毒毛花苷 K 静脉给药时须稀释后缓慢静脉注射,并同时监测心率、心律及心电图变化。

(2)密切观察洋地黄中毒表现。①心律失常:洋地黄中毒最重要的反应是出现各种类型的心律失常,是由心肌兴奋性过强和传导系统传导阻滞所致,最常见者为室性期前收缩(多表现为二联律)、非阵发性交界区心动过速、房性期前收缩、心房颤动以及房室传导阻滞;快速房性心律失常伴房室传导阻滞是洋地黄中毒的特征性表现。洋地黄可引起心电图 ST-T 改变,但不能据此诊断为洋地黄中毒。②消化道症状:食欲减退、恶心、呕吐等(需与心力衰竭本身或其他药物所引起的胃肠道反应相鉴别)。③神经系统症状:头痛、头昏、忧郁、嗜睡、精神改变等。④视觉改变:视力模糊、黄视、绿视等。测定血药浓度有助于洋地黄中毒的诊断。

(3)洋地黄中毒的处理:①发生中毒后应立即停用洋地黄药物及排钾利尿剂。②单发室性期前收缩、一度房室传导阻滞等在停药后常自行消失。③对于快速性心律失常患者,若血钾浓度低则静脉补钾,如血钾不低可用利多卡因或苯妥英钠;有传导阻滞及缓慢性心律失常者,可用阿托品 $0.5\sim1\ mg$ 皮下或静脉注射,需要时安置临时心脏起搏器。

(四)β 受体阻滞剂

必须从极小剂量开始逐渐加大剂量,每次剂量增加的时间梯度不宜短于 $5\sim7$ 天,同时严密监测血压、体重、脉搏及心率变化,防止出现传导阻滞和心力衰竭加重。

(五)血管扩张剂

1.硝普钠

用药过程中,要严密监测血压,根据血压调节滴速,一般剂量 $0.72\sim4.32\ mg/(kg\cdot d)$,连续

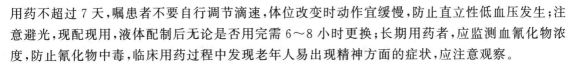

用药不超过 7 天,嘱患者不要自行调节滴速,体位改变时动作宜缓慢,防止直立性低血压发生;注意避光,现配现用,液体配制后无论是否用完需 6～8 小时更换;长期用药者,应监测血氰化物浓度,防止氰化物中毒,临床用药过程中发现老年人易出现精神方面的症状,应注意观察。

2.硝酸甘油

用药过程中可出现头胀、头痛、面色潮红、心率加快等不良反应,改变体位时易出现直立性低血压。用药时从小剂量开始,严格控制输液速度,做好宣教工作,以取得配合。

四、心理护理

(1)护士自身应具备良好的心理素质,沉着、冷静,用积极乐观的态度影响患者及家属,使患者增强战胜疾病的信心。

(2)建立良好的护患关系,关心体贴患者,简要解释使用监测设备的必要性及作用,得到患者的充分信任。

(3)对患者及家属进行适时的健康指导,强调严格遵医嘱服药、不随意增减或撤换药物的重要性,如出现中毒反应,应立即就诊。

五、出院指导

(一)活动指导

患有慢性心力衰竭的患者,往往过分依赖药物治疗,而忽略运动保健。指导患者合理休息与活动,活动应循序渐进,活动量以不出现心悸、气急为原则。适应一段时间后再逐渐缓慢增加活动量。病情好转,可到室外活动。漫步、体操、太极拳、气功等都是适宜的保健方法。如活动不引起胸闷、气喘,表明活动量适度,以后根据各人的不同情况,逐渐增加活动时间。但必须以轻体力、小活动量、长期坚持为原则。

(二)饮食指导

坚持合理饮食,进食低盐、低脂、低热量、高蛋白、高维生素、清淡易消化的饮食。适当限制钠盐的摄入,可减轻体液的潴留,减轻心脏负担。一般钠盐(食盐、酱油、黄酱、咸菜等)可限制到每天 5 g 以下,病情严重者限制在每天不超过 3 g。但服用强力利尿剂的患者钠盐的限制不必过严;在严格限制钠摄入时,一般可不必严格限制水分,液体摄入量以每天 1.5～2 L 为宜,但重症心力衰竭的患者应严格限制钠盐及水的摄入。少量多餐,避免过饱。

(三)疾病知识指导

给患者讲解心力衰竭最常见的诱因有呼吸道感染、过重的体力劳动、心律失常、情绪激动、饮食不当等。因此一定要注意预防感冒,防止受凉,根据气温变化随时增减衣服;保持乐观情绪平时根据心功能情况适当参加体育锻炼,避免过度劳累。

(四)用药指导

告诉患者及家属强心药、利尿剂等药物的名称、服用方法、剂量、不良反应及注意事项。定期复查,如有不适,及时复诊。

(张　丽)

第九节　恶性心律失常

　　恶性心律失常是指在短时间内引起血流动力学障碍,导致患者晕厥甚至猝死的心律失常。主要指危及生命的室性心律失常,如危险性室性期前收缩(多源性室性期前收缩、成对室性期前收缩、伴有 R-on-T 现象的期前收缩);持续室性心动过速(室速);尖端扭转型室性心动过速;心室扑动(室扑)与心室颤动(室颤);严重室内传导阻滞或完全性房室传导阻滞等。它是根据心律失常的程度及性质分类的一类严重心律失常,也是一类需要紧急处理的心律失常。

一、期前收缩

　　根据异位起搏点部位的不同,期前收缩可分为房性、房室交界区性和室性期前收缩。期前收缩起源于一个异位起搏点,称为单源性,起源于多个异位起搏点,称为多源性。

　　临床上将偶尔出现期前收缩称偶发性期前收缩,但期前收缩>5 个/分钟称频发性期前收缩。如每一个窦性搏动后出现一个期前收缩,称为二联律;每两个窦性搏动后出现一个期前收缩,称为三联律;每一个窦性搏动后出现两个期前收缩,称为成对期前收缩。

(一)病因及发病机制

1.病因

　　各种器质性心脏病如冠心病、心肌炎、心肌病、风湿性心脏病、二尖瓣脱垂等可引起期前收缩。电解质紊乱、应用某些药物亦可引起期前收缩。另外,健康人在过度劳累、情绪激动、大量吸烟饮酒、饮浓茶、进食咖啡因等可引起期前收缩。

2.发病机制

　　心律失常有多种不同机制,如返折、异常自律性、后除极触发激动等,主要心律失常的电生理机制主要包括冲动形成异常、冲动传导异常以及两者并存。

　　(1)冲动形成异常。①常自律性状态:窦房结、结间束、冠状窦口周围、房室结的远端和希氏束-浦肯野系统的心肌细胞均有自律性。自主神经系统兴奋性改变或心肌传导系统的内在病变,均可导致原有正常自律性的心肌细胞发放不适当的冲动,如窦性心律失常、逸搏心律。②异常自律性状态:正常情况下心房、心室肌细胞是无自律性的快反应细胞,由于病变使膜电位降低达$-50\sim-60$ mV 时,使其出现异常自律性,而原本有自律性的快反应细胞(浦肯野纤维)的自律性也增高,异常自律性从而引起心律失常,如房性或室性快速心律失常。③后除极触发激动:当局部儿茶酚胺浓度增高、低血钾、高血钙、洋地黄中毒及心肌缺血再灌注时,心房、心室与希氏束—浦肯野组织在动作电位后可产生除极活动,被称为后除极。若后除极的振幅增高并抵达阈值,便可引起反复激动,可导致持续性快速性心律失常。

　　(2)冲动传导异常。折返是所有快速心律失常最常见的发病机制,传导异常是产生折返的基本条件。传导异常包括:①心脏两个或多个部位的传导性与应激性各不相同,相互连接形成一个有效的折返环路;②折返环的两支应激性不同,形成单向传导阻滞;③另一通道传导缓慢,使原先发生阻滞的通道有足够时间恢复兴奋性;④原先阻滞的通道再次激动,从而完成一次折返激动。冲动在环内反复循环,从而产生持续而快速的心律失常。

(二)临床表现

偶发期前收缩大多无症状,可有心悸或感到 1 次心跳加重或有心跳暂停感。频发期前收缩使心排血量降低,引起乏力、头晕、胸闷等。

脉搏检查可有脉搏不齐,有时期前收缩本身的脉搏减弱。听诊呈心律不齐,期前收缩的第一心音常增强,第二心音相对减弱甚至消失。

(三)辅助检查

1.房性期前收缩

特点:①P 波提前发生,其形态与窦性 P 波稍有差异,提前发生的 P 波 P-R 间期>0.12 秒;②提前的P 波后继以形态正常的 QRS 波;③期收缩后常可见一不完全性代偿间歇。

2.房室交界性期前收缩

特点:①提前出现的 QRS-T 波群,该 QRS-T 波形态与正常窦性激动的 QRS-T 波群基本相同;②P 波为逆行型(在标准Ⅱ、Ⅲ于 aVF 导联中倒置),可出现在 QRS 波群之前(P-R 间期<0.12 秒),或出现在 QRS 波群之后(R-P 间期<0.20 秒),偶尔可埋没于 QRS 波群之内;③期前收缩后多见有一完全性代偿间歇。

3.室性期前收缩

特点:①提前出现的 QRS-T 波群,其前无 P 波;②提前出现的 QRS 波群宽大畸形,时限通常大于0.12 秒。③T 波与 QRS 波群主波方向相反;④期前收缩后可见一完全性代偿间歇。

4.室性期前收缩的类型

间位性室性期前收缩,即室性期前收缩恰巧插入两个窦性搏动之间;二联律指每个窦性搏动后跟随一个室性期前收缩,三联律指每两个窦性搏动后跟随一个室性期前收缩,如此类推;连续发生两个室性期前收缩称为成对室性期前收缩;同一导联内室性期前收缩形态不同者称多形或多源性室性期前收缩。

(四)诊断

1.病因与诱因

期前收缩可发生于正常人,但是心脏神经症与器质性心脏病患者更易发生。情绪激动、精神紧张、疲劳、消化不良、过度吸烟、饮酒或者喝浓茶都可引发;冠心病、心肌炎、晚期二尖瓣病变、甲亢性心脏病等常易发生期前收缩。洋地黄、奎尼丁,拟交感神经类药物、氯仿、环丙烷麻醉药等毒性作用,缺钾以及心脏手术或者心导管检查均可引起。

2.临床表现特点

期前收缩可无症状,亦可有心悸或心搏骤停感。频发的期前收缩可导致乏力头晕等,原有心脏病者可诱发或者加重心绞痛或心力衰竭。听诊可发现心律不齐,期前收缩后有较长的代偿间歇。期前收缩的第一心音多增强,第二心音多减弱或消失。期前收缩呈二或三联律时,可听到每两次或三次心搏后有长间歇。期前收缩插入 2 次正规心搏间,可表现为 3 次心搏连续。脉搏触诊可发现间歇脉。

3.辅助检查

依据心电图的特点。

(五)治疗

1.病因治疗

积极治疗病因,消除诱因。如改善心肌供血,控制炎症,纠正电解质紊乱,防止情绪紧张和过度疲劳。

2.对症治疗

偶发期前收缩无重要临床意义,不需特殊治疗,亦可用小量镇静药或β受体阻滞剂;对症状明显、呈联律的期前收缩需应用抗心律失常药物治疗,如频发房性、交界区性期前收缩常选用维拉帕米、β受体阻滞剂等;室性期前收缩常选用利多卡因、胺碘酮等;洋地黄中毒引起的室性期前收缩应立即停用洋地黄,并给予钾盐和苯妥英钠治疗。

二、室性心动过速

室性心动过速(ventricular tachycardia,VT),简称室速,是指起源于希氏束分叉以下部位、自发、连续3个和3个以上、频率>100次/分的室性心动过速。如果是心脏程序刺激诱发时,指连续6个和6个以上的心室搏动。常见于器质性心脏病,如冠心病、急性心肌梗死或急性缺血、各种心肌病等。也见于心肌炎、风心病、二尖瓣脱垂、主动脉瓣狭窄、先天性心脏病中伴有肺动脉高压和右室发育不良者。亦可由严重电解质紊乱、药物中毒,或心脏手术引起。

一次室速发作的持续时间超过30秒,或不到30秒即引起血流动力学的紊乱,必须紧急处理者,为持续性室速。若发作不足30秒即自动终止,则为非持续性室速。

(一)临床表现

(1)轻者可无自觉症状或仅有心悸、胸闷、乏力、头晕、出汗等轻微的不适感。

(2)器质性心脏病并发室速,特别伴发频率较快者常出现血流动力学紊乱,出现心慌、胸闷、气促、低血压、休克、眩晕和昏厥,也可出现急性心力衰竭、急性肺水肿、呼吸困难、心绞痛、心肌梗死和脑供血不足,甚至发展为心室扑动/心室颤动、阿-斯综合征而猝死。

(3)心率130~200次/分,节律整齐或轻微不齐,第一心音强弱不等,颈静脉搏动与第一心音不一致,可见"大炮波"。有血流动力学障碍者可出现血压降低、呼吸困难、大汗、四肢冰冷等表现。

(二)心电图检查

(1)连续出现3个或3个以上宽大畸形的QRS波,QRS间期>0.12秒,P波与QRS波之间无固定关系,常伴ST-T改变。

(2)心室率100~250次/分,心律规则或略不规则。

(3)可有房室分离、心室夺获或(和)室性融合波。

(4)可有单形性和多形性室速。

(5)室速前后可见室性期前收缩,形态通常一致,但也有不一致者。

(6)室速可自行终止,终止前常有频率和节律的改变,也可转变为室扑或室颤,转变前多有心室率的加速。

(三)治疗原则

(1)无器质性心脏病患者发生非持续性室速,如无症状及晕厥发作,无须进行治疗。持续性室速发作,无论有无器质性心脏病,均应给予治疗。有器质性心脏病的非持续性室速亦应考虑治疗。

(2)无血流动力学障碍者,可应用利多卡因、索他洛尔、普罗帕酮等药物终止室速。药物无效时,可选用胺碘酮或直流电复律。

(3)有血流动力学障碍者,首选同步直流电复律。

（4）洋地黄中毒引起的室速,不宜用电复律,应给予药物治疗。

（5）消除诱发室性心动过速的诱因,如纠正低钾血症、休克,停用洋地黄制剂等。

（6）积极治疗原发病,如积极治疗心功能不全,冠脉血运重建改善心肌供血等。

（四）疗效标准

1.痊愈

通过射频消融消除室速病灶使其不再发作或通过 ICD 自动转复治疗室速发作或治疗原发疾病、消除室速的诱发因素后室速不再发作。

2.好转

通过各种治疗手段室速发作频率、持续时间明显减少。

3.加重

室速发作频率、持续时间明显增加,临床症状加重。

（五）预防复发

（1）去除病因,如治疗心肌缺血,纠正水、电解质平衡紊乱,治疗低血压、低钾血症,治疗充血性心力衰竭等有助于减少室速发作的次数。

（2）窦性心动过缓或房室传导阻滞时,心室率过于缓慢,有利于室性心律失常的发生,可给予阿托品治疗,或应用人工心脏起搏。

（3）考虑药物长期治疗的毒副作用,最好通过电生理检查来筛选。

（4）QT 间期延长的患者优先选用ⅠB类药,如美西律。普罗帕酮疗效确切,不良反应较少,亦可优先选用。

（5）β受体阻滞剂能降低心肌梗死后猝死发生率,对预防心梗后心律失常的疗效较好。

（6）维拉帕米对大多数室速无预防效果,但可应用于"维拉帕米敏感性室速"患者,此类患者常无器质性心脏病基础,QRS 波群呈右束支传导阻滞伴有电轴左偏。

（7）单一药物无效时,可选用作用机制不同的药物联合应用,各自用量均可减少。

（8）缓慢性心律失常基础上出现的室速,可考虑安装起搏器,并合用抗心律失常药物。

（9）发作时有明显血流动力学障碍者,特别是对心梗后室速或其他高危室速,通过射频消融术不能根治的室性心动过速者,可植入 ICD 预防心脏性猝死。

（10）持续性室速或心脏骤停复苏后患者,如有器质性心脏病,首选 ICD。

（11）特发性室速,可经导管射频消融术予以根治。

三、尖端扭转型室性心动过速

尖端扭转型室速(torsade de pointes,TDP)是多形性室性心动过速的一个特殊类型,发作时 QRS 波形态多变,振幅与波峰呈周期性改变,主波方向沿等电位线向上或向下波动而近似扭转。通常在原发或继发性 QT 间期延长(LQTS)的基础上发生。病因可为先天性、低钾或低镁血症、应用ⅠA或某些ⅠC类药物、吩嗪类和三环类抗抑郁药、颅内病变、心动过缓(特别是三度房室传导阻滞)等。

（一）临床表现

（1）心律绝对不规则、脉搏细速、常可闻及分裂的心音和奔马律。

（2）面色苍白、四肢厥冷,可伴有不同程度的神经、精神症状。

（二）心电图检查

（1）发作时 QRS 波群的振幅与波群呈周期性改变，宛如围绕等电位线扭转，频率 200～250 次/分。

（2）可发生在窦性心动过缓或完全性传导阻滞基础上。

（3）QT 间期通常＞0.5 秒，U 波明显，T-U 波融合，有时这种异常仅出现在心动过速前一个心动周期。

（4）室性期前收缩发生在舒张晚期，落到前面 T 波终末部分可诱发室速。

（5）长-短周期序列之后易诱发尖端扭转。

（6）短联律间期的尖端扭转型室速，其前无长间歇或心动过速，配对间期极短，易发展为室颤。

（7）无 QT 间期延长的多形性室速有时类似于尖端扭转型室速，应予以鉴别。

（三）治疗原则

（1）纠正可逆性诱因及病因，尤其是导致 QT 间期延长的病变或药物。

（2）首先静脉注射硫酸镁（硫酸镁 2 g，稀释至 40 mL 缓慢注射，然后 8 mg/min 静脉滴注）。

（3）避免使用ⅠA 类、ⅠC 类和Ⅲ类可加重 QT 间期延长的药物。

（4）缓慢心律失常时，临时选用异丙基肾上腺素或阿托品或起搏治疗。

（5）先天性长 QT 综合征者，可选用 β 受体阻滞剂、左颈胸交感神经切断术或 ICD 等。

（四）预防复发

（1）β 受体阻滞剂长期口服。

（2）获得性药物或电解质紊乱造成的扭转性室速，清除诱因可预防复发。

四、心室扑动与心室颤动

心室扑动与心室颤动（ventricular flutter and ventricular fibrillation），简称室扑与室颤，分别为心室肌快而微弱的无效收缩或各部位心室肌不协调乱颤，心脏无排血，心音和脉搏消失，心、脑等器官和周围组织血液灌注停止，导致阿-斯综合征发作和猝死。室扑与室颤为致命性心律失常，常见于急性心肌梗死、心肌炎、完全性房室传导阻滞、阿-斯综合征的过程中、严重低钾血症与高钾血症、引起 Q-T 间期延长与尖端扭转的药物、心脏手术、低温麻醉、心血管造影或心导管检查术、严重缺氧、电击以及溺水等。

（一）临床表现

（1）意识丧失，抽搐，呼吸不规则或停顿甚至死亡。

（2）心音消失，脉搏摸不到，血压测不出，瞳孔散大，对光反射消失等。

（二）心电图检查

（1）心室扑动呈正弦波图形，波幅大而规则，频率 150～300 次/分，不能区分 QRS 波群与 ST-T 波群，很快转为室颤。

（2）心室颤动无法识别 QRS 波群、ST 段与 T 波，代之以形态，振幅和间期绝对不规则的小振幅波，频率为 250～500 次/分，持续时间较短，若不及时抢救，心电活动很快消失。

（三）治疗原则

（1）立即进行心肺脑复苏。

（2）电除颤，若无效，静脉注射肾上腺素，再次电除颤。若无效，静脉注射胺碘酮后电除颤。

（四）预防

（1）病因防治。

（2）监测室性心律失常，或以心电图运动负荷试验或临床电生理技术诱发室性快速心律失常，以识别发生原发性室颤的高危患者。

（3）应用抗心律失常药物消除室速、减少复杂性室性期前收缩（如室性期前收缩连发、多源性室性期前收缩、伴 R-on-T 的室性期前收缩）。

（4）用起搏器或手术治疗慢性反复发作的持久性室速或预激综合征伴心室率快速的房颤、房扑患者。

（5）冠状动脉旁路移植术，或经皮冠状动脉球囊扩张术、旋切术、旋磨术、激光消融术、支架放置术等改善心肌供血；室壁瘤及其边缘部内膜下组织切除以切断室性心律失常的折返途径。

（6）急性心肌梗死后长期应用 β 受体阻滞剂。

五、护理

（一）一般护理

（1）执行内科一般护理常规。

（2）严重心律失常患者应卧床休息；当心律失常发作导致心悸、胸闷、头晕等不适时采取高枕卧位或半卧位，避免左侧卧位，因左侧卧位时患者常能感觉到心脏搏动而使不适感加重。

（3）给氧：根据患者心律失常的类型及缺氧症状，对伴有血流动力学障碍出现胸闷、发绀的患者，给予 2～4 L/min 的氧气吸入。

（4）保持大便通畅，心动过缓患者避免排便时屏气，以免兴奋迷走神经而加重心动过缓。

（二）饮食护理

（1）给予低热量、易消化的饮食，避免饱餐及摄入浓茶、咖啡等易诱发心律失常的兴奋性食物，禁止吸烟和酗酒。

（2）合并低钾血症患者进食含钾高的食物（如橙子、香蕉等）。

（三）用药护理

严格按医嘱按时按量给予抗心律失常药物，静脉注射速度宜慢（腺苷除外），一般 5～15 分钟内注完，静脉滴注药物时尽量用输液泵调节速度。胺碘酮静脉用药易引起静脉炎，应选择大血管，配制药物浓度不要过高，严密观察穿刺局部情况，谨防药物外渗。观察患者意识和生命体征，必要时监测心电图，注意用药前、用药过程中及用药后的心率、心律、PR 间期、QT 间期等变化，以判断疗效和有无不良反应。

（四）并发症护理

猝死护理。

1.评估危险因素

评估引起心律失常的原因，如有无冠心病、心力衰竭、心肌病、心肌炎、药物中毒等，有无电解质紊乱、低氧血症和酸碱平衡失调等。遵医嘱配合治疗，协助纠正诱因。

2.心电监护

对严重心律失常患者，应持续心电监护，严密监测心率、心律、心电图、生命体征、血氧饱和度变化。早期识别易猝死型心律失常，严密监测。

3.配合抢救

备好抗心律失常药物及其他抢救药品、除颤器、临时起搏器等。一旦发生猝死立即配合抢救。

(五)病情观察

(1)对严重心律失常患者,应持续心电监护,密切监测心率、心律、血氧饱和度和血压,并及时记录病情变化,包括:心律失常的类型、发作的频率和起止方式,患者出现的症状。

(2)当出现频发、多源、成对或"R on T"现象的室性期前收缩、阵发性室性心动过速、窦性停搏、二度和三度房室传导阻滞等严重心律失常时,应立即通知医师处理。

(3)配合医师进行危重患者的抢救,保证各种仪器(如除颤仪、心电图机、心电监护仪、临时起搏器等)处于正常备用状态。

六、延续护理

(一)综合护理评估

1.健康基本情况评估

(1)一般情况评估:评估患者意识状态,观察脉搏,呼吸、血压有无异常。询问患者饮食习惯与嗜好,饮食量和种类。评估患者有无水肿,水肿部位、程度;评估患者皮肤有无破溃、压疮、手术伤口及外伤等。

(2)病史评估:询问患者有无明确药物过敏史;评估患者有无药物不良反应;评估患者既往史及家族史;询问患者有无跌倒史。

2.疾病相关评估

(1)评估患者心律失常的类型、发作频率、持续时间等;询问患者有无心悸、胸闷、乏力、头晕、晕厥等伴随症状。

(2)评估患者此次发病有无明显诱因:体力活动、情绪波动、饮茶、喝咖啡、饮酒、吸烟,应用肾上腺素、阿托品等药物。

(3)评估患者有无引起心律失常的基础疾病:甲状腺功能亢进、贫血、心肌缺血心力衰竭等可引起窦性心动过速;甲状腺功能减退、严重缺氧、颅内疾病等可引起窦性心动过缓;窦房结周围神经核心肌的病变、窦房结动脉供血减少、迷走神经张力增高等可导致窦房结功能障碍。

(4)评估患者对疾病的认知:评估患者对疾病知识的了解程度,对治疗及护理的配合程度、经济状况等,评估患者的交流、抑郁程度。

常规行心电图、X线胸片、超声心动图、24小时动态心电图作为早期筛查,心内电生理检查,可明确进一步手术。常规采血测定生化、甲状腺功能、血常规等指标,评估心律失常的危险因素。

3.心理社会评估

大部分心律失常会影响血流动力学,使患者有各种不适的感受,严重者有濒死感,从而产生焦虑、恐惧及挫败感。因此,要评估焦虑、恐惧及挫败感的程度,另外还要评估患者的应急能力及适应情况。可应用症状自评量表。

(二)连续护理实施

根据心律失常患者临床治疗护理常规,射频消融术及起搏器植入术术前、术后护理制订连续护理方案。使患者掌握术前、术中、术后注意事项,预防和减少高危患者并发症的发生。指导患者保存术前、术后及复查的影像学资料,医护人员追踪患者术后恢复情况,减少心律失常复发率及术后并发症发生率。

1.入院时

患者从社区的疾病预防及健康观察,转到医院的治疗阶段。主要由社区医师、心内科医师及护士参与,明确患者心律失常分型及发病的原因,了解患者在家中服药的情况及患者的心理情绪状态。

(1)治疗相关方面。对社区建立健康档案的患者,护士要全面了解患者的既往健康信息。对所有患者应用心内科患者连续护理认知问卷对身体、心理及社会状况进行评估。协助患者完成必需的检查项目:血常规、尿常规、便常规;肝肾功能、电解质、血糖、血脂;血沉、C反应蛋白;凝血功能、血型;感染性疾病筛查;X线胸片、心电图;24小时动态心电图。告知患者检查注意事项。

(2)护理相关方面。对某些功能性心律失常的患者,应鼓励其维持正常规律的生活和工作,注意劳逸结合。对严重心律失常患者疾病发作时,嘱患者绝对卧床休息。饱食、饮用刺激性饮料(浓茶、咖啡等)、吸烟、酗酒均可诱发心律失常,应予以避免,指导患者少食多餐,选择清淡、易消化、低盐低脂和富含营养的饮食。心功能不全的患者应限制钠盐的摄入,对服用利尿剂的患者应鼓励多食用富含钾的食物,如橘子、香蕉等,避免出现低血钾而诱发的心律失常。

(3)社会心理方面:患者入院后,责任护士要建立良好的护患关系,使其以更加积极和健康的心态面对疾病,积极进行心理疏导,缓解紧张、焦虑的情绪。告知患者手术及麻醉方式,减少患者因知识缺乏造成的恐惧,必要时遵医嘱可用镇静药物。

2.住院时

医疗团队由主管医师、护士组成。按照诊疗指南,对患者进行手术及非手术治疗。

(1)治疗相关方面。护士根据医嘱应用抗心律失常药物,对患者进行输液治疗;术后在监测患者心律的同时,对患者预防出血的注意事项及观察重点进行健康宣教,告知患者饮食注意事项,预防患者术后消化道反应。协助患者练习床上大小便、保证充足的睡眠。

(2)护理相关方面。

1)抗心律失常药物护理:严格遵医嘱给予抗心律失常药物,注意给药途径、剂量、给药速度等。口服给药应按时按量服用,静脉注射时应在心电监护下缓慢给药,观察用药中及用药后的心率、心律、血压、脉搏、呼吸、意识变化,观察疗效和药物不良反应,及时发现药物引起的心律失常。

2)介入治疗的护理:射频消融术护理:①伤口的护理:患者回病房后测血压1次/小时,连续测6次,动脉穿刺口,沙袋加压6小时,严密观察穿刺部位有无渗血、渗液及双下肢足背动脉搏动情况,观察双下肢皮肤温度、色泽有无异常变化,如有异常及时通知医师。②体位的护理:嘱患者患侧肢体制动,卧床休息12小时;穿刺侧肢体术后伸直,制动10~12小时(动脉穿刺时)或6小时(静脉穿刺时),平卧位休息,保持髋关节制动,可进行足部的屈曲、后伸、内旋、外旋等;术后12小时(动脉穿刺)或6小时(静脉穿刺)解绷带,解绷带后1小时可下床活动。③饮食要求:患者至解除制动之前,进食软食、半流质饮食,避免辛辣、产气多的食物,进食时头偏向一侧。④病情观察:出现特殊情况,及时和医师取得联系处理,心电监护24小时,严密观察生命体征及病情变化,观察有无心律失常的发生,对于室性期前收缩的射频消融治疗术后尤其要观察有无室性心动过速,同时给予24小时动态心电图监测,观察有无心律失常的发生及心律失常的形态,经常巡视患者,询问有无胸闷、心悸等不适症状,做好患者生命体征的监护。

3)永久性人工起搏器植入术的护理:①伤口护理:穿刺点用0.5 kg沙袋压迫4~6小时,观察伤口有无渗血,可在相应部位重新加压包扎,每天换药时,注意观察伤口皮肤色泽、有无血肿形成。若皮下脂肪少,皮肤伤口张力较大,沙袋可采用简短压迫,术后静脉输液治疗,并注意观察体温变化,连续测体温3日,4次/日,同时注意伤口有无感染现象。一般术后7~9日拆线。②体位护理:手术后取平卧位或左侧卧位,动作轻柔不宜翻动体位,以免电极导管移位,24小时禁止翻身,协助其在床上大小便。24小时后指导患者可在床上轻度活动,72小时后可在床边轻度活动,不要过度向前弯腰,活动时指导患者要循序渐进,由肢端关节活动开始。避免用力搓擦,避免用力上举术侧手臂,避免突然弯腰、甩手、振臂等动作。③心电监护:术后心电监护36~48小时,严密观察起搏心电图,观察起搏的感知和起搏功能,并每天描记全导联心电图1次,尤其注意观察是否为有效起搏心律,以便尽早发现电极移位。

(3)社会心理方面。射频消融术及起搏器植入术术后患者常因疼痛、强迫体位等因素,出现失眠、焦虑、恐惧等,应积极给予干预,告知患者可能出现疼痛的时间、程度,护士根据疼痛评估尺,给予患者减轻疼痛的措施,可以让患者的注意力集中于某项活动,如听轻音乐、阅读、看电视等,形成疼痛以外的专注力,也可进行放松疗法,依次放松各个部位肌肉,体验全身肌肉紧张和放松的感觉。指导患者多食用一些高热量、高蛋白、高纤维素,富含胶原蛋白、微量元素、维生素A及维生素C的易消化吸收食物,注意补充水量,保持体内的水和电解质平衡。

3.出院前

在住院治疗转到居家康复的过渡阶段,心内科护士需要对患者进行心理指导:护士要根据病情需要讲解按时复查和按时服药的重要性和必要性,使其积极配合。

(1)治疗相关方面。指导患者掌握疾病的基本知识,教会患者及家属饮食管理,起搏器监测的时间及方法,告知患者及家属出院时门诊复查时间,饮食的控制、锻炼的注意事项,复查资料保存的注意事项、联系医师及随访护士的方法。护士建立心律失常患者健康档案,医院保留患者家庭住址及联系方式,教会患者自测脉搏的方法以及指导患者及家属学习心肺复苏相关知识。

(2)护理相关方面。

1)射频消融术:①告知患者出院后穿刺点局部保持干燥,在穿刺点长好以前尽量避免沾水,如果穿刺点出现红、肿、热、痛,就提示发生了感染,应及时就医;②患者出院后1周内避免抬重物及特殊劳动如给自行车打气,这样可以有效地预防渗血的发生;③术后1~2周即可进行相对正常的生活和工作,但应避免重体力劳动或运动,1~2个月后可恢复完全正常的生活和工作;④出院后1~2周复查心电图1次,以后1~3个月复查心电图1次直到半年,必要时复查X线胸片、超声心动图及动态心电图。

2)永久性人工起搏器植入术:①教会患者学会自测脉搏,2次/日,每次至少3分钟,取其每分钟的平均值并记录,如果每分钟少于预置心率5次即为异常,应及时到医院就诊。②用半导体收音机检测起搏器的功能,此方法适用于无自身心率的患者,具体方法:首先打开收音机,选择中波波段没有播音的区域,然后把收音机放在起搏器埋藏区,可听到规律的脉冲信号,根据信号的频率自测起搏频率。③避免接触高压电、内燃机、雷达、微波炉等强磁性物体;随身携带起搏器识别卡,写明何时安装起搏器及其类型,以便就医或通过机场安全门时,顺利通过检查。④告知患者出院后伤口局部保持干燥,在伤口愈合前尽量避免沾水,如伤口出现红、肿、热、痛,提示发生了感染,应及时就医。

心内科护士建立射频消融术及起搏器植入术后患者健康档案,医院保留患者家庭住址及联系方式。

(3)社会心理方面。指导患者及家属掌握本病的康复治疗知识与自我护理方法,帮助分析和

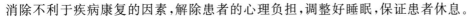

消除不利于疾病康复的因素,解除患者的心理负担,调整好睡眠,保证患者休息。

4.出院后

患者出院后出现心律失常复发及起搏器异位、感染等术后并发症,会严重影响治疗效果,甚至危及患者生命,需要加强相关护理。

(1)治疗相关方面。复诊指导,射频消融术出院后 1～2 周复查心电图 1 次,以后每 1～3 个月复查心电图 1 次直到半年,必要时复查 X 线胸片,超声心动图及动态心电图;永久性起搏器植入术术后复查原则,3 个月内每半月随访 1 次,3 个月后每月随访 1 次,以后每半年随访 1 次。待接近起搏器限定年限时,要缩短随访时间。若自觉心悸、胸闷、头晕、黑蒙或自测脉搏缓慢,应立即就医。

(2)护理相关方面。

1)饮食指导:合理的饮食可使病情得到控制,预防并发症的发生。饮食宜低盐、低脂、清淡、易消化、高纤维素,多食新鲜蔬菜和水果,保持大便通畅,忌饱餐,宜少食多餐,每顿七八分饱,每天可增至 5 餐。忌刺激性饮料,如浓茶、咖啡等,嗜烟酒等均可诱发心律失常。合并心力衰竭及使用利尿剂时应限制钠盐的摄入,多进含钾的食物,以减轻心脏负荷和防止低血钾症而诱发心律失常。

2)活动指导:保持良好的心情,改善生活方式,注意生活细节,促进身心休息。无器质性心脏病者应积极参加体育锻炼,调整自主神经功能,器质性心脏病患者可根据心功能情况适当活动,注意劳逸结合,避免情绪激动、过度兴奋或悲伤。最好由医师根据病情制订运动处方,选择正确的运动方式、强度、频率及时间,一般以太极拳、慢跑、步行等为主,3～4 次/周,每次 30 分钟。

3)用药指导:①快钠通道阻滞剂,常用的有奎尼丁、普鲁卡因胺等。常见的不良反应有恶心、呕吐、腹泻、视觉、听觉障碍,窦性停搏、房室传导阻滞等。指导患者饭后服用,学会自测脉搏,服药期间勿驾驶、高空操作,避免靠近火源等。②β受体拮抗剂:常用的有普萘洛尔、美托洛尔等。可减慢心率,常见的不良反应有心动过缓、窦性停搏、房室传导阻滞、乏力、胃肠不适、加重胰岛素的低血糖及停药综合征等,应注意不要突然停药。③钾通道阻滞剂:常用的有胺碘酮、索他洛尔等。常见的不良反应有转氨酶增高,角膜色素沉着,心动过缓,最严重的心外毒性为肺纤维化。指导患者定期检查,按医嘱服药,逐渐减量,复查肝功能。④钙通道阻滞剂:有维拉帕米等。常见的不良反应有低血压、心动过缓、房室传导阻滞等。指导患者体位改变时应缓慢,如睡醒后先躺一会儿,然后再慢慢坐起,定期检查心电图。

(3)社会心理方面。保持乐观情绪,避免紧张焦虑和情绪激动,多参加益于健康的娱乐活动,保持身心轻松、愉快。避免过度劳累和用脑过度,生活有规律,保证充足睡眠。随访护士可通过计算机、微信等网络信息平台与患者及其家属之间相互沟通。随访护士向患者及家属了解患者疾病控制情况、生活方式改变情况及出现的问题,督促患者按时复查,根据患者的生理、心理状态酌情调整护理方案。

(三)院外延伸护理

延续性护理是通过一系列的行动设计以确保患者在不同的健康照护场所(如从医院到家庭)及同一健康照护场所接收到不同水平的协作性与连续性照护,通常是指从医院到家庭的延续,包括经由医院制订出院计划、转诊、患者回归家庭或社区后的持续性随访与指导,心律失常患者,接受手术或非手术治疗后,因为起搏器的植入和长期服药,需要心内科医护人员给予连续护理。建立患者的随访档案,可以及时记录病情,有效预防并发症的发生。主管医师是随访的主导因素,随访护士是患者规律复查观察病情,及时反馈的关键因素。没有开展心律失常患者连续护理的医院,患者可以自行保存治疗相关资料,还可通过互联网平台、手机客户端、电话沟通等多媒体方式与主管医师或心内科专业人员保持联系,随时接受指导。

(1)随访时间:①起搏器植入术随访时间:植入后1、3、6个月进行随访;此后每3～6个月随访1次;电池耗竭是每个月随访1次。②心律失常射频消融术随访时间:1～2周复查心电图1次,以后每1～3个月复查心电图1次直到半年,必要时复查X线胸片,超声心动图及动态心电图;服用抗凝药物遵医嘱随访。

(2)随访内容:①起搏器植入术随访内容,包括全身情况和症状;如原有的头晕、黑蒙、晕厥等是否消失;患者的主要体征:如血压、心脏大小、有无杂音等;患者心功能状态是否有改善;起搏心电图观察起搏器的感知功能和起搏功能是否正常;有无合并症包括局部伤口愈合情况及其他合并症。②心律失常射频消融术后随访内容:心悸、心慌等症状是否消失;1～2周复查心电图1次,以后每1～3个月复查心电图1次直到半年,必要时复查X线胸片,超声心动图及动态心电图;24小时动态心电图是否正常。

(3)随访方式:设定专人负责定期拨打随访电话或门诊复查。

射频消融术及起搏器植入术是逐渐发展起来的一种治疗心律失常的技术,可延长患者的寿命,改善生活质量。随着技术的成熟及普遍的开展,越来越多的术后患者需要更长期、更广泛的连续护理服务,对护理工作也提出更高的要求,也是我们今后完善的目标。社区—家庭相互联系的统一整体,使心律失常患者能够得到连续、专业的指导。

(张　丽)

参 考 文 献

[1] 戎靖枫,王岩,杨茂.临床心血管内科疾病诊断与治疗[M].北京:化学工业出版社,2021.

[2] 刘丽梅.内科常见病诊断思维[M].北京:科学技术文献出版社,2019.

[3] 李娟.内科常见临床表现的诊断思维[M].北京:人民卫生出版社,2020.

[4] 马路.实用内科疾病诊疗[M].济南:山东大学出版社,2022.

[5] 陈曦.消化系统疾病内科诊治要点[M].北京:科学技术文献出版社,2021.

[6] 侯平.内科诊疗技术应用[M].沈阳:辽宁科学技术出版社,2018.

[7] 苏强,王美江,刘晓青.临床内科常见疾病诊疗学[M].天津:天津科学技术出版社,2020.

[8] 刘江波,徐琦,王秀英.临床内科疾病诊疗与药物应用[M].汕头:汕头大学出版社,2021.

[9] 王秀萍.临床内科疾病诊治与护理[M].西安:西安交通大学出版社,2022.

[10] 孙久银.临床大内科常见疾病诊治[M].沈阳:沈阳出版社,2020.

[11] 张海霞,刘瑛.现代内科诊疗与护理[M].汕头:汕头大学出版社,2018.

[12] 崔振双.临床常见心血管内科疾病救治精要[M].开封:河南大学出版社,2021.

[13] 颜波.心内科临床与实践[M].天津:天津科学技术出版社,2020.

[14] 费秀斌.内科疾病检查与治疗方法[M].北京:中国纺织出版社,2022.

[15] 杨志宏.临床内科疾病诊断与治疗[M].长春:吉林科学技术出版社,2019.

[16] 王桥霞.临床内科疾病诊疗[M].北京:科学技术文献出版社,2020.

[17] 矫丽丽.临床内科疾病综合诊疗[M].青岛:中国海洋大学出版社,2019.

[18] 刘增玲.神经内科常见疾病诊断指南[M].长春:吉林科学技术出版社,2020.

[19] 杨德业,王宏宇,曲鹏.心血管内科实践[M].北京:科学出版社,2022.

[20] 扈红蕾.内科疾病临床指南[M].长春:吉林科学技术出版社,2020.

[21] 黄忠.现代内科诊疗新进展[M].济南:山东大学出版社,2022.

[22] 何朝文.新编呼吸内科常见病诊治与内镜应用[M].开封:河南大学出版社,2020.

[23] 张晓立,刘慧慧,宫霖.临床内科诊疗学[M].天津:天津科学技术出版社,2020.

[24] 马春丽.临床内科诊疗学[M].长春:吉林大学出版社,2020.

[25] 陈照金.内科诊疗备要[M].天津:天津科技翻译出版公司,2018.

[26] 魏佳军,曾非作.神经内科疑难危重病临床诊疗策略[M].武汉:华中科技大学出版社,2021.

［27］张元玲,董岩峰,赵珉.临床内科诊疗学［M］.南昌:江西科学技术出版社,2018.

［28］苗顺.内科诊疗学［M］.长春:吉林大学出版社,2020.

［29］李晓明,徐勇,吕沐瀚.内科临床医师手册［M］.北京:北京大学医学出版社有限公司,2020.

［30］李雅慧.实用临床内科诊疗［M］.北京:科学技术文献出版社,2020.

［31］陶蕾,张东洋,孙华.内科临床诊断学［M］.南昌:江西科学技术出版社,2018.

［32］徐晓霞.现代内科常见病诊疗方法与临床［M］.北京:中国纺织出版社,2021.

［33］邹丽妍.中医内科临床实践［M］.长春:吉林科学技术出版社,2020.

［34］蒋尊忠.临床内科常见病诊疗［M］.长春:吉林科学技术出版社,2019.

［35］徐化高.现代实用内科疾病诊疗学［M］.北京:中国纺织出版社,2021.

［36］张盛鑫,袁林,卓志强,等.呼出气一氧化氮和潮气呼吸肺功能检测在毛细支气管炎中的应用价值［J］.中国全科医学,2021,24(05):551-554.

［37］郭荣丹,赵宇红.奥美拉唑不同联用方案治疗急性胃炎效果对比研究［J］.中国药物与临床,2021,21(02):269-271.

［38］宫健,周新玲,高新英,等.不同剂量生长抑素治疗消化性溃疡出血的疗效及其对胃肠功能的影响研究［J］.中国现代医生,2021,59(10):53-56.

［39］秦志平,孙雪,苏杭.斑点追踪成像技术对二尖瓣关闭不全患者左室扭转功能的评估价值［J］.医学理论与实践,2021,34(19):3427-3428.

［40］刘书艳,贾志英,米亚静.依那普利联合氢氯噻嗪治疗小儿急性肾小球肾炎疗效及对血清IL-18和sFas/sFasL水平的影响［J］.实验与检验医学,2021,39(03):581-584.